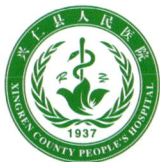

兴仁县人民医院志

（1937~2013）

《兴仁县人民医院志》编纂委员会　编纂

中国文史出版社

图书在版编目（CIP）数据

兴仁县人民医院志/《兴仁县人民医院志》编纂委员会编
纂. --北京：中国文史出版社， 2015.1

ISBN 978-7-5034-6081-4

Ⅰ．①兴… Ⅱ．①兴… Ⅲ.①医院－概况－兴仁县
Ⅳ．①R199.2

中国版本图书馆CIP数据核字（2015）第035710号

责任编辑：程　凤

出版发行：**中国文史出版社**
网　　址：www.wenshipress.com
社　　址：北京市西城区太平桥大街23号　邮编：100811
电　　话：010-66173572　66168268　66192736（发行部）
传　　真：010-66192703
印　　装：成都新千年印制有限公司
经　　销：全国新华书店
开　　本：889×1194　1/16
印　　张：24
字　　数：600千
版　　次：2015年1月北京第1版
印　　次：2015年1月第1次印刷
定　　价：168.00元

院训

自强 敬业

爱院 务实

奋进

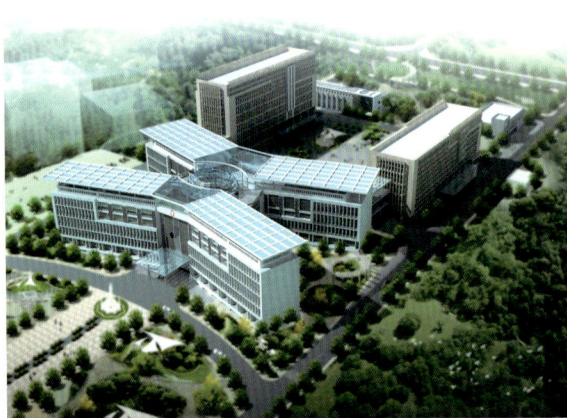

城东新区新院区鸟瞰效果图

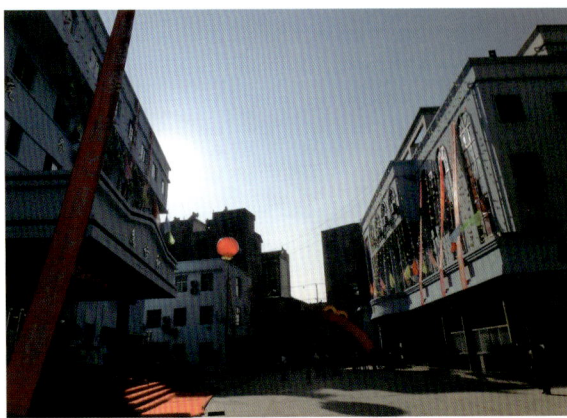

老院区业务大楼

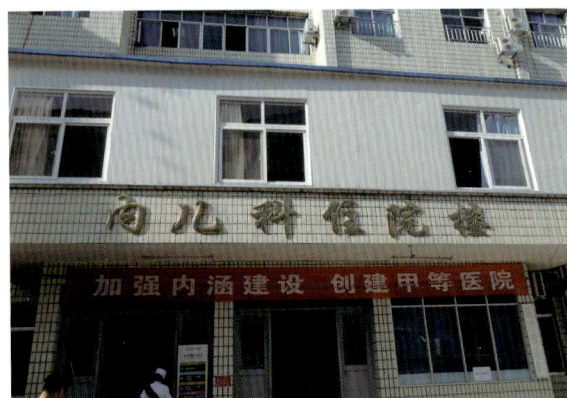

老院区内儿科住院大楼

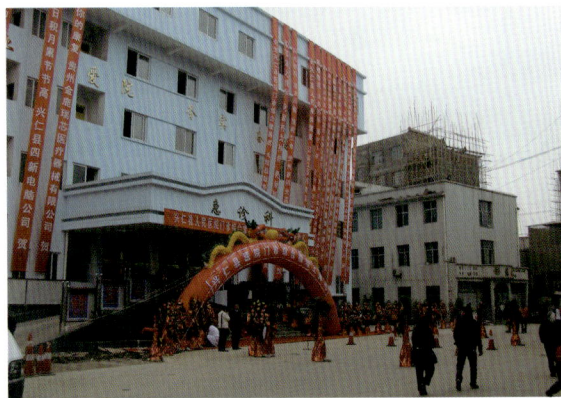

老院区门诊大楼

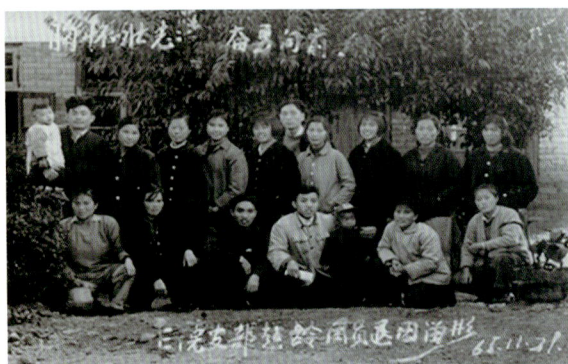

欢送超龄共青团员退团（1965年）

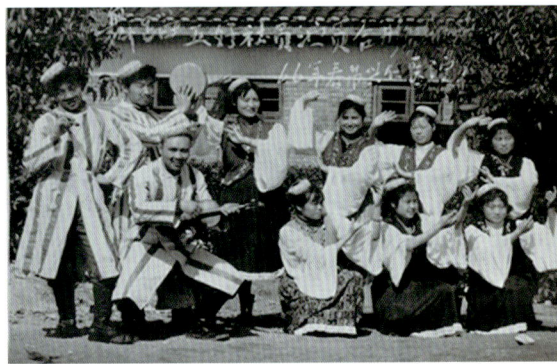

春节职工文艺演出剧照（1966年）

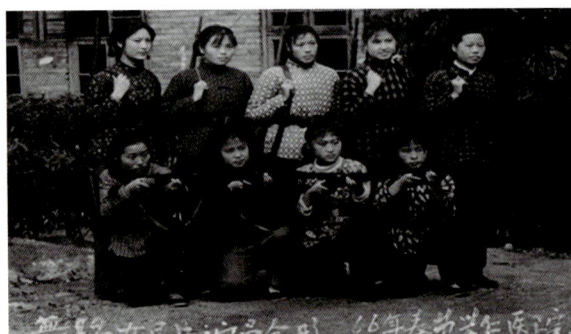

春节职工文艺演出剧照（1966年）

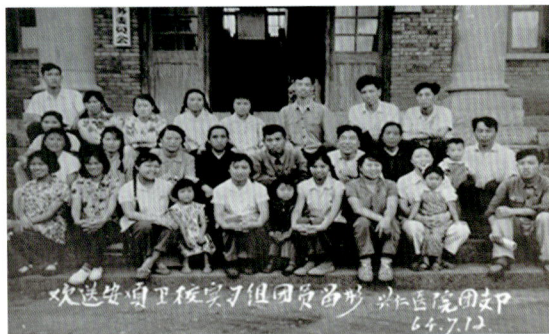

欢送安顺卫校实习组团员（1964年）

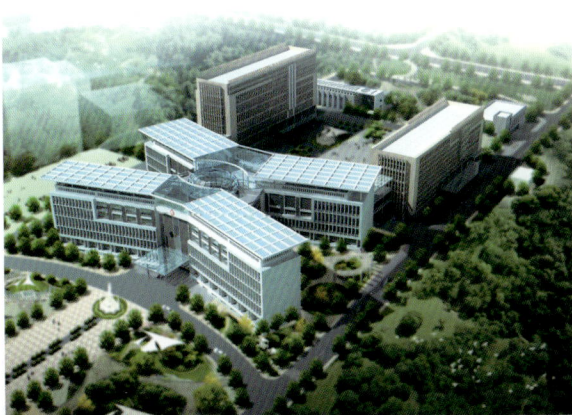

城东新区新院区鸟瞰效果图

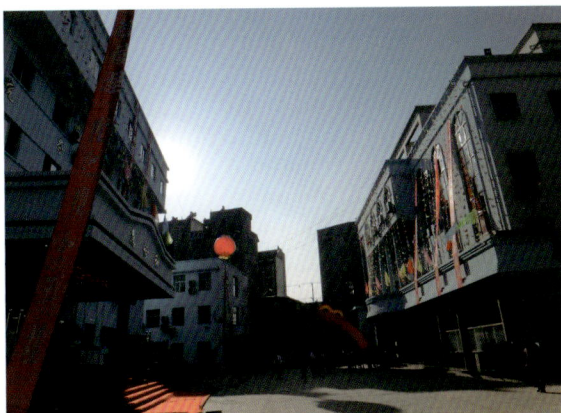

老院区业务大楼

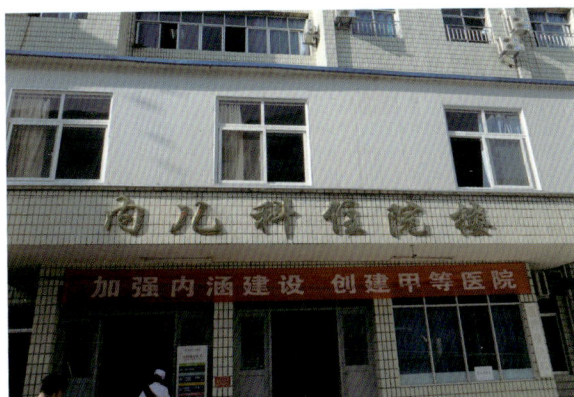

老院区内儿科住院大楼

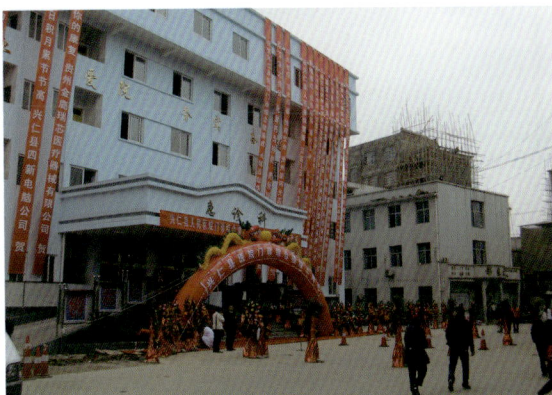

老院区门诊大楼

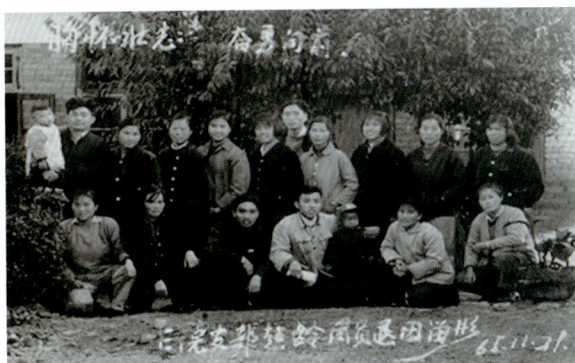

欢送超龄共青团员退团（1965年）

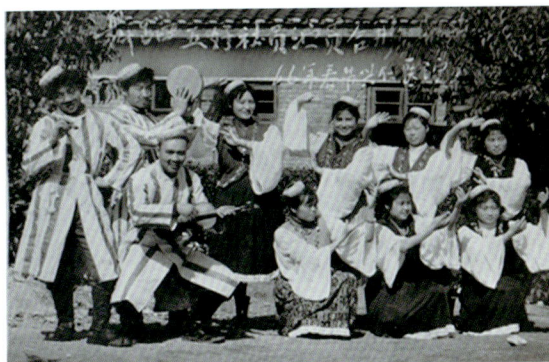

春节职工文艺演出剧照（1966年）

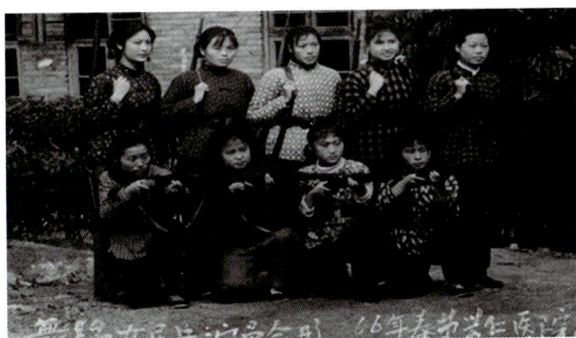

春节职工文艺演出剧照（1966年）

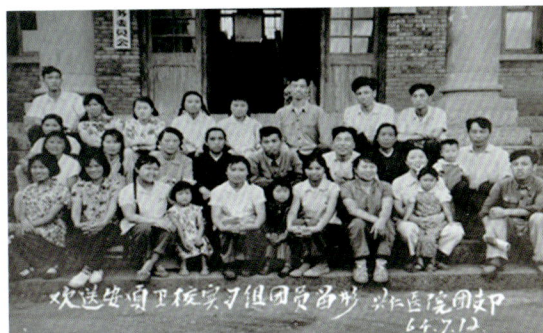

欢送安顺卫校实习组团员（1964年）

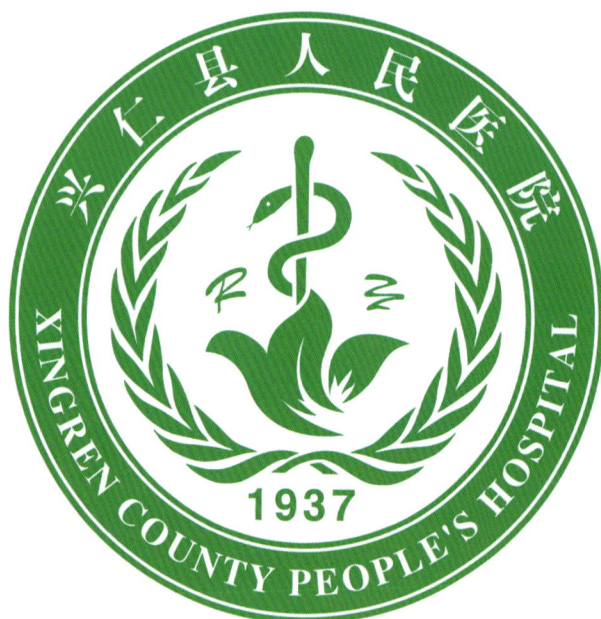

院　徽

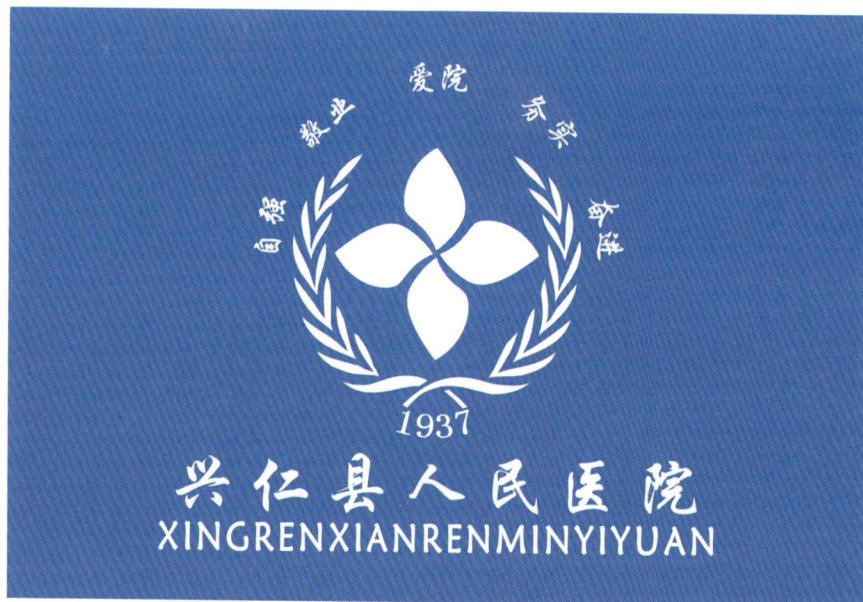

院　旗

院歌

爱 的 天 使
——兴仁县人民医院之歌

孙 华 词
浅 洋 曲

1=D 或 C 2/4

抒情豪放地

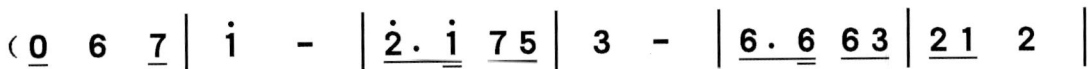

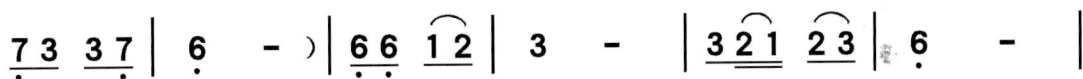

兴旺 之 地，　仁义 之 乡，
仁惠 之 情，　仁慈 之 意，

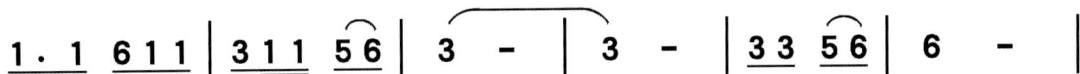

爱 让 我们的　心连在一 起。　　　　生命 相　托，
爱 让 我们的　手牵在一 起。　　　　人本 为　怀，

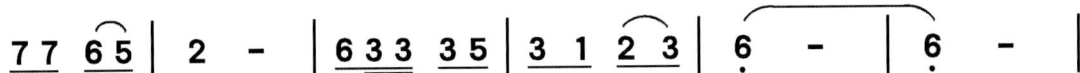

健康 所　依，　崇高的 职责 神圣无　比。
用心 服　务，　关爱的 春风 充满暖　意。

mf

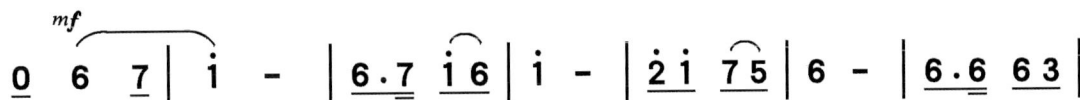

啊，　　　人民医 院，　爱的 天　使，　敬业爱院
啊，　　　人民医 院，　爱的 天　使，　求真务实

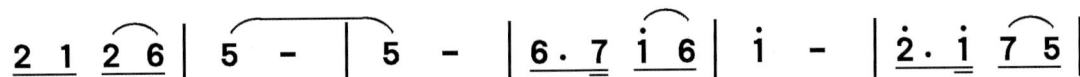

自强不　息，　　　我 们怀　着　　　一颗爱
奋进不　止，　　　我 们捧　出　　　一片真

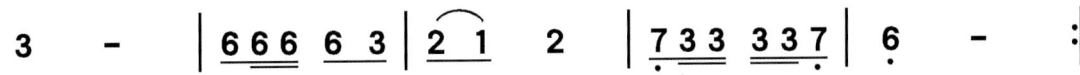

心，　书写着 医学 传　奇　书写着 医学传　奇。
情，　让人间 更加 美　丽　让人间 更加美　丽。

D.S.

结束句.
渐慢　　　　　　　　　　　　　　　　原速

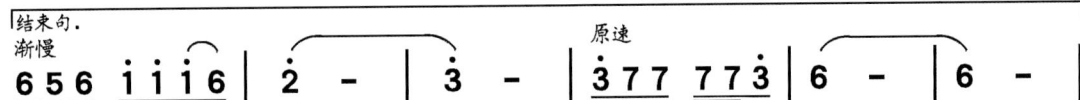

让人间 更加美　丽　　　　　让人间 更加 美　丽。

（此歌旋律优美简练，抒情豪放，适合大众可独唱、齐唱、合唱等）

孙华：江苏省涟水县县城渠北东路光明巷7—1号　邮编：223400
浅 洋（本名李乾南）四川泸州市江都花园43幢1单元2号　邮编：646000

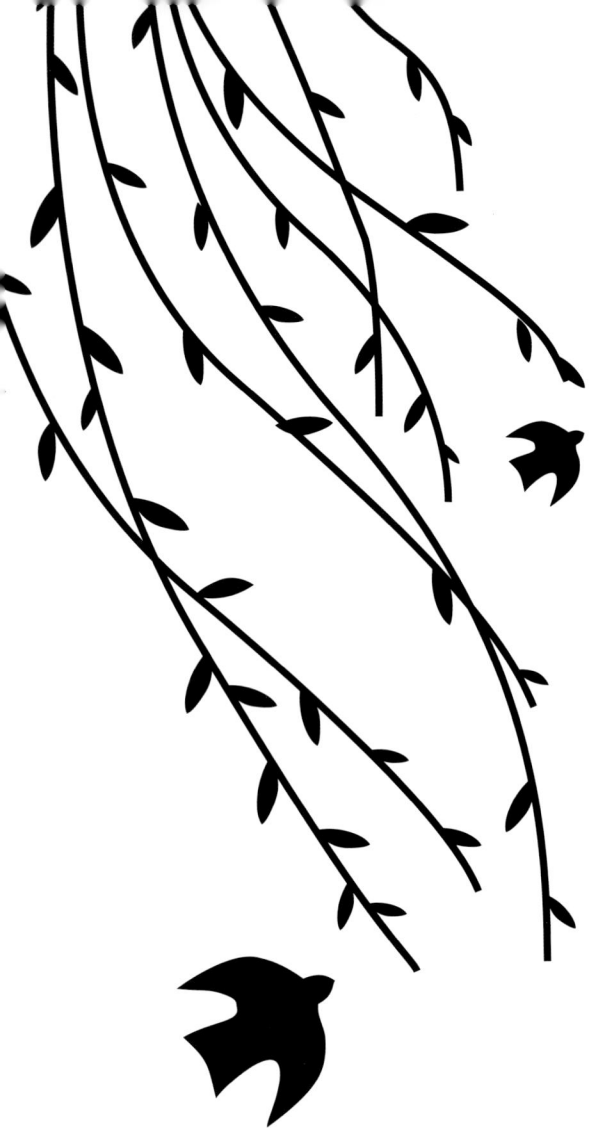

院训

自强 敬业

爱院 务实

奋进

图书在版编目（CIP）数据

兴仁县人民医院志/《兴仁县人民医院志》编纂委员会编
纂. --北京：中国文史出版社， 2015.1

ISBN 978-7-5034-6081-4

Ⅰ．①兴… Ⅱ．①兴… Ⅲ．①医院－概况－兴仁县
Ⅳ．①R199.2

中国版本图书馆CIP数据核字（2015）第035710号

责任编辑：程　凤

出版发行：中国文史出版社
网　　址：www.wenshipress.com
社　　址：北京市西城区太平桥大街23号　邮编：100811
电　　话：010-66173572　66168268　66192736（发行部）
传　　真：010-66192703
印　　装：成都新千年印制有限公司
经　　销：全国新华书店
开　　本：889×1194　1/16
印　　张：24
字　　数：600千
版　　次：2015年1月北京第1版
印　　次：2015年1月第1次印刷
定　　价：168.00元

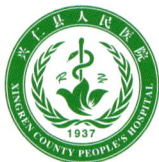

兴仁县人民医院志

（1937~2013）

《兴仁县人民医院志》编纂委员会　编纂

中国文史出版社

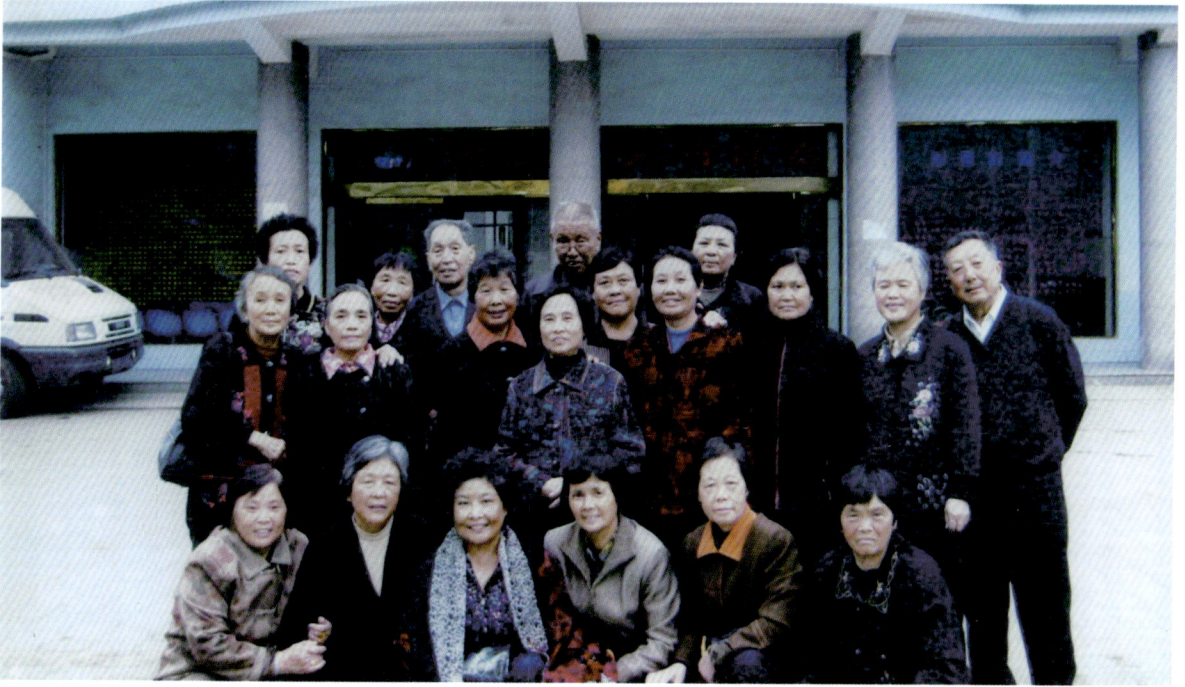

与退休后定居北京的同事高睦（前排左三）团聚在县医院（2003年）

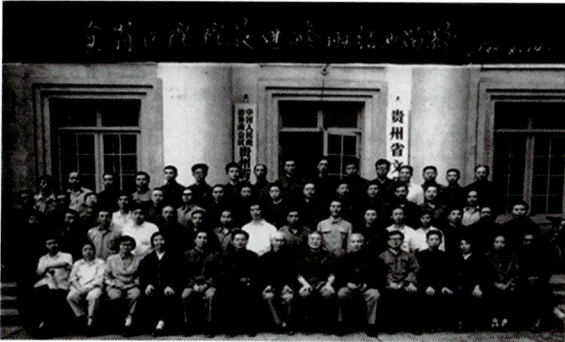

1980年全省医院院长进修班结业留影（最后排右6为县医院院长屈庆学）

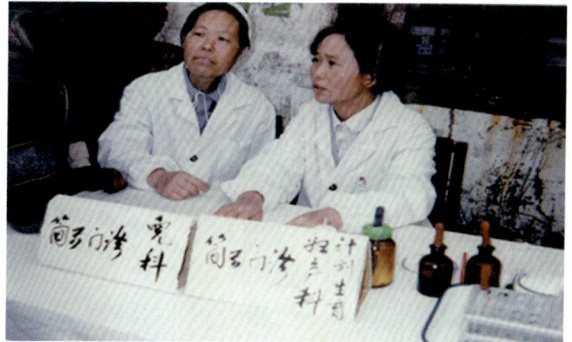

街头义诊（1990年）

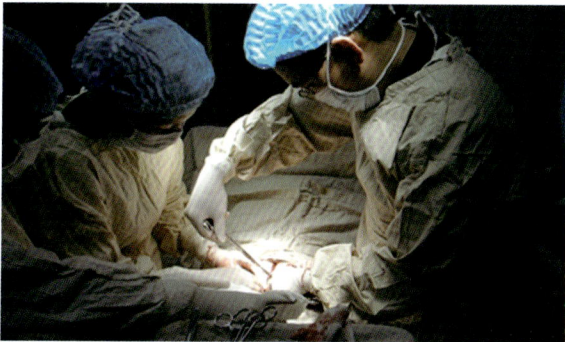

自体血回输手术（2007年）

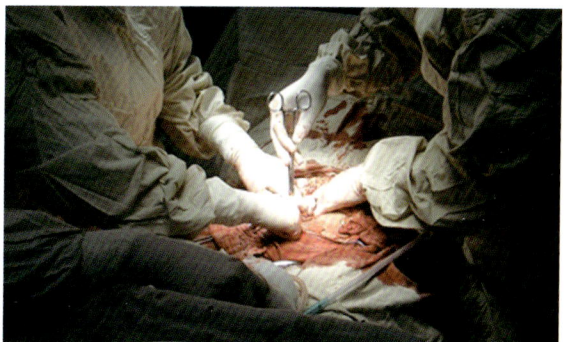

自体血回输手术（2007年）

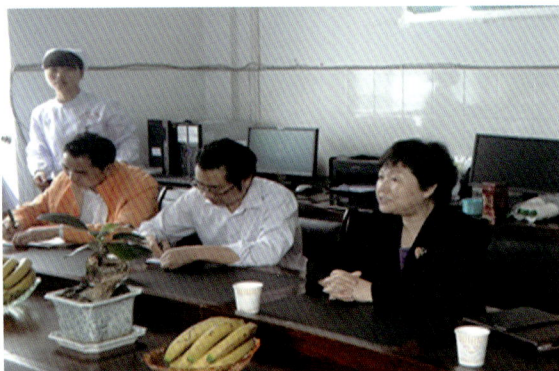

副州长童其芳（左1）在县医院检查工作（2007年）

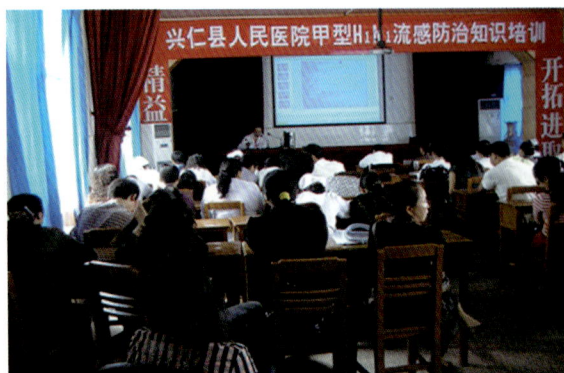

禽流感防控知识培训（2006年）

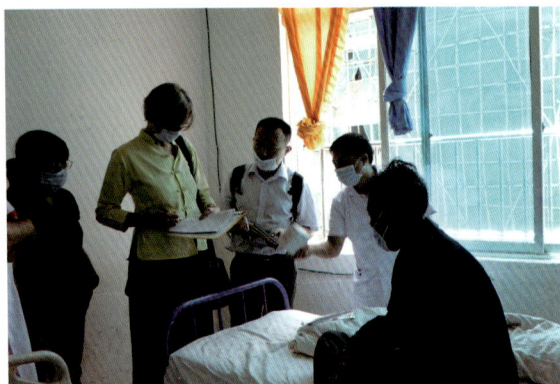

世界银行官员检查病房（2008年）

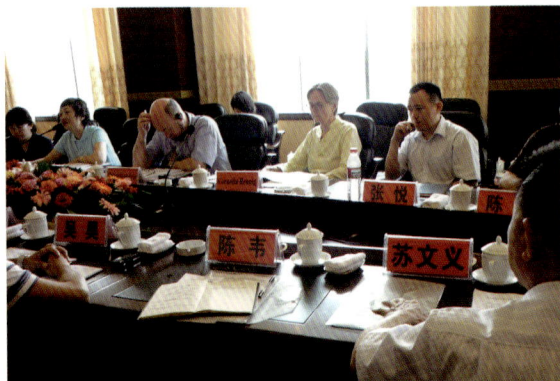

世界银行贷款项目县医院使用情况汇报会（2008年）

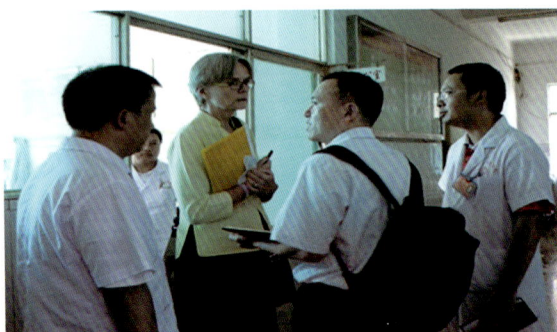

世界银行官员与院领导交流（2008年）

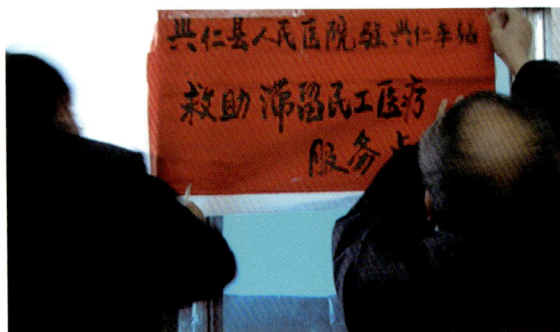

抗雪凝冻灾害期间县医院在汽车站设置服务点救助农民工（2008年）

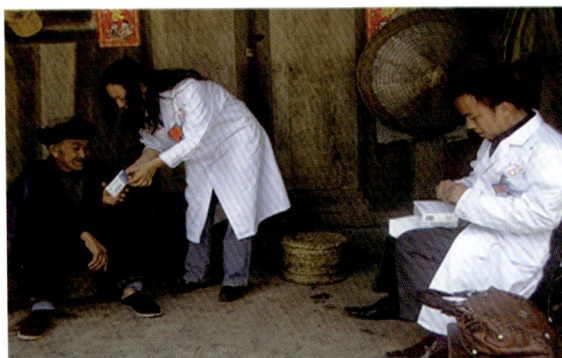

送医送药下乡（2008年）

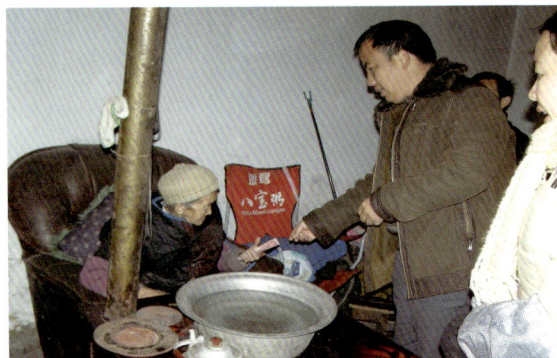

院领导慰问贫困户（2008年）

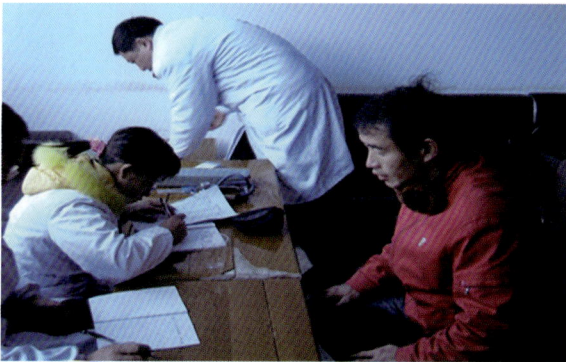

救助农民工（2008年）

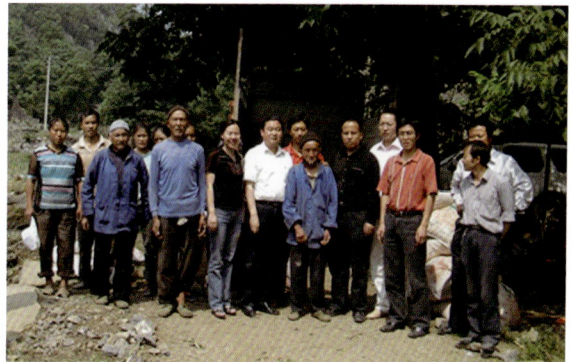

送扶贫物资到扶贫联系点新马场乡（2008年）

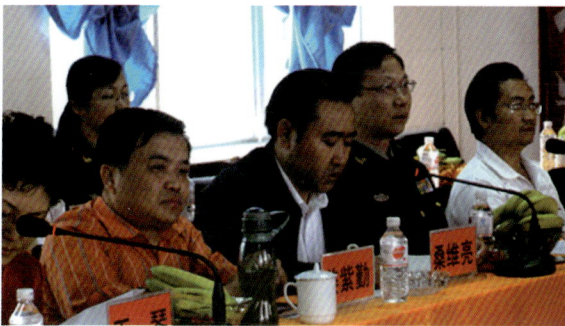

县委书记桑维亮（前排左3）在县医院建爱婴医院动员大会上（2008年）

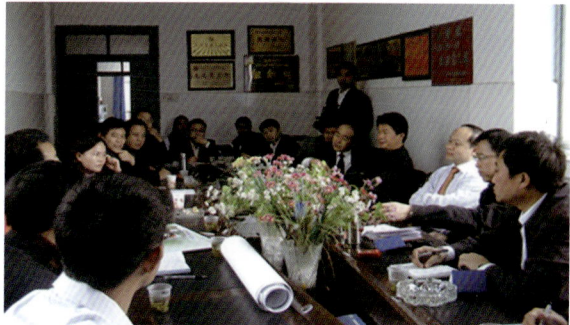

县领导指导医院建设工作。右3：县长范华，右4：常务副县长胡雨生，右5：副县长王尧忠（2008年）

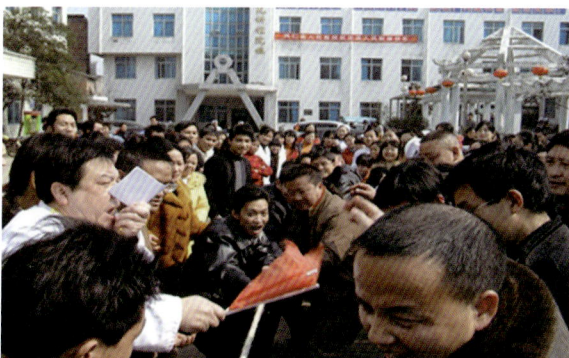

首届职工体育运动会拔河比赛（2008年）

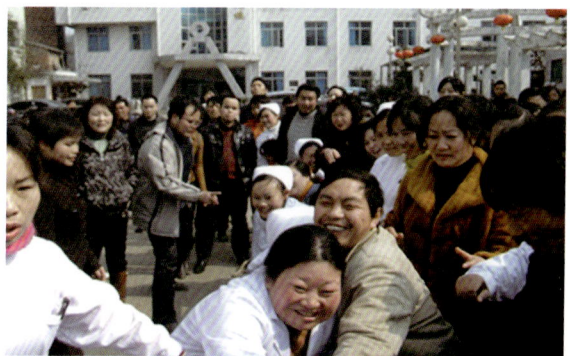

首届职工体育运动会拔河比赛（2008年）

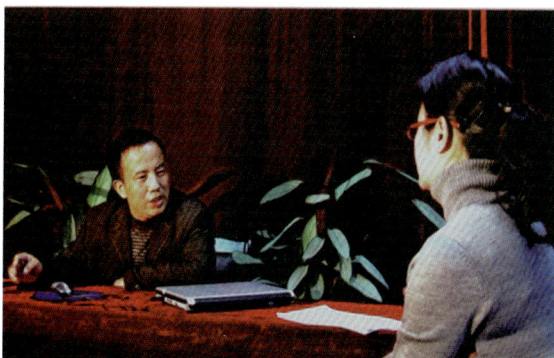

孔令荣接受黔西南电视台"金州之子话金州"栏目组采访（2008年）

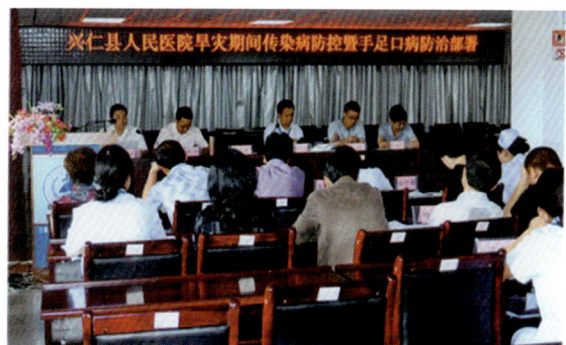

旱灾期间传染病防控暨手足口病防治部署（2008年）

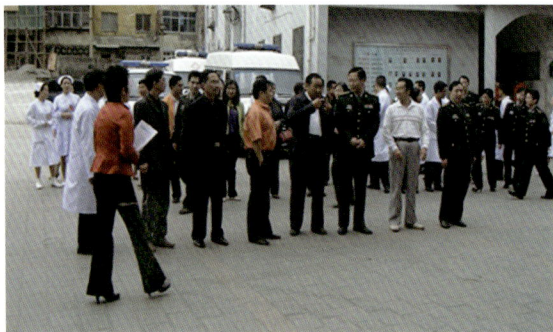

桑维亮（中）向专家介绍爱婴医院建设情况
（2008 年）

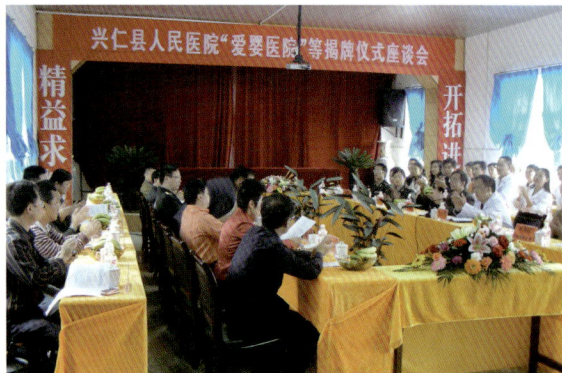

爱婴医院揭牌仪式座谈会（2008年）

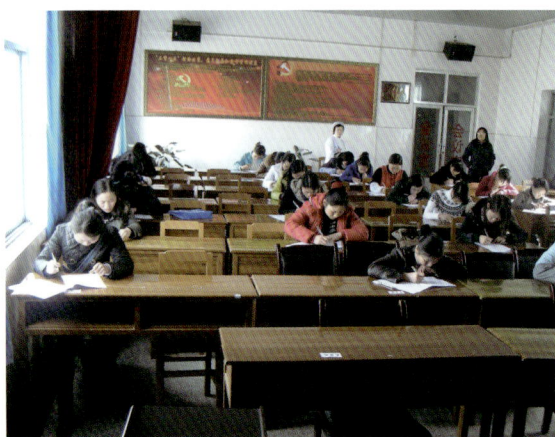

护士招聘考试（2009年）

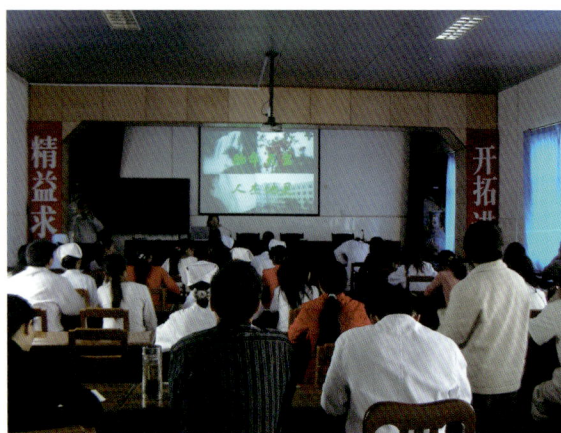

解放军九四医院专家在县医院讲学（2010年）

院务公开专栏（2010年）

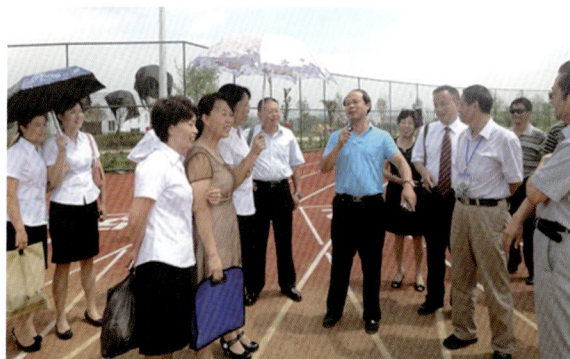

范华（中）向二甲评审专家介绍情况（2011年）

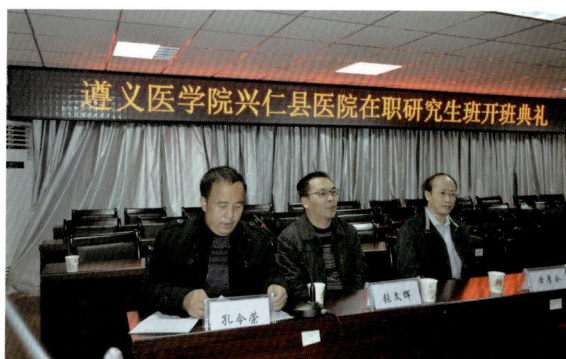

县医院研究生班开班典礼仪式（2011年）

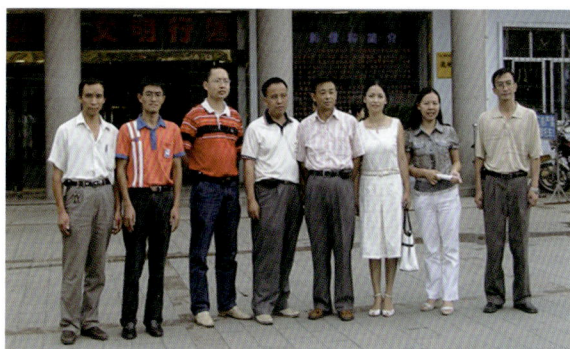

院领导与解放军昆明总医院专家合影（2010年）

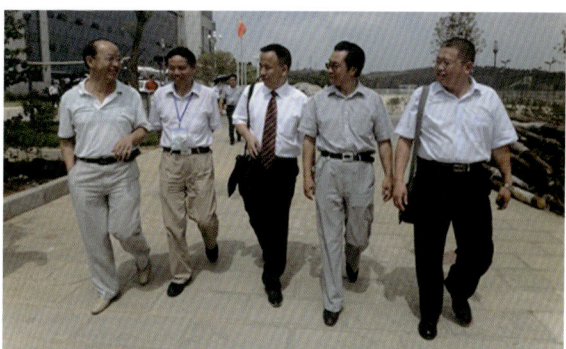

院领导迎接二甲评审专家（2011年）

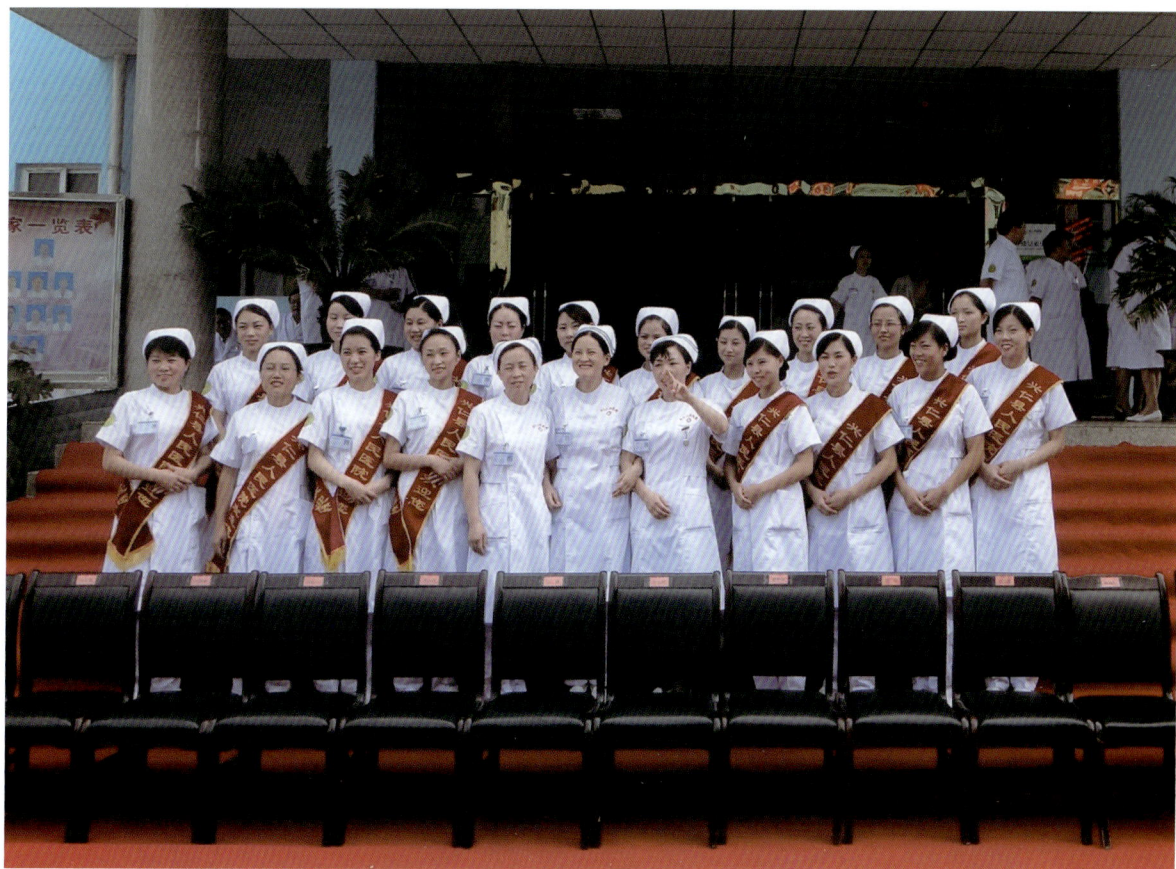

迎接创"二甲"医院评审礼仪小姐（2011年）

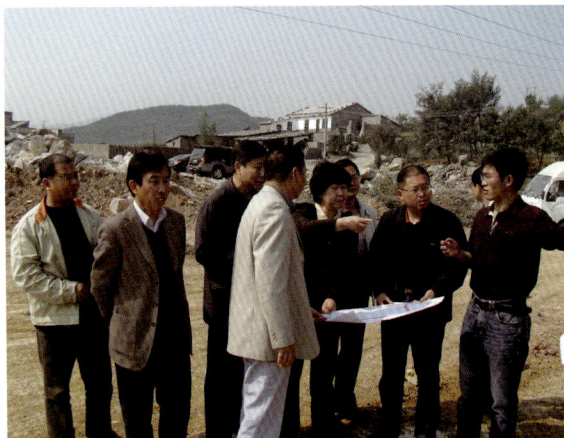

州卫生局局长赵玉玺（左3）、副州长童其芳（左4）视察城东新区新院区建设情况（2011年）

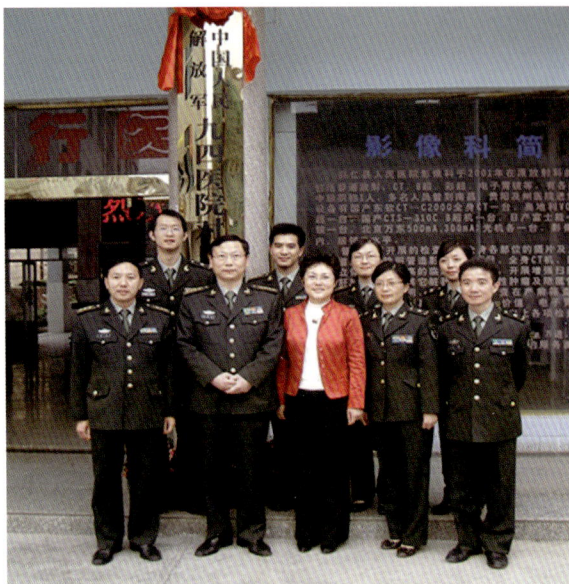

对口帮扶解放军九四医院专家

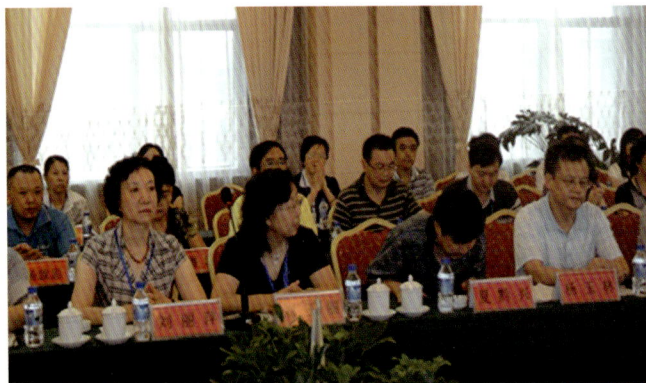

参加二甲评审会议的专家（2011年）

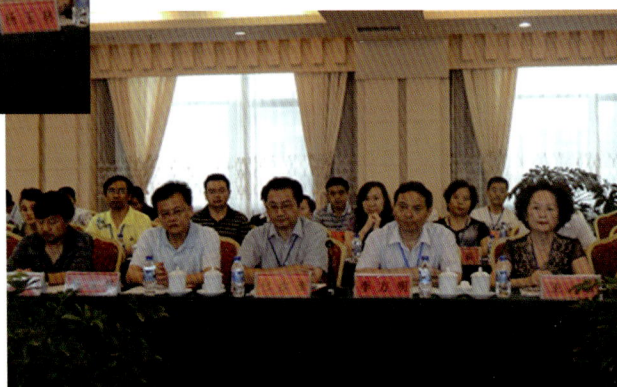

参加二甲评审会议的专家（2011年）

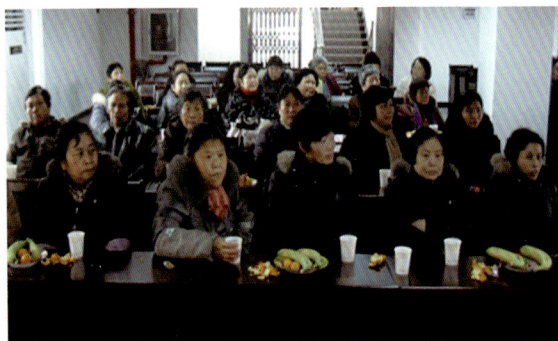

参加春节团拜会的退休老同志（2012年）

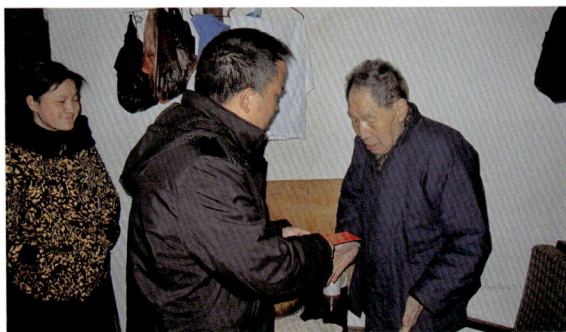

院领导春节看望退休老同志（2011年）

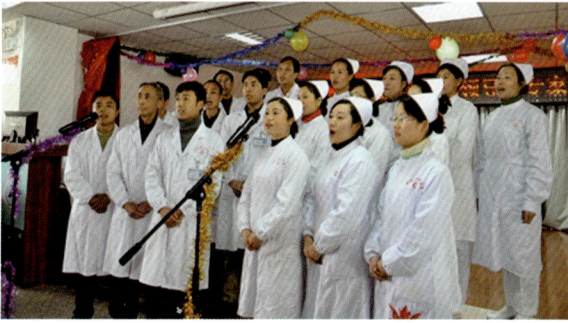

首届院歌《爱的天使》演唱比赛（2012年）

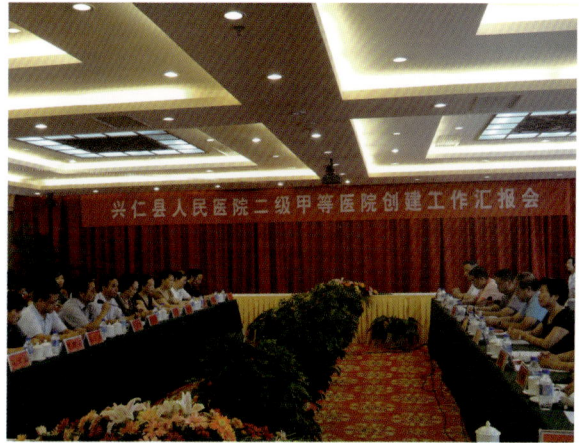

创"二甲"医院工作汇报会（2011年）

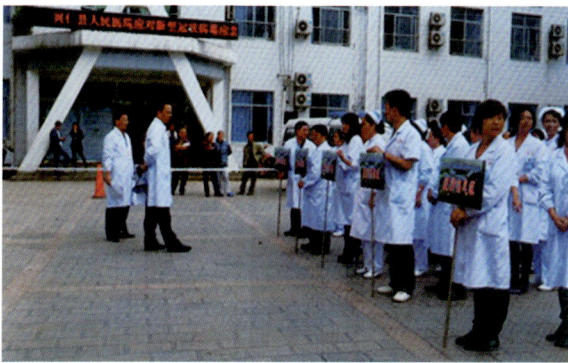

新型冠状病毒感染诊疗应急演练（2012年）

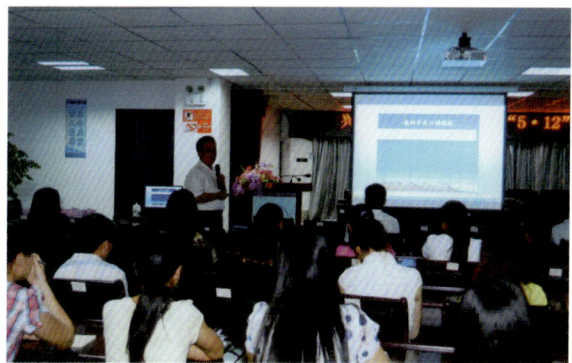

护理技能培训（2012年）

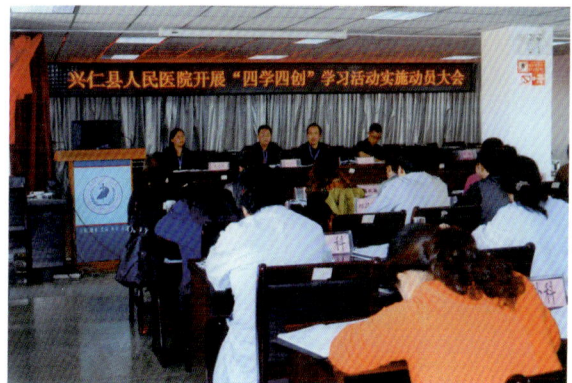

开展"四学四创"学习活
动实施动员大会（2012年）

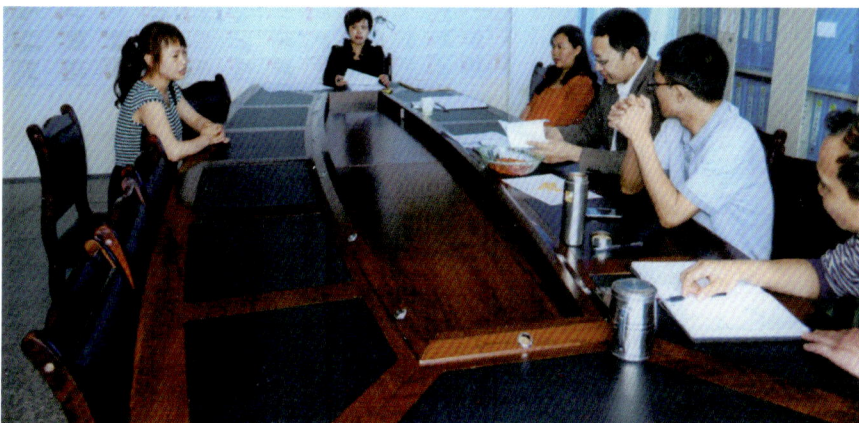

人员招聘面试（2012年）

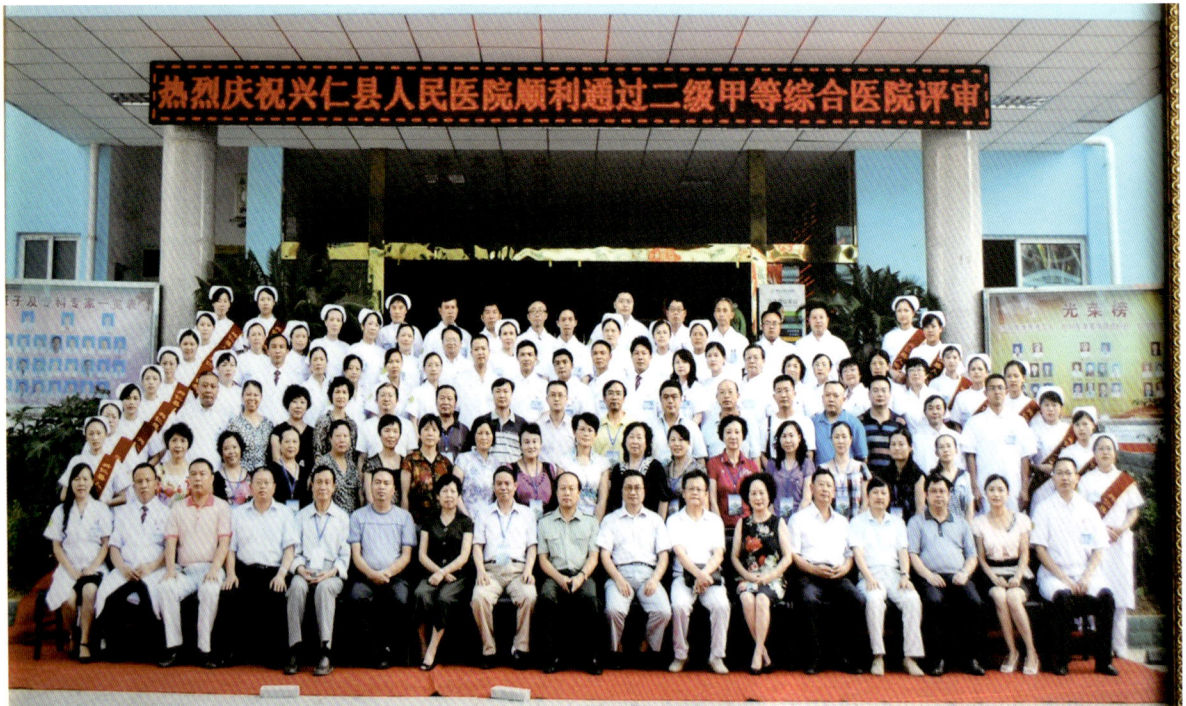

创"二甲"医院通过评审合影。前排自左至右：吴文惠（副院长）、孔令荣（院长）、何正敏（党组书记）、邱锦林（县卫生局长）、胡祚俊（州医院副院长）、靳龙方（副县长）、蒙贵翠（县人大副主任）、李方明（州医院院长）、范华（县长）、付汝奎（州卫生局局长）、杨玉林（兴义市医院院长）、王敏（州医院党委书记）、张洪芳（县人大副主任）、夏黔兴（兴义市医院副院长）、旷廷星（州卫生局科长）、戴小牧（州卫生局科长）、车骏（副院长）（2011年）

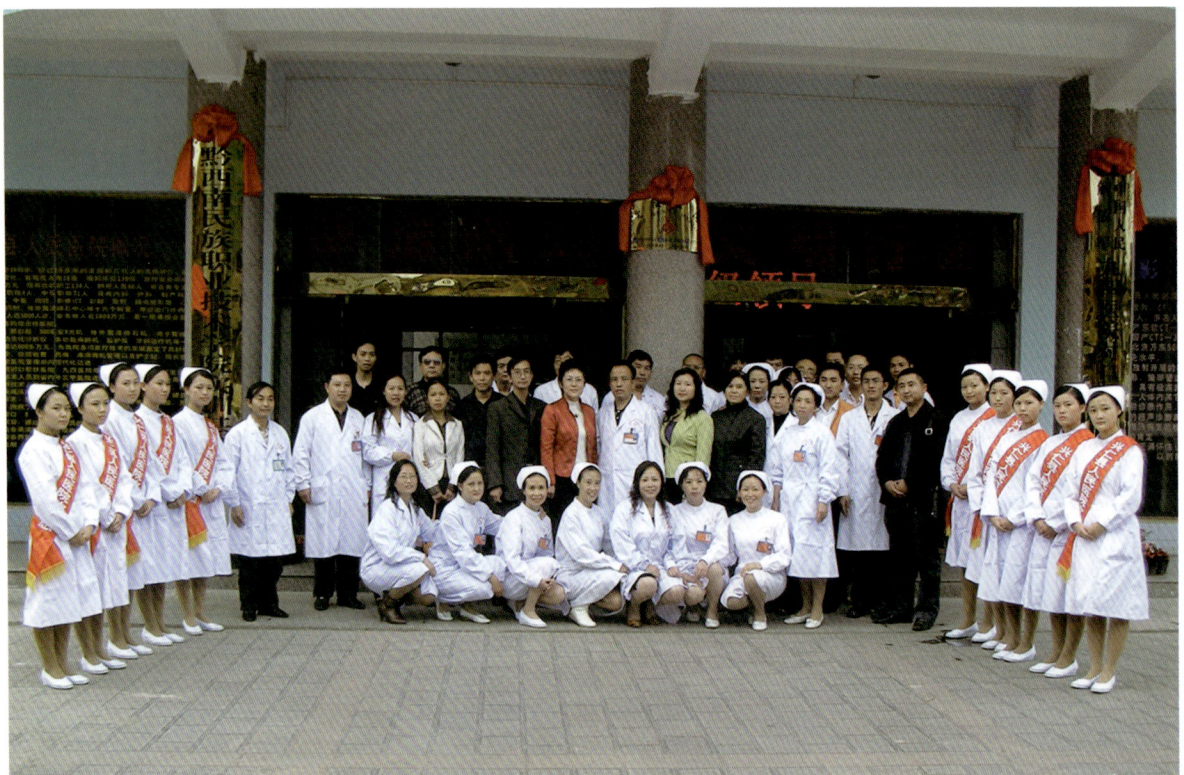

教学实习基地挂牌，领导、职工合影（2011年）

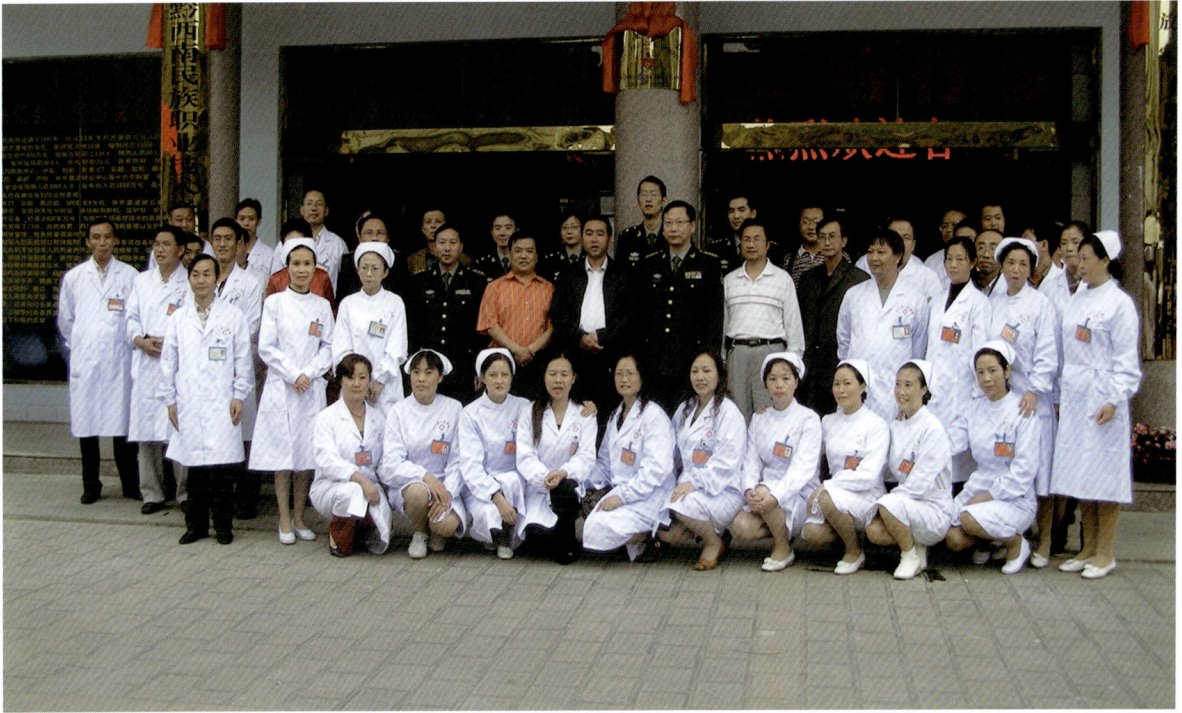

教学实习基地挂牌，领导、职工合影（2011年）

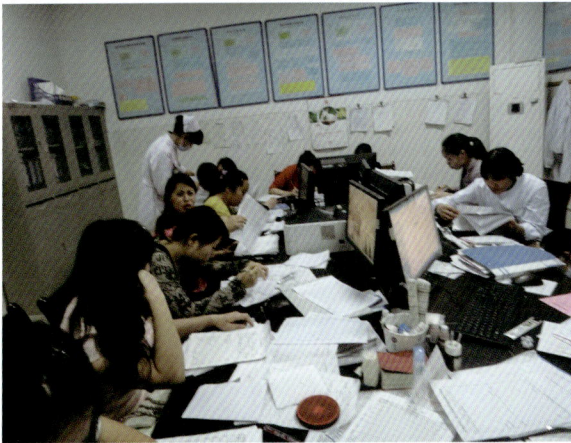

病历检查（2013年）

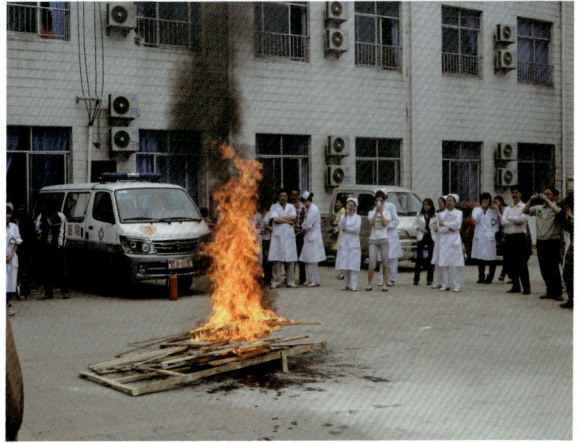

消防演练（2012年）

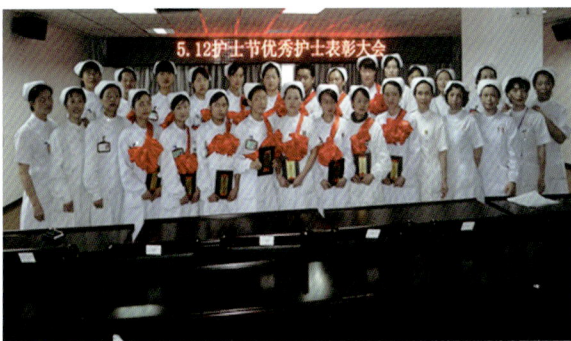

优秀护士表彰大会（2013年）

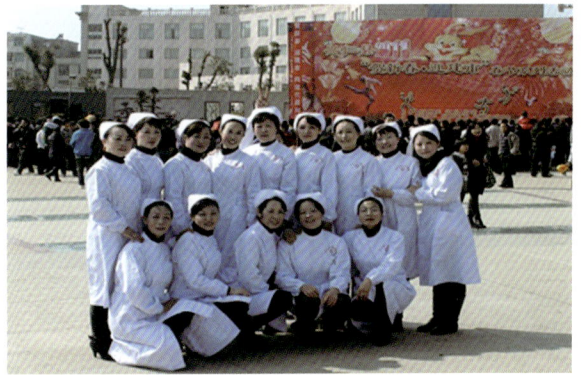

参加县文艺演出女演员合影（2012年）

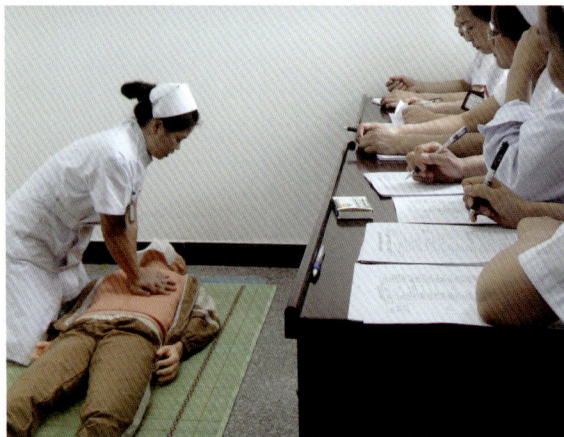

护士技能比赛（2013年）

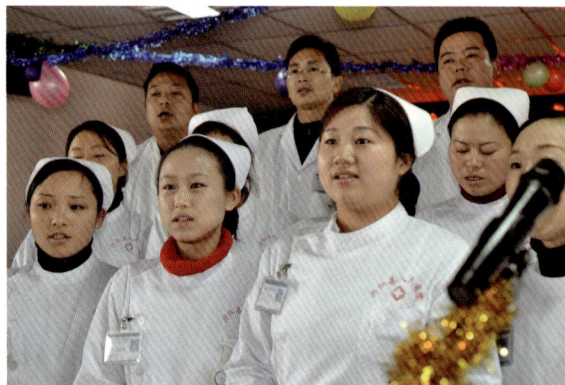

元旦迎春歌会（2013年）

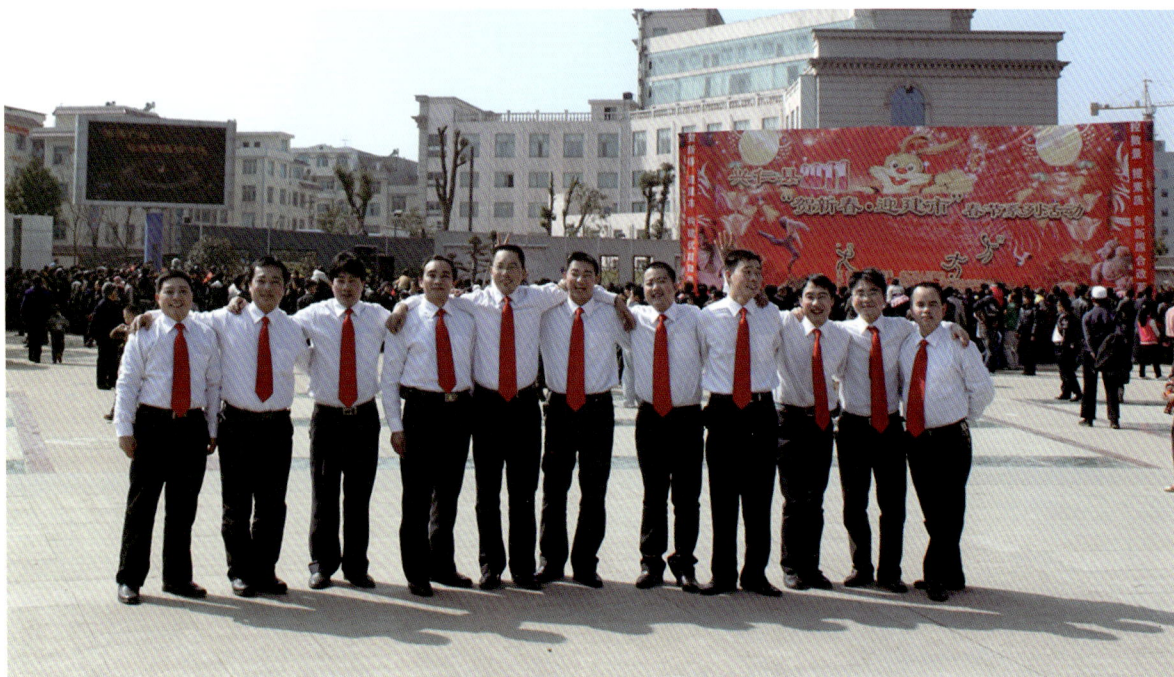

参加县文艺演出男演员合影（2012年）

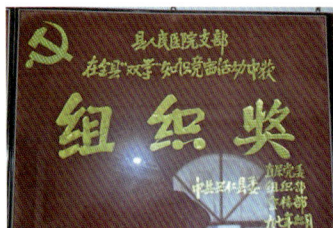

1997年6月获得县委三部门联合颁发的奖牌

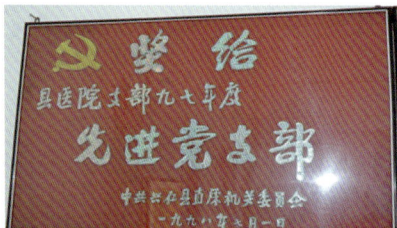

1998年7月获得县直属机关党委颁发的奖牌

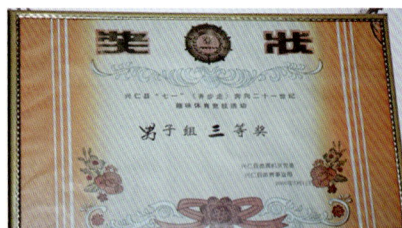

2000年获得县体育竞技的奖牌

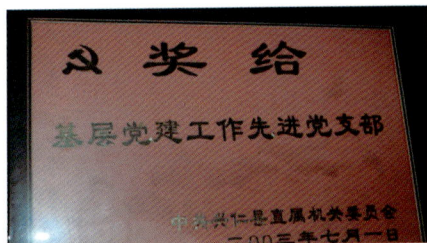

2003 年 7 月获得县直属机关党委
颁发的奖牌

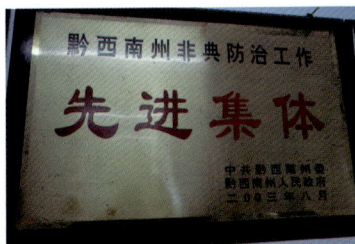

2003 年 8 月获得州委州政府
颁发的奖牌

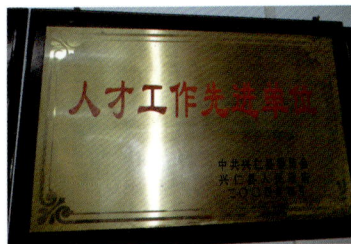

2004 年 4 月获得县委县政府
颁发的奖牌

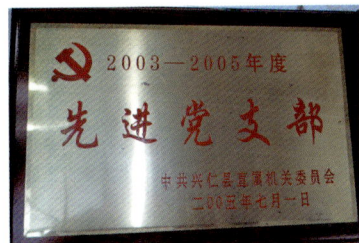

2005 年 7 月获得县直属机关
党委颁发的奖牌

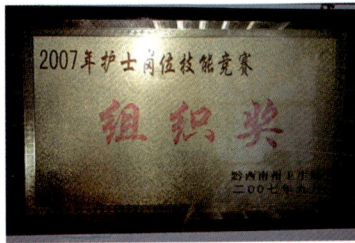

2007 年 9 月获得州卫生局颁
发的奖牌

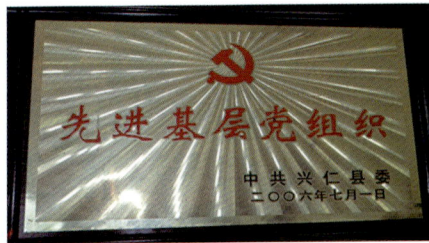

2006年7月获得州县委颁发的奖牌

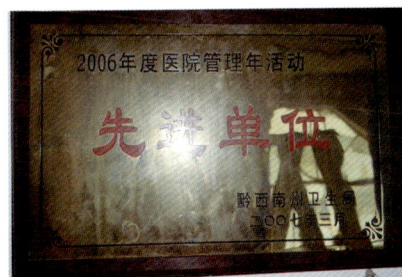

2007年3月获得州卫生局颁发的奖牌

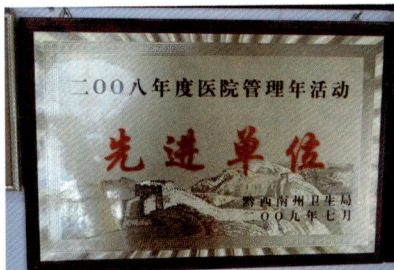

2009年7月获得州卫生局颁发的奖牌

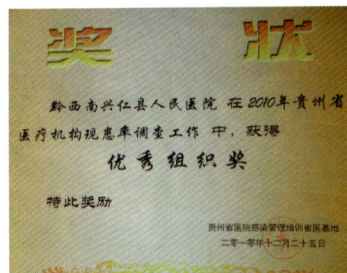

2010年12月获得省医颁发的奖牌

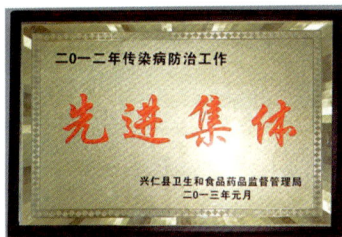

2013 年元月获得县卫生和
药品监督局颁发的奖牌

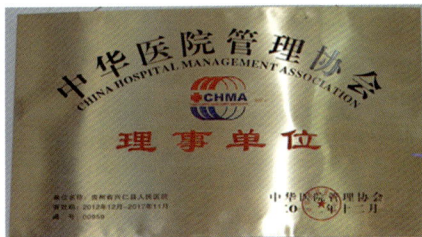

县医院 2012 年获得国家级别协会
颁发的理事单位证书

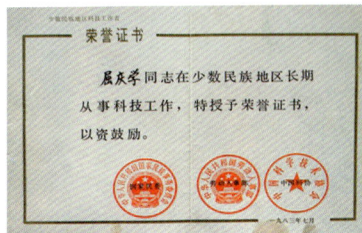

屈庆学 1983 年获得的国家级
荣誉证书

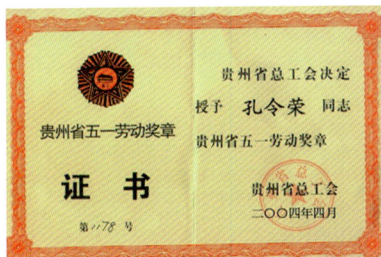

孔令荣获得的五一劳动奖章证书

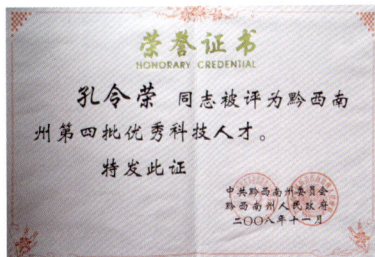

孔令荣获州"第四批优秀科技
人才"证书

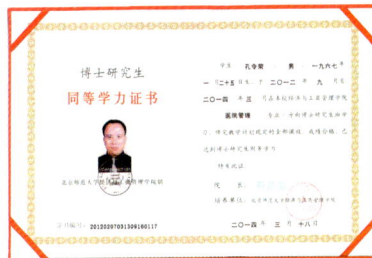

孔令荣博士研究生证书内页

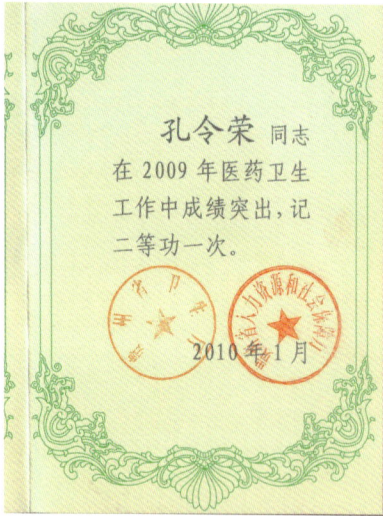

孔令荣获得的立功证书

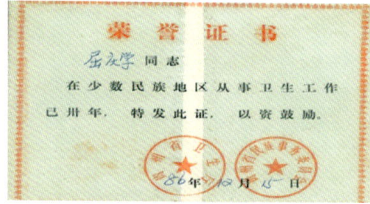

屈庆学1986年获得的省级荣誉证书

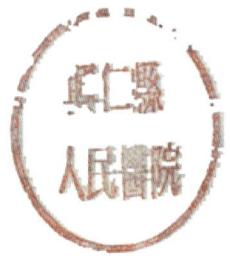

院印：20世纪50年代用

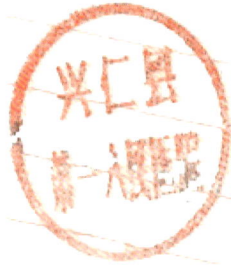

兴仁、贞丰并县后用

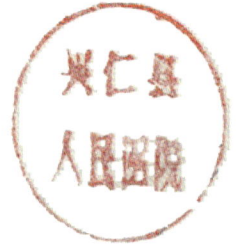

院印：20世纪60年代用

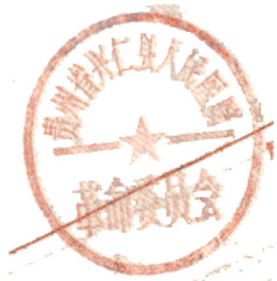

"文革"时期用

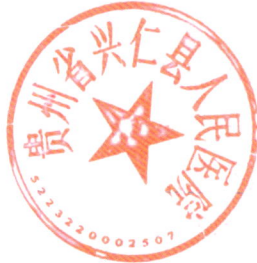

20世纪80年代至2013年2月用

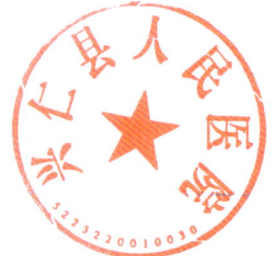

2013年2月25日启用

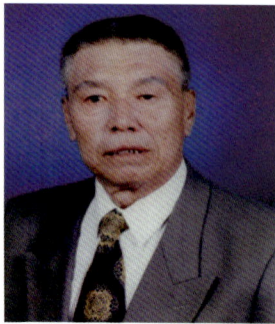

院长：屈庆学
（1979年～1983年）

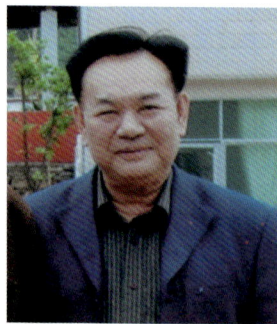

院长：洪专强
（1987年～1992年）

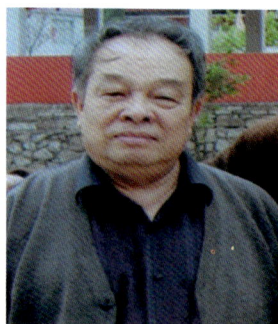

副院长：滕才和
（1984年～1988年）

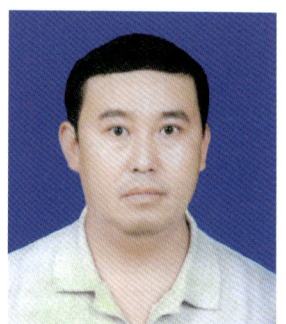

副院长：哈文德
（1993年8月～1998年7月）

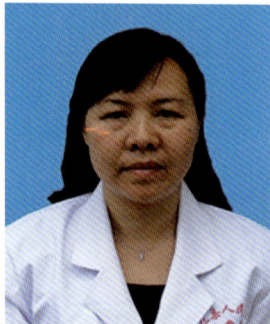

副院长：吴文惠
（2007年3月～2013年6月）

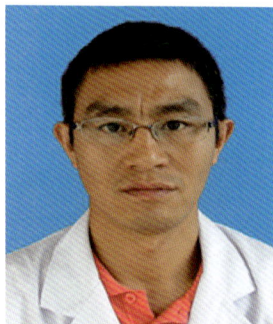

副院长：吴兴碧
（2007年3月～2013年8月）

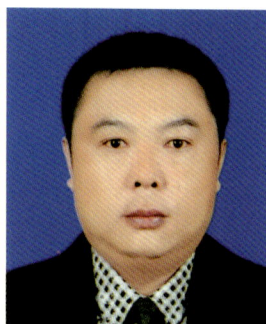

党组书记：何正敏
（2013年4月至今）

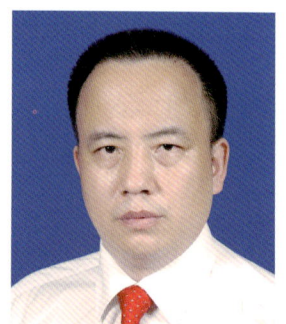

主任医师、院长：孔令荣
（2007年3月至今）

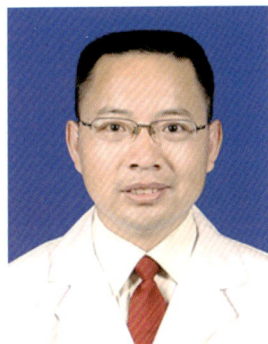

主治医师、副院长：车骏
（2007年3月至今）

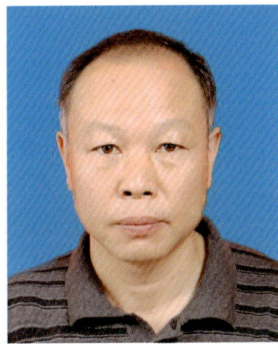

主治医师、副院长：周光伟
（2007年至今）

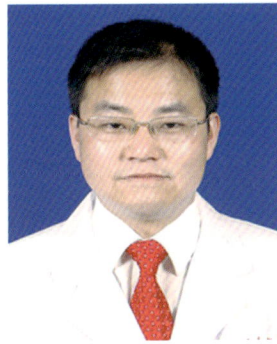

主治医师、副院长：周江林
（2012年至今）

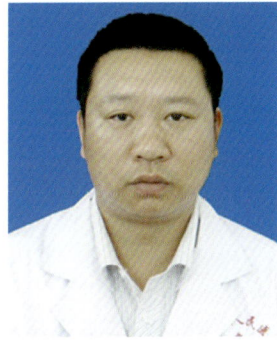

副主任医师：胡安书

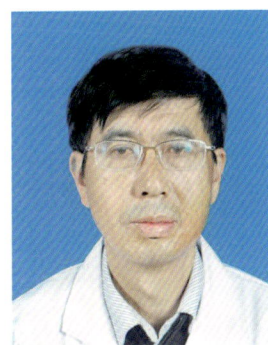

主治医师、副院长：甘明金
（2007年～2014年6月）

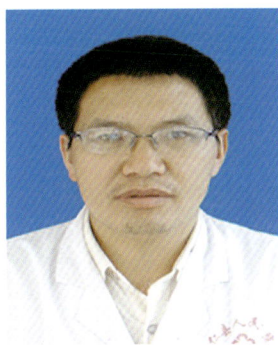

副主任医师：宋国志

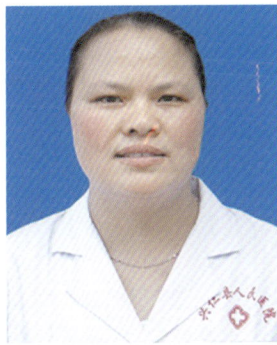

副主任医师：刘桂桃

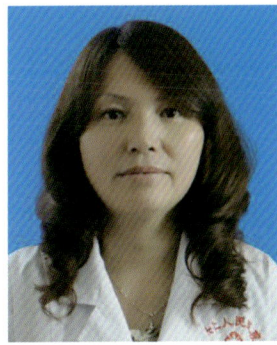

副主任医师：潘进美

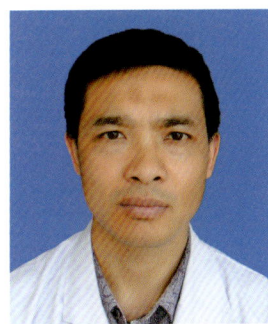

副主任医师：敖学斌

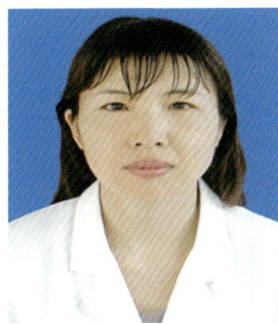

副主任医师：王敏

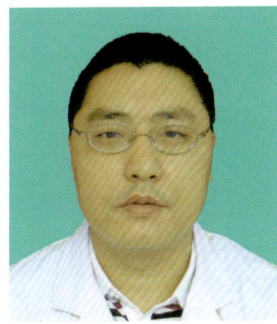

副主任医师：田维才

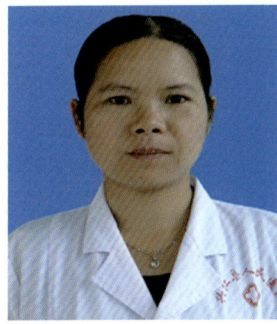

主治医师：岑曲春

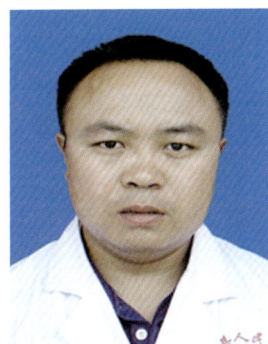

主治医师：刘洪

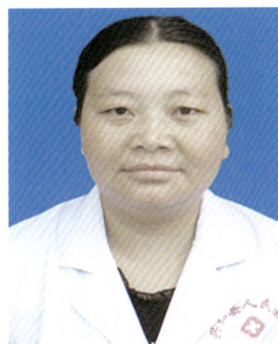

主治医师：刘祖慧

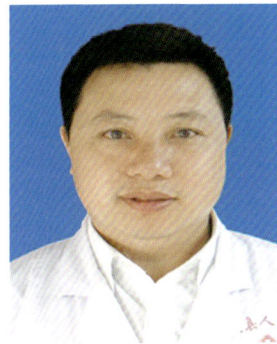

主治医师：罗光敏

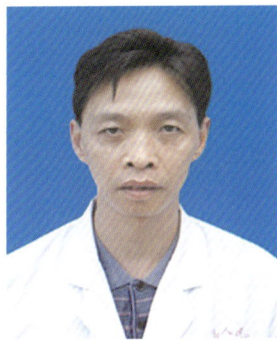

主治医师：王朝阳

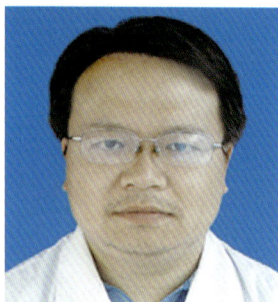

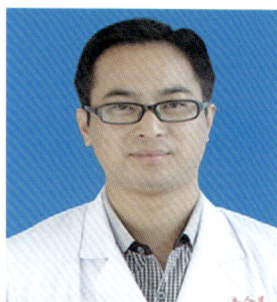

主治医师：吴洪兵　　　主治医师：曾刚　　　主治医师：赵卓飞　　　主治医师：周旸

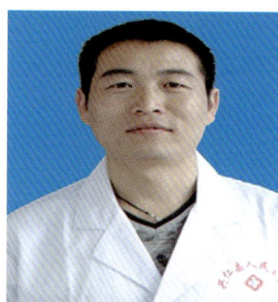

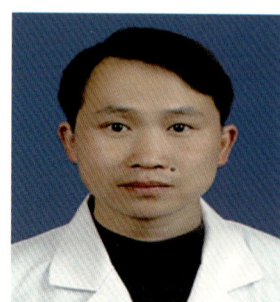

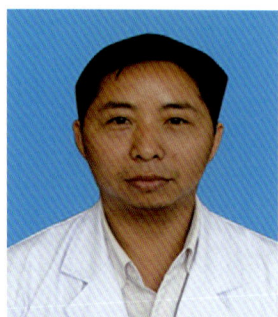

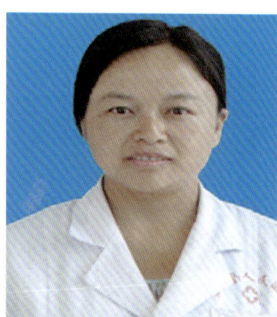

主治医师：陈金燕　　　主治医师：谷学秀　　　主治医师：黄光祥　　　主治医师：汤正现

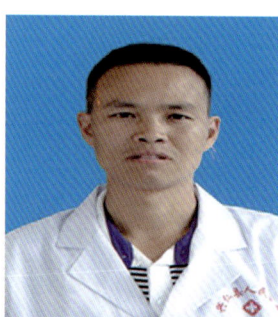

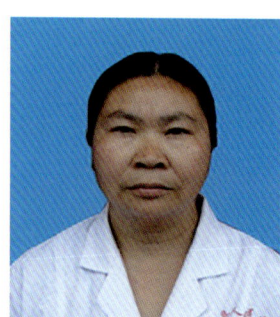

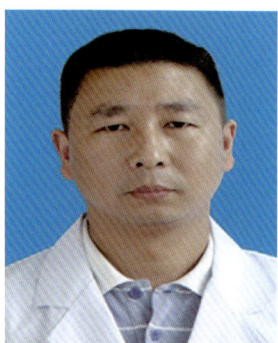

主治医师：令狐克祥　　　主治医师：刘宽秀　　　主治医师：孙熙莲　　　主治医师：匡华明

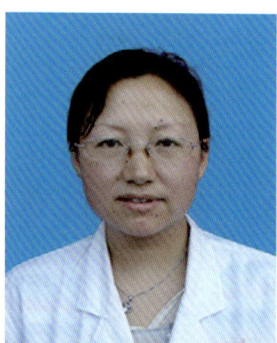

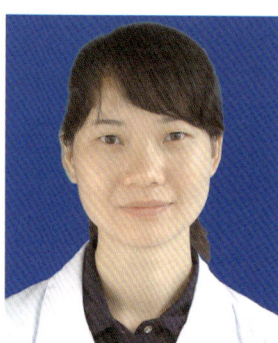

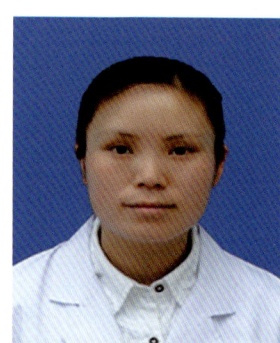

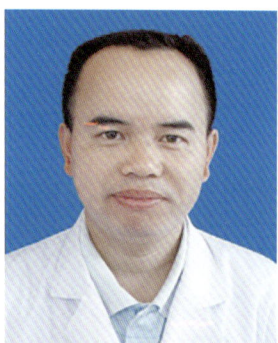

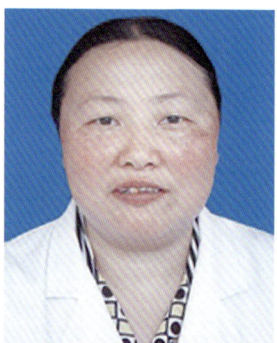

主治医师：王顺灿　　　主治医师：吴建梅　　　主治医师：王余平

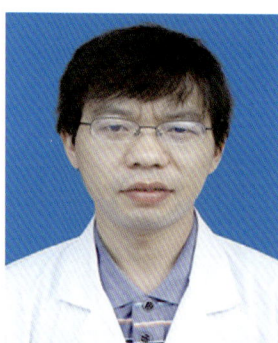

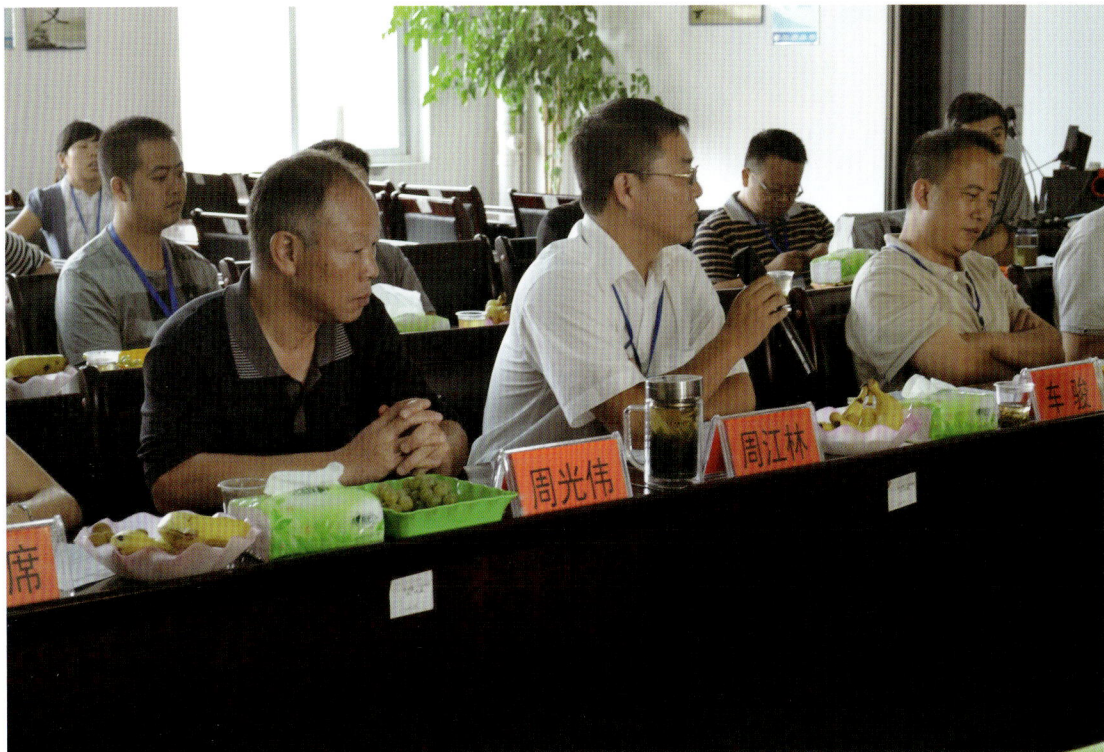

院志审稿会议讨论（2014年7月）

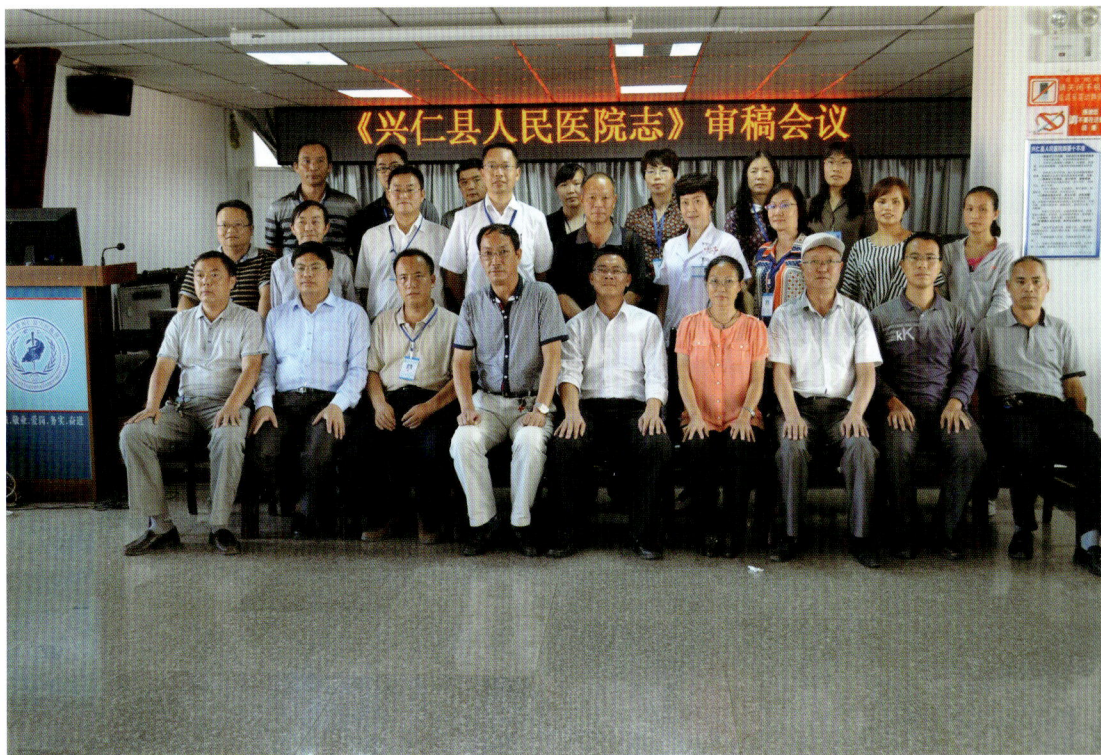

　　审稿会议合影。前排自左至右：何正敏（县医院中共党组书记）、邱成赋（县史志办主任）、孔令荣（县医院院长）、张尚民（州史志办副县级调研员）、张传跃（中共兴仁县委常委、副县长）、杨春（州史志办副主任）、丁廷权（志书总纂）、汪明华（县卫生和药品食品监督局副局长）、岑万登（县史志办方志股负责人）（2014年7月）

编纂组织

（2013年4月）

一、领导小组

组　长：孔令荣

副组长：车　骏　吴兴碧　甘明金　周光伟　周江林

成　员：李金平　王　萍　潘进美　白宁菊　郑昌贤
　　　　杨启国　潘玖敏　彭明友

二、编纂委员会

主　任：孔令荣

委　员：车　骏　吴兴碧　甘明金　周光伟　周江林
　　　　李金平　王　萍　丁廷权（特邀）

委员会下设办公室，办公室主任由王萍兼任。

三、编纂人员

主　编：孔令荣

总　纂：丁廷权

编　辑：车　骏　吴兴碧　甘明金　周光伟　周江林
　　　　李金平　王　萍

总纂助理：丁　危（西南大学在读研究生）

序 一

　　盛世修志，地方志传承着我国悠久的历史文化。2006年5月，国务院公布了中国《地方志工作条例》，把修志工作纳入了法制轨道。县人民医院于2013年初组织人员进行院志的编写，历经近两年的努力，终于成书，可喜可贺。

　　志书付梓之际，县医院孔令荣院长邀我作序，为了支持医院工作，保证兴仁人民的健康，义不容辞，于是欣然命笔。

　　党的十八大报告指出："全面建成小康社会，实现中华民族的伟大复兴，必须推动社会主义文化大发展，大繁荣。"由此，文化建设作为一项新的民生工程，已经摆上了各级党委、政府的重要议事日程，需要我们以实际行动，推动这项工作的更好开展。

　　我们编修、出版地方志书，就是在打造文化软实力，发展地方文化生产力，以发挥文化引领风尚，教育人民，服务社会，推动兴仁社会的全面发展、进步。

　　《兴仁县人民医院志》，采用详今略古的方法，记述了民国二十六年（1937年）至2013年间县医院的历史轨迹，翔实记载了中华人民共和国建立以来县医院的发展情况。志书是一方地情之载体，以丰富、客观的历史资料，翔实的历史数据，较为全面地记述一个地方、一个行业的发展变化，为司政者"鉴于往事，有知于治道"提供依据，具有"经世致用"功能。孔子作《春秋》为"绳当代"；司马光撰《资政通鉴》为"鉴前世之盛衰，考当今之得失"；诸子治史，非为史而史，都有明确的资政理想。兴仁县人民医院主持编纂的这部《人民医院志》，其目的也不是汇集资料存档，而是以"用事实说话"的编纂方法，实事求是地记叙县医院发展的历史，使阅者从中汲取经验教训，受到教化，为当代的政治、经济、社会民生建设提供依据。这对我县要与全国同步进入小康社会，对推动全县志书的编修工作，都具有不言而喻的作用。对此，我深表谢意！

　　中国的医疗卫生，早在远古时期的夏朝即有之，可谓渊远而流长，历经历朝历代的努力，越来越成为影响人类生活质量的重要因素，成为保障人类生存发展的重要手段，其体系越臻完善、成熟。

虽然历史上兴仁县地处偏僻，到明代才属于中央政府羁縻，医疗卫生情况没有资料稽考，但《兴仁县人民医院志》已经大体勾勒出了杏林长河的体貌，增长了读者的见识。兴仁县粲然可考的医疗历史，是从民国开始的，至今已70多年。70余年来的史料，大都散存于各单位的文献档案中，没有汇集成"官书"发挥其应有的存史、资政、教化、传承的作用。兴仁县人民医院将这些历史资料编纂成志书出版，不仅满足了本院医护人员的愿望，也做了一件功在当代、惠泽后世的好事。值得庆贺！

《兴仁县人民医院志》的编纂者，以邓小平理论、"三个代表"重要思想和科学发展观为指导，把实现中华民族伟大复兴的中国梦作为己任，立足于实际，用新的修志理论、新的修志方法，以客观科学的态度将兴仁县医院的历史编纂成志书，设计合理，体例齐全，资料丰富，内容翔实，用语通畅，文字规范，具有时代特色和地方特点，达到了思想性、科学性、资料性、可读性的协调统一。

《兴仁县人民医院志》出版发行后，相信一定能够进一步推进县境医疗卫生事业的发展、进步，救死扶伤，以实行革命的人道主义，提高人民群众的健康水平，为我们建设美好家园、美丽兴仁提供更多的智力支持。

是为序。

2015.5.5

注：作者系中共兴仁县委副书记、兴仁县人民政府县长。

序 二

孔令荣

　　《兴仁县人民医院志》是地方专业志书。地方志作为全面、系统记述一定地域自然、政治、经济、文化和社会的历史与现状的文献，是传承历史文明的纽带和展示当代风采的载体，它为推动国家经济社会发展发挥着重要的存史、资政、育人以及文化传承的作用。

　　地方志工作作为一项承上启下、继往开来、服务当代、有益后世的文化基础事业，是社会主义先进文化建设中的一项系统工程。为了发挥志书存史、资政、教化和传承医疗文化的作用，县医院启动院志的编修工作，根据国家《地方志工作条例》第九条："编纂地方志应当吸收有关方面的专家、学者参加。地方志编纂人员实行专兼职相结合，专职编纂人员应当具备相应的专业知识。"的规定，决定聘请资深的修志专家编修本志。2013年4月，贵州省地方志学会理事、兴仁县委史志办退休的原主任丁廷权老同志受聘来院，着手开展工作，历经近两年的努力，洋洋洒洒成稿60万言，终于了却了医院同仁的夙愿。

　　县医院的历史，上溯可到民国二十六年，即1937年，为民国兴仁县卫生院。1949年12月19日县境和平解放后，县人民政府于1950年4月接管县卫生院，改建为"兴仁专区中心卫生院"。1952年，兴仁专区改建为兴义专区，专署从兴仁迁走后，县将原专区中心卫生院改建为"兴仁县人民政府卫生院"，1956年改称为"兴仁县人民医院"，后曾因各种原因称为"兴仁县第一人民医院"、"兴仁县人民医院革命委员会"、"贵州省兴仁县人民医院"等，2013年2月院名去掉"贵州省"三字，成为"兴仁县人民医院"至今。

　　县医院的性质，从1950年县人民政府接管后设置为公立医院至今，1990年被明确为正区级（科级）单位。1998年，县医院被州卫生局认定为二级医院，2008年经省卫生厅批准获得"爱婴医院"称号，2011年被省卫生厅认定为二级甲等综合医院、批复同意为贵州省高等医学院校临床教学基地实习医院，成为县境级别最高的医疗机构。到2013年底，县医院编制总床位为400张，实际开放220张；现在使用的院区占地面积10137平方米，房屋建筑总面积为13459平方米，业务用房面积为 11709 平方米，在建的新院区占地面积为 64561 平方米，建筑总面积为 33224 平方米，人员配置员工总数为 409 人（加上医院自行聘用人员，员工总数已经超过 500 名），其中卫生技术人员总数 325 人，占员工总数的 79.5%。

县医院所开展的工作，在各个不同的历史时期，有着不同的时代特色：20 世纪 50、60 年代，院内以开展常规的医疗工作为主，院外以开展防疫、妇幼保健工作为主；"文革"时期，县医院受到冲击，业务工作被强迫为派性斗争服务，人心涣散，工作不能正常开展；1978 年以后，工作随历史的脚步前进，逐步取得成绩，至今的情况，一是队伍逐步壮大，由原来的数人发展到现在的 500 余人；二是党政班子健全，党的班子由原来的党小组、党支部发展到现在的机关党委；行政班子由原来的县卫生科领导兼任院长到现在的院长为法人代表，副院长数名；内设机构随医疗事业的发展增设，到目前设有院办公室、医务科、护理部等数十个；三是设备、设施逐步完善、增多，有院区两处，县城中心 1 处，县城城东新区 1 处；医疗器械拥有了价值数百万元的彩超机等现代化工具；四是内部管理严谨，制定的各类管理制度已经印刷成书 12 本；五是医疗技术显著提高，科学研究广泛开展，医技人员通过进修、培训等途径，知识随时得到更新，跟上了时代步伐。目前，县医院已经拥有了教授级别的医生和其他技术人员。科研方面除院内经常开展的学术活动和创办有学术氛围较浓的医学沙龙外，医护人员在省级及国家级医学刊物发表了多篇学术论文；六是业务收入增加，20 世纪 50、60 年代县医院没有业务收入，所需经费全靠政府投入，80 年代以后业务收入逐步增加，到目前，属于县在编事业人员由政府按月拨给 60% 的工资，40% 由县医院自筹；县医院为满足事业发展需要自聘人员的工资，全部由县医院自行解决；七是开展了大量的社会卫生和社会工作，抢险、救灾、扶贫、各种社会体检、医疗保险、新农合等工作均有所开展。

兴仁县人民医院，作为县境最高资质的公立医疗机构，数十年来努力开展医疗工作和其他各项工作，为保障兴仁及周边地区群众的身体健康，为推动县境各项社会事业的发展，以实现中华民族伟大复兴的"中国梦"，做出了应有的贡献。

在本志付梓之际，特别提出要感谢的是袁建林同志。袁县长在日理万机的工作中，能挤出时间为本志作序，无疑是对医院工作的支持、对本志成果的肯定；其次也要感谢本志的总纂者在浩如烟海的史料中，以雄狮之胆收集材料，以鹰隼之眼选择材料，以女儿巧手编纂材料，横排竖写，中规中矩；图述记志传表录，体例齐全，是耗费了大量心血的。

可以肯定，本志作为县医院的一张文化名片，将会为提升我院的文化软实力，发挥经久不衰、不可取代的作用。

是为序。

2013 年 7 月

注：作者系兴仁县人民医院院长，法定代表人。

凡　例

一、本志系新修专业志，定名为《兴仁县人民医院志》。

二、本志以马列主义、毛泽东思想、邓小平理论、"三个代表"重要思想和科学发展观为指导，坚持党的四项基本原则，坚持实事求是，运用历史唯物主义和辩证唯物主义的观点、方法秉笔直书，全面、系统地记述兴仁县人民医院发展的历史与现状，本着以人为本，构建和谐社会的理念，力求做到思想性、资料性、科学性的有机统一，以达到"存史、资政、教化、文化传存"的目的。

三、本志遵照国家《地方志工作条例》、《保密法》、《档案法》的有关规定，根据发生在兴仁县人民医院和与之有关的史实进行纂写。

四、本志采用图（照）、述、记、志、传、表、录等体裁，分类叙述。除图片、序言、概述、大事记、附录、后记外，全志设医疗机构、政治建设、文化建设、制度建设、队伍建设、医疗工作、综合业务、社会卫生、社会工作、人物等十章。

五、本志的结构分四个层次，即章、节、目、子目。以章横排，以节竖写各事的历史和现状。

六、本志使用简化字、语体文、记述体，记数、记时、标点符号及度、量、衡等均按国家相关规定记写。

七、本志有关的书写方式。纪年：历史朝代以帝号纪，括注公元年数，省"公元"二字。地名：在本志第一次出现时使用医疗历史发生时名，加注今名，尔后出现不注。单位名称：在本志第一次出现时使用全称，尔后出现用简称，如"中华人民共和国卫生部"简称为"国家卫生部"、"贵州省卫生厅"简称为"省厅"、"黔西南布依族苗族自治州卫生局"简称为"州局"、"兴仁县人民医院"简称为"县医院"，各科室简称为"院某科"或直接称某科，如"兴仁县人民医院办公室"简称为"院办"、"兴仁县人民医院内科"简称"内科"等。人名：第一次出现时用职务名称加上姓名，尔后出现只用姓名，其余必须书名者书单位名称及姓名，不必须者只书其姓不书其名，名以"某"或"某某"代之。

八、人物：坚持生不立传原则。记述对象为副科级及以上职位者；副高职称及以上职称者，个别有影响者不论。排序以职级、影响论。生人以事叙，列简介和名录。

九、本志资料来源：主要是官方文书档案资料，部分为搜集整理文献、书、报、刊资料或调查采访经鉴别属实的口碑资料。

十、本志记述范围为兴仁县人民医院及兴仁县境内发生与之有关的历史和现状。

十一、时限：为达到顺畅历史的目的，与县境有内在关联的大事上限不限，其余依历史发生的实际情况而定，本着"详今略古"、"详近略远"的原则，重点记述兴仁县人民医院的史实，下限至 2013 年年底。

目 录

概　述

　　医疗是保障人类生存发展的重要手段，医学是影响人类生活质量的重要因素。中国的医疗卫生，早在远古时期的夏朝即有之，可谓渊远而流长：约在公元前 4000 年，中国人已经会酿酒，相传伊尹创制了药用汤液。商在朝廷职官设置中有"小疾医"一职，为有文字记录的最早医官。周代之宫廷医师分为"食医"、"疾医"、"汤医"及"兽医"。春秋战国时中国历史上出现了第一位偶像似的医学人物——扁鹊，相传其著有《难经》一部。战国、西汉时发明了外伤药物和酒精消毒剂；医书《五十二病方》问世；世界上最早的医疗体操图出现。东汉、三国时期以丹砂、石胆、雄黄等置于瓦罐烧之升华，炼制外用药物；对人体解剖等有相当精准描述的《难经》正式形成，《治百病方》、《脉经》（切脉专著）成书。名医有华佗、张仲景。华佗创制了麻弗散，用酒服用行全身麻醉，开展腹部肿瘤摘除和肠吻合等外科手术；张仲景著成《伤寒杂病论》，确立了辨证施治、理法方药的临床杂病诊治体系。晋代的《肘后备急方》记录有药物灌肠治大便不通、放腹水穿刺、敷贴防治狂犬病等疗法。南北朝时用鹿甲状腺制成"五瘿丸"医治甲状腺肿大；《僧深集方》成书。隋朝的《诸病源候论》记载了肠吻合术及天花、麻疹的鉴别方法。唐代的《外台秘要》记载有消渴病、黄疸尿检法、金针拔障治疗白内障等医疗手段；国家颁布的《新修本草》为世界上最早的国家药典。唐代道士孙思邈是世界医学史上著名的医学家、药物学家，被誉为"药王"。宋代成立了世界上最早的国家卫生图书出版机构"校正医书局"；制作了针灸穴位铜人；出版了世界上最早的法医学专著《洗冤集录》（南宋时宋慈著），该书于清同治六年被荷兰人翻译成荷兰文传入西方，宋慈被西人奉为"法医学之父"。元朝发明了脊骨折的悬吊复位法及外科手术的缝合曲针。明、清时期中国的土茯苓传至印度、波斯等国，被视为治疗花柳病的良药；安徽以接种人痘预防天花法传至世界各地。此期的医学医药著作有李时珍的《本草纲目》（1593 年首次刊印了金陵刻本），陈实功的《外科正宗》，张璐的《伤寒缵论》、《伤寒绪论》，柯琴的《伤寒来苏集》等，医学事业取得较大的发展，为人类医药医学做出了贡献。

一

　　民国时期的医疗卫生事业，筚路蓝褛。1928 年 10 月，国民政府卫生部（后改卫生署）于南京成立，哈佛大学医学博士刘瑞恒任部长。为了推行公共卫生，刘瑞恒积极寻求与国际联盟卫生组织的合作。1933—1936 年，世界著名的南斯拉夫公共卫生学家斯坦帕尔受国联卫生组织的委派来到中国，他认为中国卫生工作的最基本原则应该是满足大多数乡村人口的需要，因此乡村卫生工作应成为公共卫生事业的优先部分。在卫生部（署）和国联的合作指导下，中国的乡村公共卫生进步迅速，当时的法律规定地方税收5%必须用于卫生建设，以建立一个全国统一的多级乡村公共卫生体系。截止到1936年，国内18个省建立了省级卫生中心，三个准省级卫生中心，181个县级卫生院，86个区卫生分院和96个乡镇卫生所。兴仁县卫生院就是在此背景下，于1937年得以建立，院址在今县城金家坝"白旗起义"元帅府附近。

二

中华人民共和国建立后，1950年8月，第一次全国卫生工作会议确定了"面向工农兵、预防为主、团结中西医"的卫生工作方针，中国内地逐步建立起由公费医疗、劳保医疗、合作医疗组成的福利性医疗保障制度。

历史进入20世纪80年代后，随着"家庭联产承包责任制"在农村的全面铺开，家庭成为农村的基本生产单位，绝大多数行政村变成"空壳村"，集体经济解体，农村合作医疗失去了依托，"农民看病难"问题受到普遍关注。从1985年开始，国家进行了一系列的医疗卫生制度改革，到2006年9月，成立了有11个部委组成的医改协调小组，研究医药卫生体制改革有关问题。2007年召开的中共十七大报告提出"人人享有基本医疗卫生服务"、"坚持公共医疗卫生的公益性质"、"强化政府责任和投入"，明确了医改的指导原则。2009年元月21日，在温家宝总理主持召开的国务院常务会议上，新医改方案获原则通过，全国开始进行全面的医改。

县境到2013年，按照国家医改方案进行改革后，拥有完全的公立医院县医院1家、私立医院数家和各乡镇公立卫生院（中心医院），全县实行了国家干部、职工、城镇居民医疗保险、新型农村合作医疗（简称新农合）等医疗制度，顺应了新的时代要求。

三

兴仁县境位于黔西南布依族苗族自治州中部，东邻贞丰县，南接安龙县及兴义市，西抵普安县，北接晴隆县，东南与安顺专区的关岭县隔北盘江相望，地理坐标为东经104°54″至105°34″、北纬25°16″至25°47″之间，国土面积为1785平方公里。

春秋时，县境属牂牁国。战国、秦、汉时属夜郎国。唐贞观八年（634年），县境设盘水县治，属盘州。元时属普安路总管府。明洪武十六年（1383年），总兵吴复奉命在今县城所在地筑新城千户军民所所城，为今之县城雏形。洪武二十三年（1390年）设军民千户所，县境始有国家机构。明永乐元年（1404年），县属普安安抚司，隶于四川布政司。清顺治十八年（1661年）设普安县，县治在今县城，辖于安顺府。康熙二十二年（1683年），县治迁往今普安县城。乾隆十九年（1754年），设巡检于今县城，称新城镇。嘉庆三年（1798年），设新城县丞（相当于今之副县级）于今县城，与普安分地而治，属兴义府辖。宣统三年（1911年）兴仁宣告脱离普安县，暂设新城县。民国元年（1912年）复设新城县丞，10月废县丞，拨普安、安南（今晴隆）、安龙、兴义等县部分插花地再设新城县。民国三年（1914年）民国政府内务部定县名为"兴仁县"，设县公署，隶于黔西道管辖。民国二十四年（1935年），贵州省第三行政督察区专员兼保安司令公署驻县城，二十七年（1938年）移驻安顺，二十八年（1939年）复驻县城。

1949年12月10日，驻兴仁地区的国民政府陆军19兵团副司令王伯勋与贵州省第三行政督察区（兴仁专区）专员兼保安司令谭本良等人通电率部起义，是月19日，中国人民解放军驻贵阳军管会电复西南军政委员会刘伯承、邓小平批准起义，兴仁专区和平解放。是月23日，谭本良等按照解放军的规定，组织成立兴仁专署暨兴仁县解放委员会，为县境第一个新中国的临时机构。

1950年元月16日，贵州省人民政府、省军区组建了由张立任团长、夏德义任副团长，有队员80余人的工作团到达兴仁开展政权组建工作。是月23日，李一非率解放军军政大学学生170余人到达兴仁，组建贵州省军政工作团。原张立、夏德义工作团并入，李一非任团长，夏德义、杨江、张立任副团长，开展政权接管工作。是月省军政工作团驻兴仁办事处成立，刘镕铸（民国时期中共地下党员）任主任，王进之（民国时期中共地下党员）任副主任。

2月，兴仁地委和兴仁军分区建立。4月1日，贵州省军政工作团驻兴仁办事处撤销，中共兴仁县委、县人民政府建立。

1950至1952年，兴仁县属兴仁专区管辖。1952年兴仁专区改为兴义专区，专区驻地由兴仁迁往兴义。县境从1953年至1956年属兴义专区管辖，1956年7月至1965年7月属安顺专区管辖，1965年8月至1981年复归兴义专区管辖。1982年5月，兴义专区改建为"黔西南布依族苗族自治州"，县属其管辖。

县境住有布依、苗、回、彝、仡佬、汉等16个民族。根据2010年11月1日零时为标准时点进行的全国第六次人口普查，2010年全县辖18个乡（镇、办事处）。有8镇6乡4办事处，46个居民委员会，286个村民委员会，计有户籍人口514349人，常住人口118241户，417829人，其中男性人口为216919人，占51.92%；女性人口为200910人，占48.08%；汉族人口为322614人，占77.21%；各少数民族人口为95215人，占22.79%；居住在城镇的人口为111003人，占26.57%；居住在乡村的人口为306826人，占73.43%。县的治所在城北街道办事处辖区。

四

兴仁县境的医疗，历史上以民医、草医以及民族医疗为主，到中华人民共和国建国前，县城有私立中药铺5家，西药铺2家。公立卫生院1937年建立时，有医务人员4名，病床4张。1950年4月，县人民政府接管县卫生院，因县城为兴仁专区所在地，卫生院改建为"兴仁专区中心卫生院"，1952年，兴仁专区改建为兴义专区，专署从兴仁迁到兴义，专区中心卫生院名称亦随之迁往兴义，原专区中心卫生院改设为"兴仁县人民政府卫生院"，1956年改称为"兴仁县人民医院"，不再称县卫生院。1957年，贞丰县被撤销合并到兴仁县，县医院改称为"兴仁县第一人民医院"，1961年，贞丰县恢复，县医院复称为"兴仁县人民医院"，1968年县医院公文用印为"兴仁县人民医院革命委员会"，1978年，县医院名称改为"贵州省兴仁县人民医院"，2013年去掉"贵州省"字样，恢复为"兴仁县人民医院"。

1950年县人民政府接管县医院后，设置为公立医院至今。1953年，县境私营济群医院并入县医院，1956年县中医联合诊所并入县医院，县医院规模得以扩大。1990年，县医院被明确为正区级（科级）单位。1998 年，县医院被州卫生局认定为二级医院。2008 年，通过州级专家组评审并报经省卫生厅批准，县医院获得"爱婴医院"称号。2011 年，县医院被省卫生厅认定为二级甲等综合医院，成为县境级别最高的医疗机构。是年 9 月 20 日，省卫生厅批复同意县医院为贵州省高等医学院校临床教学基地实习医院并正式授牌。

到 2013 年，县医院编制总床位 400 张，实际开放 220 张；急诊观察床位 20 张，应急时可增加床位 30 张；特需服务床位 5 张。建筑设施方面，现院区占地面积 10137 平方米，建筑总面积 13459 平方米，业务用房面积 11709 平方米，其中：门诊用房建筑面积 880 平方米，住院用房建筑面积 10829 平方米，平均每床建筑面积 49.2 平方米，平均每床净使用面积 49.2 平方米。在建的新院区占地面积 64561 平方米，建筑总面积 33224 平方米；业务用房面积 32284 平方米，其中：门诊用房建筑面积 4980 平方米，住院用房建筑面积 12948 平方米；平均每床建筑面积 151.01 平方米，平均每床净使用面积 80.71 平方米。人员配置方面，员工总数 409 人，床位与员工比为 1∶1.86，床位与护士比为 1∶0.86，实际开放床位与护士比为 1∶0.71；卫生技术人员总数 325 人，卫技人员占员工总数 79.5%；医师 135 人，其中未取得执业许可 29 人；护理人员 190 人，其中未取得执业许可 12 人；医技人员：检验人员 10 人，放射人员 8 人，药剂人员 10 人，其他专业技术人员 23 人，包括财务人员 15 人，计算机人员 4 人，驾驶人员 4 人，（四）管理人员 32 人，其中：业务管理 13 人，行政管理 19 人。还有工勤人员 29 人。到年底前，人员通过县统一招聘和县医院自聘，发展到 500 余名。

五

县医院开展的工作，在各个不同的历史时期，有着不同的时代特色。

20 世纪 50、60 年代，县医院科室、病种均未像现在一样泾渭分明，院内以开展常规的医疗工作为主，分为门诊、住院、中医、医疗辅助等几个方面，院外以开展防疫、妇幼保健工作为主。防疫工作：1951 年，中心卫生院设立公共卫生管理组，1954 年县在此基础上成立防疫队，1959 年撤队建成县卫生防疫站；妇幼保健工作：1953 年，县境始由县医院指导开展妇幼保健工作，全县建有接生站 9 个，1955 年全县各农业生产合作社相继建立保健室，计有 280 个，1956 年 6 月县成立妇幼保健站，独立开展妇幼保健工作，不再由县医院进行指导。

"文革"时期，县医院受到冲击，院领导被打成走资本主义道路的当权派，受到残酷斗争，无情打击，有的被派出县境支援铁路建设，有的被下放在县医院打扫卫生，挂号；业务工作被强迫为派性斗争服务，人心涣散，工作不能正常开展。

1978 年，中共十一届三中全会召开后，国家各项事业逐步走上正轨，县医院的工作，随历史的脚步前进，逐步取得成绩。一是队伍逐步壮大，由原来的数人发展到现在的 500 余人。二是党政班子健全，党的班子由原来的党小组、党支部发展到现在的机关党委；行政班子由原来的县卫生科领导兼任院长到现在的院长为法人代表，副院长数名。内设机构随医疗事业的发展增设，到目前设有院办公室、医务科、护理部等数十个。三是设备、设施逐步完善、增多，县医院院区两处，县城中心 1 处，县城城东新区 1 处，医疗器械拥有价值数百万元的彩超机等。四是内部管理严谨，制定的各类管理制度已经印刷成书 12 本。五是医疗技术显著提高，科学研究广泛开展，医技人员通过进修、培训等途径，知识随时得到更新，跟上了时代步伐。目前，县医院已经拥有了教授级别的医生和其他技术人员。科研方面除院内经常开展学术活动，创办有学术氛围较浓的医学沙龙外，县医院医护人员在省级及国家级医学刊物发表了多篇学术论文。六是业务收入增加，20世纪50、60年代县医院没有业务收入，所需经费全靠政府投入，80年代以后，业务收入逐步增加，到目前，属于县在编事业人员，由政府按月拨给60%的工资，40%由县医院自筹；县医院为满足事业发展需要自聘人员的工资，由县医院自行解决。七是开展了大量的社会卫生和社会工作，抢险、救灾、扶贫、各种社会体检、医疗保险、新农合等工作，县医院均积极努力开展。

兴仁县人民医院，作为县境最高资质的公立医疗机构，数十年来努力开展医疗工作和其他各项工作，为保障兴仁及周边地区群众的身体健康，为推动县境各项社会事业的发展，以实现中华民族伟大复兴的"中国梦"，做出了应有的贡献。

2013年8月19日，县医院在贵州省卫生厅《贵州省医疗机构设置规划》中，被设置为黔西南州唯一一所政府办县级三级医院；在本志付印前的2014年4月1日，被国家卫生计生委、财政部、国务院"深化医药卫生体制改革领导小组"办公室以"国卫体改发（2014）13号"文件《关于确定县级公立医院综合改革第二批试点县的通知》，确定为黔西南州唯一一家全国县级公立医院综合改革第二批试点单位。由此，兴仁县人民医院进入国家视野。

大事记

明　代

洪武十四年（1381年）

太主朱元璋遣军30万征云南、贵州，史称"调北征南"。明军入县境，在巴铃土地坡打败元朝右丞实卜，占领县境。县境地名始进入国家史册。

二十三年（1390年）

明政府设新城军民千户所，是为县境有机构之始。

有明一代，县境没有医疗机构及医疗历史记录。

清　代

康熙二十二年（1683年）

裁新城所，县治迁普安（今普安县城），设新城县丞管理县境事务。

雍正五年（1727年）

设南笼府，辖永丰（今贞丰）州，普安州（今属盘县）及普安（今兴仁、普安）、安南（今晴隆）两县。

咸丰九年（1859年）

张凌翔、马河图领导的回族"白旗起义"军攻占县境，以县城为指挥中心，建元帅府（省级文保单位，尚存，在县城金家坝）、迎宾馆（在县城城关三小一带）等。

宣统三年（1911年）

县人熊轼、邹国玺等集合忠顺、马乃、安逸、阿计四里宣布脱离普安县，暂设新城县。

有清一代，县境有确切史料记录的第一位中医师是朱仲苓。按照朱先生的有关材料推断，县境的中医医疗始于晚清。

中华民国

元年（1912年）

9月，贵州省军政府划拨普安县忠顺里、马乃里、安逸里、阿计里及临县插花地设新城县（今兴仁县）。

三年

3 月，国民（北洋）政府内务部批准县境定名为"兴仁县"。

二十六年（1937 年）

县在"白旗起义"元帅府附近设卫生院。

三十年（1941 年）

县府委派张柄全任县卫生院院长。

三十三年（1944 年）

戴正任县卫生院院长。

同年，戴正因工作不力被调走，刘镛接任卫生院院长。

三十七年（1948 年）

刘镛因病辞职，王保三继任院长，直至中华人民共和国成立。

中华人民共和国

1949 年

12 月 10 日，王伯勋、谭本良等通电率部起义；19 日，中国人民解放军西南军政委员会批准起义，县境和平解放。

1950 年

元月～2 月，省军政代表团接管兴仁县。

4 月，中共兴仁县委、县人民政府成立，县人民政府接管县卫生院，改称为"兴仁专区中心卫生院"。

1951 年

10 月，卫生院内设公共医疗组，开展防疫等工作。

1952 年

是年，兴仁专区改建为兴义专区，专署迁兴义，原兴仁专区中心卫生院改设为"兴仁县人民政府卫生院"，县卫生科科长钱陪民兼任院长。

1953 年

6 月，县卫生院开始接待人民来信来访，由总务室负责开展工作，全年共收到人民来信 11 件，接待来访 1 人次。

9 月 29 日，王端玉调任县卫生院副院长。

是年，县私营济群医院并入县卫生院；县以县医院为技术支撑始开展妇幼保健工作；省卫生厅组织各县卫生院院长到贵阳学习，县医院副院长王端玉参加。

1954 年

3 月 20 日，县政府派出检查员汪俊文、邹日新对县卫生院 1954 年的财政预算进行了检查。

4 月 14 日，按照上级要求，县卫生院对药房开展检查。检查工作总结由县政府同时上报兴义专署卫生科和贵州省卫生厅。

7 月，县召开卫生工作会议，传达省第五届卫生行政会议精神，总结县的农村医疗、中医及联合诊所、妇幼卫生、干部和业务学习等各项工作。会议共开了 9 天，县医院正、副院长，院内组长，各区卫生所所长共 11 人参加。

是年，县卫生院以公医组为基础建立防疫工作队。

1955 年

2 月 20 日，县卫生院接受了县财政监察员的财务大检查。

5 月，省防疫站秦站长一行到县境，检查县卫生院开展的防疫工作，指示今后防疫工作以巡回医疗为主，不必再固定医护人员在一地开展。

1956 年

3 月 21 日～5 月 10 日，根据国家财政部关于检查全国卫生系统财务工作的指示精神，兴义专署派出财政检查组干部丁鸣钟、喻磊对县卫生院的财务工作进行了检查，指出对虚报公费医疗账目等必须加强监督，坚决改正。

7 月 18 日，国务院下发"（1956）国内字第 130 号"文件，撤销兴义专区建制，所辖兴仁、兴义、普安、晴隆、盘县、关岭 6 县划归安顺专区管辖，贞丰、安龙、册亨、望谟 4 县划归黔南布依族苗族自治州管辖。

10 月，县卫生院改称为"兴仁县人民医院"。

是年，县设立妇幼保健站，妇幼保健工作不再由县医院组织开展。

1957 年

5 月 15 日，国家卫生厅下发"（1957）卫妇李字第 20 号"文件《关于人工流产及绝育手术的通知》，称"为了保护妇女儿童，很好地教养后代，以利民族健康繁荣，必须开展绝育工作。"国家始开展计划生育工作，县医院根据这个文件，开始在县境开展节育手术。

6 月，县医院按照县委安排始开展"反右"（反右派分子）斗争。

12 月 6 日，贞丰县撤销，合并到兴仁县，县医院改称为"兴仁县第一人民医院"。县医院领导有高玉玺、王瑛贤、王新（编注：前 2 位为贞丰人，实未到兴仁履职）。

1958 年

8 月，县医院对 1957 年以来开展的反右斗争进行总结，共揪出右派分子 2 名。

是年，县医院按照县委的安排开展增产节约运动，共节约资金 2224 元。

1959 年

4 月，县境暴雨，县医院借用兵役局（今人武部）的房屋垮塌，又另借兵役局、县报社、附近居民房屋使用。

5 月 10 日，县医院与县防疫站联合组建了中共党的支部委员会。

是月，安顺专区召开中医代表会议，县医院中医师参会。因为各地反映中医师业务量过重，会议要求：1. 适当控制中医师门诊量，日应限额在 40 名以内，最多不能超过 50 名；2. 取消病人指名求医的做法；3. 除特殊情况外，中医师每日工作量不得超过 8 小时；4. 选派青年中医生当老中医师助手，传承、学习其学术经验。

10 月，县人民委员会下文任命王新、赵元绍为县医院（第一人民医院）副院长。

12 月，专区组织召开文教系统社会主义建设先进单位和先进工作者群英大会，县医院王新出席并作了以《立大志，创大业，勤俭办医院——兴仁县第一人民医院开展勤俭办院的几点体会》为题的发言。

1960 年

2 月 17 日，县医院组织女职工召开会议，选举出席全县妇女大会代表，曹秉翠、熊琳当选。

21 日，县召开文教系统群英大会，县医院王新、张文学、曹秉翠、梁恩扬被评为先进工作者受到表彰。

是月，省财政厅派员驻院帮助开展财务工作，经一月多时间努力，使县医院财务工作走上了正轨。

1961 年

8 月，兴仁、贞丰分治设县，县第一人民医院复称为"兴仁县人民医院"。

9 月，王新调县卫生科；程德华到任县医院院长。

11 月，县人民委员会任命屈庆学为县医院副院长。

编注：副院长赵元绍在兴仁、贞丰分县时到贞丰工作。

1962 年

4 月，周新斋被任命为县医院副院长。

1963 年

2 月 25 日，刘涛调任县医院行政副院长。

6 月，程德华调离县医院；县卫生科口头宣布医院工作由屈庆学主持。

1964 年

3 月，安顺专区召开卫生行政工作会议，传达全国医院工作会议、中专卫校杭州会议精神，听取大庆石油会战经验介绍，县医院副院长屈庆学出席。

1965 年

3 月 16 日，县医院党支部开始组织职工学习讨论中共贵州省委《关于贵州省流动医院和遵义专区医院在抢救伤员中见死不救的处理意见的通报》，要求职工从思想上划清无产阶级与资产阶级的医疗观点、作风、界限。研究执行安顺专区（1965）卫医字第 013 号文件，组织巡回医疗队下到农村加强防病治病、支援大生产运动。

5 月 25 日，县医院组织职工参加县委召开的大会，听取县委书记郑林关于《当前国际形势和我们的任务》的报告，接受形势教育。

7 月，国务院下发（1965）国内字第 288 号文件，批复恢复兴义专区建制，为贵州省人民委员会的派出机构，辖兴仁、兴义、贞丰、安龙、盘县、普安、晴隆、册亨、望谟 9 县。

8 月，省委召开"贵州省学习毛主席著作青年积极分子表彰会"，县医院王登国出席。

11 月 30 日，原县委宣传部部长雷永国调任县医院党支部书记。

12 月 20 日，省卫生厅下发（1965）卫办字第 330 号文件，通知把卫生工作的重点放到农村去，要求县以上医院经常保持三分之一的卫生人员到农村工作。县医院组织医疗卫生人员到农村开展医疗工作。

1966 年

6 月 8 日，县属各单位包括县医院人员在内计有 1268 人参加"文化大革命"运动，239 名干部被点名批判。

25 日～28 日，县委召开扩大会，传达地委会议精神，学习中央"5·16"通知，提出开展"无产阶级文化大革命"运动的意见。

1967 年

5 月 13 日，县委、县人民委员会（今县人民政府）被县人武部支持有县医院职工参加的各群众组织组成的"兴仁县无产阶级革命大联合总指挥部"夺权，成立"毛泽东思想兴仁县革命委员会"，县医院各项工作处于无序状态。

1968 年

元月 25 日，县革委、人武部批准成立县属卫生系统革命委员会筹设小组，县医院张旭新为组长。

3 月 25 日，县卫生系统革命委员会成立，县医院张旭新、周新斋、隆朝海、王开礼、夏宗泽、刘钦敬、王登国、李维琅、昌吉文等为委员，张旭新、王履岱、周新斋、隆朝海、王开礼等 5 人任常委；

王履岱、周新斋、隆朝海等3人任副主任委员。卫生系统革命委员会成立后，领导县医院的各项工作。

是日，县医院公文用印改为"兴仁县人民医院革命委员会"。

4月，县医院根据卫生部制定的制度、职责，结合县医院实际修订了有关管理制度。

12月23日，县革委清理阶级队伍办公室通知同意卫生系统革命委员会清理阶级队伍领导小组由县医院隆朝海、王开礼、夏宗泽组成，隆朝海任组长。

1969年

11月，解放军某部奉命进驻兴仁县城，贯彻中央解决贵州问题的（1969）71号文件，解散有县医院人员参加的专业战斗组织，收缴枪支、梭镖、大刀等武器数百件。

1970年

3月，县医院在军代表的指挥下，开展"一打三反"运动，批斗有关职工；对医院革命委员会进行了两次补台。

1971年

元月1日，盘县从兴义专区划出归六盘水市管辖。

3月9日，杨世洪调任县医院革委会主任。

是年，周新斋调县自来水公司工作。

1972年

9月8日，县委任命龙朝海为县医院革命委员会副主任。

1973年

6月，刘涛调任县科教文卫办公室（"文革"机构）主任，离开县医院。

1974年

元月，省卫生厅在贵阳组织召开全省医院工作座谈会，深入学习党的十大会议文件，学习毛主席和党中央对卫生工作的指示，以提高路线斗争觉悟，明确医院工作的方向；总结交流医院工作的经验，研究落实党的政策，加快斗批改步伐，提高医院工作质量的措施；并座谈讨论医院工作中存在的一些具体问题。县医院领导出席并报送了现有床位、人员、工作量等情况。

1975年

4月1日，县委下文任命聂益民为县医院党支部书记主持县医院全面工作；免去杨世洪县医院党内职务和行政职务，调离县医院。

1976年

9月24日，县委决定到医院协助工作的贫下中农代表到位，县医院召开欢迎大会。

1977年

3月20日，县委组织部下文任命雨樟区卫生院院长范世雄任县医院革委委员。

11月14日，县委组织部下文任命李祥龙为县医院革委副主任。

1978年

3月27日，县医院党支部对三年来的工作进行总结，恢复和建立了请假制度，早会制度、门诊西药建账制度，科室负责人办公室制度。

1979年

7月17日，县委组织部下文任命屈庆学为县医院院长；隆朝海、李祥龙、王向前为县医院副院长。

12月4日，县委组织部分配军队转业干部刘明亮到县医院任副院长，享受正区级干部待遇。

是年，县医院印章改为"贵州省兴仁县人民医院"，不再用"兴仁县人民医院革命委员会"名称。

1980 年

3 月 7 日，县召开卫生工作暨卫生工作先进工作者会议，县医院洪专强等 12 人作为卫生工作先进工作者受到表彰。

1981 年

10 月 10 日，李祥龙调四川省巴县工作，离开县医院。

1982 年

5 月 1 日，兴义专区撤销，改建为黔西南布依族苗族自治州。

11 月 10 日，县医院职工哈文德夫妇在县境率先办理了独生子女证。

1983 年

2 月，屈庆学调任县卫生局副局长，离开县医院。

是年，副院长隆朝海改任中共县医院党支部书记。

1984 年

医院表册登记，汪克礽为院长，滕才和为副院长，隆朝海为党支部书记。

1985 年

6 月 25 日，县召开首届科学技术代表大会，县医院汪克礽、滕才和出席会议。

1986 年

4 月 11 日，县调整"计划生育技术监督小组"，县医院汪克礽、滕才和为副组长。

1987 年

8 月 27 日，县成立"卫生系统职称改革领导小组"，县医院洪专强为成员。

9 月 1 日，县成立"卫生专业技术职务初级评审委员会"，县医院汪克礽为副主任委员，谢远舒、洪专强、夏宗泽为委员。

是年，汪可礽调县卫生局工作，洪专强任院长。

1988 年

4 月 18 日，县调整"劳动鉴定委员会"，县医院洪专强为成员。

10 月，滕才和调任县计划生育局副局长，离开县医院。

1989 年

10 月，县医院决定内部机构设 7 科 1 部。

1990 年

4 月 6 日，县机构编制委员会下文明确县医院为正区级（科级）单位。

1991 年

元月 9 日，县委下发"县通字（1991）1 号"文件《关于对党政机关干部、企事业单位职工进行计划生育清理工作的通知》，要求县医院除安排好本单位好计划生育清理工作外，作好开展计划生育手术的准备工作，县医院立即安排了各项工作。

10 月 24 日，县委、县政府联合下文表彰县级拔尖人才和优秀科技工作者，县医院谢远舒被表彰为县优秀科技工作者。

1992 年

7 月 10 日，县政府下文成立"县计划生育手术持证上岗考评领导小组"，县医院汪克礽为副组长。

是年，洪专强调广东工作，汪克礽复任县医院院长。

1993 年

8 月，哈文德、黄幼麟升任县医院副院长。

9月24日，州政府住房制度改革领导小组批准《兴仁县城镇住房制度改革实施方案》，县境实行住房制度改革，职工原住单位分配的公有住房，折价出售给职工，办理房屋所有权证。县医院有73户职工认购县医院原住职工宿舍。

12月21日，州卫生局组织召开"黔西南州护理学会第二届代表大会"，选举通过黔西南州护理学会第二届理事组成人员，县医院黄秀琼当选为理事。

1994 年

3月31日，县召开经机构改革后的部门负责人会议，宣布机构改革后各单位的人员编制底数，县医院编制人数略有增加。

1995 年

9月6日，县调整充实"二号病防止工作领导小组"，县医院汪克礽为成员。

1996 年

8月20日，县委下发"县通字（1996）16号文件《关于成立全县计划生育'三结合'工作考评领导小组》"，县医院汪克礽为领导小组成员。

12月，县医院谢远舒被省卫生厅评为全省卫生先进工作者。

1997 年

9月2日，县政府下文任命龚华平为县医院副院长主持工作；汪克礽享受正科级干部待遇，不再担任县医院院长。

9月20日，县医院聘请县法院、县政协等单位的干部为社会主义职业道德建设义务监督员。

1998 年

4月5日，县人事局、卫生局联合下文成立县"继续医学教育领导小组"，县医院龚华平为成员。

6月14日，县召开卫生工作会议，县医院龚华平在会上作了题为"加强内部管理，改善基础设施，促进医院发展"的发言。

7月22日，县政府下文件任命龚华平为县医院院长；黄幼麟、夏德茂为县医院副院长；免去哈文德县医院副院长职务，调任县防疫站站长。

24日，县人民政府调整县"肠道传染病防治工作小组"，龚华平为成员。

12月22日，县卫生局下文调整县"医疗事故鉴定委员会"成员，调整后主任委员为龚华平，副主任委员为黄幼麟，委员有王正华、曾嘉丽、何厚珍。

1999 年

4月21日，县计划局向州计划局呈报了《兴仁县人民医院城东新区修建门诊楼的申请立项报告》，该工程建设规模为1000平方米，总投资为530万元，资金来源为贷款和自筹；县人民政府致文工商银行：《关于同意投资400万新建县人民医院门诊楼和购置CT医疗设备的投资证明》、《关于兴仁县人民医院贷款400万元由财政贴息承诺》。

6月7日，县医院与县卫生局签订了《兴仁县2000年医院目标管理责任状》。

24日，县医院聘请"仁信律师事务所"律师白铮为县医院常年法律顾问。

2000 年

4月13日，县医院与县人民政府签订了《平安工程单项工作目标责任书》（编注：平安工程指社会治安综合治理工作）。

24日，县医院与甲方中国中医药学会针刀医学协会西南培训中心签订合作协议书，由甲方派出北京市昌平县医院专家冯建明等到县医院开展小针刀技术的"传、帮、带"。

6月15日，县医院聘请社会义务监督员、退休干部谢远胜、顾恩伦、李俊美等人受聘。

16 日，县医院向省卫生厅提出申请奥地利政府贷款购置彩色 B 超机等设备的报告。

8 月 30 日，县财政局、卫生局向省财政厅、卫生厅致"关于偿还奥地利政府贷款项目"的贷款担保函，为县医院向奥地利政府贷款 15.71 美元作担保。

9 月 7 日，县医院获得奥地利政府贷款 15.71 美元。

10 月 10 日，省计划委员会下达 2000 年卫生产业贷款贴息计划，通知县医院贴息贷款项目计划为新建 1000 平方米的门诊部大楼，总投资 530 万元，贴息金额为 9 万元。

2001 年

6 月 27 日，县医院成立涉外送样儿童体检小组，组长为黄幼麟，成员为龚华平等 5 人。

7 月 4 日，县医院为开展职工基本医疗保险工作，成立"医保领导工作小组"，组长为夏德茂、副组长为张亚雄、成员为李金平等 5 人。

2002 年

3 月 28 日，州卫生局组织按照"二级医院基本标准"对黔西南州 12 家医院进行审核，县医院通过审核达到二级合格医院标准。

5 月 22 日，省卫生厅下发《关于实施我省奥地利政府贷款引进医疗设备项目》的通知，县医院获得利用奥地利医疗设备贷款项目数字式彩色三维超声波仪设备一套，价格为 272.467 万奥先令，折合 18.66 万美金。

7 月 16 日，县医院住院楼工程开工，该工程由州卫生专项基建资金投资 120 万元，余款由县医院自筹。

2003 年

3 月 18 日，县人民政府以"仁府办发（2003）16 号"文件通知责任状兑现获奖单位，县医院获二等奖。

8 月 4 日，县人民政府调整"兴仁县劳动鉴定委员会"成员，县医院孔令荣、车骏、曾嘉丽为成员。

2004 年

5 月，县医院孔令荣获贵州省总工会颁发的"五·一"劳动奖章。

2005 年

6 月 15 日，县卫生局下文成立"医疗机构临床用血监督管理工作领导小组"，县医院龚华平为成员。

7 月 6 日，省开展万名医师支援农村卫生工作活动，黔西南州人民医院派高年资医师潘徐微、洪流、康匀安、张宏卫、张文秀支援县医院开展医务工作 1 年。

19 日，县人民政府任命幸勇为县医院副院长。

8 月 25 日，县卫生局下文调整充实县"突发公共卫生事件"应急队伍，县医院龚华平、黄幼麟、孔令荣、曾嘉丽等 14 人为成员。

12 月 16 日，州卫生局下文确定禽流感防治定点医院，县医院被确定为定点医院之一。

18 日，县卫生局下文成立"人感染高致病性禽流感防治工作领导小组"，县医院龚华平为小组成员。

2006 年

9 月，国家成立 11 个部委组成的医改协调小组，研究医药卫生体制改革有关问题。县医院组织学习有关文件，支持改革。

2007 年

元月 17 日，县成立"兴仁县人口和计划生育工作手术并发症和后遗症鉴定工作领导小组"，县医院孔令荣为成员。

3月22日，县政府下文免去龚华平县医院院长职务，免去夏德茂、幸勇副院长职务；任命孔令荣、车骏、吴文惠、吴兴碧、吴永波、甘明金、周光伟为县医院副院长，孔令荣主持工作。

26日，县委组织部任命孔令荣、车骏、吴文惠、吴兴碧为县医院副院长，孔令荣主持工作。

5月12日，因县境李关乡甲山村界牌一、二组发现疑似伤寒疫情，县成立"防控处置工作指挥部"，县医院孔令荣为指挥部成员、医疗救护组组长，车骏、吴文惠为医疗救护组成员。

15日，贵州省第五届老年人运动会钓鱼比赛在县境举行，县成立"医疗救护组"，车骏为组长、吴文惠为副组长、肖兴斌等为成员。

6月1日，州人民政府副州长童其芳、州政府副秘书长方峻，在兴仁县人民政府县长范华、副县长周茂萍的陪同下到县医院调研，童副州长在听取汇报后对县医院提出了6点要求，范华要求县医院创建二级甲等医院在2008年10月申请验收。

7月10日，县卫生局调整"兴仁县结核病控制项目技术指导小组"，县医院车骏为副组长，吴文惠为成员。

12日，县医院被确认为新型农村合作医疗定点16家医疗机构之一。

8月5日，县成立"突发公共卫生事件应急领导小组"，县医院孔令荣为成员。

10月20日，县调整"降消"项目孕产妇死亡评审小组，县医院孔令荣任调整后的评审小组、急救领导小组、抢救小组副组长，吴文惠为评审小组、急救领导小组、抢救小组成员，宋国志为评审小组、急救领导小组成员。

同日，县成立"卫九"项目孕产妇、围产儿死亡评审小组，县医院孔令荣任评审小组、急救领导小组、抢救小组副组长，吴文惠为评审小组、急救领导小组、抢救小组成员，宋国志为评审小组、急救小组成员。

2008 年

3月16日，县调整"医疗机构评审委员会"，县医院车骏、汪明贵、陈奎忠为成员。

4月，《兴仁县人民医院临床技术诊疗常规》编写完毕并投入临床使用。该书主编为孔令荣、吴兴碧、车骏，全书为三册，计1212页，约200万字。

5月15日，县成立"手足口病防控工作领导小组"，县医院吴文惠、甘明金、谢永年为专家小组成员。

同日，县卫生局调整卫生系统"党风廉政和行风建设领导小组"，县医院孔令荣为成员。

25日，黔西南州卫生局组建2008年度"万名医师支援农村卫生"工作队，支援全州各县的卫生工作，支援县医院的工作队为州医院的医护人员。

27日，为搞好新一轮农村初级卫生保健技术指导工作，县成立"兴仁县新一轮农村初级卫生保健工作技术指导组"，县医院孔令荣为成员。

6月2日，县成立"新生儿疾病筛查规章领导小组"，县医院车骏为成员。

7月22日，县境民建乡、李关乡发现甲肝疫情，为防控甲肝流行，县成立"甲肝防控工作领导小组"，县医院吴文惠、车骏为成员。

9月16日，县成立"婴幼儿食用三聚氰胺奶粉致病救治工作领导小组"，县医院孔令荣为成员。

17日，县成立"婴幼儿食用三聚氰胺奶粉致病医疗救治专家组"，县医院吴文惠为组长，吴兴碧、曾嘉丽为副组长，黄昌贵、谢永年等为成员。

是月，省卫生厅批准县医院为"爱婴医院"称号。

10月，孔令荣被黔西南州委、州政府授予"黔西南州第四批优秀科技人才"称号。

11月20日，县调整"结核病防治工作领导小组"，县医院孔令荣为成员。

12月，孔令荣接受了黔西南州电视台《金州之子话金州》栏目组的采访。

2009年

元月23日，县成立"兴仁县人感染高致病性禽流感专家小组"，县医院孔令荣、车骏、吴文惠、谢永年、罗光敏为成员。

4月28日，县医院被县人民政府卫生局确定为医生、护士人员注册培训与考核机构。

8月27日，县政府下文任命孔令荣为县医院院长。

11月，县医院孔令荣、吴文惠、吴兴碧、车骏等309名职工接受了甲型H1N1流感疫苗接种。

2010年

元月，孔令荣获贵州省医药卫生系统"二等功臣"称号。

7月21日，解放军（南昌）九四医院派出心内科、脑外科、病理科、影像科4名专家到院进行为期1月的技术帮扶。

10月20日，县卫生局、县"整脏治乱"工作领导小组对县医院的整脏治乱工作进行了明察暗访，查访结果表明县医院不存在脏、乱、差问题。

12月14日，县医院获得省卫生厅颁发的"贵州省医疗机构临床用血证"，该证有效期至2013年12月。

2011年

元月29日，县政府常务会议决定新建股份制"兴仁县中医院"。原县中医院与县人民医院整合，人员分流到县医院40名。

2月8日，县政府常务副县长胡雨生、卫生局局长邱锦林、潘家庄镇镇长马兴荣到县医院召开会议，与院领导研究成立潘家庄镇下溪村黑岩组因斗殴致伤生命垂危的村民丁某某的救治方案，州医院脑外科主任黄昌尧到院参与会诊。

11日，县医院与县政府商定新招聘职工工资由县财政承担60%，在医院可承担时按此比例上缴县政府。

4月10日，县卫生和食品药品监督管理局（原县卫生局和药品食品监督管理局组合而成）成立"兴仁县全球基金结核病控制项目领导小组"，县医院车骏为成员。

18日，州医院派员到县医院进行帮助扶持，通过检查后，对县医院各科室的工作提出建议意见。

21日，县人力资源和社会保障局印发（2011）2号文件，为县医院新聘人员250名。

5月6日，县政府制定《兴仁县地震应急救援演练工作方案》，县医院孔令荣为组织机构成员，医疗卫生方面的演练项目有止血、固定、搬运、心肺复苏。

7日，县医院接受省HIV抗体检测筛查实验室验收专家组的验收，各科病历书写启用电子文档，县医院实行办公无纸化。

15日至20日，州医政、医管联、输血、"二甲"评审会议在县医院召开。

6月2日，县委办公室、县人民政府办公室以"县办通（2011）39号"文件通知印发《兴仁县中医院人员整合分流工作实施方案》，县医院为该方案工作成员单位。

21日，州医院派员5名到县医院帮助开通远程无线网络会诊系统，吴文惠率信息科人员配合。

7月21日至29日，省、州派出专家对县医院创建"二级甲等"医院工作进行评审。

24日，县医院确定在县公安局看守所设立医务室，抽派医护人员到该室轮换值班，规定与被关押人员接触须有公安干警陪同。

28日，州医院派出有关专家27名到县医院检查创"二甲"情况，检查后向县医院提交了《兴仁县医院创"二甲医院"评估报告》。

是月，县医院获得贵州省艾滋病确证中心实验室颁发的"贵州省艾滋病检测实验室"资格证书。

8月15日，省卫生厅认定县医院为二级甲等综合医院。

9月20日，省卫生厅批复同意县医院为贵州省高等医学院校临床教学基地实习医院并正式授牌。

23日，县委制定《万名干部下基层、扎扎实实帮群众》的活动实施方案，县医院被指派到巴铃镇西洋村定点帮扶。

11月22日，县政府下文任命甘明金、周光伟、周江林为县医院副院长。

2012年

元月9日至16日，清华大学医药卫生研究与培训中心专家史晓群教授到院开展医院管理教学和研究。

22日，县委、县人民政府、县人大、县政协班子领导到县医院进行慰问住院患者。

3月25日，县医院邀请贵阳医学院专家到院开展系列医疗活动。专家组成员有全国人大代表、民盟贵州省副主委、贵阳医学院附属医院于杨教授、贵阳医学院附属医院副院长何志旭教授及马洪教授，庄梅教授、张福艳教授、陈佳教授、主任医师周遵论、张汝一，副主任医师王黔，医学院图书馆馆长李龙，附院团委副书记熊焰，中国医药集团贵州分公司总经理李健川，贵州天宫科技投资总经理、中科生物医学及干洗毛工程研究院副院长詹建华。是日，贵阳医学院附属医院组建专家组到县境在县医院开展义诊活动。

4月18日至23日，省病理学会召开第一届病理学术会议，县医院派病理科医师夏珊参会。

5月10日，县要求开展孕产妇和新生儿死亡评审工作，县医院吴文惠、王军、岑曲春、宋国志、曾嘉丽为评审专家组成员。

20日，县卫生和食品药品监督管理局成立"县医院2011年录用人员转正考察工作领导小组"，县医院孔令荣为副组长，吴文惠、车骏等9人为成员。

9月1日，兴义市人民医院派副主任医师刘洪琴等到县医院，支援县医院开展病人会诊、学科建设等相关工作。

同日，县医院成立泌尿外科、胃肠镜室并举行开诊庆典，县人大常委会副主任蒙贵翠、县人民政府副县长靳龙方、县政协副主席王梅、州卫生局医政科科长戴晓牧、县政府办公室副主任何正敏、县食品药品监督管理局局长邱锦林等领导及省人民医院、贵阳医学院附属医院、州人民医院、兴义市人民医院的10多位专家出席了庆典。县医院吴文惠主持庆典，孔令荣致欢迎辞。

26日，州卫生局医政科科长戴晓牧带领兴义市人民医院专家到县医院检查"三好一满意"（服务好、质量好、医德好、群众满意）活动的开展情况，县医院孔令荣做了工作汇报。

10月16日，州卫生局举办全州2012年新型冠状病毒防控工作培训，县医院派出匡毕华、吴洪兵参加培训。

22日，县成立"新型冠状病毒疫情防控领导小组"，县医院孔令荣为副组长，吴文惠为疫情防控技术专家小组组长，周江林、吴洪兵为专家组成员。

25日，省卫生厅"妇幼重大公共卫生项目综合督导小组"由黔东南州从江县卫生局副局长涂正芳带队到县医院检查指导相关工作，主要对妇产科、儿科及病历室进行检查并提出存在问题和建议。

11月10日，州卫生局组织以王大燕（州卫生局副局长）为组长，黄玉梅（州妇幼保健院院长）为副组长，康匀安（州医院产科主任）等为成员的兴仁县人民医院爱婴医院资格复审组，对县医院所建爱婴医院的资格进行了复审。

16 日，州疾控中心应急办副主任郭泽萍等到县医院检查指导院内传染病报告工作质量，并对存在的问题和不足提出了建议。

2013 年

元月 5 日，县医院获县卫生和食品药品监督管理局授予"2012 年度传染病防治工作先进集体"称号。

21 日，州卫生局以"州卫字（2013）25 号"文件，通知县医院爱婴医院资格复审获得通过。

2 月 9 日，县委常委、副县长范国美一行到县医院看望、慰问春节期间坚守岗位的一线医护人员。

19 日，副县长靳龙方、张传跃到县医院调研人禽流感防治和医保工作，孔令荣汇报了有关工作。

25 日，县医院印章由"贵州省兴仁县人民医院"更换为"兴仁县人民医院"，新印章是日启用。

26 日，州审计局派出审计组，在副县长张传跃及县审计局、发改局、卫生和食品药品监督管理局领导的陪同下到县医院召开进点会议，传达有关审计工作文件和此次审计工作安排，由州审计组组长郭恒、总审计师张亚非等对县医院的财务收支情况进行为期 1 个月的审计。

3 月初，《兴仁县人民医院志》始纂写。

4 月 22 日，县政府下文免去吴兴碧县医院副院长职务。

25 日，县卫生和食品药品监督管理局成立"兴仁县食源性疾病监测工作领导小组"及"技术专家组"，孔令荣为领导小组副组长、周江林为领导小组成员；孔令荣为技术专家组组长，车骏、周江林为副组长，罗光敏、吴洪兵、匡毕华、汪明贵为成员。

是日，州卫生局制定"2013 年黔西南州食品安全风险监测方案"，县医院匡毕华为黔西南州哨点医院食源性异常病例、异常健康事件检测专管人员。

5 月 14 日，州卫生局在兴义组织召开黔西南州卫生部门安商座谈会暨全州医疗安全管理座谈会，县医院孔令荣出席会议。

6 月 3 日，县卫生和食品药品监督管理局成立"高考期间突发公共卫生事件防控领导小组"，孔令荣为副组长。

6 日，县卫生和食品药品监督管理局调整"兴人县卫生和食品药品监督管理局消防安全工作领导小组"，何正敏为副组长，孔令荣为成员。

25 日，县卫生和食品药品监督管理局成立"结核病定点医院医疗合作工作领导小组"，孔令荣为副组长，车骏、周江林、吴洪兵、匡毕华为成员。

7 月 22 日，县卫生和食品药品监督管理局调整"兴仁县新生儿破伤风病例核实专家组"，车骏为副组长，刘祖慧、赵玉美为成员。

是月，孔令荣被黔西南州委授予"优秀共产党员"称号。

11 月 1 日至 3 日，第七届"金州医学沙龙暨黔西南州脑卒中预防及筛查培训班"在县境开班，贵阳医学院、南京大学附属鼓楼医院及黔西南州内县市医院的医学专家在培训班上作了专题讲座。县院敖学斌、陈洪江、宋国志、曾刚作了有关课件的学术讲座。

是年，县医院新院区建设工程竣工，通过验收，医院着手搬迁工作，预计于 2014 年搬迁告竣。

第一章　医疗机构

　　兴仁县境历史上最早出现的公立医疗机构，是县人民医院的前身——县卫生院，其历史始于民国时期。

　　1937年，抗日战争爆发，在民国政府卫生部和国联（国际联盟）卫生组织的推动、指导下，地方设置卫生医疗机构。按照国家的要求，兴仁县政府网络医务从业人员在县城成立了县卫生院。

　　民国时期县卫生院的领导更迭、内部机构设置、工作开展情况等因简单、事少，在此一并叙述，以后章节不再涉及。

　　是年，县卫生院有医务人员4名，未明确院长或负责人，由县政府直接管理，置有病床4张，未分科室，日诊病人5至10名。

　　1941年，县卫生院由县政府委派张柄全任院长，管理县医院各项事务。1944年张柄全卸任，戴正从河南医学院毕业，到县接任院长。同年，因戴正工作不力被调走，县政府派刘镛接任院长。1948年，刘镛因病辞职，王保三继任院长，直至中华人民共和国成立。全院设置有医师、护士、助产士、卫生稽查、办事员、书记员、主任、助理员各1名。其工作除开展常规的医疗外，还负责上报疫情，防疫注射，药品配发等，卫生院收费上缴县政府，政府公职人员及兵士就诊，实行全费公费医疗。

　　1949年，卫生院计有人员7名，其中工友2名，1名为炊事员、1名为清洁工兼事杂务；1名办事员，负责挂号、登记、收费、誊写、保管、公文办理、伙食管理；1名护士，负责门诊换药及病室护理；1名助产士，负责助产及药房工作；1名医师，负责门诊、住院治疗、防疫注射、检查各机关一般卫生、出诊、统计工作；1名院长，处理内外行政事务，院内补助费签发及院内不足（缺人手需要帮助）事宜。内设机构有门诊部，分内科、外科（附设五官科）；硬件设施有普通病室2间，产室1间，手术室1间，重病室1间，有医疗器械注射器、体温器、盐水架、工作服、办公桌等。

第一节　机构沿革

　　兴仁县人民医院的名称，历史上曾叫"兴仁县卫生院"、"兴仁专区中心卫生院"、"兴仁县人民政府卫生院"、"兴仁县第一人民医院"、"兴仁县人民医院革命委员会"、"贵州省兴仁县人民医院"、"兴仁县人民医院"。

一、县医院机构

1. 院名：县医院名称原为"县卫生院"，1950年4月县人民政府接管后，因兴仁为专区所在地，卫生院改建为"兴仁专区中心卫生院"。

1952年，兴仁专区改建为兴义专区，专署从兴仁迁到兴义，专区中心卫生院名称亦随之迁往兴义，原专区中心卫生院改设为"兴仁县人民政府卫生院"。

1956年10月8日，县工资改革委员会下发"兴仁工资字第136号"文件《关于核定职工工资级别的通知》称："主送：兴仁县人民医院。关于你院报来职工工资级别的调整意见，经本会讨论核定如附表，希向职工宣布，并自4月份起按照核定级别发给工资。"由此可见县卫生院名称于1956年已经改称为"兴仁县人民医院"，不再称县卫生院。

1957年12月6日，贞丰县被撤销合并到兴仁县，县医院改称为"兴仁县第一人民医院"。

1961年8月16日，贞丰县恢复，县医院复称为"兴仁县人民医院"。

1968年3月25日，县革命委员会以兴组干字（1968）第049号文，批复成立兴仁县卫生系统革命委员会，县医院公文用印为"兴仁县人民医院革命委员会"。

1976年，"四人帮"（妄图篡夺党和国家最高领导权的王洪文、张春桥、江青、姚文元）被粉碎，"文革"结束。

1978年，中共十一届三中全会召开后，国家各行各业的秩序逐步建立，1979年"贵州省兴仁县人民医院"的名称得到恢复，此后机构一直处于稳定状态，名称未发生其他变更，2013年印章去掉"贵州省"字样。

2. 设置：1950年县人民政府接管县医院后，设置为公立医院至今。

1953年，县境私营济群医院并入县医院、1956年县中医联合诊所并入县医院，县医院规模得以扩大。

1990年4月6日，县机构编制委员会以"兴机编（1990）3号"文件，明确县医院为正区级（科级）单位。

1998年10月16日，州卫生局以"州卫医字（1998）107号"文件认定县医院为二级医院。

2005年5月10日，县机构编制委员会下文核定县医院床位设置为160张、核定医务人员编制为220人。

2007年，县机构编制委员会下文核定县医院内设机构有办公室、总务科等11个，人员编制为134名，其中事业编制129名，工勤编制5名；领导职数设院长1名、副院长3名、设股级负责人18名。

2008年8月21日，县医院被黔西南州劳动和社会保障局批准为第二批城镇居民基本医疗保险定点医疗机构。

9月10日，县机构编制委员会以仁机编字（2008）36号文件"关于核定兴仁县人民医院人员编制的通知"称"根据兴仁县的现状和将来发展需要，经县编委会议研究，现将有关事项通知如下：一、机构规格：兴仁县人民医院为正科级事业单位。二、人员编制及领导职数：兴仁县人民医院规划床位600张，按照床位与医务人员1:1.4比例计算、核定兴仁县人民医院人员编制840名（财政差额拨款），其中管理人员编制68名，技术人员编制732名，工勤编制40名。领导职数：设院长1名，副院长5名。股级负责人62名。"

2009年6月18日，县机构编制委员会以"仁编委议（2009）1号"文件通知增加县医院事业人员编制4名。

7月6日，县机构编制委员会以"仁机编字（2009）58号"文件，核定县医院人员编制和领导职数：核定人员编制为560名，其中事业编制545名，工勤编制15名，列入县级财政差额预算管理。

领导职数：5名。其中院长1名，副院长4名；设正副股级负责人37名，护士长17名。

2011年2月15日，县医院向县卫生和食品药品监督管理局提出请将医院规划设置为二级综合教学医院。

3月2日，县卫生和食品药品监督管理局以"仁卫复函（2011）1号"文件，批复同意县医院按相关规定规划设置为二级综合实习医院。

6月13日，县医院根据实际情况和发展需要，对岗位进行了重新设置，提出设置报告，该报告内容是：一、设岗的指导思想：以邓小平理论、"三个代表"重要思想和科学发展观为指导，以国家法律、法规和相关文件为依据，与医院办院目标相适应，充分调动各级各类人员的积极性，促进医院医疗、教学、科研等各项工作的发展。根据我院工作性质及发展的需要，进一步完善专业术职务聘任制，实现人才结构的宏观调控和人才资源的优化配置。岗位设置是实行专业技术职务聘任制的基础条件和重要环节，设岗要有利于形成结构层次比较科学、合理的岗位序列，有利于对专业技术人员的管理由身份管理向岗位管理转变，有利于事业的建设和发展，极大地促进卫生事业的改革和发展。二、设岗的基本原则：以岗位设置作为推进人事制度改革的重要契机，结合医院队伍结构现状、目标规划、学科建设和人才队伍建设的需要，按照"科学设岗、合理配置、优化结构、精干高效、动态调整、规范管理"的原则，完善岗位分类分级体系。1.因事设岗和事人结合的原则。在对专业技术工作任务进行科学分解、归类的基础上按需设岗，竞聘上岗，按岗聘用，合同管理。2.精简高效的原则。各岗位尽可能满负荷、高效率，凡低一级岗位能够完成的职责不设高一级岗位；凡工作量不饱满的岗位就近业务归并设岗。3.总量控制和结构合理原则。在人员编制、工资总额和专业技术职务岗位数额综合调控下，充分体现各类职务系列的高、中、初级各档次结构比例的合理性。4.重点与一般相结合的原则。设岗从单位整体工作考虑，对有特殊作用的关键岗位和发展中急需加强的薄弱环节，在政策上给予适度倾斜。三、单位基本情况：兴仁县人民医院是一所集医疗、科研、教学、保健、预防为一体的二级综合医院，是承担全县医疗、预防、保健工作的事业单位。行政级别为科局级，为差额拨款事业单位。四、岗位设置情况：兴仁县人民医院岗位设置包括管理岗位、专业技术岗位、工勤人员岗位三大部分。医院所有在编人员，编制部门核定医院的编制数为560人，内设机构27个（院办公室、人力资源科、医务科、护理部、科教科、病案管理科、总务科、财务部、院感科、信息科、审计科、预防保健科、医保科、内科、外科、妇产科、儿科、急诊科、药剂科、影像科、检验科、供应室、门诊部、麻醉科、中医理疗科、五官科、传染科）。内设机构均为正股级。现有岗位和人员配备情况：实有人数403人，其中：管理人员67人（单位领导正职1人、副职3人；内设机构领导正职25人、副职30人；其他管理岗位8人）；专业技术人员总数386人（副高级4人，聘任3人；中级51人，聘任32人；初级328人，聘任94人）；工勤技能人员8人（高级工1人、中级工4人、初级工2人、普工1人）。（一）类别设置情况：1.管理岗位67个：（1）院领导班子，职数5人；七级职员岗位1人（党委书记兼院长）；八级职员岗位4人（副院长4人）（2）九级职员岗位54人（各科室主任、护士长）、十级职员岗位8人。2.内设机构职能：（1）中层管理岗位：①院办公室：在院长、主管院长的领导下，负责全院的文秘、行政管理工作。②人力资源科：在院长领导下，执行有关人事政策、方针及有关规定，完成劳动工资、人员调配、考核、晋职晋级及其他人事工作。③医务科：在院长领导下，组织实施全院的医疗工作，对全院医疗业务、医疗质量、医疗技术实施科学的组织管理，检查和督促医院的管理制度、规章制度的落实和实施。④护理部：在院长领导下，负责医院护理管理工作，包括护理人员调配、奖惩、质控、院感管理、科研教学、培训考核工作。⑤科教科：在院长领导下，完成医院的科研、教学和继续教育管理工作。⑥后勤保障部：在院长领导下，负责全院的基建管理、器械采购与维修、水电供给、房屋维修、后勤生活保障等工作。⑦财务部：在院长领导下，按照医院会计制度，执行医院财务制度，完成医院经济管理工作、医院收费工作。⑧院感科：在院长领导下，根据医院感染管理的法律、法规及标准，制定并组织实施、监督和评估医院感染控制工作。⑨病案管理科：在院长领导下，负责医院病案质控、整理和保管、医院的统计工作。⑩信息科：在院长领导下，负责医院信息网络资源建设、运行及信息管理系统的维护工作。审计科：在院长领导下，依照国家审计法规及有关规章制度，进行医院审计监督检查工作。预防保健科：在分管院长领导下，负责全院的预防保健及地段防保工作。医保科：在分管院长领导下，负责医院基本医疗保险、养老保险、工伤保险等管理工作。（2）内设机构14个，中层管理岗位职数（九级职员岗位54人，十级职员岗位8人）：院办主任1名；人力资源部主任1名；医务部主任1名；科教科科长1名；护理部主任1名，副主任1名；后勤保障部主任1名；财务部主任1名；院感科副主任1名；病案管理科副主任1名；信息科副科长1名；审计科副科长1名；预防保健科主任1名；医保科科长1名。2.专业技术岗位478个，高级专业技术岗位48个，中级专业技术岗位167个，初级专业技术岗位263个。3.工勤岗位15个。（二）岗位等级设置：1.管理岗位等级设置：（1）管理岗位各个等级的设置严格按机构编制部门批准的机构规格、内设机构、管理人员编制数的要求进行设置。（2）管理岗位设七至十级，依次分别对应院长（党委书记）、副院长、主任（科长）、副主任（副科长）、职员、办事员。2.专业技术岗位等级设置。专业技术岗位以县编委办、人事局核定的编制数和专业技术人员结构比例，高、中、初级岗位原则上按国家人事部、卫生部《关于卫生事业单位岗位设置管理指导意见》国人部发（2007）35号、《贵州省事业单位专业技术职务结构比例和最高职务档次设置方案》"黔人通（2002）38号"文件进行设置。（1）设主体专业技术岗位五级副主任医（药、技、护）师10个；六级副主任医（药、技、护）师14个。七级副主任医（药、技、护）师24个。（2）设主体专业技术岗位八级主治医（药、技、护）师50个，九级主治医（药、技、护）师58个，十级主治医（药、技、护）师59个。（3）设主体专业技术岗位十一级医（药、技、护）师105个，十二级医（药、技、护）师105个，十三级医（药、技、护）师53个。3.工勤岗位等级设置：工勤技能三级工岗位5个，工勤技能四级工岗位5个，工勤技能五级工岗位5个。五、岗位基本条件：（一）三类岗位的基本条件：事业单位管理、专业技术和工勤技能三类岗位的基本条件，主要根据岗位的职责任务和任职条件确定。三类岗位的基本任职条件：（1）遵守宪法和法律，具有良好的品德；（2）岗位所需的专业、能力或技能条件；（3）适应岗位要求的身体条件。（4）任职以来能圆满完成各项工作职责。（5）任职以来年度考核均达到"合格"以上等次（含"合格"）。（二）管理岗位的基本条件：职员岗位一般应具有中专以上文化程度，其中八级以上职员岗位一般应具有大学专科以上文化程度。各等级职员岗位的基本任职条件：1.七级职员岗位，须在八级职员岗位上工作三年以上。2.八级、九级职员岗位，须分别在九级、十级职员岗位上工作三年以上。（三）专业技术岗位基本条件：1.基本任职条件：（1）遵守宪法和法律，具有良好的品德、岗位所需的专业技术水平技能和适应岗位要求的身体条件。（2）具备相应级别专业技术职务任职资格。竞聘实行职业资格准入制的高级专业技术岗位，按相关条件执行。（3）任现职以来年度考核均达到"合格"以上等次。2.高级专业技术条件：（1）竞聘专业技术五级岗位应在专业技术六级岗位任职五年以上（对少数业绩特别突出的，首次竞聘可在七级岗位任职十年以上），并具备下列条件之一：①任现职以来，获得地、厅级科技进步一等奖（或等同奖项）第1、2名；②任现职以来，业绩突出，起骨干带头作用，在本专业领域学术水平造诣较高的；③任现职以来，承担省级重点科研项目、课题的主要负责人及重大科研项目的主要技术负责人。（2）竞聘专业技术六级岗位应在七级岗位任职五年以上，并具备下列条件之一：①任现职以来，获得地、厅科技进步二等奖（或等同奖项）第1、2名；②任现职以来业绩较为突出，工作成绩明显。（3）专业技术七级岗位按现行国家和省各系列副高级职务任职资格条件执行。（4）直接聘用条件：副高职务符合第2款第①—③项之一的，不受任职年限限制，由七级岗位直接聘入六级专业技术岗位。3.中、初级专业技术岗位基本任职条件：（1）竞聘专业技术八级岗位应在专业技术九级岗位任职三年以上（首次竞聘可在十级岗位任职六年以上），并具备下列条件之一：①任现职以来，获得省、部级科技进步三等奖（含等同奖项）排名1-4名者；地、厅级科技进步一等奖（含等同奖项）排名前四位者；地、厅级科技进步二等奖（含等同奖项）排名1、2名者；②任现职以来，完成省级科研项目、课题、工程或技术推广项目，排名前四位者；完成地、厅（局）级科研项目、课题、工程或技术推广项目，排名1、2名者；③任现职以来业绩突出，起骨干带头作用，在本地本专业有一定知名度和影响力，同行公认的优秀人才和学术带头人；④任现职以来，获得省、市（州、地）级党委、政府表彰的。（2）竞聘专业技术九级岗位应在十级岗位任职三年以上，并具备下列条件之一：①任现职以来，获地、厅级科技进步奖（含等同奖项）三等奖排名1、2名者；②任现职以来，参与完成省级科研项目、课题、工程及技术推广项目；参与完成地、厅（局）级科研项目、课题、工程或技术推广项目者；③任现职以来，获得县级以上党委、政府表彰的；④任现职以来业绩突出，成果显著。（3）专业技术十级岗位的基本任职条件按现行国家和省各系列中级职务任职资格条件执行。（4）专业技术十一级应符合助理级任职资格条件，并具备下列条件：大学本科毕业在十二级岗位工作三年以上（首次竞聘可在十三级岗位任职四年以上）或大学专科毕业在十二级岗位工作五年以上（首次竞聘可在十三级岗位任职六年以上）或中专毕业在十二级岗位工作七年以上（首次竞聘可在十三级岗位任职八年以上），兢兢业业从事本职工作的。（5）十二、十三级岗位按现行国家和省各系列专业技术职务任职资格条件执行。（6）八级直聘条件：①市（州、地）级有突出贡献中青年专家；②市（州、地）级优秀青年科技人才；③取得中级专业技术职务任职资格12年以上，兢兢业业从事本职工作的；④市级劳模。（7）九级直聘条件：①县（区、市）级有突出贡献中青年专家；②县（区、市）级优秀青年科技人才；③取得中级专业技术职务任职资格8年以上，兢兢业业从事本职工作的；④县级劳模；⑤第1款①②项之一。4.工勤技能岗位基本任职条件：工勤技能岗位包括技术工岗位和普通工岗位，基本技术工岗位分为五个等级，即一至五级，依次对应高级技师、技师、高级工、中级工、初级工。普通工岗位不分等级。三、四级工勤技能岗位，须在本工种下一级岗位工作满5年，并分别通过高级工、中级工技术等级考核。六、岗位聘用：（一）按照本实施方案以及核准的岗位设置拟定实施细则方案，确定具体岗位，聘用工作人员，签订聘用合同。（二）严格按照岗位的职责任务和任职条件，按照不低于规定的基本条件的要求聘用人员。对贡献突出或岗位急需且符合破格条件的，可报州人事部门批准，按照有关规定破格聘用。（三）岗位设置和岗位聘用时，凡签订一年以上聘用合同的人员均应参加岗位聘用，同时要保证现有在册的正式人员按照现聘职务或岗位进入相应等级的岗位。现有人员的结构比例已经超过核准的结构比例的，可采取调出、低聘或解聘的办法，达到规定的结构比例。未达到核准的结构比例的，严格控制岗位聘用数量，根据事业发展要求和人员队伍状况逐年逐步到位。（四）完成岗位设置、组织岗位聘用并签订聘用合同后，按照管理权限对聘用情况进行认定。被聘用到相应岗位的人员，根据所聘等级岗位，对照贵州省人民政府印发的《贵州省事业单位工作人员收入分配制度改革实施意见》"黔府发（2006）45号"，兑现岗位工资待遇，享受该岗位的福利待遇。新取得高一级专业技术职务任职资格或职业技能资格的人员，被聘用到相应岗位，才能享受该岗位的工资福利待遇。（五）单位工作人员原则上不得同时在两类岗位上任职，因工作需要确需兼任的，须按干部人事管理权限由主管部门审批，并同时明确其主要任职岗位，按主要任职岗位确定各项待遇。主要任职岗位确定后，无特殊情形一般不予变更，确需变更的，按干部人事管理权限审批。（六）单位今后出现空缺岗位的，均应按照公开招聘、竞聘上岗的有关规定，择优聘用。（七）单位的岗位总量和结构比例一般保持相对稳定，如编制、内设机构、职能发生变化，可申请变更。七、报批程序：《兴仁县人民医院岗位设置方案》经职工代表大会讨论通过后，经主管局审核报县人事局审批。

本报告经主管单位报县主管局审批同意后，县医院设置按此执行。

是年，县医院提出二级甲等医院评审申请，8月15日，省卫生厅以"黔卫函（2011）223号"文件，即"贵州省卫生厅关于认定兴仁县人民医院为二级甲等综合医院的批复"，认定县医院为二级甲等综合医院，成为县境级别最高的医疗机构。

是年9月20日，省卫生厅批复同意县医院为贵州省高等医学院校临床教学基地实习医院并正式授牌。

2013年元月21日，州卫生局印发"州卫字（2013）25号"文件，称"兴仁县人民医院从2007年起，积极创建爱婴医院，于2008年9月通过州级专家组评审并报经省卫生厅批准，获得'爱婴医院'称号。2012年12月26日，州卫生局组织州级爱婴医院评（复）审专家组对兴仁县人民医院进行爱婴医院资格复审，经专家组评估，兴仁县人民医院顺利通过爱婴医院资格复审。"

3. 职责：县医院的工作职责，随历史情况的不同而有所变化。

1959年7月15日，贵州省人民政府卫生厅对县级医院的性质与任务以《县人民医院组织办法》作了明确：1. 名称前冠以某某县（自治县）名；2. 受县人民委员会（县政府）领导，技术业务受上级医院指导；3. 设在人民委员会所在地，为全县综合性的医疗预防、卫生保健业务的指导中心，是县以下基层卫生组织的业务技术枢纽，主管医疗预防、卫生防疫、妇幼卫生等全面业务；4. 设正副院长1—2名领导全院工作；5. 内部分设门诊、病房部分及医疗预防、妇幼保健、卫生防疫、行政各股分别管理各项业务工作。此外该"办法"还规定了县人民医院的管理原则，病床设置、规章制度等。县医院按照省明确的职责开展工作。

1964年，国家卫生部于元月6日至22日在北京召开全国医院工作会议，提出党对医院工作的六点要求：1. 医院必须在党的绝对领导之下，为政治服务，为社会主义建设服务；2. 医务人员必须全心全意为广大人民的健康服务，城乡兼顾面向农村；3. 发扬艰苦奋斗的精神，勤俭办好医院；4. 贯彻预防为主的思想；5. 贯彻执行中西医密切合作的方针；6. 要培养一支具有"政治坚定，技术优良"的又红又专的医药卫生队伍。这就是社会主义医院的标准，也是我们办医院的方向。会议同时提出"五好"医院的标准：1. 政治工作好：巩固树立党的领导，坚持政治挂帅，正确贯彻党的方针政策，加强毛泽东著作和时事政策学习，进行社会主义教育，提高职工阶级觉悟，组织职工参加一定的生产劳动，加强锻炼，密切联系工农群众，建立阶级感情，树立全心全意为人民服务的思想，充分调动职工的积极性，发挥社会主义集体主义精神，保证完成医疗任务；2. 医疗质量好：诊断准确，治疗及时，加强重危病人的抢救，作好常规疾病的医疗，降低复发率，防止合并症，缩短住院日，提高医疗效果，坚持工作严肃性、一贯性、严密性，养成认真负责，一丝不苟的作风，防止医疗差错事故；3. 管理工作好：以医疗为中心，统筹安排各项工作，贯彻民主集中制，坚持群众路线，实行领导、专家、群众三结合，制度健全，职责分明，秩序良好，工作有条不紊，勤俭办院，厉行节约，做好物资供应，管好职工生活，健全财务制度，加强财务监督；4. 预防工作好：人人树立预防为主的观念，早期发现，早期诊断，早期治疗，严密隔离消毒，杜绝交叉感染，讲究卫生，消灭四害，严格处理污水污物，做到净化无害，健全卫生宣传教育，提高群众防病常识，作好卫生预防、技术指导及地段工作；5. 业务学习好：虚心学习先进经验，努力钻研业务，不断提高技术水平，树立埋头苦干，刻苦学习的风气。基础理论坚实，基本训练严格，结合专业，系统学习，循序渐进，培养人才。县医院严格按照这六条要求开展工作，不再另行明确职责。

2007年，县机构编制委员会下文核定县医院职能配置、内设机构和人员编制。明确县医院的主要职责是在上级领导部门的领导和行政主管部门的指导下，认真贯彻执行党和国家的路线、方针、政策，认真执行国家相关法律、法规，发扬"救死扶伤"，实行人道主义精神，严格执行各种诊疗技术操作规程，努力提高医疗水平，改善服务态度，为人民群众提供价廉、质优的服务，减少差错事故发生；负责全县及县邻人民群众常见病、疑难病的诊断、治疗、预防保健和危急重病人抢救治疗工作，进行适时的会诊、转出和接纳转院病人；负责对乡镇卫生院进行帮扶和对医护人员的教学、业务培训；负责传染病的监测和网络真报工作，参加疫情控制和救治；负责全县疑难计划生育服务的处理、咨询指导和人员培训工作；负责或参加完成全县的征兵体检、学生体检；负责和参加完成县域内的突发公共卫生事件、地质灾害事件、工伤、交通事故等事件的救治工作；完成县委县政府及县卫生局交办的其他工作任务。

2009年7月6日，县机构编制委员会以"仁机编字（2009）58号"文件，称根据国家卫生部、国家中医药管理局、国家发展和改革委员会、财政部联合下发的《农村卫生服务体系建设与发展规划》"卫规财发（2006）340号"文件精神，按照《贵州省二级综合医院等级评审标准（讨论稿）》，结合县的实际，对县人民医院宗旨和业务范围、内设机构和人员编制作出规定，宗旨：为人民身体健康提供医疗与护理保健服务；业务范围：医疗与护理。

二、内设机构

1950年县人民政府接管县医院后，时因人员少，人员兼职多，没有明确设置内部机构。

1951年，内设公共医疗组。

1954年内设医疗预防组、卫生防疫组（防疫队）。

1959年12月，兴仁、贞丰合并后，各科室实行合署办公，合署后的内设机构：（一）综合办公室：财经审批、职工教育由吴庭龙科长（县卫生科）、高玉玺院长负责（高玉玺为贞丰人，实未到兴仁履职）；医疗领导工作：由王新副院长负责；防疫工作，由防疫队队长余杰负责。办公室设秘书、统计、会计、出纳、通讯、注册员等职位，并规定了各职位的职责。（二）科室：计设医政科、防疫科、保健科、教育科，各科的职责有明确规定。（三）股室：计设医疗股、中医股、药材股，受医政科领导；检验股、防保股，受防疫科的领导；教研股，受教育科领导；总务股，受综合办公室领导，各股的职责有明确规定。办公地点：综合办公室、各科办公室、总务股、教研股暂设在住院部；检验股、药材股、防疫股暂设在新院址（牛角田）内，1960年元月1日起开始办公（各科、室、股没有明确具体领导人）。

兴仁、贞丰分县后，县医院名称恢复，内设有门诊部、住院部等机构。

1973年2月，住院部划分为内儿科和妇外科。

1989年10月11日，县医院院务会议决定内设7科1部：内科、儿科、外科、妇产科、中医科、药剂科、总务科、门诊部。

1995年，县医院有黑白B超机一台，医师由一名外科医师兼任。1999年县医院派一名医师到贵阳医学院进修学习，2000年B超声室正式成立。2001年医院又派两名医师外出进修一名到南昌中国人民解放军第九十四医院特诊科进修学习彩超，一名到贵阳中国人民解放军第44医院特诊科学习B超。2002年经贵州省卫生厅项目办引进一台分期付款的奥地利生产的三维（V730）彩超，同年该科开展了心脏彩超检查，B超室由原来的1人增加到3人。2008年元月县医院购进"百胜"牌MY15彩超机一台，同年派一名医师到南昌中国人民解放军第九十四医院特诊科进修学习，2011

年4月按政府编制我院招考了一名超声医生，同年，中医院改制，中医院人员并入县医院，超声科进了两名医生。2012年4月用国家能力建设资金购进两台MY40彩超，该科可开展心脏、腹部、产科、妇科、浅表等脏器检查。

2003年7月28日，县医院成立感染管理科。

2007年4月30日，因为自全球爆发非典型性肺炎以来，医院感染广泛存在，影响病人和医务人员的健康，为确实加强医院感染管理，保障医疗安全，县医院成立院感科。

10月4日，县机构编制委员会下文同意县医院增设急诊科，设主任、护士长各1名，医保办、体检中心设主任各1名，增加事业编制10名，撤销医技科护士长设置。

2009年5月13日，县医院成立输血科，规定必须进行血袋回收，未收回一份扣输血科50元、扣临床科100元。

7月6日，县机构编制委员会以"仁机编字（2009）58号"文件，规定县医院的内部机构设置为25个，并明确了具体的工作职责、人员编制、领导职数：

院办公室：负责全院的文秘、会务、档案、来信来访、接待、后勤管理工作。编制4名，设主任1名、副主任1名。

财务科：负责全院各部门的经济核算、账务处理、财务监督、医疗物价管理，医院绩效考核工作。编制19名，设主任1名。

人才资源科：负责全院人事管理、机构编制管理和劳动工资管理；组织年度考核和专业技术职务评聘工作；制定劳动管理规章制度并检查落实；协助有关部门解决劳动争议问题。编制2名，设主任1名。

医务科：制定医疗工作方案、医疗规章制度、技术操作规范、医技人员岗位职责并组织实施；负责协调科室之间医疗工作，组织协调危重、急病人的抢救；组织疑难病例讨论、重大手术讨论和审批、院内外会诊工作；组织协调突发事件、重大疫情、灾害事故的医疗救治和报告工作；组织协调新技术、新项目的评审、引进与应用；处理医疗纠纷，承办有关医疗方面的信访事务；负责实施医务人员的业务培训和技术考核。编制3名，设主任1名。

护理部：制定护理工作计划、护理工作制度、护理技术操作规程及护理人员岗位职责、护理系统质量标准并组织实施；负责对护理人员的监督管理、护理系统教育培训、临床教学和组织技术考评；承担护理科研工作及护理新技术、新业务的推广；负责护理安全管理，护理有关数据的收集、统计、分析；处理有关护理方面来信来访工作。编制4名，设主任1名、副主任1名。

信息科：负责信息管理工作，对医疗信息进行收集、整理、统计、贮存、保管和检索；协调各科室信息管理业务；承担医院网站建设和管理；负责医疗病案的管理与检索，医院图书管理及阅览室。编制8名，设主任1名。

院感科：制定医院感染控制工作计划、医院感染管理规章制度并负责实施；负责控制医院感染知识与技能的培训和考核、医院感染病例的监测、医院环境卫生灭菌监测；对消毒药械、一次性使用医疗、卫生用品进行审核和监督；报告和通报医院感染控制动态。编制2名，设主任1名

防保科：组织实施预防保健计划和预防保健管理；检查疫情、报告疫情；指导和协调有关科室的防保业务；组织防保业务培训和考核。编制2名，设主任1名。

总务科：负责全院后勤保障工作。物资采购供应、水电管理、清洁卫生、安全保卫、建筑管理、设备维修、衣物洗涤灭菌、车队管理、食堂管理。编制45名，其中工勤编制15名，设主任1名、副主任1名。

体检中心：负责职工健康体检、驾驶员体检、就业前体检，承担残疾体检鉴定。编制12名，

设主任 1 名。

医保办：负责我院医疗保险管理；承担新农村合作医疗、城镇医保、职工医疗保险管理。编制 8 名，设主任 1 名。

急诊科：负责急诊工作，承担急诊病人的抢救治疗和院外病人的救护与接送；参与政府部门安排的急救任务，各种突发事件的医疗救治和保障。编制 38 名，设主任 1 名、护士长 1 名。

药剂科：负责药品采购、保管和供应；提供药学技术服务，开展治疗药物监测；承担药剂人员培训和技术指导。编制 14 名，设主任 1 名。

检验科：负责临床常规检验，生物化学检验、免疫学检验、微生物学检验、配血工作；承担检验技术培训。编制 16 名，设主任 1 名。

影像科：负责普通放射检查、CT 检查、B 超检查、脑电检查、心电检查、腔镜检查与治疗、碎石治疗工作；开展影像技术培训。编制 34 名，设主任 1 名。

消毒供应室：负责器械、敷料的清洗、包装、消毒、保管、登记、分发和回收。编制 6 名，设护士长 1 名。

门诊部：负责门诊部行政管理；开展门诊内科、外科、妇产科、儿科、中医科、颈肩腰腿痛专科等常规诊疗。编制 25 名，设主任 1 名、护士长 1 名。

临床各科设内科、外科、妇产科、儿科、麻醉科、中医理疗科、五官科、传染科。

内科：负责内科常见病、多发病、急危重病、各种中毒和部分疑难病的诊断和治疗。编制 70 名，设主任 1 名、副主任 3 名、护士长 3 名。

外科：负责外科常见病、多发病和部分疑难病的诊断和治疗。编制 90 名，设主任 1 名、副主任 3 名、护士长 3 名。

妇产科：负责妇产科常见病、多发病和部分疑难病的诊断和治疗。编制 51 名，设主任 1 名、副主任 2 名、护士长 2 名。

儿科：负责儿科常见病、多发病和部分疑难病的诊断和治疗。编制 40 名，设主任 1 名、副主任 2 名、护士长 2 名。

麻醉科：负责开展各种神经阻滞、硬膜外麻醉、臂丛麻醉、气管插管下全身麻醉等工作。承担外科、妇产科、五官科所需手术治疗的麻醉工作。编制 16 名，设主任 1 名、护士长 1 名。

中医理疗科：运用中医的理、法、方、药对常见病、多发病和疑难病例进行诊断和治疗。开展针灸、推拿按摩、理疗等中医特色治疗。编制 21 名，设主任 1 名、护士长 1 名。

五官科：负责五官科常见病、多发病和部分疑难病的诊断和治疗。承担白内障复明术、扁桃体摘除术、唇裂修补术、镶牙补牙等五官科疾病的手术治疗。编制 15 名，设主任 1 名、护士长 1 名。

传染科：负责传染病的诊断和治疗。承担突发疫情的抢救、诊断、治疗以及传染病管理等工作。编制 15 名，设主任 1 名、护士长 1 名。

2010 年元月 29 日，县医院外科分为普外科和创伤外科。

2 月 1 日，骨外科从大外科分出单列，该科成立后，将原来手术方式不断改进，从原来有限的内固定加外固定不断改进成坚强的内固定，术后不需外固定；从原来四肢骨干骨折不断发展到关节内骨折的治疗，2013 年 11 月 20 日首次成功开展伤椎置钉治疗胸腰椎爆裂性骨折，同月首次成功开展肩胛骨骨折切开复位内固定术、陈旧性桡骨远端骨折所致尺碗撞击综合征行桡骨植骨复位加尺骨截骨术；12 月首次成功开展髋臼前柱及后柱骨折的下腹正中切口进行内固定术，同月成功开展股骨粗隆间骨折微创行 PFNA 内固定术。2014 年 2 月首次成功开展人工全髋节置换术，同月首次成功开展腰椎滑脱行腰后路切开减压复位椎间植骨融合钉－棒内固定术；3 月首次成功开展脊髓型颈椎病行颈前路减压植骨融合内固定术。11月，中药房与西药房合并。12月28日，科教科成立该科以科研、教学为中心，主要负责医院的临床科学研究、临床教学、继续教育等工作。

6月，县医院成立投诉办，受理全院投诉接待和协调处理工作；成立了信息科，配备服务器4台，磁盘阵列柜2个，品牌机100余台，分布于院长办公室、财务科、药库、药房、收费处、医生工作站、护士工作站、全院临床、医技和各职能科室。完成院内局域网，逐步启用了HIS系统、PACS系统以及LIS系统，与黔西南州人民医院建立了远程会诊系统。

2011年3月1日，中药房职工划归药剂科管理。

4月6日，县医院"创伤外科"更名为"骨外科"；13日，县医院根据国家审计署关于内部审计的有关规定及卫生部《卫生系统审计工作规定》，成立审计科，审计人员为5名。审计科的职责是对各级政府拨入的各项经费和使用情况进行审计监督，对医院财务收支和其他经济活动的真实性、合法性依法进行审计监督，以保护国家及医院资金、财产安全、促进医院健康发展；14日，为规范设备管理，县医院成立设备科；24日，因骨外科发展迅速，县医院决定将该科设为重点专科，从政策、资金上给予倾斜和支持；27日，县医院设置中医康复理疗科病房，床位为20张；设置五官科病房，床位为20张；设置急诊科病房，床位为20张；设置重症医疗科病房，床位为6张。

9月1日，县医院成立泌尿外科、胃肠镜室，并举行庆典，全院职工着装整洁，穿白大褂，佩戴上岗证参加活动。

12月26日，县医院设置消毒供应室，并召开验收会议对供应室进行了验收；28日，县医院设置重症监护病房，并召开验收会议对重症监护病房进行了验收。

是年，县医院科室进行细化，总计有：分出专业科室重症医学科、新建消毒供应室、成立了疼痛康复科、重新组建了五官科、成立了人事科、审计科、物价管理科、保洁部、设备科、图书室、科教科。

是年，县院ICU室成立，该室设备先进、可以独立完成各种急危重症患者及多种手术后病人的监护。ICU室位于急诊楼五楼，面积近180平方米，10万级层流，中心供氧、供气、负压吸引，设6张多功能床，每床单元配备有多功能吊塔、多功能监护仪、呼吸机、除颤仪、亚低温治疗仪、多台微量泵，有摄像和通话设备，布局及设施均符合2009年关于ICU病房建设指南要求。该室属于县医院120急救范畴，120急救组始建于新世纪初，成立时，急救车上设施简陋，配备一名医生一名驾驶员，接诊患者是只能靠经验，简单观察患者的情况。2005年，急救组新增2辆救护车。在120急救组的基础上2010年元月县医院成立了急诊科。

2012年4月23日，县医院门诊医生工作站正式启动，该工作站以电子病历为中心，建立电子病历库。

到2013年年底，县医院内设机构有院办公室、人力资源科、医务科、护理部、科教科、财务科、审计科、信息科、总务科、物资库、院感科、预防保健科、设备科、保洁部、协调办、体检科、病案室、医保科、住院收费室、门诊收费室、挂号室、内科、儿科、骨外科、普外科、妇产科、急诊科、ICU室、麻醉科、中医科、五官科、门诊部、供应室、CT室、放射科、胃肠镜室、B超室、检验科、药剂科等大小39个科室（部、库）。

业务科室中的麻醉科独立建科以来，麻醉方法从较为单一的椎管内麻醉、神经阻滞麻醉发展到现在的气管内插管、静吸复合麻醉、全凭静脉麻醉、小儿吸入麻醉、腰硬联合麻醉、硬膜外复合气管插管全身麻醉，以及中心静脉穿刺置管等。

内科为大内科，包括神经内科、心血管内科和消化内科、呼吸系统疾病、肾脏、内分泌、风湿病病人、感染科等组成。主要诊治疾病有：急性支气管炎、各种肺炎、肺脓肿、支气管扩张、慢性支气管炎、肺气肿、肺源性心脏病、支气管哮喘、胸膜炎、胸腔积液、肺结核、气胸、肺癌、咯血、各种呼吸衰竭、气体中毒、慢性肾炎、肾盂肾炎、肾病综合症、急慢性肾功能衰竭、甲状腺功能亢进、甲状腺功能减退、糖尿病以及各种内分泌紊乱疾病，不明原因发热、类风湿关节炎、系统性红斑狼疮等风湿性疾病。

妇科门诊部开展的项目有：妇科常见病诊疗（包括：子宫肌瘤、卵巢囊肿、阴道炎、宫颈炎、宫颈糜烂、盆腔炎、附件炎、功能性子宫出血、乳腺疾病、不孕症、月经不调、子宫内膜炎、白带异常等等）、无痛人流、输卵管造影、阴道镜、宫颈疾病治疗（包括利普刀 leep）、宫颈癌筛查、流产的诊疗等。住院部能独立开展各种妇科手术，其中包括：宫腔镜手术、腹腔镜手术、输卵管手术、卵巢囊肿手术、子宫肌瘤剔除术、全子宫切除术（阴式及腹式）、复杂盆腔粘连松除术、子宫颈椎切除术、女性盆底机能不全修复手术（包括子宫脱垂、阴道前后壁脱垂、会阴陈旧裂伤等）。妇科住院部的特色服务项目有妇科微创手术，具有创伤小、痛苦小、术后恢复快、住院时间短、术后无疤痕、美容等优点。率先在黔西南州县级医院成功开展了妇科腹腔镜微创手术，全面开展腹腔镜下子宫肌瘤剔除术、卵巢囊肿剥除术、输卵管妊娠切开取胚术（治疗宫外孕）、各种女性不孕症手术、子宫内膜异位症手术及复杂盆腔粘连解除术。率先在黔西南州县级医院成功开展了非脱垂子宫经阴道全子宫切除术、子宫及阴道前后壁脱垂经阴道全子宫切除术及阴道前后壁修补术。该手术方式具有缩短手术操作时间、腹部无手术疤痕、术后恢复快等优点，亦是妇科微创手术之一。有完整的不孕症检查治疗体系，可对不孕症患者进行系列规范的检查和治疗：对男性因素和女性输卵管因素、黄体功能因素、免疫因素等引起的不孕不育患者进行系统规范的检查和治疗。

急诊科侧重于内科、外科急危重病方面的抢救和治疗，包括中毒、急性心脑血管病、各类重症感染、猝死、急性重症胰腺炎、消化道出血和多发复合伤等。可对高血压脑出血行微创穿刺颅内血肿清除，进行气管插管、中心静脉置管术、中毒病人的洗胃、心肺复苏等操作。

第二节　领导更迭

一、院领导

县境和平解放后，初期沿袭旧政权。1950 年 4 月，县人民政府建立，同月接管县卫生院，改设为兴仁专区中心卫生院后，王保三任院长。

1951 年 4 月，县政府设卫生科，王保三任科长，兼任中心卫生院院长。

1952 年 8 月，专署迁往兴义，中心卫生院随之迁走，王保三调离县境。1952 年 9 月至 1957 年 12 月钱培明继任县人民政府卫生科科长，兼管县医院行政工作。

1953 年 9 月 29 日，县政府以《兴仁县人民政府行政介绍信》，向县卫生院介绍军队干部、五区（雨樟区）武装部副部长王端玉到县医院任副院长。

1957 年，兴仁、贞丰两县合并后，县医院领导有高玉玺、王瑛贤、王新。

1959 年 10 月 17 日，县人民委员会下发"县人干（1959）字第 081 号"文件，任命王新、赵元绍为县医院（第一人民医院）副院长，王瑛贤为第二人民医院副院长（原贞丰县医院）。

1960 年元月 14 日，县第一人民医院上报干部任职呈报表，拟任张文学为副院长得到任命。

1961 年元月 1 日，经县委研究决定，免去张文学第一人民医院副院长职务，任命其为第二人民医院副院长。

是年 8 月，贞丰县恢复，兴仁县第一、第二人民医院名称取消，分别恢复原县人民医院名称；9 月 9 日，王新调县卫生科；30 日，县委组织部介绍程德华到县医院任院长；11 月 6 日，县委常委会议研究决定屈庆学任县医院业务副院长、11 月 9 日，县人民委员会以"（1961）县人干字 59 号"文件，称"经兴仁县人民委员会第四届第五次会议通过，任命屈庆学同志为县人民医院副院长"（编注：副院长赵元绍在兴仁、贞丰分县时到贞丰县工作）。

1962 年 4 月，周新斋被任命为县医院副院长。

1963 年 2 月 25 日，刘涛调任县医院行政副院长。

是年 6 月，程德华调县文教局（今教育局），离开县医院；县卫生科口头宣布县医院工作由屈庆学主持，县医院法人为屈庆学。

1968 年元月 25 日，县卫生系统造反总指挥部报告县革委、武装部批准成立县属卫生系统革命委员会筹设小组，张旭新任组长。3 月 23 日，县卫生系统革筹小组、县卫生系统革命造反总指挥部报告县革委及县人武部，要求建立县属卫生系统革命委员会。25 日，兴仁县革命委员会以"兴组干字（1968）第 049 号"文件，即"兴仁县革命委员会关于成立兴仁县卫生系统革命委员会的批复"，通知兴仁县卫生系统革命委员会成立，张旭新、王履岱、周新斋、隆朝海、王开礼、夏宗泽、刘钦敬、王登国、李维琅、昌吉文、宋崇刚、董惠霞等 12 人任委员；张旭新、王履岱、周新斋、隆朝海、王开礼等 5 人任常委；王履岱、周新斋、隆朝海等 3 人任副主任委员。6 月 27 日，因董惠霞是红岩战斗队队长，虽然认识站错了队的错误，但在当前"三反一粉碎"运动中态度不明显，卫生系统革命委员会报告县革委将其调出卫生系统革命委员会；12 月 23 日，县革委清理阶级队伍办公室通知同意卫生系统革命委员会清理阶级队伍领导小组由隆朝海、王开礼、夏宗泽同志组成，隆朝海任组长。

县医院开展"文革"政治运动时期，院领导被打成走资本主义道路的当权派被夺了权，行政职务被终止，有的被管制在县医院内当挂号人员或清洁工，为病人端屎倒尿，有的被派出支援铁路建设。

卫生系统革命委员会成立后，领导县医院的各项工作，1971 年 3 月 9 日，中共兴仁县革命委员会核心领导小组下文称：经县核心领导小组 1971 年 1 月 25 日研究决定，杨世洪同志调到县人民医院任革委会主任。

1972 年 9 月 8 日，兴仁县委以"县发（1972）62 号"文件，任命龙朝海为县医院革命委员会副主任。

1973 年 6 月，刘涛调任县科教文卫办公室（"文革"机构）主任，离开县医院。

1975 年 4 月 1 日，中共兴仁县委下发县发（1975）23 号文件，任命聂益民为县医院党支部书记主持县医院全面工作；免去杨世洪县医院党内职务和行政职务，调离县医院。

1976 年元月份的工资发放清册注明，聂益民的职务为"主任"，屈庆学的职务为"副主任"（编注：均无行政职务任命文件）。

1977 年 3 月 20 日，县委组织部下文任命雨樟区卫生院院长范世雄任县医院革委委员（县办卫校时负责卫校工作），免去雨樟区卫生院院长职务；11 月 14 日，县委组织部下文提拔李祥龙任县医院革委副主任。

1979 年 7 月 17 日，县委组织部以"组干（1979）60 号"文件，称经县委常委 1979 年 7 月 13 日会议研究决定，任命屈庆学为县医院院长；隆朝海、李祥龙、王向前为县医院副院长；12 月 4 日，县委组织部以"兴组转安字（1979）11 号"文件，分配军队转业干部刘明亮到县医院任副院长，享受正区级干部待遇。

1981 年 10 月 10 日，李祥龙调四川省巴县工作，离开县医院。

1983 年 2 月，屈庆学调任县卫生局副局长，离开县医院。

1984 年登记，汪克礽为院长，滕才和为副院长，隆朝海为党支部书记。

1987 年，汪克礽调县卫生局工作，洪专强任县医院院长（编注：洪任院长及调出均查不到文件资料）。

1988 年 10 月，滕才和调任县计划生育局副局长，离开县医院。

1991 年，洪专强调广东工作，汪克礽复任县医院院长，隆朝海任党支部书记，屠声逊任副院长。

1993 年 8 月，哈文德、黄幼麟任副院长。

1997 年 9 月 2 日，县人民政府以"仁府任（1997）4 号"文件，任命龚华平为县医院副院长主持工作；汪克礽享受正科级干部待遇，不再担任县医院院长。

1998 年 7 月 22 日，县人民政府以"仁府任（1998）2 号"文件，任命龚华平为县医院院长；黄幼麟、夏德茂为县医院副院长；免去哈文德县医院副院长职务，调任县防疫站站长。

2005 年 7 月 19 日，县人民政府任命幸勇为县医院副院长。

2007 年 3 月 22 日，县人民政府以"仁府任（2007）5 号"文件，免去龚华平县医院院长职务；免去夏德茂、幸勇副院长职务。任命孔令荣为县医院副院长主持工作，试用期为 1 年；任命车骏、吴文惠、吴兴碧为县医院副院长，试用期为 1 年。

26 日，县委组织部任命孔令荣、车骏、吴文惠、吴兴碧为县医院副院长，孔令荣主持工作。

2008 年，县人民政府以"仁府任（2008）4 号"文件，正式任命孔令荣、车骏、吴文惠、吴兴碧为县医院副院长，孔令荣主持工作。

2009 年 8 月 27 日，县人民政府以"仁府任（2009）5 号"文件，任命孔令荣为县医院院长。

2011 年 11 月 22 日，县人民政府以"仁府任（2011）8 号"文件，任命甘明金、周光伟、周江林为县医院副院长。

2013 年 4 月 22 日，县政府以"仁府任（2013）9 号"文件，免去吴兴碧县医院副院长职务。

二、现任院领导

县医院现任领导大多同时为医学专家，有关情况在此一并录入，以后不再赘述。

1. 院长

孔令荣：男，回族，1967 年 1 月生，贵州兴仁人。中共党员，博士研究生文化。1989 年 7 月毕业于遵义医学院临床医学专业，分配到县医院工作后，从事外妇科、颈肩腰腿痛治疗、医院管理等工作，1998 年任外科主任；2007 年 3 月任副院长主持工作，2009 年 8 月至今任院长兼党支部书记。

孔令荣为县境迄今为止唯一一个技术业务职称最高的医疗专家，是县医院外科主任医师（正教授级别职称），坐诊医学专家，从医 20 余年，发表论文 20 余篇。1998 年获兴仁县十佳白衣战士称号，2004 年 5 月获贵州省"五·一"劳动奖章，同年获兴仁县优秀科技人才称号，2008 年获黔西南州第四批优秀科技人才称号，同年 12 月为黔西南州改革开放 30 年金州之子话金州活动专访人物之一。2009 年被评为贵州省医药卫生系统"二等功臣"，2011 年 11 月 15 日，当选为贵州省医学会小儿外科学分会第四届委员会委员；2012 年 12 月被中华医院管理协会批准为中华医院管理协会理事会理事；2013 年 3 月 15 日，当选为贵州省医院协会第一届理事会理事，任期 5 年；是年 5 月 18 日，当选为贵州省医院协会第一届县（市、区）医院管理专业委员会常务委员；是年 8 月 3 日，经贵州省中西医结合协会第二届普外专业委员会 2013 年 8 月 2 日第一次会议通过，并经省学会批准为第二届普外科专业委员会会员，任期 4 年；为黔西南州医学会专家库成员，在《中国骨伤》、《中国伤残医学》、《贵阳中医学院学报》等期刊发表医学、管理论文 20 余篇；长期从事妇科、外科、颈肩腰腿等各种疾病治疗，积累了丰富的临床经验，擅长骨外科、普外科、脑外科及颈肩腰腿疾病的注射疗法和推拿按摩治疗，坐诊时间为周二上午。

2. 副院长

车骏：男，彝族，1971年11月生，贵州兴仁人，中共党员，大学文化。1996年7月毕业于遵义医学院临床医学专业。分配到县医院工作后，2001年11月任内科主任，2007年3月至今任县医院副院长。

车骏为县医院心血管内科主治医师，坐诊医学专家，擅长心血管内科常见病、多发病的治疗及内科急危重症救治，坐诊时间为周三上午。

周光伟：男，汉族，1974年生，贵州兴仁人，中共党员，大学文化，中医科主治医师。2007年3月至今任副院长。

甘明金：男，汉族，1958年生，贵州兴仁人，中共党员，大学文化，内科主治医师。2007年3月至今任副院长。

周江林：男，汉族，1976年生，贵州兴仁人，中共党员，大学文化。在贵阳医学院毕业后，分配到县中医院工作，曾任该医院副院长，2011年至今任县医院副院长。

周江林为县医院内科主治医师，坐诊医学专家，从事内科工作10余年，擅长内科常见疾病和多发病诊治，坐诊时间为每周一上午。

三、现行领导职责

院长职责

1. 在上级领导下，根据党的方针政策全面领导医院的工作。包括医疗、教学、科研、预防、人事、财务和总务等工作。

2. 负责制订本院工作计划，按期布置、检查、总结工作，并向领导机关汇报。

3. 负责组织、检查医疗护理工作，定期深入门诊、病房，并采取积极有效措施。保证不断地提高医疗、护理质量。最大限度地减少医疗安全事故的发生。

4. 负责组织、检查临床教学、培养干部和业务技术学习。

5. 负责领导、检查全院医学科学研究工作计划的拟订和贯彻执行情况，采取措施，促进研究工作的开展。

6. 负责组织、检查本院担负的分级分工医疗工作和地段工作。

7. 教育职工树立全心全意为人民服务的思想和良好的医德，改进医疗作风和工作作风，改善服务态度。督促检查以岗位责任制为中心的规章制度和技术操作规程的执行，严防差错事故的发生。

8. 根据国家人事制度，组织领导医院工作人员的任免，奖惩、调动及提升等工作。

9. 加强对后勤工作的领导，审查物质供应计划，检查督促财务收入开支，审查预决算，关心职工生活。

10. 及时研究处理人民群众对医院工作的意见。

11. 因事外出或缺勤时，应指定一位副院长代替院长职务。

业务副院长职责

1. 在院长领导下，分管全院的医疗、护理、医技等科室的工作。

2. 督促检查医疗制度、医护常规和技术操作规程的执行情况。

3. 深入科室，了解和检查诊断、治疗和护理情况，必要时领导重危病员的会诊抢救工作，定期分析医疗指标。采取措施，不断提高医疗护理质量。

4. 负责组织全院医务人员的业务技术学习和医学院校的临床教学实习以及挂钩医疗机构的业

务指导工作。

5. 负责领导全院的医学科学研究工作。

6. 领导医疗业务统计病案工作。

7. 负责组织、检查门诊、急诊工作，以及急重病员的入院情况。

8. 负责组织、检查本院担负的分级分工医疗工作，指导所负担的机关、工厂等单位的职业病、多发病的防治工作。

9. 组织、检查本院门诊的转诊、会诊、疫情报告及医院预防保健和卫生宣教工作。

行政副院长职责

1. 在院长领导下，分管全院的行政、财务和总务工作。

2. 负责组织拟定医院各项行政工作制度。并经常督促检查执行情况。

3. 负责督促财务、总务部门保证医疗所需物资供应工作。

4. 负责督促检查本院治安、保卫工作。

5. 负责审查预决算，掌握财务收入开支、基建、维修以及医院财产物资的管理工作。

6. 负责督促检查全院的经济管理工作。

7. 负责督促检查全院工作人员的生活福利工作。

8. 负责督促检查全院的清洁卫生和绿化环境工作。

值周院长职责

1. 值周院长每天必须 7:20 到达医院。

2. 负责每天医院清洁卫生和院内安全状况的检查。清洁卫生主要查看院内有无卫生死角、有无暴露垃圾和监督清洁工人做好医院的保洁工作；安全状况主要查看院内是否存在安全隐患（重点是洗衣房、车库的水电安全），并及时报告和督促排除，查看各科室是否存在医疗安全隐患。检查医院保卫科工作情况。

3. 负责处理值周期间医院的日常事务。农合医疗、城镇居民基本医疗、降消项目报销单的签字；病案收集整理归档情况；传染病卡的填报情况；收费室的存款情况；文件的收发情况等。

4. 督查各科室劳动纪律情况，组织处理值周期间的突发事件和应急事件，负责值周期间的院长接待和信访接待。

5. 做好下一周的交接工作。

四、科室领导

1. 历任领导

1954 年 3 月，吴性初任医疗预防组组长；殷永玉任卫生防疫组组长。

11 月 2 日，县委组织部以"兴组人（1954）密字第 005 号"文件，任命防疫员赵元绍为县医院公共卫生组副组长。

1960 年 6 月 6 日，县人民委员会以"（1960）县人字 076 号"通知，任命程国柱为县医院门诊部主任。

1961 年 10 月 29 日，县委组织部介绍徐德志到县医院任事务长。

1962 年 12 月 10 日，县医院呈请县文教局提拔王登国为护士长、昌吉文为副护士长获得任命。

1964 年，县医院中医科负责人为曾学古。

1965 年 8 月 2 日，县人事劳动科介绍石油工业部松辽石油勘探局萨尔图职工医院护士长李惠兰到县医院任护士长。

1966 年以后为"文革"时期，无领导更迭情况记录。

1977 年 5 月 4 日，县卫生局下文同意免去李惠兰护士长职务，改为医生职务。

1979 年 12 月 7 日，县革委科教办通知张维英、张贞信任县医院病房护士长；24 日，县委组织部以"组干（1979）120 号"文件，称经县委常委 1979 年 12 月 21 日会议研究决定，任命汪克礽为县医院外科副主任；王登国为内儿科副主任；王开礼为中医科副主任。

1981 年 11 月 3 日，县委组织部下发组干（1981）69 号文件，任命屠声逊为县医院门诊部主任；滕才和为内科副主任，同时免去滕巴铃区医院副院长职务。

1986 年，县卫生局下文通知，经卫生局研究决定并报县人事劳动局批准，县医院夏宗泽任药剂科主任；徐玲任药剂科副主任；黄幼麟任儿科副主任；哈文德任外科副主任；喻贞华任妇产科副主任；包华美任中医科副主任；黄秀琼、叶琼芬任副护士长；同意谢远舒辞去内科副主任职务。

1989 年，县医院内设机构领导情况是：内科（包括儿科）主任：王文闻；护士长：黄秀琼、陈瑞馨。外科（包括妇产科、手术室）主任：哈文德；护士长：叶琼芬。中医科（包括中药库、中药房、中药加工）主任：包华美。药剂科（包括西药库、西药房、配制室）主任：夏宗泽。总务科：张道乾负责。门诊部主任：黄幼麟；护士长：张维英。总护士长（兼管供应室）：张贞信。

1989 年至 1997 年，袁仕芬为供应室护士长。

是年，王登国内儿科副主任、王开礼中医科副主任职务被免去。

1992 年 4 月 10 日，县人事局以"兴仁干任字（1992）2 号"文件，任命县医院二级机构领导人员。任命情况是：谢远胜：医务科主任；陈瑞馨：防保科主任；黄昌贵：门诊部主任；梁启权：检验科主任；汪明贵：检验科副主任；白美香：内科护士长；郑昌贤：总务科副主任；龚贤章：放射科主任；李金平：医院秘书（兼统计）。该文同时注明，以上同志原人事局任命的职务自然免除。

1995 年 5 月 15 日，县人事局以"兴人劳干任字（1995）20 号"文件通知县医院：李金平任县医院办公室主任兼总务科主任；蔡荣英任内科主任；龚华平任外科主任；包华美任中医科主任；王正华任生化科主任；林桂兰任药剂科主任；白美香任内科护士长；叶琼芬任外科护士长；黄秀琼任儿科护士长；屠晓萍任妇产科护士长；张贞信任总护士长。

1998 年至 1999 年，黄明飞为供应室护士长。

2000 年至 2003 年任命马群英为供应室护士长。

2000 年 6 月 15 日，县医院决定免去王元华内科主任职务，张亚雄兼任门诊部主任职务，任命黄元华任门诊部主任，车骏任内科主任，郑昌贤任财务科科长。

2001 年 11 月 28 日，县医院调整二级机构负责人，靳忠兰调整为妇产科护士长，幸蓉为急诊科（门诊）护士长、郑春荣为内科护士长；29 日，县医院对科室负责人进行调整，调整后的具体情况是：办公室主任：李金平、护理部主任：吴丽茗、医务科主任：张亚雄、财务科主任：郑昌贤、内科主任：车骏、外科主任：孔令荣、妇产科主任：曾嘉丽、儿科主任：蔡洪美、影像科主任：陈奎忠、门诊部主任：黄昌贵、检验科主任：杨金生、中医科主任：周光伟、放射科主任：陶树光、后勤科主任：隆庭晖、防保科主任：夏德晖、内科护士长：郑春荣、妇产科护士长：靳忠兰、儿科护士长：霍秀君、门诊部护士长：幸蓉、供应室主任：马群英、药剂科主任：王洪刚。

2003 年 3 月 3 日，县医院任命肖兴斌为外科副主任、宋国志为妇产科副主任、吴文惠为内科副主任。

7 月 25 日，县医院任命张亚雄为医务科主任，吴丽茗为护理部主任，郑昌贤为财务科主任，车骏为内科主任，孔令荣为外科主任，曾嘉丽为妇产科主任，蔡洪美为儿科主任，陈奎忠为影像科主任，杨金生为检验科主任，周光伟为中医科主任，隆庭晖为总务科主任，夏德晖为预防保健科主任，马群英为供应室主任，王洪刚为药剂科主任，黄昌贵为门诊部主任，郑春荣为儿科护士长，靳忠兰为妇产科护士长，霍秀君为外科护士长，幸蓉为门诊部护士长，贺克晴为内科护士长，陶树光为影像科副主任，吴文惠为内科副主任，肖兴斌为外科副主任，宋国志为妇产科副主任；28日，县医院成立感染管理科，夏德晖任主任。

2004年7月22日，县医院调任马德辉为儿科护士长，白宁菊为门诊部护士长；免去霍秀君外科护士长职务，免去王家会门诊部护士长职务，调任外科护士长，免去贺克晴儿科护士长职务。

是年，毛光丽为供应室护士长；年低以后幸蓉为供应室护士长。

2005年5月31日，县医院任命吴文惠为医务科副主任；贺克晴为急救组组长；免去吴文惠儿科副主任职务；夏德晖急救组组长职务；同意张亚雄辞去医务科主任职务。

7月8日，县医院调整院内人员，调整后的情况是免去马群英的供应室主任职务；任命毛光丽为供应室护士长。

10月26日，县医院免去毛光丽供应室护士长职务；幸蓉任供应室护士长；陆汝玉任内科代理护士长。

2006年9月1日，县医院任命陆汝玉为儿科护士长。

2007年元月23日，县医院免去吴文惠兼任儿科主任职务，任命何德会为儿科代理主任。

4月12日，县医院召开院长办公会，决定同意何德会辞去儿科主任职务，免去陆汝玉儿科护士长职务；任命谢永年为儿科代理主任、王成英为儿科代理护士长；27日，决定免去杨金生检验科主任职务，任命汪明贵为检验科主任；30日，县医院调整防保科领导，任命匡毕华为防保科主任。同日，因为自全球爆发非典型性肺炎以来，医院感染广泛存在，影响病人和医务人员的健康，为确实加强医院感染管理，保障医疗安全，县医院成立院感科，马德辉任主任。

6月7日，县医院党支部召开支委会，决定按照黔府办发（2003）73号文件要求及仁府办发（2007）80号文件，事业单位实行聘用制度工作的通知精神，将县医院有行政职能的12个岗位由职工竞聘上岗，谢春梅竞聘为护理部主任、白宁菊竞聘为护理部副主任、伍志权竞聘为总务科主任、匡毕华竞聘为防保科主任；原护理部、总务科、防保科任职人员职务自然免除；13日，县医院聘任谢春梅为护理部主任，白宁菊为护理部副主任，伍志权为总务科主任，匡毕华为防保科主任，马德辉为院感科主任，杨卫建为门诊护士长，吴文惠兼任医务科主任，吴兴碧兼任政工科主任，车骏兼任信息科主任，李金平兼任审计管理科主任，杨启国兼任计量管理科主任，晏祖鸿兼任设备管理科主任，贾忠勋兼任建筑管理科主任；14日，支委会讨论同意王家会辞去外科护士长职务，任命方艳为儿科护士长，试用期为半年。

2008年2月28日，院长办公会决定，免去靳忠兰原妇产科护士长职务，调任院办副主任；外科张宇调妇产科任代理护士长。

9月1日，县医院任命曾嘉丽为医务科主任。

12月22日，李道琼任县医院体检中心主任，试用期为3个月；贾忠勋为医保办主任，试用期为6个月。

2009年5月13日，县医院成立输血科。由检验科副主任赵玉美负责，成员为汪明贵、殷富昌等5人。

8月31日，县医院进行人事任免：免去王成英外科护士长职务；沈光秀内科护士长职务；王洪刚药剂科主任职务；任命陈文萍为内科护士长（试用期三个月）；保安菊为药剂科主任（试用期三个月）；沈光秀为外科护士长；王成英调护理部任护理干事。

12月21日，县医院免去肖兴斌外科主任职务、罗光敏内科主任职务；任命敖学斌为普外科主任、田维才为骨外科主任、谷学秀为内科主任、张恩凤为普外科护士长、肖兴斌为大外科主任。24日，县医院任命罗光敏为急诊科主任；王成英为急诊科护士长，急诊科自2010年1月1日开诊。

2010年3月2日，县医院免去曾嘉丽医务科主任职务，任命肖兴斌为医务科主任（试用期3个月）。

10月28日，县医院免去刘江五官科主任职务，任命李林琼为五官科主任，试用期3个月。

12月15日，县医院决定免去张宇妇产科护士长职务，调任为内科护士长；免去陈文萍内科护士长职务，调任妇产科护士长；免去方艳儿科护士长职务，调任普外科护士长；免去张恩凤普外科护士长职务，调任五官科护士长；陆汝玉调任儿科护士长。

2011年元月10日，县医院免去李金平办公室主任职务，调任人事科主任；王顺灿调任科教科主任；13日，县医院任命潘进美为医务科副主任，试用期为三个月；沈光秀为护理部副主任，试用期为三个月；孔德兴为信息科主任，试用期为半年；谭诗钊为院办公室主任，试用期为半年。

2月10日，县医院与院保卫科续签2011年聘用合同；11日，县医院设立保洁部，谢春梅任主任，辞去护理部主任职务；护理部由白宁菊副主任主持工作，19日，县医院组织竞聘创伤外科护士长的卢敏、王家会、陈永珍、曾邦萍、夏莉嘉、陈洪江进行演讲，卢敏得分最高受聘；5月7日，院长办公会议决定，在建的城东新区新院区所用资金与医院分开；王顺灿任科教科、二甲办主任；22日，县医院免去沈光秀创伤外科护士长职务，任命卢敏为创伤外科护士长，试用期为3个月；任命郑春荣为手术片区护士长；王成英为非手术片区护士长。

3月15日，县医院正式任命陆汝玉为儿科护士长。

4月2日，王顺灿调任县医院"二甲"办主任；13日，县医院任命杨启国为审计科主任；14日，县医院任命晏祖鸿为设备科主任，同时负责药品、物资管理库工作；30日，县医院同意王顺灿辞去"二甲"办及科教科主任职务，决定由吴文惠兼任"二甲"办主任。

5月1日，县医院任命吴洪兵为急诊科"120急救组"组长，试用期为3个月。

6月2日，肖兴斌医务科主任试用期满获得正式任命；14日，县医院潘进美、沈光秀、白宁菊、卢敏分别任县医院医务科副主任、护理部副主任、护理副主任、外科部护士长的试用期已满，经考核合格转为正式任职；15日，县医院决定王选琴任护理部副主任、陈洪江任重症医学科护士长，试用期为3个月，胡安书任重症医学科代理主任，潘玖敏任科教科代理主任，免去谷学秀内科主任职务；18日，任命王选琴为护理部副主任、陈洪江为重症医学科护士长，陈永珍为中医康复中心护士长，李文刚为120急救组组长，吴洪兵为内科代理主任，刘宽秀为感染性疾病科代理主任，张宇兼任感染性疾病科护士长；21日，县医院决定免去谷学秀内科教研室主任职务，任命吴洪兵为内科教研室主任。

9月13日，县医院免去王朝阳同志中医康复科主任职务，任命刘桂桃同志为中医康复科代理主任，杨明伦同志为B超室代理主任，试用期六个月。

11月1日，县医院聘用王萍为院办公室主任。

11月7日，县医院根据张恩凤同志的辞职申请，同意张恩凤辞去普外科护士长职务，任命卢敏为普外科护士长，同时免去原骨外科护士长职务，经民主测评，任命吴秀同志为骨外科护士长。

2012年元月27日，县医院决定，同意谢永年辞去儿科主任职务，吴文惠副院长兼任儿科主任。

2月28日，通过竞聘上岗，卢敏、陈洪江、罗梅、保丽分别担任手术片区、非手术片区、普外科、重症医学科护士长，护理部报院审批。

3月1日，县医院根据竞聘上岗结果，任命王军为儿科主任；胡健为儿科副主任，卢敏为手术片区护士长；陈洪江为非手术片区护士长；罗梅为普外科护士长；保丽为重症医学科护士长。其中王军、胡健试用期为六个月，卢敏、陈洪江、罗梅、保丽试用期为3个月。

5月30日，根据吴秀同志的申请，同意其辞去骨外科护士长职务，任命颜家晶同志为骨外科代理护士长，试用期6个月。

8月28日，县医院任命赵卓飞为普外科代理副主任、泌尿外科代理主任；张仁锋为胃肠镜室代理主任；令狐克祥为骨外科代理副主任、脑外科代理主任；刘祖慧为门诊部代理主任；方培兰为儿科代理护士长，以上任职人员试用期为6个月，同时根据陆汝玉的申请，免去其儿科护士长职务。

9月29日，县医院同意郑春荣同志辞去手术室护士长职务，任命杨敏同志为手术室护士长，试用期半年。

10月9日，县医院决定试用期满未转正的科主任、护士长统一转正。

30日，县医院任命潘进美为医务科主任；龚伟为物资采购供应科主任；赵正林为病案室主任；尹廷爽为妇产科护士长；晏祖鸿为物资库主任。同时免去肖兴斌医务科主任职务；龚伟病案室主任职务；陈文萍妇产科护士长职务；晏祖鸿设备科主任职务。以上任职人员试用期为6个月。

2013年2月26日，颜家晶经试用合格，被任命为骨外科护士长；方陪兰被任命为儿科护士长。

3月14日，县医院根据白宁菊的申请，免去其院感科主任职务，同时免去胡健儿院感科副主任职务；26日，杨敏经试用合格，被任命为手术室护士长。

5月3日，县医院任命孟凡杰为医务科副主任；王敏为妇科主任；钟万兰为妇科护士长；钟丽晶为产科护士长；免去尹廷爽妇产科护士长职务；30日，县医院任命赵玉美为检验科主任，试用期为半年，同时兼任输血科主任；王祥平为检验科副主任，试用期为半年；根据汪明贵的申请，免去其检验科主任职务。

7月26日，县医院任命刘宽秀为内科副主任兼感染性疾病科主任，试用期为半年。

12月4日，医务科副主任孟凡杰、妇科主任王敏、护士长钟万兰、产科护士长钟晶丽通过民主测评，考核合格，获得县院正式任命任职。

2. 现任领导及工作人员

（1）院办公室

主任：王萍（女）；工作人员：梁雪梅（女）、彭明友、代仕毕、张路、朱文海；调度员：郑莉（女）、王娟（女）、张雨（女）；驾驶员：钟波、孔德志、白宁柱、王杰；新院区协调管理员：谢光珍（女）、毛光丽（女）、朱忠琼（女）。

（2）人力资源科

主任：李金平；工作人员：未配。

（3）医务科

主任：潘进美（女）；副主任：孟凡杰；工作人员：吕燕（女）、金华丽（女）。

（4）护理部

主任：白宁菊（女）；副主任：王选琴（女）、沈光秀（女）；工作人员：卢敏（女，片区护士长）。

（5）科教科

主任：潘玖敏；工作人员：未配。

（6）财务科

主任：郑昌贤；工作人员：贺克晴（女）、戴盛红（女）、马梅（女）、尹昌翠（女）、韩芝江、彭显梅（女）、赵福胜、林华、李烈艳。

（7）审计科

主任：杨启国；工作人员：覃海燕。

（8）信息科

主任：孔德兴；工作人员：黄德粉（女）、易宇、张书韬、苟斌。

（9）总务科

主任：伍志权；工作人员：夏永江、李贵华、陈昌金、陈兵

（10）物资库

主任：晏祖鸿；工作人员：陈文萍（女）、张兴宇（女）。

（11）院感科

主任：马德辉；工作人员：张天莉（女）。

（12）预防保健科

主任：匡毕华（女）；工作人员：许绍琼（女）。

（13）设备科

主任：龚伟；工作人员：余丽（女）、罗艳（女）、黄继培、李贤洪、胡常莹（女）。

（14）保洁部

主任：谢春梅（女）；工作人员：张丹（女）、黄兴美（女）。

（15）协调办

主任：靳忠兰（女）；工作人员：未配。

（16）体检科

主任：李道琼（女）；工作人员：郑春荣

（17）病案室

主任：赵正林；工作人员：王益玲（女）、杨绪美（女）、李庆凤（女）。

（18）医保科

主任：贾忠勋；工作人员：夏德茂、周忠春（女）、赵洲、张小梅（女）、宋家琼（女）、刘城、韩飞。

住院收费室工作人员：左勇、周远敏（女）、汪丽（女）、李洪菊（女）、陈碧婵（女）。

门诊收费室工作人员：王波、朱远敏（女）、蔡琼（女）、胡顺勇、张兰（女）。

挂号室工作人员：马群英（女）、李艳（女）、周宁。

（19）内科

主任：吴洪兵；副主任：刘宽秀（女，兼任感染性疾病科主任）；医师：谢云、张恩瑞、杨守政、谢波、伍虎、翁显贵、王丹丹（女）、蒲甫成、胡万丽（女）、罗文军、余家杰、林荣辅、陈云。

护士长：张宇；护士（全部为女性）：朱艳、曹敏、梁鑫、夏永春、田维英、罗文梅、杨宇、钱龙琼、王玲、熊祥菁、岑燕、贺泽敏、付艳、汤沛、张家春、张桂齐、刘静、陶翠兰、刘金兰、蒋万敏、陆梅、王朝美。

（20）儿科

主任：王军；医师：胡健、王荣严、丁化（女）、李典美（女）、丁芳（女）、邓艳丹（女）、赵海燕（女）、殷豪、岑曲春（女）、张吉富、黄海英（女）、杜薇（女）。

护士长：方培兰（女）；护士（全部为女性）：毕家兴、王芸、余英、王志敏、周华、冉红、杨玉蓉、瓦雪、蔡文春、张春、康胜欢、刘绍芳、刘瑞、李亚、龚沾凤、顾晓娟、彭柱艳、余朝艳、安艳、张秀、余春、姚丽丹。

（21）骨外科

主任：田维才；副主任：令狐克祥（兼任脑外科主任）；医师：肖兴斌、胡安书、曾刚、陈金

燕（女）、王正发、游启志、王万祥、李大义、李龙林、唐先勇、刘友刚、廖德江、王维建、邓仕军。

护士长：颜家晶；护士（全部为女性）：金椿幸、杨艳、张珊琴、王登艳、李婷婷、孙丽、龙昌玲、白琼、罗应敏、刘苇苇、何敏、徐贤美、朱万丽、罗明秀、陈洪丽、王黔培、何应奉、陈朝芝、钟晶。

（22）普外科

主任：熬学斌；副主任：赵卓飞（兼任泌尿外科主任）；医师：周旸、王顺灿、黄光祥、谭林旺、潘玉祥、韦祖磊、胡中柱、王富民。

护士长：罗梅（女）；护士（全部为女性）：曹丹、韦燕、杨英、陆廷飞、余忠美、杨媛桂、徐翠、姜梅、刘宏秀、陆汝梅、何坤艳、易建英、胡翠、王小卜、梁刚雪、罗增鲜、崔卫。

（23）妇产科

主任：宋国志；王敏（女，妇科主任）；医师：匡华明、孙熙莲（女）、潘天丽（女）、熊丹妮（女）、李俊巧（女）、白金娇（女）、陈丽娇（女）、桑维霞（女）、欧纹才、田燕燕（女）、张旭燕（女）、邓洪平、苏燕（女）。

妇科护士长：钟万兰（女）；护士（全部为女性）：陈春、张兴燕、张鑫、伍琼、周玉情、高瑛、丁丽、毕加珍、谢云平、龙萍、李萍、黄昌艳、王远玲、杨婧、宋贵萍、刘倩云、王馨莹、熊忠敏、杨敏、张玲玲、黄金莉、田茂梦、李木珍、杨媛桂、徐萍。

产科护士长：钟丽晶（女）；护士（全部为女性）：张华焰、尹延爽、哈文娜、姚敦耀、贺元桃、雷顺莲、肖德莉、冯秀云、陈敏、李磊、张再碧。

（24）急诊科

主任：罗光敏；医师：李文刚、邓华志、周改霞（女）、郑超、杨仕刚、王美祥、刘金、陈良洪、饶启权、何贵生、李秀林、叶远斌、田明益、张洪榕、宋雪芹（女）、李正富。

护士长：王成英（女）；护士（全部为女性）：丁宪春、张凤敏、雷国凤、王朝梅、张明丽、张文兰、彭红秀、郑芳芳、双玉凤、邹莉、程艳、付明凤、廖宪、张时珍、保丽、丁红、周远姣、张海、岑瑞兰、苟小丹、张婷婷、王清莹、唐旸旸。

（25）ICU 室

主任：刘洪；医师：陈世海、陈乐生、袁忠云、杨刚、尚清祥。

护士长：陈洪江；护士（全部为女性）：夏莉嘉、陈显丹、周丹、张厚茜、李萍、韦云敏、王文美、饶敏、邓绍燕、王丽娟、马芸、赵贤菊、刘毕英、肖瑶。

（26）麻醉科

主任：张永周；医师：张韬、孙庆勇、李祥、秦顺波、段雨柱、雷顺伟。

手术室护士长：杨敏（女）；护士（全部为女性）：隆晓娅、魏天凤、邹江、徐南书、王廷珍、王忠艳、王大英、张力丹、喻定乾、孟寅、李方定、杜艳、李金鲜。

（27）中医科

主任：刘桂桃（女）；医师：王朝阳、颜会（女）、俞琴（女）、郭睿、王余平。

护士长：陈永珍（女）；护士（全部为女性）：马志春、何雪姣、田绍兰、赵朝锦、吴秀。

（28）五官科

主任：李林琼（女）；医师：肖鸿中、吴建梅（女）、汤正现（女）、王莹（女）、刘江。

护士长：方艳（女）；护士：未配。

（29）门诊部

主任：刘祖慧（女）；医师：王明乾、谷学秀（女）、隆小峡、屠燕（女）、何德慧（女）、伍国娅（女）、刘进波。

护士长：杨卫建（女）；护士（全部为女性）：王茂英、余学翠、熊永碧、陈华春、黄凤华、王正荃、王显雁、钱云静、张艳、桂婷婷、王家会。

派驻兴仁县公安局看守所医务室工作人员：张睿（女）、韩红霞（女）。

（30）供应室

主任：幸蓉（女）；工作人员：石玉红（女）、李兴碧（女）、钟梅（女）、毛兰（女）、王继兰（女）、田祝英（女）、余彩桦、周忠友。

（31）CT 室

主任：陈奎忠；医师：周国亮、张虎、彭凤扬、余平、杨瑞津。

（32）放射科

主任：陶树光；医师：余开红、蒋正泽、吴超、谭媛媛（女）、田金富、邱兰炜、王芝艳（女）、杨萧。

（33）胃肠镜室

主任：张仁锋；医师：许霞（女）；护士张恩凤（女）、李光凤（女）。

（34）B 超室

主任：杨明伦；医师（全部为女性）：王玉凤、刘彦丽、尤洪萍、陆汝玉、罗蒗蒗、吴光丽。

（35）检验科

主任：赵玉美；医师：汪明贵、杨金生、殷富昌、马兴伟、吴楠、何正敏（女）、李万玉、王祥平、郑金波、陈菲（女）、夏定洁（女）、夏姗（女）、周忠美（女）、赵永由、李成瑶、龙艳（女）。

（36）药剂科

科长：保安菊（女）；工作人员：徐贵华（女）、王洪刚（女）、唐家翠（女）、杨同滟（女）、何坤秀（女）、哈文兰（女）、张丽（女）、田月佼（女）、肖毅、骆礼贵、陈星华、谭诗钊、艾开祥。

编注：上述人员加上院领导班子成员孔令荣、车骏、何正敏、周光伟、周江林、甘明金，是年年底县医院计有人员 478 名。

3. 现行部分领导工作职责

工会主席职责

（1）贯彻、执行上级的路线、方针、政策及党委各项决议。

（2）组织和动员职工学习政治、文化、科学技术以及管理知识，开展社会主义劳动竞赛，按照有关规定给予表彰奖励。

（3）推进医院民主管理，承担起职工代表大会机构的任务。

（4）保障职工福利，维护职工合法权益，为职工办事说话。

（5）加强医院民主建设，发挥工会民主参与和民主监督作用；参与民主评议中层以上领导干部。

（6）开展合理化建议活动，做好劳动模范、先进人物的培养工作。

（7）积极组织职工开展文娱、体育活动，活跃文化生活，增强职工身心健康。

副主席协助主席负责相应的工作。

院办公室主任职责

（1）在院长领导下，负责全院的秘书、行政管理工作；负责有关职能科室考核工作；负责全院的总值班工作；每月五日前负责全院的考勤收集、统计，并将上月考勤结果于八日前报财务科。

（2）安排各种行政会议，做好会议记录，负责审核医院的工作计划，总结及有关文件，并负责督促贯彻执行。

（3）负责领导行政文件的收文登记、转递传阅、立卷归档、保管、利用等工作，必须对来往行文做好分类、编号、登记工作，督促办公室工作人员作好电话接听。

（4）负责全院人员的档案收集、整理、保存工作。

（5）负责全院所有万元以上设备档案（使用说明书、售后服务卡等）。

（6）负责医院各类基建项目材料的收集、整理、归档、保存工作。

（7）负责本室的科室管理、考核、统计等工作；负责本室人员的政治学习，领导有关人员做好印签、打字、外勤、通讯联络、计算机管理、车辆管理，人民群众来信来访处理参观及外宾的接待等工作。

（8）作好每次院长办公会议记录，重大决策会后立即出会议纪要，所有会议记录交院长审阅签字。

（9）负责医院各种教学设施的使用和管理。

（10）负责院长临时交办的其他工作。

医务科主任职责

（1）在院长领导下，具体组织实施全院的医疗、教学、科研、预防工作。

（2）拟订有关业务计划，经院长、副院长批准后，组织实施。经常督促检查，按时总结汇报。

（3）深入各科室，了解和掌握情况。组织重大抢救和院外会诊。督促各种制度和常规的执行，定期检查，采取措施，提高医疗质量，严防差错事故。

（4）对医疗事故进行调查，组织讨论，及时向院长、副院长提出处理意见。

（5）负责实施、检查全院医务技术人员的业务训练和技术考核，不断提高业务技术水平。

（6）负责组织实施院外医疗任务和对基层的技术指导工作，把好病情证明质量及印件保管工作。

（7）检查督促各科进修、实习和教学科研计划的贯彻执行。组织科室之间的协作急、会诊工作。

（8）督促检查药品、医疗器械的供应和管理工作。

（9）领导医务科及所属人员的政治学习。抓好病案统计、图书资料管理工作。

院感科主任（工作人员）职责

（1）在医院感染管理委员会的领导下，负责医院内感染管理的各项具体工作，提示本院预防、控制院内感染的具体计划和实施方案。

（2）监督检查预防控制院内感染有关规章制度的执行情况，对各管理点定期进行监测，并对监测结果及时做出分析、总结和报告。

（3）对已发生的院内感染流行情况及时调查分析并按规定逐级上报，同时提出切实可行改进意见。

（4）协调全院各科室的预防院内感染工作。监督指导各科室有关措施的制订与落实，接待咨询来访人员。

（5）负责编制有关感染管理的统计报表，开展预防院内感染的科研工作及各处细菌监测、培养工作。

（6）负责一次性医疗废物的焚烧处理。

预防保健科主任职责

（1）在院长领导下开展工作，负责传染病报告卡的收集、统计和汇总，并于每日下午四点前进行网络直报，对疑似病例进行追踪、更正；如遇甲类传染病或疫情流行必须及时向分管院长和院长报告。

（2）负责各类体检的接待、陪检、反馈、建档及相关协调、体检协议的签订、体检价格的洽谈。

（3）负责组织专家及联系功检科室，同时对体检质量进行把关，必要时负责对体检方提供延伸服务。

（4）督促各科传染病报告卡的填写。

（5）注意为患者保守医密。

（6）开展心理健康信息咨询。

（7）完成领导临时交办的各项任务。

保卫科科长职责

（1）在院长领导下和上级公安机关的业务指导下，全面负责医院的治安保卫工作。维护医院的正常工作、生活秩序。

（2）积极参与并领导医院治安保卫委员会、组织群众防特、防盗、防火、防治安灾害事故。

（3）组织全科人员搞好治安管理，向刑事犯罪治动和危害治安管理的行为作坚决斗争，组织侦破一般刑事案件，协助上级公安机关侦破重大刑事案件。

（4）负责对全科工作做出计划总结、检查评比工作，领导全科人员努力完成院领导交给的各项任务。

（5）根据医院治安形势，适时制定对医院实行各项治安管理的制度、规定并负责监督检查落实和考核。督促进院车辆的停放和收费工作。

（6）随时完成上级交给的其他任务。

（7）搞好医院内外的民事纠纷调解工作。

病案室主任职责

（1）负责病案的全面领导工作。

（2）根据医院和上级工作计划制订病案管理工作计划，组织全体人员完成病案管理各项任务。经常研究如何改善服务态度，提高工作质量和病案管理水平，不断总结经验教训，赶上国内同级医院先进管理水平。

（3）主持各种会议，统一安排各级工作人员的分工，定期检查总结各组实施计划和完成工作任务的情况，及时提出表扬与批评。

（4）经常了解工作人员的思想情况、工作表现及业务水平，提出考勤、考核、奖惩意见，关心全体人员生活与进步，教育工作人员爱护病案、管好病案、用好病案。

（5）组织政治、业务学习，负责专业技术干部的培养训练，指导实习生、进修人员的教学，不断提高全体人员政治思想觉悟和业务技术水平。

（6）了解掌握本院医、教、研工作动态,组织好全体人员做好资料收集工作及参加有关学术活动,不断探索研究病案管理新技术。

（7）定期向医务科或病案管理委员会报告病案管理工作及对病案管理委员会决议执行情况，提出全院病案管理工作计划建议。

财务科科长职责

（1）负责本院的财务工作，教育本科人员树立为医疗第一线服务的思想，保证医疗任务的完成。

（2）贯彻有关财务会计的法令、制度和指示，遵守国家财政纪律。

（3）根据事业计划和按照规定的统一收费标准，合理地组织收入。根据医院特点、业务需要和节约原则，精打细算，节约行政开支，监督预算资金正确支用。

（4）根据事业计划，正确、及时地编制年度和季度（或月份）的财务计划，办理会计业务，按照规定的格式和期限报送会计期报和年报。

（5）按时清理债权和债务，防止拖欠，严格控制呆账。

（6）保证房屋及建筑物、设备、材料、现金等国家财产的安全，并经常查库，克服浪费和物资积压。

（7）负责医院的经济管理及其他有关财务制度和财务管理工作。

总务科科长职责

（1）负责全院的后勤供应工作。教育职工树立后勤工作为医疗第一线服务的思想。坚持下送、下收、下修，不断改善服务态度，提高服务质量。

（2）负责组织领导物资供应、锅炉供气、氧气供给、水电修理等工作，保证医疗、教学、科研、预防工作的顺利进行。

（3）经常深入科室，了解医疗及有关部门的需要，制定工作计划，研究工作中存在的问题，检查督促执行情况，总结经验不断改进工作。

（4）组织所属人员参加政治、医德医风、业务学习，提高思想认识和业务水平。

（5）负责组织医院基建工程管理和医院房屋修缮管理，医院和后勤保障工作。

（6）及时安排、处理领导交办的临时性工作。

临床科主任职责

（1）负责本科的医疗、教学、科研、预防及行政管理工作。

（2）制定本科工作计划，组织实施，经常督促检查，按期总结汇报。

（3）领导本科人员对病员进行医疗护理工作，完成医疗任务。

（4）定时查房，共同研究解决重危疑难病例诊断治疗上的问题。

（5）组织全科人员学习、运用国内外医学先进经验，开展新技术、新疗法，进行科研工作，及时总结经验。

（6）督促本科人员，认真执行各项规章制度和技术操作常规，严防并及时处理差错事故。

（7）确定医师轮换、值班、会诊、出诊。帮助基层医务人员提高医疗技术水平。

（8）参加门诊、会诊、出诊，决定科内病员的转科转院和组织临床病例讨论。

（9）领导本科人员的业务训练和技术考核，提出升、调、奖、惩意见，妥善安排进修、实习人员的培训工作。组织并担任临床教学。

急诊科主任（急救组长）职责

（1）负责本科（组）的医疗急救、教学、科研及行政管理工作。

（2）制定本科（组）工作计划，组织实施，经常督促检查按期总结汇报。

（3）负责组织有关科室对急诊危重、疑难病症的会诊工作，以及对急诊病人的抢救工作。

（4）组织全科（组）人员学习、运用国内外医学先进经验，开展新技术、新疗法，进行科研工作，及时总结经验。

（5）定时查房，共同研究解决重危、疑难病例的诊治问题。

（6）督促本科（组）人员，认真执行各项规章制度和技术操作规程，严防并及时处理差错事故。

（7）领导本科（组）人员的业务训练，急诊抢救人员的培训和技术考核。提出升、调、奖、惩意见，妥善安排进修、实习人员的培训工作，组织并担任临床教学。

麻醉科主任职责

（1）负责全科的医疗、教学、科研、行政管理等工作。

（2）制定本科工作计划，组织实施，经常督促检查，按期总结汇报。

（3）根据本科任务和人员情况进行科学分工，密切配合手术和对危重病员进行抢救工作。

（4）领导麻醉师（士）做好麻醉工作，参加疑难病例术前讨论，对手术准备和麻醉选择提出意见，必要时亲自参加操作。

（5）组织本科人员的业务训练和技术考核，对本科人员晋升，奖惩提出具体意见。

（6）领导本科人员认真执行各项规章制度和技术操作规程，严防差错事故。

（7）组织并担任教学，安排进修、实习人员的培训。开展麻醉的研究工作，搞好资料积累，完成科研任务。

（8）确定本科人员轮换、值班、会诊、出诊等事宜。与手术室密切配合，共同搞好科室工作。

（9）审签本科药材的清领和报销，检查使用与保管情况。

门诊部主任职责

（1）负责门诊部的医疗、护理、预防、教学、科学研究和行政管理工作。

（2）组织制订门诊部的工作计划。经常督促检查，按期总结汇报。

（3）负责领导、组织、检查门诊病员的诊治和急诊、危重、疑难病员的会诊和抢救工作。接收大批外伤、中毒、传染病员时，要及时上报，并采取相应措施。

（4）定时召开门诊系统会议，协调各种关系，督促检查医务人员贯彻各项规章制度、医护常规、技术操作规程。整顿门诊秩序、改进医疗作风、改善服务态度，简化各种手续，方便病员就诊，不断提高医疗护理质量，严防差错事故。

（5）负责组织门诊工作人员做好卫生宣教、清洁、卫生疫情报告工作。

（6）组织门诊医务人员搞好预防保健和爱国卫生运动。

（7）组织所属人员的业务训练。妥善安排进修、实习人员的工作。

（8）组织接待和处理门诊方面的群众来访、来信工作。

放射科主任职责

（1）在院长领导下负责本科的医疗、教学、科研、预防、行政管理工作。

（2）制定本科工作计划，组织实施，经常督促检查，按期总结汇报。

（3）根据本科任务和人员情况进行科学分工，保证对病员进行及时的诊断和治疗。

（4）定期主持集体阅片，审签重要的诊断报告单，亲自参加临床会诊和对疑难病例的治疗，经常检查放射诊断、治疗和投照质量。

（5）经常与临床科室取得联系，征求意见，改进工作。

（6）组织本科人员的业务训练和技术考核，提出升、调、奖、惩的意见。学习、使用国内外的先进医学技术，开展科学研究。督促科内人员做好资料积累与登记、统计工作。

（7）担任教学，搞好进修、实习人员的培训。

（8）组织领导本科人员认真执行各项规章制度和技术操作规程，检查工作人员防护情况，严防差错事故。

（9）审签本科药品器械的清领与报销，经常检查机器使用与保管情况。

CT室主任职责

（1）在院长领导下，负责本科的医疗、教学、科研、预防、行政管理工作。

（2）制订本科工作计划，组织实施，经常督促检查，按期总结汇报。

（3）根据本科任务和人员情况进行科学分工，保证对病员进行及时的诊断和治疗。

（4）定期主持集体阅片，审签重要的诊断报告单，亲自参加临床会诊和对疑难病例的诊断治疗，经常检查CT诊断扫描质量。

（5）经常与临床科室取得联系，征求改进工作意见。

（6）组织本科人员的业务训练和技术考核，提出升、调、奖、惩的意见。学习、使用国内外的先进医学技术开展科学研究。督促科内人员做好资料积累与登记、统计工作。

（7）担任教学，搞好进修、实习人员的培训。

（8）组织领导本科人员，认真执行各项规章制度和技术操作规程，检查工作人员防护情况，严防差错事故。

（9）确定本科人员轮换、值班和休假。

（10）审签本科药品器材的清领与报销，经常检查机器的使用与保管情况。

检验科主任职责

（1）在院长的领导下，负责本科的检验、教学、科研、行政管理工作。

（2）制订本科工作计划，组织实施，经常督促检查，按期总结汇报。

（3）督促本科各级人员认真执行各项规章制度和技术操作规程，做好登记、统计和消毒隔离工作。正确使用菌种、毒株、剧毒药品和器材，审签药品器材清领、报销，经常检查安全措施，严防差错事故。

（4）参加部分检验工作，并检查科内人员的检验质量，开展质量控制工作。

（5）负责本科人员的业务训练、技术考核。搞好进修、实习人员的培训及临床教学。

（6）确定本科人员轮换和值班。

（7）制定本科的科研规划，检查进度，总结经验，学习使用国内外新技术，不断改进各种检验方法。

（8）经常与临床科室联系，征求意见改进工作。

输血科主任职责

（1）负责本科的检验、教学、科研及行政管理工作。

（2）制定本科工作计划，组织实施，经常督促检查，按期总结汇报。

（3）督促本科各级人员认真执行各项规章制度和技术操作规程及各种安全措施，责成并督促有关人员做好登记、统计和消毒隔离工作。

（4）审签药品、器材的订购、清领和报销。

（5）参加部分检验工作，并检查科内人员的检验质量，开展质量控制工作。

（6）负责本科人员业务训练，技术考核，搞好进修、实习人员的培训及临床教学。

（7）制定本科人员轮换和值班。

（8）制定本科的科研规划，检查进度，总结经验。学习使用国内外新技术，不断改进各种检验方法。

（9）经常与临床科室联系，征求意见，改进工作。

B超室主任职责

（1）负责本科医疗、教学、科研及行政管理工作。

（2）制订本科工作计划，组织实施，经常督促检查，按时总结汇报。

（3）根据本科任务和人员情况，进行科学分工，保证对病员进行及时的诊断和检查。不断改善服务态度，提高服务质量，完成医疗任务。

（4）经常与临床科室取得联系，征求意见，改进工作。

（5）领导本科人员的政治学习和业务学习，运用国内外的先进经验，开展新的检查项目。对本科人员提出升、调、奖、惩意见，督促科内人员做好资料积累与登记、统计工作。

（6）审签重要的诊断报告，参加临床会诊和对疑难病例的诊断治疗，负责检查全科人员的检查质量与报告质量，不断提高诊断符合率。

（7）督促本科人员认真执行各项规章制度和技术操作规程，经常检查各种设备的使用与保护情况，落实安全措施，严防差错事故。

（8）审签本科仪器、药品、器材、物品清领与报销，经常检查机器的使用、维护、保管情况。

药剂科主任职责

（1）领导药剂科各项工作。制定药剂科工作计划，组织实施，经常督促检查，按期总结汇报。

（2）组织药品调剂工作，指导或亲自参加复杂的药剂调配工作，保证配发的药品质量合格。

（3）督促和检查毒、麻、限制、贵重药品的使用、管理以及药品检验鉴定工作，领导全科人员认真执行各项规章制度和技术操作规程，确保安全，严防差错事故。

（4）经常深入科室，了解需求，征求意见，及时通报新药，主动供应。得知有危重病员抢救时，组织人员积极参加，主动配合。

（5）领导本科人员进行业务学习，进行技术考核，提出升、调、奖、惩的意见。

（6）督促检查各科室的药品使用、管理情况。

（7）及时清理药房积存，对失效期近半年的药品通知药品保管员进行更换。

（8）组织实施药品登记、统计工作。

（9）确定本科人员轮换和值班。

科护士长职责

（1）在科主任和护理部主任领导下，根据护理部对全院护理工作质量标准、工作计划，结合本科情况制订本科护理计划，并组织实施。

（2）深入本科各病房参加晨会交接班，检查危重病人护理，并作具体指导。对复杂的护理技术或新开展的护理业务，要亲自参加。

（3）教育全科护理人员加强工作责任心，改进服务态度，认真执行医嘱、规章制度和技术操作规程，严防差错事故。

（4）随同科主任查房，以便了解护理工作中存在的问题，并加强医护联系。

（5）组织本科护理人员学习护理业务技术，并注意护士素质的培养。

（6）组织拟订本科护理科研计划，督促检查计划的执行情况，及时总结护理经验。

（7）了解本科病人的病情、思想及生活情况。督促检查各病房护理工作，提出改进措施和意见。

（8）负责组织安排护士在本科各病房的临床教学及实习工作。

（9）确定本科护士的轮换和临时调配。

（10）定期组织病区护士长进行护理查房、经常检查、指导护理工作。

病房护士长职责

（1）在科主任和科护士长的领导下，根据护理部及科内工作计划，制订本病房具体计划，并组织实施。

（2）负责检查了解本病房的护理工作，参加并指导危重、大手术及抢救病人的护理。督促护理人员严格执行各项规章制度和技术操作规程，有计划地检查医嘱的执行情况，加强医护配合，严防差错事故。组织床头交接班，看望新病人和危重病员。

（3）随同科主任和主治医师查房，参加科内会诊及大手术或新开展的手术前、疑难病例、死亡病例的讨论。

（4）教育护理人员加强责任心，改善服务态度，遵守劳动纪律。

（5）组织本病房护理查房和护理会诊，积极开展新技术新业务及护理科研工作。

（6）组织领导护理人员的业务学习及技术训练。

（7）负责管理好病房，包括护理人员的合理分工，病房环境的整洁、安静、安全，病人和陪住、探视人员的组织管理，各类仪器、设备、药品以及有关物品的管理。

（8）负责指导和管理实习、进修人员，并指定护师或有经验、有教学能力的护士担任带教工作。

（9）督促检查卫生员做好清洁卫生和消毒隔离工作。

（10）定期召开工休座谈会，听取对医疗、护理及饮食等方面的意见，研究改进病房管理工作。

急诊科（急救组）护士长职责

（1）在护理部主任和急诊科主任领导下进行工作。协助科主任做好急诊科管理工作。

（2）组织安排、督促检查护理人员配合医师做好急诊抢救工作，经常巡视观察病员，按医嘱进行治疗护理，做好各种记录和交接班。

（3）督促护理人员认真执行各项规章制度和技术操作规程，复杂的技术要亲自执行或指导护士操作，严防差错事故发生。

（4）加强对护理人员的业务训练，提高急诊抢救业务的基本知识和技术水平。

（5）组织护士准备各种急救药品、器械、定量、定点、定位放置，并经常检查补充、消毒、更换。

（6）负责护理人员排班，制定工作计划，检查护理质量，总结经验。

（7）负责抢救器械和被服、用品的计划请领和报销工作。

（8）督促护士做好消毒隔离，防止交叉感染。

门诊护士长职责

（1）在门诊部主任和护理部主任领导下，负责门诊管理和护理工作，督促检查护理人员和卫生员完成的分工的任务。

（2）制定工作计划，负责护理人员分工排班，经常深入各科门诊检查护理质量，复杂的技术应亲自执行或指导护士操作。

（3）督促护理人员认真执行各项规章制度和技术操作规程，严防差错事故。并检查指导各诊室做好开诊前准备及卫生宣传工作。

（4）督促教育护理人员改善服务态度，经常巡视候诊病员的病情变化，对较重的病员应提前诊治或送急诊室处理。

（5）督促卫生员保持门诊的整洁，做好消毒隔离工作，并组织及时供应饮水和饮具。

（6）组织护士、卫生员业务学习，指导实习护士的工作。开展护理科学研究及时总结经验。

手术室护士长职责

（1）在护理部主任的领导下，负责本科室的行政管理、护理工作和手术安排，保持整洁、肃静。

（2）根据手术室任务和护理人员的情况，进行科学分工，密切配合医生完成手术，必要时亲自参加。

（3）督促各级人员认真执行各项规章制度和技术操作规程，并严格要求遵守无菌操作规程，做好伤口愈合统计分析工作。

（4）组织护士、卫生员的业务学习，指导进修、实习护士工作。

（5）督促所属人员做好消毒工作，按规定进行空气和手的细菌培养，鉴定消毒效果。

（6）认真执行查对和交接班制度，严防差错事故。

（7）负责手术室的药品、器材、敷料、卫生设备等物的请领、报销以及器械的定期保养工作。并随时检查急诊手术用品的准备情况，检查毒、麻、限、剧药及贵重器械的管理情况。

（8）督促手术标本的保留和及时送检。

（9）负责接待参观事宜。

（10）协同麻醉科主任组织好本室的政治学习和业务学习。

供应室护士长职责

（1）在护理部主任领导下，负责组织医疗器材、敷料的制备、消毒、保管、供应和行政管理工作。

（2）督促本室人员认真贯彻执行各项规章制度和技术操作规程，有完整的登统记录，严防差错事故。

（3）定期检查高压灭菌器的效能和各种消毒液的浓度，经常鉴定器材和敷料的消毒效果，发现异常，立即上报检修。

（4）对所属人员进行勤俭节约的教育，做好敷料回收和器材的修旧利废工作。

（5）负责医疗器材、敷料、药品物资的请领、报销工作。

（6）组织所属人员深入临床科室，实行下送下收。检查所供应器材、敷料的使用情况，征求意见，改进工作。

（7）组织开展技术革新，不断提高工作效率。

（8）领导供应室人员的政治学习和业务学习。

第二章　政治建设

　　各个历史时代、历史时期均有各个时代、时期的政治，政治是一个时代的美丽。县医院的政治建设，包含有组织建设、思想建设、政治运动等几个方面的内容。20 世纪 50 年代及 60 年代初期县防疫站、妇幼保健站没有单独建立中共党的组织以前，与县医院共同建立一个党支部，县医院此期开展的政治建设含有防疫站、妇幼保健站的工作情况在内。

　　县医院的政治工作，自 1957 年全国医院工作会议之后，在中国共产党建设社会主义总路线、大跃进、人民公社的三面红旗照耀下，在各级党委的领导下，广大医务人员参加了一系列的政治思想运动，积极贯彻执行中共中央关于干部参加体力劳动的指示，分期分批地组织了医疗技术人员到农村进行劳动锻炼和参加基层卫生工作。在三年自然灾害期间，大批医务人员又深入农村和灾区进行了大规模的防治疾病工作。与此同时，县医院还组织了广大医疗技术人员学习了毛主席著作和党的方针政策，不断进行三面红旗的教育以及国内外的形势教育，组织反对现代修正主义的学习等等。随着历史的进程，时代的进步，政治运动逐步减少，到 1978 年中共十一届三中全会召开以后，国家各项事业的建设走上健康发展的轨道，没有了政治运动，县医院得以心无旁骛、专心致志开展医疗工作，政治工作常态开展，政治文明建设同步取得可喜进步。

第一节　组织建设

　　县医院中国共产党的组织、共产主义青年团的组织、群众团体组织分别是县医院中国共产党的支部、党组（委），共产主义青年团的支部、工会委员会。

一、党支部、党组（委）

　　根据县医院的历史及现存档案材料，为便于阅读，党员、领导情况在本目一并书写。

　　20 世纪 50 年代，县医院的干部来源中，接管民国县卫生院留用的人员和济群医院、中医联合诊所合并而来的人员中没有中共党员和共青团员，此时期县医院拥有的中共党团员除开兼任的院长外，多为军队转业安排到县医院工作的干部，由于党员人数少，达不到党章规定建立基层组织的人数，故而没有建立党支部。

　　1959 年 5 月 10 日，县医院经县委指示，结合党章的有关规定组建了党的支部委员会，该支部共有党员 14 名，其中正式党员 11 名，预备党员 3 名，支委会由 3 人组成：王新任支部书记，张文学任组织委员，楮明礼任宣传、保密委员。支部委员会下设医院、防疫队两个党小组，医院党小组由张文学兼任组长，防疫队党小组由杨福全任组长。

8月21日，县直属机关总支委员会通知县医院党支部，取消防疫队职工周光乾的预备党员资格。

是年，支部进行党员登记。登记的党员有：王新：男，汉族，31岁，本人成分为革命军人，文化程度为速中，入党时间为1951年2月。屈庆学：男，汉族，29岁，本人成分为革命军人，文化程度为初中，入党时间为1953年12月。张文学：男，汉族，28岁，本人成分为革命军人，文化程度为高小，入党时间为1949年4月。赵元绍：男，汉族，29岁，本人成分为革命军人，文化程度为初中，入党时间为1949年9月。张兆卿：男，汉族，28岁，本人成分为革命军人，文化程度为大学，入党时间为1948年12月。马兴昌：男，回族，23岁，本人成分为革命军人，文化程度为高小，入党时间为1956年10月。预备党员有冯安陆、王兴成、曹炳翠。防疫队党员有王渊、卢启志、楮明礼、贾元成、杨福全。

1960年4月，支部会议同意吸收熊琳、程国柱加入党组织。

10月15日，支部会议同意吸收夏宗泽加入党组织。

是年，县医院党员邵某某（女，副院长）因为对党不满被开除党籍，调出县医院。

是年，县医院党支部的组织情况是：王新为支部书记，吴庭龙（县卫生科科长）为副书记，张文学为组织委员，楮明礼为宣传委员，卢启志为保卫委员。

1961年5月，县委介绍安排到县医院工作的徐德志、曹柄翠、刘钦敬为中共正式党员。

是年，县医院党支部增加屈庆学为支部委员，党支部成员有王新、屈庆学、张兆卿（门诊部党小组组长）、马兴昌、杨福泉、贺定国。经支部会议研究决定并报经县委同意，青年、保密工作由屈庆学负责，组织委员由王新兼任。

1965年11月30日，原县委宣传部部长雷永国调任县医院党支部书记。

是年，县医院党支部计有党员6名，具体是：雷永国、刘钦敬（支部副书记）、刘涛、屈庆学、周新斋、张兆卿（编注：张已经调任城关医院院长，党组织关系仍在县医院）。

1971年10月10日，县医院党支部（被夺权）重新组建，院革命委员会主任杨世洪任支部书记（编注：雷永国被夺取后在医院受管制劳动，"文革"后期调离县医院）。

1975年4月1日，中共兴仁县委下发"县发（1975）23号"文件，任命聂益民为县医院党支部书记，免去杨世洪县医院党内职务和行政职务，调离县医院。

是年，县医院党支部计有党员（包括防疫站党员在内）15名。

1977年，县医院党支部除开支部书记聂益民外，有支部委员屈庆学、隆朝海、徐德志、林玉铭，一般党员有李祥龙、王顺礼、沈光洁、贺成富、张楠华、龚贤章、李应选，计有党员12名。

1978年，县医院计有党员12名，聂益民任支部书记，屈庆学任支部副书记，隆朝海、李祥龙任支部委员。

1979年，县医院党支部组织情况、党员人数没有变化。

1980年，县医院计有党员14名，支部组织情况与1979年相同。

1981年，县医院计有党员17名，其中王开礼、屠声逊、张贞信为预备党员，徐德志为退休党员。

1983年，副院长隆朝海改任支部书记，至其退休。以后历年的支部书记，均由院长担任，直到2013年如是。

2006年12月，县医院对党员开展民主评议，有在职党员26名，退休党员18名。

2007年4月18日，县医院党支部召开支部大会，应到会党员46人，外地居住3人，请病假9人，事假3人，实到31人。会议内容是：1. 学习党章；2. 宣读县直属机关党委关于县医院进行党支部改选的批复；3. 改选支部委员：由上届支委提名候选人，按无记名投票方式进行差额选举，按得票多的前5名当选为支委。孔令荣、吴文惠、车骏、吴兴碧、李金平五人当选，组成新的支部委员会；4. 支委的分工：孔令荣任支部书记，车骏任副书记，李金平任组织委员，吴文惠任宣传委员，吴兴碧任纪检委员。

2011年1月4日，县医院召开支部大会，决定2011年党费从党员2012年1月份工资中扣取；对支部组成人员进行改选，改选后的结果是孔令荣为书记、车骏为副书记、吴文惠为组织委员、李金平为宣传委员、甘明金为纪检委员、周江林为文体委员、吴兴碧为劳动委员。

7月31日，县医院党员干部龚某某因收受贿赂被县纪委以"县纪处（2007）7号"文件给予开除党籍处分；党员干部夏某某因收受贿赂被县纪委以"县纪处（2007）8号"文件给予撤销党内职务处分。

12月14日，县医院召开党风廉政建设工作会议，落实党风廉政建设具体工作，做出了11条有关责任追究的规定。2012年元月4日，县医院党支部召开支部大会，31名党员到会，对支部委员会进行改选。5日，县直属机关委员会以"县直党复字（2012）2号"文件批复同意县医院支部的改选结果：孔令荣任书记、车骏任副书记、吴文惠任组织委员、李金平任宣传委员、甘明金任纪检委员、周江林任文体委员、吴兴碧任劳动委员。

2013年元月6日，县医院向县委提出"关于成立中国共产党兴仁县人民医院机关委员会的请示"。

3月25日，县委以"县复（2013）4号"文件，称"……根据《中国共产党章程》和《中国共产党党和国家机关基层组织工作条例》有关规定，为建立健全党的基层组织，更好地发挥党组织战斗堡垒作用和共产党员先锋模范作用，经十一届县委第三十二次常务会议研究，同意成立'中国共产党兴仁县人民医院机关委员会'。"据此，县医院党委成立。

4月15日，县委组织部以"县干任字（2013）12号"文件，组建县人民医院党组，派正科长级公务员何正敏（工资在县卫生和食品药品监督管理局领取）任党组书记（编注：2013年县医院党组织的实际情况是只有一个组织，有一个党委和一个党组同时并存）。

二、团支部

1956年，县籍人士胡同兴从解放军某部转业，分配到县医院任护理员，先后担任共青团兴仁县文卫支部总支委员，县医院团支部书记。

1959年，县医院属于县文教卫生部管理，共青团工作设立文卫支部，县医院冯安陆为该支部副书记，夏宗泽为宣教、军体委员。该支部按工作部门分别设立团小组，县医院设有门诊和住院部两个团小组，门诊部小组组长为熊琳；住院部小组组长为白芳洁。是年年初县医院计有团员11名，分别是：冯安陆、夏宗泽、熊琳、白芳洁、罗忠琼、岑瑞芳、吴焕珍、雷陪华、胡同兴、王兴成、王天钦。通过政治学习，县医院职工思想觉悟大大提高，有6名职工向团支部递交了入团申请书，是年10月、11月团县委分别批准梁思扬、陈光远、匡丽华加入了共青团组织。

1961年5月19日，县医院与县防疫站建立团支部，冯安陆任支部书记，周佐禹任支部副书记，帅永兰任组织委员，丁华文任军体委员，岑立彬任宣教委员，王开礼任生活委员。

是年进行团员登记，登记团员有县医院的周佐禹、吴焕珍、帅永兰、夏宗泽、罗忠琼、王开礼、梁恩相；有县防疫站的陈光远、岑立彬、王仁武、黄诗学。

1964年元月，原团支部分建，县医院支部委员会组成人员和分工情况是：支部书记：隆朝海（党支部派任）；支部副书记：张维甫；组织委员：谢远舒；宣传委员：王登国；经济、体育委员：夏宗泽。

1977年底，县医院团支部团员有周大琼、李家芬、屠治敏、何厚珍、崔玉怀、黄明飞、李西渊、梁启权、马勇。

1980年3月24日，团县委批准建立县卫生系统团总支委员会，县医院屠志敏任副书记，刘萍任委员。

此后，由于县医院团员年龄渐大超龄，团的工作慢慢淡化。

三、工会

县医院有关工会组织的最早记录见于1979年，是年12月20日，县院报告县总工会：称县院于12月6日由老工会会员建立工会筹备小组，12月13日召开会员大会，以无记名投票方式选出工会主席聂益民、副主席李惠兰、组织委员屠声逊、宣传委员夏忠泽、财务委员王开礼，有会员67名。

1988年8月23日，兴仁县总工会《关于工会委员会组成人员的批复》载："根据中国工会章程二十五条规定：工会基层委员会、常务委员会和主席、副主席的选举结果，报上一级工会委员会批准。经县总工会1988年8月23日会议研究同意你单位（县医院）1988年8月20日的报告。"该文载县医院工会组织的设置有主席、副主席，组织、宣传、文体、安全、女工、财务委员，没有具体的人员姓名，只有"增补李金平任工会副主席"。

2007年5月24日，县总工会批复同意县医院工会换届选举结果：黄昌贵、谢春梅、汪明贵、白宁菊、马德辉、张永周、孟凡杰等为院工会委员会委员。谢春梅任主席、黄昌贵任副主席、汪明贵任经费审查委员会主任、马德辉任女工委员会主任。

2012年1月4日，县医院召开职工代表大会，33名职工代表参会，进行工会委员会选举。5日，县总工会以"仁工复字（2012）1号"文件批复同意县医院工会的选举结果：同意工会委员会由周江林、谢春梅、赵玉美、孟凡杰、沈光秀、张韬、谢波等7人组成。分工为：主席：周江林；副主席：谢春梅、赵玉美；经审委员：赵玉美；女工委员：沈光秀；宣传委员：张韬；组织委员：谢波。

此后，工会组织情况未发生变化。

第二节　思想建设

县医院的政治思想建设工作，主要以开展政治学习的方式进行。政治学习形成制度，一直有所开展。各历史时期的制度略有不同，二十世纪50年代至70年代时间安排得多一些，还有临时组织的学习和安排全院职工参加县的大型会议听取县委、县政府有关的政治报告。这项工作由中共县医院党支部及共青团支部组织开展。

一、党的工作

1.二十世纪部分年份的工作开展情况

1958年，县医院党的工作主要是开展政治学习，按国家医学委员会的布置，每人每周必须学习8小时以上；学习方式是先自学，后由院领导拟定思考题，并提示结合哪些文件答题，写成提纲、大字报互相问答，在讨论会上由老师抽问、打分。

1959年，县医院按照上级党组织的安排，与县防疫站共同建立党支部，是年《党支部工作报告》载："支部对批评与自我批评的武器能够切实掌握，随时运用，批判、揭发坏人坏事，揪出了以邵某某、雷某某、姚某某等人为首的落后小集团；以奖惩结合的办法，根据人员情况设立8个干劲小组，组织开展了技术革新争夺红旗的竞赛。"

8月21日，文卫总支委员会召开会议，研究、批准有关积极分子入党问题；决定上党课以学习党员义务为主；停止本总支部周光乾的预备期；对积极分子赵元绍、杨福全进行思想教育。22日，县医院党支部、团支部联合召开会议，内容一是动员反右倾，鼓干劲，划分干劲小组8个；二是提出树标兵，插红旗，开展技术革新，以提高工作效率的要求；三是合理调整人力，实行三包、五定；四是提出加强团结，反掉右倾，整好作风，搞好工作。

是年，党支部规定每月召开一次支部大会，半月召开一次支委会，组织传达了党的八届八中全会报告和党中央关于以彭德怀为首、贵州省关于以常颂为首的反党集团的决议，然后多次进行学习讨论，对照检查了县医院党员的现实表现，通过学习，职工思想觉悟大大提高，有13名同志向党支部递交了入党申请书，冯安陆、王兴成被批准加入了中国共产党，为预备党员。

1960年2月24日，党支部召开会议，传达县政府母县长关于精简下放干部的报告，要求理解干部下放的意义。支部党员开展了热烈的讨论，表示愿意积极下放劳动锻炼。此后县医院有干部被下放农村。

5月7日，党支部大会做出决定：对冯某某的预备期延长1年。原因一是冯在贵阳学习期间，张文学曾给其三次去信，说王某如何不好，没有给组织汇报，信由医院转给了县委，领导给冯指示后还支支吾吾的不讲，直到整风时才谈了一下；二是不安心工作，于2月份曾向省卫生厅报告申请不干工作，要回家去当工人，经党支部指出错误后才有所认识，表示改正；三是在全县五级干部会议上雷部长指出医院上报的治愈7例哑巴不真实，要迅速查一下，但冯还说是事实，而大家只知道治愈两个；四是对党费主动缴纳不够，给组织反映思想和群众意见不够。同日，支部会议决定因熊林请假逾期，取消其预备党员资格。

1961年元月2日，县医院党支部支部制定了《党支部工作制度》，经支部大会通过执行：一、会议制度。1.星期六进行党务活动，检查本周的思想、工作、学习情况，布置下周的工作。2.半月召开一次支委会，学习、贯彻党的方针、政策。3.每月召开一次支部大会，讨论贯彻党的方针政策，研究处理全院重大问题。4.党员每周必须向党小组长汇报一次思想、工作情况及反映群众的要求和意见；小组长每周向党支部汇报一次情况，特殊情况随时汇报。5.根据情况召开支部、小组联席会，研究有关工作。以上规定必须坚决贯彻执行，如遇特殊情况需经支部研究做出决定方能改变。二、对党员的要求。1.加强党内团结，正确开展批评与自我批评，以达到新的团结。2.坚决反对自由主义，有意见必须按照组织原则提出，并以积极的态度维护党的团结，如有违犯，一律严肃对待，以坚决消灭自由市场。3.必须坚决站稳立场，向坏人坏事作无情的斗争，对思想落后的同志进行教育，对认识不清的同志进行帮助。4.走好群众路线，倾听群众呼声，并及时向党支部汇报。5.关心群众疾苦，反对感情用事，对同志一视同仁。6.执行党的决议，在各项工作中起模范带头作用。7.努力学习党的文件和毛主席著作。8.不得有私人成见，不能打击报复。9.保守党的秘密，不得把党内的问题拿到群众中乱讲，否则一律严肃处理。10.严格区别对待党内、党外问题，党内问题只能在党内解决。11.对党忠诚老实，不得有丝毫隐瞒。

7日下午，党支部召开会议，地点在院办公室，王新主持，屈庆学、张兆卿、马兴昌出席会议。会议内容一是组织学习党中央的十二条指示。二是安排工作：门诊由张兆卿负责，医生有吴国栋、宋如渊、吴性初、熊林；住院部由屈庆学负责，医生有冯安陆、帅永兰、丁华文、杨露甘、邓兴荣。因为张院长（编注：指副院长张文学）、程国柱、姚贵友调走，工作任务重，谁发生问题谁负责。

19日召开支部大会，地点在院办公室，王新主持，屈庆学、张兆卿、马兴昌、杨福泉、贺定国出席会议。内容是因支部委员会不健全，经支部研究决定增加屈庆学为支部委员，经本次会议讨论通过，并报经县委同意。青年、保密工作由屈负责，组织委员由王支书兼任。会议传达上级关于1961 年党的组织工作以巩固为主，暂停发展党员工作，团员的发展不停。

25 日，门诊部党小组召开会议，地点在院办公室，党小组组长张兆卿主持，王新、屈庆学、熊林、马兴昌参会，内容是因马兴昌要调走，给马作鉴定。

是年开展的思想、政治工作是：通过贯彻中央"六十条"指示、整风整社政治运动的学习，职工思想觉悟显著提高，年终评比出许多优秀、先进的同志，他们积极响应党支部的号召，在不同的岗位起到了骨干带头作用，如开挖水井、安装机器，积劳成疾，冯安陆曾两次晕倒在机器旁两度入院抢救，王登国等勇往直前，积极工作，分县期间人员减少，有的科室是一人独当一面，保证了工作的正常开展。广大职工积极要求进步，多次向党、团组织递交了入党入团申请，有的光荣地加入了团组织。

1962 年，由党支部组织职工开展政治学习，每星期一、二为学习时间，学习内容是党的八届十中全会公报等一系列文件。

1963 年 11 月 28 日，王方德、李善全的党组织关系由天生水利电力厅电业局介绍到县医院；刘涛的党组织关系由县人民委员会总支委员会开到县医院。

1964 年，党的工作主要是根据上级有关文件要求，紧密联系阶级斗争和党员思想情况，开展批评与自我批评。

1965 年 7 月 26 日，党支部会议组织集体学习报刊文章《抗日烽火中的白求恩同志》，提出改进服务态度问题。

是年，党支部根据全国医院工作会议精神，以中央下发的文件"二十三条"为纲，开展了阶级教育和全面的社会主义教育，大学毛主席著作，学习大寨、大庆精神。大学毛主席著作个人自学时间除外，集体学习时间安排是星期三下午及晚上为住院部学习，时间是 6 小时 30 分，星期二、三早上 8 至 9 点及星期三晚上为门诊部学习，时间是 5 小时 30 分，把大学毛主席著作以实现医院工作革命化放到第一位，理论结合实际，带着单位、科室、个人的问题向主席著作请教，边学边用，着重学习了老三篇（《为人您服务》、《纪念白求恩》、《愚公移山》），以增强为人民服务、为病人服务的观念，培养与贫下中农的阶级感情，出现了王登国、李惠兰、陈沐芳等学习毛主席著作的积极分子，王登国还当选为省的青年积极分子，出席了省的青年积极分子表彰会。

1965 年 11 月 20 日，县委监察委员会下文给予县医院医师刘某某开除党籍、留党察看一年的处分。刘的错误事实是 1964 年县委抽调其到晴隆县参加搞四清运动怕艰苦，要求回县医院工作未准，不假回县 7 天；1965 年 5 月县委决定抽刘参加支前学习拒不参加，在大敌当前的情况下当逃兵。

1966 年 2 月 9 日，党支部召开会议，传达地委冉书记在地委召开的学习毛主席著作积极分子大会上的报告，报告要求要坚持毛泽东思想挂帅，学用结合，改变基层干部"一杆烟，模糊像神仙，一杯酒，认敌为朋友。一顿饭，集体变单干；女人笑，什么也不要"的不良情况；听取王登国参加地委学习毛主席著作积极分子会议情况的汇报，要求王把材料整理后，在全院职工大会上传达。

2 月 17 日，支部会议开展政治学习，学习兰考县县委书记焦裕禄的先进事迹材料，要求要以整风的形式来学习。

1966 年 9 月 29 日，县监察委员会因县医院职工隆某某犯两性关系错误和与领导闹对抗闹名誉地位等错误，给予留党察看一年的处分。

1972 年 11 月 10 日，县革委根据县医院党支部和群众意见，决定恢复县医院革委副主任隆朝海正式党员权利。

1976 年 5 月 18 日，县医院李某某非法占用公款 1707.43 元，县委组织部做出给李留党察看两年的处分，并撤销院革委委员职务。

1978年3月27日，县医院党支部对三年来的工作进行总结，该"总结"称：在县委的领导下，三年来党支部的工作取得了一定成绩：1. 加强了领导班子的思想建设。支部坚持了一年一度的大整风，重点整顿领导班子，1975年在贯彻中央9号文件，学习无产阶级专政理论的同时，于4月和8月先后进行了两次整风，着重解决继续革命问题，1976年2月进行一次整风，解决领导班子存在不同程度的软、懒、散问题，1977年2月进行一次整风，解决五种人问题。这次整风，着重解决思想、作风不纯的问题。通过不断的整风，广泛听取党内外群众的意见，不断开展批评与自我批评，提高了领导班子和党员继续革命的觉悟，增强了党内团结、坚持了毛主席的革命路线和三要三不要的原则，基本上发挥了支部的战斗堡垒作用，使党的方针政策基本得到贯彻，保证了抓革命、促生产，即使在1976年"四人帮"横行之时，医院工作也是基本正常进行的，此外支委成员还尽量参加了体力劳动。2. 坚持了支部生活，发挥了党内民主。几年来支部坚持组织生活制度，支部会基本做到一月一次，支委会半月一次，据不完全统计，1975年5月到现在35个月共开了支部会33次，支委会56次，对上级党委的有关重要文件指示和工作部署，在党内都进行了传达和学习，对必要做的事都相应做出了贯彻执行意见，凡是有关学习、运动、人事、行政、业务等方面比较重要的问题，都通过支部或支委进行讨论决定。由于坚持了党的会议制度，贯彻了党的民主集中制原则，使支部发挥了集体领导作用，党内对重大问题，认识基本统一，行动基本一致，政策少出偏差，工作少出问题，医院工作是沿着毛主席的革命航线前进的。3. 明确了党内分工，发挥了支委的作用，自1975年10月支委会正式建立以来，支委即进行分工，1977年2月整风后，支委又进一步作了分工，即屈庆学主持革委、管医疗行政业务和人事调动工作；隆朝海管宣传、总务、教学安排，后又明确抓基础，聂益民抓全盘和党团政治思想工作，林玉铭抓组织工作，徐德志抓总务工作，李祥龙抓团的工作。分工后支委在不同程度上发挥了自己的作用，承担了分管的工作。4. 进行政治思想教育，建立了政治学习制度，1975年到1976年坚持了每周一、三、五晚上的学习，1977年基本坚持了门诊星期二、五上午的学习，病房早会学习，其他科室早上学习的制度，1975至1976年组织学习了毛主席关于无产阶级专政理论的论述，1977年狠抓了毛选五卷和党的十一大文件的学习，1978年组织学习了五届人大文件，此外各级党委的重要文件和报刊上重要文章页组织了学习，为了便于职工学习，对毛选五卷、党的十一大文件、五届人大文件及其他一些重要文章都保证了人手一册，及时发到了职工的手里。开展了一批两打四清四查运动。1975年底到1976年支部先后调出挪用公款和违法乱纪的案件，1977年8月正式开展一批两打四清四查运动。此期间，共出大批判专栏七次（包括科室），召开批判会6次（包括科室），批评了"四人帮"破坏党的领导，破坏党的纪律和规章制度，破坏红专道路等罪行，以肃清"四人帮"的流毒和影响。在清查与"四人帮"有牵连的人和事方面，有一个同志基本说清了问题。清查账目去年对被服仓库初步作了清查，现对伙食账目正在清查中。通过学习和运动，提高了广大职工的政治觉悟，调动了社会主义积极性，增强了团结，加强了组织纪律性和工作责任心，建立了一些规章制度，改善了服务态度，不断地出现好人好事，推动了医院工作。5. 抓革命、促生产，几年来医院的业务工作是有成绩的。门诊部坚持了正常的工作，每年的门诊量都在8万人左右，特别是改进了中午和星期日上班制度，方便了群众就医。病房工作也取得了成绩，外科在1975年增加了6张病床，现又增加了3张正规病床，内外科两个病房经常增加临时病床15张左右，部分解决了床位不足和病人住院的需要，特别在人少事多，频繁的抢救和手术工作中，医务人员不顾疲劳，连续作战得到病人的好评，最近又纠正了护理人员夜班睡觉的坏作风，这在肃清"四人帮"流毒拨乱反正方面是一个良好的开端。1977年住院病人治愈率和好转率为94.6%，死亡率为4%，这在现有的条件下，从主观上说，还是努力的，总务工作在现有条件下，基本保证了供应，对改善环境、房屋维修和基建工作也取得了成绩，送开水到病房，受到群众欢迎，1977年化验常规10750人次，透视、照片、特检972人次，特别是去年5月开展生化检验后，8个月作了肝功能、肾功能、特化379人次，解决了几年没有解决的问题，大大方便了群众，此外还恢复和建立了请假制度，早会制度、门诊西药建账制度，科室负责人办公室制度等，还有一些规则制度正在讨论建立中。

1986年，县医院党支部结合当前形势和党的卫生工作方针，用文明办院的精神教育干部、职工树立全心全意为人民服务的思想，开展了县文明办统一布置的理论学习和普法学习，获得县妇联、县工会的嘉奖。

1987年，县医院党支部结合"两个文明"建设的需要，组织学习赵紫阳所做的党的十三大工作报告，坚持四项基本原则，反对资产阶级自由化。

1990年，为了提高县医院职工的政治思想素质，县医院党支部组织开办了三期短期培训班，培训内容一是学习马克思主义哲学；二是学习县医院的各种规章制度；三是学习医疗事故的处理原则。

1998年，县医院党支部召开党员会议学习党的各项方针、政策及党的十五大文件精神，以加强了党员自身素质建设。

1999年，认真组织干部、职工学习邓小平理论、十五届五中全会精神，积极开展以讲政治、讲学习、讲正气的"三讲"教育活动，加强职业道德建设，推进行业文明，成立了行风建设与职业道德建设教育领导小组，公开收费标准，增加收费透明度，办医德医风专刊，对拒收红包的三位同志提出全院通报表扬。组织医务人员参加法泥水库的抗洪抢险工作。

是年，在揭发批判"法轮功"的斗争中，党支部组织党员、干部、职工及法轮功练习者学习中共中央发出关于共产党员不准修炼"法轮大法"的通知，中华人民共和国民政部关于取缔法轮大法研究会的决定及公安部发出的通告，收看电视报道，自觉揭发批判李洪志及其法轮大法的歪理邪说，同法轮功组织划清界限，充分认识这一非法组织已经构成对国家和人民的严重危害。

2.21世纪部分年份党的工作开展情况

2000年，县医院组织党员、干部、职工学习邓小平理论、江泽民总书记"三个代表"的重要思想，把医德医风建设工作放在首位，在全省卫生医疗单位的行风评议工作中，按照县"纠风办"的部署和要求，组织学习有关文件，牢固树立正确的世界观、人生观、价值观和社会主义人道主义精神，增强社会责任感和全心全意为人民服务的意识，有效地遏制"红包"、"回扣"、"吃请"等行业不正之风，维护白衣天使的良好形象，杜绝对病人"生、冷、硬、顶、推"等现象的发生，把爱心、耐心、细心、责任心奉献给患者，坚持以病人为中心，把优质服务落到实处，内科收到患者赠锦旗一面，感谢信一次，外科医务人员拒收红包三次，登报表扬一次。

12月17日，县医院由支部书记黄幼麟任组长，支部副书记夏德茂、支部组织委员张亚雄任副组长，宣传委员黄昌贵等为成员的"创建安全文明社区"领导小组。

2001年，县医院在新形势下着重抓好党风廉政建设，积极动员和吸收思想进步、业务能力强、年轻有为的同志加入党组织，为组织增添新鲜血液。是年，县医院的行风评议工作顺利通过，院长龚华平受到省卫生厅表彰。

2003年，县医院的思想政治工作主要抓了"三个代表"重要思想的学习、职工道德建设。县医院组织全院职工参加了县安排的"三个代表"重要思想知识考试，还组织学习了国家执业医师法、护士管理办法、传染病防治法、医疗机构管理条例、传染性非典型肺炎防治办法等法规规章，并进行了考试。全年急救出车256次，接送伤病员272人，收到患者及亲属表扬信及锦旗等15次。

2004年，县医院党支部组织加强政治理论、法律法规和规章制度的学习，狠抓职业道德建设，召开职工大会计2次，成立医德医风建设领导小组，致使医院工作质量指标逐步提高，获得患者满意，全年共收到患者及家属赠送的锦旗、锦屏、表扬信等计8次。

2006年12月30日，积极参与行风测评工作，按照上级卫生部门的要求，于2006年8月1日成立了以支部书记夏德茂为组长的行风建设测评工作领导小组，由医务科、护理部、财务科、办公室等部门人员组成，并制定了行业作风建设测评方案，聘请了5名社会义务监督员，于8月11日召开了全院职工行风测评工作动员大会，4名义务监督员到场参加会议，86名职工参加会议（除上班人员外）。会上，辛勇传达学习了州、县行业作风建设测评方案的通知及县医院开展行业作风建设的测评方案，宣读了行业作风建设测评领导小组名单，聘请社会义务监督员名单，支部书记夏德茂作了"切实加强医疗质量管理、树立良好的窗口形象"的动员报告，向社会义务监督员发放了聘书。多渠道广泛征求意见。按照测评方案，在民主测评阶段，通过公开服务承诺、医疗收费标准、药品价格标准、公布热线电话、走访群众、就诊患者及家属，召开座谈会，设置意见箱，发放问卷调查表等多种形式，广泛征求社会各阶层人士的意见和建议。自查自纠、认真整改。按照测评内容，联系实际，对照测评中群众反映的问题，并充分听取监督员的评议意见和自查自纠的情况，对征集到意见和建议及反映的问题进行了认真剖析，本着有则改之，无则加勉的原则认真进行整改，对各界提出的合理化建议积极采纳，对不属实的意见通过各种渠道积极向患者做了说明。

2008年4月25日，县医院党的基层组织建设年活动领导小组办公室以"争分夺秒抢花朵，众志成城平险情"为题印发《兴仁县人民医院党的基层组织建设年活动》工作简报第二期，该期简报称："4月23日上午9时，我院接到县政府电话通知，田湾中学学生发生食物中毒（初步预测），要求县医院派医务人员前往诊治。院领导立即组织内科、儿科、急救等十名精干医务人员组成医疗组，带足必备的治疗、抢救药品火速赶到现场，对有相应症状的46名学生进行详细检查。县委书记桑维亮、主管县长王琴等到现场指导，县卫生局、监督所、药监局、教育局、公安局、工商局等到现场进行了相关调查，根据学生就餐及所发生的症状等相关分析，考虑为细菌性肠炎。给予了抗炎、对症及支持治疗后症状缓解。在县委、县政府的支持和多部门的共同努力下，中毒学生情绪稳定，没有出现病情进一步加重或出现新增病例，也未造成严重后果和不良影响。"

5月12日，四川汶川发生8级大地震，国务院决定5月19日至5月21日为全国哀悼日，全国及驻外机构降半旗，14点28分默哀3分钟，届时车、船、舰鸣笛，拉响防空警报。19日，县医院组织全体职工放下手中工作默哀3分钟，同时组织向四川地区灾区捐款，捐款300元的党员有：夏德茂、吴文惠；捐款200元的党员有孔令荣、车骏、吴兴碧、李金平、郑春荣、白宁菊、曾嘉丽；捐款100元的党员有贺克晴、毛光丽、张亚雄、宋国志、黄昌贵、杨启国、幸蓉、沈光洁、马群英、李林琼、孟凡杰、罗光敏、王洪刚、张仁锋、黄幼麟；捐款50元的党员有贾忠勋、王家会。

是年，县医院有在职党员36名，退休党员16名、入党积极分子3名。

2009年3月5日，县医院成立深入学习实践科学发展观活动领导小组，其人员组成是：组长：孔令荣；副组长：车骏、吴文惠、吴兴碧；成员：李金平、靳忠兰等9人。

2011年元月21日，县医院组织孔令荣、车骏等党员干部计10名，到县境巴铃镇西洋村开展"四帮四促"活动，以贯彻县委在农村开展帮富扶贫的精神。

2012年2月23日，县医院召开支部大会，学习党史及党的基层组织建设相关文件决定培养积极分子加入党的组织。

11月22日，县医院组织学习中共十八大会议精神，全院党员、科室主任及护士长参加学习；29日，为加强职工的法律意识，县医院举办法律法规知识、最新抗菌药物管理规定、外科手术部感染与预防控制讲座，要求全院职工按时参加，无故不参加者按相关规定处理。

9月12日，支部召开会议，传达中纪委第十七届会议精神，决定开展党风廉政建设工作宣传，加强警示教育。24日，县医院召开支部会议，全院党员参会，传达县纪委对违纪党员处分的有关通报，学习上级"六个严禁"的规定，要求党员发扬吃苦在前享受在后的精神，在不同岗位起先锋带头作用。

2013年，县医院由于组织人事变动，党的工作主要开展组织建设，筹设党委领导下的各个党支部，到是年年底，工作尚在筹建中。院内开展的政治建设，主要是建立健全"层次分明、职责清晰、功能到位"的必备医疗质量管理组织，完善了各项医疗制度并形成了严格的督查奖惩机制，实施了一系列保证医疗质量的措施和方法。通过以开展"医疗质量万里行"、"创先争优"、党风廉政建设暨"三好一满意"、"医院周边环境整治"等活动为载体，不断强化质量安全意识，增强质量安全技能，提高质量安全水平，持续改进医疗质量。下半年工作重心放在对住院医师的管理上，加强对前10种疾病的诊疗培训，建立考核制度，逐步提高诊疗水平。改进医疗服务，强化服务意识，构建和谐医患关系。实施临床路径管理，保证患者所接受的治疗项目精细化、标准化、程序化，减少治疗过程的随意化；提高医院资源的管理和利用，加强临床治疗的风险控制；缩短住院周期，降低费用，切实为病人减轻负担。逐步完善医保管理工作，突出"规范临床用药、加强管理考核、扶持新技术、降低采购成本"等重点，使医保管理不断趋于完善。

二、团的工作

1959年5月，县医院团小组组织开展了"服务态度友好月"活动，于18日、19日组织学习《中国青年》1959年第九期刊载的"医务工作者与病人之间"一文及《与青年工作者谈休养》一书，然后进行了讨论。通过讨论，向党支部做出了保证：1. 加强政治学习，用政治来武装头脑，搞好工作，树立一切为病人服务的思想；2. 安心工作，热爱专业，端正态度，对病人尽职尽责；3. 保证工作、生活中不与病人、同志发生无原则的纠纷和争执，克服说话生硬的态度；4. 冷静、沉着、慎重，加强责任感，保证工作不出差错；5. 保持与科室的联系、配合，保证完成党交给的各项任务；6. 大搞技术革新，为减轻病人痛苦，缩短治疗疗程，提高工作治疗；7. 有意见按组织程序提出，保证不背后乱讲。

6月15日，因胡同兴管理县医院基建进行贪污，共青团兴仁县文卫支部报请团县委撤销其团内一切职务、开除团籍。6月24日共青团兴仁县委批复同意了这个报告，撤销了胡同兴团内一切职务、开除团籍。

6月22日，解放军某部转业安排到县医院工作的共青团员王天钦，转业时其兄系反革命分子被镇压，因此怀恨，表现不好当时没有分配工作，后分配到县医院工作后，工作不负责任，多次出事故，1958年底服毒自杀（家庭关系不好），经抢救脱险、体力恢复后装疯卖傻，拿竹棍满街乱窜，经教育后写了检讨书，后在县医院住院部后面的厕所内墙写"打倒共产党"的反动标语，经公安局字迹认定还死不承认，因此团支部报请开除其团籍。6月24日，团县委批准开除了王的团籍，并建议有关部门给予行政处分。

8月4日，共青团兴仁县文卫支部县医院小组召开会议，决议开除雷陪华（湖北人，1958年从四川第七军医大学转业到县医院工作）的团籍，报团县委审批。

10月12日，文卫支部召开扩大会，因县医院支部团员岑瑞芳、熊琳、吴焕珍、在防疫站（县医院与防疫站为一个支部）工作的王仁武、刘方德、王开礼工作积极，成绩显著，会议决定发给团徽。

1960年，县医院团支部为县共青团第七支部，是年的工作总结称：本支部是县第一人民医院、防疫站、卫生学校三单位团员组成，有书记（医院党支部派员担任）一名，副书记2名，支部委员

4 名,团员 35 名。在团县委及院党支部领导下开展工作。工作除开业务外,团的工作主要抓思想教育,抓学习抓体育。围绕党的中心工作,带领全年完成任务。如今年下放干部,青年积极响应,报名下放,党号召抗旱保苗,青年积极响应,大部分人用微薄的工资买抗旱工具,灌溉田 14 亩、地 7.5 亩,园 2.4 亩,水 1.2 万担,抢救小麦 48 亩,除草 27.5 亩。为抢救垂危病人,青年积极献血的有岑瑞芳、严自祥、帅永兰、王开礼、匡丽华等。开展了扫盲、上团课等工作,对团外青年进行教育,发展团员 2 名。向不良现象做斗争,积极向党组织汇报情况,团员余生启、雷正生不遵守劳动纪律又偷东西,经举报后分别受到处分。组织宣传大队到街头演唱,进行除四害宣传等活动。

开展生产节约运动,设实验田 2 亩,园 5 亩,使县医院蔬菜基本达到自给。

是年,团支部开除了落后分子胡同兴、王天钦、刘玉吉、杨再华的团籍。

1961 年 5 月 26 日,支部召开支委会,研究学习、组织、文体方面的工作,因本支部有青年 20 名,其中住院部 8 名,门诊部 3 名,防疫站 9 名,有 3 名写了入团申请,计划到年底发展 2 名至 3 名。是日致函鲁贡公社团委会,家住鲁贡的团员王正书因贪污灭病经费,拒绝党团教育,已经被开除了团籍,请帮助收回团徽。

10 月 7 日,支部召开会议,宣布张维甫经过组织培养成熟,被团县委批准加入团组织。

是年,县医院团支部开展的工作是:1. 组织整顿:全年共开会两次对团组织进行整顿,元月 19 日、12 月 24 日各召开一次,多数委员均为连选连任。整顿后的组织组成人员是:支部书记冯安陆(党员)、副书记周佐禹、组织委员帅永兰、宣传委员岑立彬、王开礼。2. 会议制度:会议有小组会、支委会、支部大会,一般情况半月召开一次,特殊情况不定时召开。会议内容主要是组织学习党的方针政策,进行革命传统教育和艰苦奋斗教育,贯彻团县委、县医院党支部的指示,部署有关的工作。3. 组织发展工作:按照上级"稳步发展,确保质量"精神,经过一年多的培养,经团县委 10 月 2 日批准,发展团员(张维甫)1 名,有 4 名青年向支部提出书面申请(有的写了 3 次申请),有 2 名青年提出口头申请,要求加入团组织。支部对申请者均抱认真负责的态度,召开支部会议进行讨论、研究,指定专人对其进行具体的帮助,肯定成绩,指出缺点和努力的方向。4. 学习、宣传工作:支部定有《中国青年》(半月刊)3 份、《中国青年报》1 份,还购有《王若飞在狱中》等书籍,采取吸收青年参加的集团阅读和个人传阅的方式进行学习;请党支部派员上党课、团课,吸收青年参加听课 3 次;支部创办有"青年园地"黑板报,全年出刊 16 期,宣传、及时贯彻党的方针政策,反映青年的思想、工作、学习情况,表彰好人好事。5. 工作成绩:在党支部的直接领导下,团支部带领全体团员和青年在完成各项工作任务中起到了骨干带头作用,在整风运动以提高医疗质量为主的创"五好"(医疗质量好、实事求是好、政治品德好、病人反映好)活动中,确实起到了"党的助手"作用,使县医院顺利完成了 1961 年的工作任务。团支部单独完成 1960 年的遗留问题即陈光远处分材料的甄别(团县委 1961 年 3 月 14 日通知第一人民医院团支部陈光远同志的错误事实为一般错误,支部应加强教育,给予团内严重警告处分。团县委元月 24 日开除了到县医院实习因品行不端的贞丰鲁贡人王正书的团籍)、要求进步的青年王登共家庭情况的调查工作。年终评比全院评出先进个人 16 名,有 6 名是团员,评出出席县劳动模范大会代表 4 名,团员有 2 名。团员张维甫被评为模范,出席全县劳模大会受到表彰。下乡看病的团员不怕跋山涉水,日夜送医送药上门,背送病人大、小便,喂药喂饭,端屎端尿,拿自己的钱买东西给病人吃。县医院为支援各公社抢救中毒病人,日夜烤制盐水等药物、为解决工休日夜的吃水问题组织职工突击七昼夜,最先下井的是团员,哪里最脏最累哪里就有青年团员,最突出的有王开礼、王仁武、张维甫、陈光远。

为了参加县"五·四"青年节活动,县医院团支部于 4 月 22 日召开支部会议,决定出一期纪念青年节的专刊,编排一个参加文艺节目参加县的节日演出。专刊稿子决定由周佐禹收集,文艺节目搞一个革命歌曲合唱，由刘昌运、肖昌兰、昌吉文唱歌，夏宗泽、陈文佩、严自强伴奏，排练时间从 24 日始，早上 10 点钟开始到下班时间，晚上吃饭后开始，不上班的团员要求全部参加。

是年，县医院团支部有团员 26 名，其中住院部 8 名，门诊部 5 名，防疫站 12 名，保健站 1 名。支部下设 3 个团小组，门诊部、住院部、防疫站各设一个小组。

1962 年元月 19 日，支部召开会议，总结 1961 年的工作，安排 1962 年的工作，周佐禹主持会议。

6 月 16 日，支委会议研究，对"七·一"建党节的活动作准备；团费的使用范围：订《中国青年》3 份、《青年报》2 份、购《王若飞在狱中》2 本、《革命歌曲》1 本；研究开展"五好"活动。五好青年：听党的话，宣传执行政策好，遵守纪律，服务态度好，克服困难，突击作用好，爱护公物，维护集体利益好，工作团结，爱护他人，钻研业务好；五好团支部：听党的话，执行政策好，组织学习思想教育好，开展突击，生产活动好，联系群众，团结关系好，关心生活，劳逸结合好。

7 月 6 日，支部会议研究有关工作，党支部书记王新到会指示：要重视青年的思想教育，不能让被下放的青年背着思想包袱走。

9 月 7 日，支部会议研究开展思想教育工作，党支部书记王新到会指示：要分类做工作，目前县医院青年思想存在类型一是不安心工作，想调动或回家，二是粮食少吃不饱不安心，三是工资低涉及转正等问题没有解决不安心，四是对市场供应不足，物质缺乏有意见，五是对单位领导有意见，六是认为卫生工作无前途，七是生活问题医院照顾不周。

12 有 4 日，支委召开扩大会，屈庆学副院长到会主持会议，讨论 1962 年的工作总结，布置 1963 年的工作。

1963 年元月 16 日，县委组织部介绍赵景芬的共青团组织关系由盘县转到县医院。

3 月 20 日，支委召开会议，由张维甫传达团县委会议精神，研究如何掌握青年思想动态进行教育，如何宣传鼓动工等问题；决定培养县医院的张贞信、赵露熙、防疫站的宋崇刚为入团对象。同日，雨樟区卫生院介绍翁承凤的团组织关系转到县医院。

4 月 29 日，团县委召开会议，各机关团支部向会议报告有关情况，县医院团支部报告的外科是：组织开展了学习雷锋活动，4 月 10 号出黑板报专刊刊出文稿 13 篇，选出团外表现好的 3 位青年作为培养对象，团组织生活已经经常化，每半月过一次组织生活。

1963 年 9 月 17 日王登国、王仁武（防疫站）到省卫生干部学校进修，县医院开具了团组织介绍信。

12 月 18 日，支部组织召开扩大会，副院长屈庆学、刘涛参会。会议内容：1. 元旦节活动，组建歌咏队，由夏宗泽指挥，队员有：陈昌信、王登国、徐玲、张逢浙、张维甫、刘开明、周佐禹、谢远舒、赵景芬、焦明凤、罗佩珍、赵露熙、杨琼芝、李时琴、张维英、肖昌兰、夏正礼、张永纯、吴焕珍；选唱歌曲《学习雷锋好榜样》、《听话要听党的话》、《社员都是向阳花》；开展乒乓球比赛，邀请张逢浙、陈昌信主持；开放图书室，由张维甫负责；出一期黑板报，由周佐禹负责。2. 支委将换届，酝酿下届支委组织人员名单：王开礼（拟任支书）、张维甫、谢远舒、焦明凤、汤志中、王仁武。3. 到龄团员退团名单，第一批：岑立彬、王天钦、帅永兰，1963 年 12 月底前退；第二批：吴焕珍、周佐禹，1964 年上半年退。

是年，县医院团支部有团员 26 名，毛主席发出"向雷锋同志学习"的号召，县医院团支部组织开展座谈会，介绍雷锋的事迹，办了一期学雷锋特刊，提出"学雷锋，看行动"的口号，马家屯公社民房失火，团支部组织募集钱 13.5 元、粮票 30 斤、衣物、胶鞋等 11 件支援救灾；做好事的有团员王开礼拾得钱包一个，主动挂电话给失主，交还钱包、谢远舒、夏宗泽、赵景芬为危重病人无偿献血计 900 毫升、防疫站的团员在乡下开展节制生育宣传工作，跋山涉水，尽到了最多努力。县委贯彻中央开展"三反"、"五反"运动，团支部积极响应，加强了反修正主义的政治学习和毛主席著作"老三篇"（为人民服务、纪念白求恩、反对自由主义）的学习，积极参加县医院开展的政治运动，马家屯社民房失火，团支部组织募捐支援，团员无偿献血等，是年收到单位感谢信 2 件、个人感谢信 4 件、表扬意见 17 条。

1964 年，团支部开展的工作是：政治学习：以学习毛主席著作为主，提高阶级觉悟为根本，开展了形势和任务的教育、"五反"社会主义教育，阶级斗争教育、党的政策、路线的教育，革命传统教育、团的教育；开展学习雷锋、学习南京路上好八连活动；开展了反修学习、干部鉴定、三摆（摆自己、他人、单位优点）评比等活动。提倡读毛主席的书，听毛主席的话，按毛主席的指示办事；提倡看红书以对抗小资产阶级情调的书，大唱革命歌曲，开展文体活动以对抗庸俗吃喝玩乐的小资产阶级生活方式。

1965 年 11 月 25 日，团支部召开扩大会议，王登国主持。会议内容一是传达上级召开的青年积极分子会议精神；二是讨论沈光洁的入团问题；三是研究吸收青年积极分子入团的问题。

12 月 15 日，团支部召开会议，组织学习雷锋、王杰同志的先进事迹，学习了有关材料后进行讨论；同时开展了学习毛主席著作的经验交流。

1966 年元月 31 日，团支部召开会议，内容一是欢迎新团员，二是决定将积极分子赵露熙、张逢浙、徐玲列为团员发展对象；将张贞信、董惠霞、朱贤华、张清秀、杨琴芝列为培养对象。

4 月 23 日，支部召开会议，评选思想好、工作好、劳动好、身体好、团结好的"五好"青年，通过讨论，评出沈光洁、陈沐芳、张逢浙、张贞信、陈作飞报县医院党支部审定。

此后，团的工作淡化。

三、工会工作

1988 年 12 月 27 日，县总工会表彰工会积极分子、工会干部，县医院李金平、张兴宇受表彰。是月县医院登记的工会会员有曾嘉丽、王啸宇、周光伟、李兴碧、吴丽茗、方波、时黔宇、熊江明、许绍琼、王正华、陈文萍、刘江、郑春荣。

是年，黔西南州首届工会代表大会召开，兴仁县代表团有正式代表 21 名，县医院李金平为代表。

2008 年 3 月 20 日，为了集中精力抓工作，经 3 月 18 日工会委员会议研究，对工会探望患病职工（含退休职工）及家属逝世掉念工作做如下决定：1. 本院职工（含退休职工），由院工会召集委员探视。2. 本院职工及配偶、父母、姻父母逝世，由院办、工会、院职能科室各科主任、护士长，工会成员前往悼念，望积极参与。3. 本院职工亲属在省外逝世的，由工会给予一点补助，表示一点心愿。

是年，县医院工会利用"3·8"国际妇女节、"5·12"国际护士节、国庆节等主要节日组织开展了丰富多彩的活动。

2009 年 1 月 18 日，院工会根据本人申请及科室推荐决定，将职工代表谢云更换为刘洪；是日，县医院召开职工代表大会，党支部委员会成员孔令荣、车骏、吴文惠、吴兴碧、李金平；工委会成员谢春梅、张永周、赵久发、白宁菊、黄昌贵、汪明贵及职工代表刘洪等参会，讨论通过《职工手册》修改，医院绩效考核方案，管理软件升级等相关事项。

2010 年元月 14 日，县医院工会委员会以"仁医工通字（2010）1 号"文件，通知重新推选职工代表，通知的具体内容是：1. 推选候选人员名单：内科：4 名，外科：4 名，妇产科：4 名，儿科：4 名，门诊部：4 名，急诊科：4 名，检验科：2 名，影像科：2 名，药剂科：2 名，麻醉科：2 名，财务科：2 名。2. 推选名单于 2010 年 1 月 15 日 14 点 30 分以前交到院工会办。3. 各科室推选出的候选代表名单由工会委员会决定，职工代表名额：大科室 2 名，小科室 1 名。

2010 年 1 月 15 日，县医院按照国家《工会法》及职工代表会议制度的有关规定，确定下列人员为县医院职工代表：王顺灿、李林琼、马兴伟、李磊、桂进玲、谢石、刘祖慧、张凤敏、吴洪兵、王洪刚、卢敏、王敏、刘虹庆、杨明伦、夏德茂、毛光丽、何雪娇、周远敏。

18日，县医院召开职工代表大会，谢春梅主持，会议内容：1. 黄昌贵组织学习职代会职责；2. 吴兴碧组织审议软件系统升级报告；3. 车骏组织审议更新CT机的有关事宜；4. 孔令荣组织审议修改后的《职工手册》；5. 孔令荣组织审议兴仁县人民医院绩效考核方案。这次会议向各位代表作出关于更新CT机的情况说明："我院现有的东软CT—C2000型CT机于2001年投入近200万元，使用至今已近10年，曝光累计有416145次，其间更换球管3次，检查病人有39000多人次，已经为我院创收近1000万元，其中有约30%左右的危重病人得到了及时的诊治，给医院带来更大的社会效益及较好的经济效益，改变了我县没有大型医疗设备的局面。目前该CT机已超龄、老化并存在以下缺陷：1. 因其工作运行时间长，内部配件已严重老化，随时有停机维修可能，影响医院正常业务，增加医院经济负担。2. 由于该机型为普通平扫机，扫描速度慢，影像效果差，不能准确发现腔隙性脑梗塞等病变，不利于我院诊疗水平的提高，不能满足对危重、烦躁病人及小儿患者的检查，该类患者不得不外出诊治，延误了患者的病情并增加了患者的经济负担，造成负面的社会影响。随着社会经济的发展和各种医疗保险的社会化，我院各种业务量迅速增加，每月约有CT600至800人次，现有CT机已不能满足这高速发展的社会需要，2009年2月2日，影像科书面向院长办公会、院支委会递交关于申请更新CT机的报告，经院长办公会、院支委会会议讨论，一致认为报告中反映的情况具体、属实。拟于2010年内更新我院CT机，将旧CT作为急诊使用。"

2010年元月16日，院工会组织召开职工代表大会，会议由工会主席谢春梅主持，院工会委员及职工代表参会，学习职代会职责，听取了孔令荣院长的绩效考核方案、修改后的《职工手册》、更新CT、管理软件系统升级等工作报告。

2011年1月4日，县医院召开职工代表大会，改选院工会委员会，通过选举周江林为院工会主席，谢春梅、赵玉美为副主席，赵玉美为经济审核委员会主任，沈光秀为女工委员，张韬为宣传委员，谢波为组织委员；20日，为丰富职工文化体育生活，县总工会在2011年春节期间组织开展全县飞镖、单人跳绳比赛，县医院派出职工参加。

2月28日，为认真组织好第101个"三八"国际劳动妇女节纪念活动，县妇联组织集体跳绳比赛、接力短跑比赛，县医院组织女职工参加。

3月8日，院委会决定给县医院在职女职工发放100元节日补助；为加强职工的凝聚力，活跃"3·8"妇女节的节日气氛，充分发挥女职工的优势，县医院妇委会及工会制定本次纪念活动方案：举办时间：2012年3月8日；地点：兴仁县人民医院院内；参加对象：全院女职工、院领导、工会成员及院办公室人员，男职工可自愿参与；活动内容：慰问费：全院女职工（清洁工、洗衣工除外）每人发放100元；女职工体育活动会：3月8日14:00—17:00，地点：医院坝子内，项目：拔河比赛。奖项设置：一等奖1名，奖金300元；二等奖1名，奖金200元；三等奖1名，奖金100元；鼓励奖若干；跳绳比赛：奖项设置：一等奖、二等奖、三等奖、鼓励奖，奖品：一等奖保温瓶一个，二等奖牙膏牙刷一套，三等奖毛巾一条；文艺晚会：3月8日19:00—22:00，地点：后勤楼三楼会议室，参加对象：全体职工（包括男职工）。

4月11日，院工会为迎接五一国际劳动节126周年，丰富广大职工节日文化生活，促进医院文化建设推进，提高医院职工的凝聚力和荣誉感，安排组织参加兴仁县总工会举办的拔河比赛活动，要求参加活动人员必须按时参加，县医院领导和广大职工到场加油鼓劲，活动安排：1. 2012年4月27日中午12:00点，所有男子、女子拔河队员、花环队、方队队员（具体名单见附表）到周三妹餐馆就餐。2. 2012年4月27日中午会餐后，参加人员作比赛前准备。3. 2012年4月27日下午2点，在兴仁大酒店旁边兴仁广场参加开幕式和比赛。4. 2012年4月27日下午6点到7点，比赛后会餐。

拔河比赛名单男子组：队长：车骏，队员：游启志、尹明刚、田维才、贾忠勋、夏永江、孟凡杰、李祥、谢云、廖德江。女子组：队长：王成英，队员：何坤秀、廖宪、保丽、贺泽敏、韦成彦、张宇、吴光丽、雷国凤、姚登耀。

花环队：徐萍、安艳、饶敏、杨敏、隆晓娅、冯秀云、付艳、彭红秀、陆汝玉、冉红、胡华、何敏、罗增先、龚启凤、双玉凤、许霞、哈文娜、王远玲、王小卜、尹昌翠、戴盛红、马梅、梁雪梅、张路

方队：王万祥、左勇、伍治权、黄继培、陈兵、陈昌金、马雄、赵卓飞、张涛、孙庆勇、谢波、吴洪兵、罗光敏、朱文海、钟波、翁显贵、李金平、肖兴斌、周江林、徐萍、饶敏、杨敏、隆晓娅、冯秀云、付艳、彭红秀、陆汝玉、冉红、胡华、潘玖敏、张永周。

16日，在第101个护士节来临之际，为让全院护理人员在繁忙的工作中过一个欢快的节日，感受到家的温暖，由护理部组织开展"5·12"活动。方案是：1. 活动时间：2012年5月1日至12日开展；2. 参加活动人员为从事临床一线工作的护理人员，邀请院领导、办公室、工会、妇委会、总务科及各科主任参加；3. 开展项目：护理理论竞赛，考试内容"三基"、"2011版临床实践技能"、"护士管理条例"、"院感"、"法律法规"及临床常见护理知识，临床45岁以下护理人员参加竞赛，取前100名，奖项分一、二、三等及鼓励奖；操作技能竞赛，内容"心肺复苏"、"呼吸机的使用""吸痰技术"、"铺床法"，每个科选派3名护士参加，取个人奖。100米接力赛和水中拈弹子，以科室为单位，取集体奖。水中拈弹子比赛，取个人奖；晚会：每个科室准备1至2个节目，未当班人员参加。奖项设置：护理理论竞赛、操作技能竞赛、100米接力赛取前三名，第一名奖励500元，第二名奖励400元，第三名奖励300元（理论竞赛设鼓励奖，从第四名到一百名奖励100元）；水中拈弹子比赛取前三名，第一名奖励300元，第二名奖励200元，第三名奖励100元。45岁以上、产假、进修人员发100元。"5·12"下午举行表彰大会，晚上组织联欢会。11月29日，为能更好地维护职工的合法权益、丰富职工的业余生活，使工会的工作顺利开展，经院工会"2012年年终总结大会"讨论通过，明确工会委员的工作分工：工会委员会是职工代表大会的工作机构，由8个同志组成，潘玖敏：专职主任，负责工会日常工作、检查、督促职工代表大会决议执行情况。周江林：执行职工代表大会的决议和上级工会的决定，主持基层工会的日常工作，依照法律规定，参加本单位民主管理和民主监督。谢春梅：负责参与协调劳动关系和调解劳动争议，协商解决涉及职工切身利益问题，监督有关法律法规的贯彻执行，协助和督促行政方面做好劳动保险，劳动保护工作，办好职工集体福利事业，改善职工生活，职工红白事、重要节假日、生病职工的慰问和组织活动。赵玉美：组织职工进行劳动竞赛、合理化建设，总结推广先进经验，做好劳动模范的评选、表彰、培养和管理等工作监督有关法律法规的贯彻执行，协助和督促行政方面做好劳动保险，劳动保护工作，办好职工集体福利事业，改善职工生活。张韬、谢波：负责对职工进行思想政治教育，鼓励支持职工学习文化科学技术和管理知识，开展健康的文化体育活动，办好工会文化、教育、体育事业，参加组织兴仁县委政府和工会重大活动。沈光秀：负责维护女职工的特殊权利，同歧视、迫害女职工的现象做斗争，妇女节，护士节等妇女活动的组织和协调。孟凡杰：负责加强工会组织建设，健全民主制度和民主生活，做好新员工的接收、教育工作、收好、管好、用好工会经费，管理好工会财产。

9月13日，县医院根据《职工代表大会制度》，决定对原职工代表进行改选。改选后的全院职工代表是：孔令荣、吴文惠、吴兴碧、车骏、甘明金、周光伟、周江林、马德辉、谢云平、王荣严、李光凤、胡万丽、白金娇、张小梅、杜艳、汪明贵、游启志、罗梅、周玉情、张韬、张明丽、何雪

姣、安艳、王万祥、肖鸿中、颜会、马志春、王顺灿、杨明伦、蒋万敏、赵玉美、钟波、卢敏、汪丽、孙熙莲、张春、孟凡杰、刘宽秀、余开红、王玲、梁鑫、王洪刚、石玉红、赵正林、令狐克祥。

11 月 3 日至 12 月 5 日，院工会组织职工每晚 19：30 至 21：00 在院内学唱院歌。

12 月 29 日，县医院工会申请成立篮球队、足球队获得院领导同意，组织成立了篮球队、足球队。篮球队组建情况：张韬为队长；左勇为副队长；敖学斌等 5 人为队员。足球队组建情况：谢波为队长；张虎等 15 人为队员；

31 日院工会组织职工在院内举行元旦唱院歌比赛，设一等奖 1 名奖金 1500 元加奖牌，二等奖 1 名奖金 1200 元加奖牌，三等奖 1 名奖金 900 元加奖牌，鼓励奖 11 名奖金 500 元。

30 日，县医院工会组织成立体育队及文娱队。

2012 年 2 月 28 日，县医院组织召开妇女代表大会成立妇女委员会，按程序选举出妇女委员 5 名、妇委会主任 1 名、副主任 1 名。

是日，县医院召开妇女代表大会，传达上级《关于进一步加强基层妇女组织工作的意见》；选出县医院卢敏、王成英、赵玉美、刘宽秀、潘玖敏、罗梅、郑春荣为县医院妇委会委员；选举潘玖敏为妇委会主任，卢敏为副主任。

3 月 8 日，县医院妇委会在院内组织开展了拔河、跳绳比赛及联欢晚会以庆祝"三八"国际妇女节。

4 月 27 日，县总工会举办"庆建州·迎五一"全县职工拔河比赛，县医院工会组建了男队、女队和花环队参赛。

12 月 31 日，为增强职工凝聚力，培养荣誉感，迎接新年，县医院拨款 13448 元，组织开展了职工唱院歌比赛。

2013 年 2 月 27 日，县医院决定同意"三·八"妇女节活动方案并支付活动经费 53715 元。在院内开展"三·八"妇女节系列活动，活动内容有：六人"袋鼠"接力赛、踩气球、跳绳、转呼啦圈比赛，每项设一、二、三等奖，奖金 100 元至 600 元。

县人民医院的政治建设，除以上外，还参加了县境各时期组织开展的组织运动。具体有 1955 年开展的肃反运动；1957 年开展的"反右"运动（反资产阶级右派分子），县医院划定右派分子 2 名；1958 年开展的增产节约运动；1961 年开展的整风运动；1963 年开展的"五反"运动（反行贿、反偷税漏税、反盗骗国家资财、反偷工减料、反盗窃国家经济情报）；1964 年开展的"四清"运动（清账目、清仓库、清工分、清财物）；1966 年开展的无产阶级文化大革命运动。"文革"运动中，县医院名称曾改为"贵州省兴仁县人民医院革命委员会"。

1962 年至 1979 年，县医院根据中共和国家的有关方针政策，对历次政治运动中造成的冤假错案进行了平反昭雪；对被错误处理的干部落实了有关政策。

第三章　文化建设

　　文化建设的内容非常广泛，但总体上可以划分为精神文明建设和物质文明建设两个大的部分来解读。物质文明建设为硬件建设，包括县医院的房屋建设，医疗设备；精神文明建设为软件建设，包括职工业务培训，教学、科研工作。

　　县医院 1993 年以前的房屋建设情况除业务用房外，还包括职工宿舍建设情况。1993 年国家实行住房制度改革，县医院按照国家住房制度改革方案的规定，将职工宿舍按职工工龄等情况定价出售给职工个人所有，办理房屋产权所有证，职工宿舍（称为福利房）成为私有财产，受到国家法律保护。故此，1993 年以后县医院的房屋建设情况，只书写业务用房，不再包括职工宿舍。

第一节　硬件建设

　　县医院属于文化建设内容的硬件建设，包括房屋建设、医疗设备两类

一、房屋建设

　　县卫生院 1937 年建立时，院址设在今县城民主路金家坝清代咸同年间的"白旗起义"元帅府侧砖瓦结构的房屋内，此房屋后为县防疫站驻地。

　　县人民政府 1950 年接管后，除开原有用房外，借县人民武装部（编注：县人武部 1954 年改称兵役局，1959 年改回县人民武装部称谓，地址在今县城民主路金家坝 102 号县委党校内，时有大小砖瓦结构、砖混结构房屋计 13 栋）部分房屋一并使用。

　　1958 年 3 月，经县委批准划拨位于城关镇荷花公社牛角田（今属城南街道办事处）的土地 4.14 亩给县医院建住院部和中药材种植基地。县医院同时按照中央人民政府主席批准国家建设征用土地办法规定，以每亩 291 元的单价征用牛角田土地 1390 平方米。是年 4 月 5 日，县医院与县合力建筑社、黎明木器厂签订合同，修建办公室、住院部、厨房、厕所等砖瓦结构房屋四栋，工程预算为 4500 元。合同规定砖墙、砖柱、房架石脚等 20 年内不倾斜倒塌，瓦面、粉糊一年内不漏雨、脱壳；规定全部工程在当年 10 月底前全部完成。是年县拨给县医院原县林业站平房 1 幢作为住院部病房使用。

　　1959 年 4 月 23 日，县境突降暴雨，造成灾害，县医院成为重灾区，决定搬家，将住院部从原址搬到牛角田，将门诊部从老车站（今人武部）搬到租用的大街上民房。5 月 2 日总结评比，这次搬家表现最好的同志有钱陪明、张文学、屈庆学、冯安陆、夏宗泽、何文龙、程国柱、李友显、匡

朝甫、曾学古等。

12月11日，上级指示县医院在新建院址（牛角田）扩建医院，征用城关公社城郊管理区土地6.9亩，按照国家规定的价格合计付款1155.61元。

1960年3月10日，经县委批准由城关公社城郊管理区无偿划拨给县医院牛角田（编注：此幅土地位于张家祠堂前，张家祠堂为土地改革时没收地主财产归国有的胜利果实，由政府划拨给医院作职工宿舍）土地3亩，1960年6月1日又增拨1.14亩。县医院抽程国柱、李有显二人组成基建小组，要求"五·一"劳动节前建好新医院，争取"七·一"建党节搬新址。

11月23日，为了落实上级归还征拨土地的指示，县医院应归还城郊管理区土地2.27亩，经与城关公社协商，此中药基地留给医院使用，医院另划出6分1厘归还，剩下的1.66亩以365.54元人民币购用。

1960年县医院新建住院部房屋一栋。

1961年新建房屋3栋。

1964年12月5日，县医院按照每亩219元的单价征购城郊管理区与县医院接壤的土地0.76亩扩建病房和发电用房。

1964年12月5日，县医院经县人委同意扩建病房和发电房，人委批准征用城关区城郊公社牛角田位于县医院界的土地0.76亩，由县医院按照国家每亩219元的规定价共付币166.44元购得，于是日与城郊公社签订了《征用土地合同》。同时报送工程设计任务书，该任务书称：新建X光透视室、药物制剂室等科室木结构平房二栋各一式五间，面积为370平方米，投资包工包料27330元，11月开工，1965年元月竣工。资金来源为专区拨款2万元，自筹7330元。1965年3月补报此任务书（此时两房已投入使用）。

1965年，省卫生厅分配给县医院基建款5.3万元，县医院用以修建750平方米的病房楼，组织施工队伍在院内建设，到年底完成工程85%，计划于1966年2月底竣工投入使用。

1967年2月13日，县医院以币360元购得许昌文、刘昌惠夫妇由政府拨给位于张家祠堂侧的瓦房一间。

1971年县医院开展资产核实工作，据是年10月31日报表统计，县医院计有1958年修建的外科楼、大厕所、1963年修建的办公楼、停尸房、1965年修建的病房楼、1968年修建的发电房、伙食房、1969年修建的汽车房、小厕所各1幢，有1958年修建的第一、解放前的第二、1962年修建的第三、1958年修建的第四宿舍楼各1幢。

是年11月7日，院革委向贵州省革委提出申请资金4万元修建门诊楼和院内道路。是年，县医院院内道路花币2844.81元、围墙5767.52元、门诊560平方米花币99490元建成。

1974年11月29日，县医院与城关建筑社签订住院部围墙的修建合同，花币3000元，要求墙高2米，顶部抹浆，插碎玻璃。

1982年9月20日，县城建局批准县医院新建两楼一底职工宿舍900平方米，1983年11月竣工结算审定总金额为63055.01元。

1987年，县医院自筹资金新建职工宿舍1095平方米，煤棚40间，解决了20户职工的住宿问题。

1991年，县医院自筹资金新建住院部大楼1幢。

1994年，县医院新建砖混结构四楼一底职工住宅楼一幢，是年8月4日开工，1995年5月2日竣工，5月15验收合格投入使用。

1997年，县医院有业务用房1幢三层约1600平方米的门诊楼及一幢约2000平方米的住院楼。

1998年一季度投资3万余元建设了院内花园，院内种了花植了树；挪出一定面积的旧房设为伙房，聘员管理解决病人饮用开水和煮饭的困难。

1998年，县计划局批准县医院建设职工住宅楼，建设地址县医院内，建设规模为2000平方米，投资规模为80万元（自筹）。

是年，黔西南州人民政府出台《黔西南州成本价全产权出售公有住房实施办法》，重申1993年房改时兴仁县的职工住房成本价为每平方米320元，连工龄折扣1.92元（职工有1年工龄即每平方米少付1.92元，夫妻双方都是国家职工的双方工龄叠加计算），县医院有汪克礽、隆朝海、谢远舒等82户购买了县医院原住职工宿舍。

1999年接受宁波市扶贫捐赠25万元修建内儿科住院楼，抽出部分资金在城东新区征地50米，组织职工自筹资金集资建房24套，2001年3月交付使用。

2000年3月8日，县计划局为县医院向州计划局上报《兴仁县人民医院关于建立康复医院项目建议书》的报告，该报告称：兴仁县医院的现有条件，远远不能适应群众就医要求，为了改善我县的医疗卫生条件，县人民政府已在县城东新区划拨土地50亩，作为技术康复医院用地，按二级甲等医院的要求，规划、设计、筹建这所康复医院。该项目技术规模为开放床位200张，总建筑面积10350平方米，投资规模为1052.5万元，其中申请国家补助资金842.5万元，自筹资金210万元。

3月13日，县计划局根据县医院职工住宅的实际困难和城东新区的意见，批复同意县医院申请建设职工住宅楼的立项报告，该项目技术地点：县城东新区市府北路，建设规模：总面积3000平方米；投资规模：159万元；资金来源：职工全额集资。

5月21日，兴仁县城东新区管理委员会依法出让位于县市府背离东侧一宗国有土地使用权给县医院，价款为50万元；是月，县建设局新建城东新区商住楼颁发工程项目施工许可证，标明该建筑为7层，建筑面积为3525平方米；5月县医院与新兴建筑公司签订城东新区市府路商住楼建设工程施工合同

8月31日，县政府向省计划委员会、省卫生厅递交《兴仁县人民政府关于匹配兴仁县人民医院基础设施建设资金的承诺书》，承诺匹配县医院基础设施建设资金20万元。

9月14日，县医院向县工商银行提出关于职工集资建房的申请，称"今年6月，我院在城东新区兴建职工住宅楼一栋，总面积为2607.72平方米，总造价1009998元，一层为我院第二门诊部，二层以上为职工住宅"，为县医院19户参加集资建房的职工贷款62万元提出担保。

11月6日，县政府成立县人民医院门诊大楼项目实施领导小组，组长为县政府副县长刘红梅，副组长为县卫生局局长薛发佳，成员为县医院院长龚华平、副院长夏德茂等5人。

2001年，县医院在县城东新区新建职工宿舍楼一幢，该楼有11间商业门面。

是年，由宁波市经济技术开发区援助25万元建设的内儿科住院楼竣工投入使用，建筑面积为1400多平方米，总造价为70万元。

12月3日，县医院将城东新区市府北路商住楼第7层楼，建筑面积为119.765平方米的住房以57486元出售给县移动通讯公司。

2003年，县医院接受解放军九四医院捐赠的30万元修建门诊综合楼。

7月16日，县医院开工建设住院楼，投资176.5万元（其中国家资金120万元，县医院自筹56.5万元），建设规模3500平方米，2004年5月竣工投入使用。

2004年5月，县医院修建的住院楼工程通过验收投入使用。

5月12日，由国家总投资180万元建设的2722平方米的门诊大楼投入使用；是日，县医院投资近40万改造原门诊楼投入使用。

2006年县医院固定资产明细表载：计有门诊大楼、外科大楼、内科大楼、影像楼各一幢。

2007年，县医院将院内老瓦房一幢拆除。

2008年元月11日，县医院将11间商业门面进行了拍卖，2号门面30.69平方米，参考价181000元人民币；3号门面36.9平方米，参考价218000元人民币；4号门面22.5平方米，参考价133000元人民币；7号门面34.65平方米，参考价205000元人民币；8号门面34.65平方米，参考价205000元人民币；9号门面27.9平方米，参考价165000元人民币；10号门面44.82平方米，参考价264000元人民币；11号门面22.5平方米，参考价133000元人民币；12号门面36.9平方米，参考价218000元人民币；13号门面30.69平方米，参考价181000元人民币；14号门面37.8平方米，参考价223000元人民币。评估价合计2355120.00元，评估价下浮10%后合计价为2119608.00元。

2009年2月2日，县医院向有关组织报告医院的现状是："位于城关镇环城南路52号，总占地面积10137平方米，业务用地面积大约6500平方米，职工144人，现有业务用房面积7500平方米（危房1500平方米），编制床位100张，实际开放床位160张，现日住院病人在160至200之间，人员及床位十分紧张，业务用地及建筑面积都远达不到国家标准。根据温家宝总理主持召开国务院常务会议，研究部署进一步扩大内需促进经济平稳较快增长的措施的精神，2008年末起，国家将规范中西部地区县级综合医院建设信息，国家发改委对县综合医院建设投资资金为2000万元，为争取项目资金（完成一期建设），结合县未来发展情况，县医院提出划拨国有土地100亩作为建设用地，项目可行性研究报告已送交州发改局，提出县政府给予划拨建设用地的申请获得批准。"

7月22日，贵州省发展和改革委员会以"黔发改社会（2009）1798号"文件，批复同意县医院新院区建设发展规划，内容是："1. 建设地点：兴仁县人民医院建设地点为县城东南片区兴仁大道和健康路之间；2. 建设规模及内容：新迁建的医院规划占地面积63166.5平方米，总建筑面积33200平方米。主要建设内容及规模为：急诊部996平方米，门诊部4980平方米，住院部12948平方米，医技科室8964平方米，保障系统用房2656平方米，行政管理用房1328平方米，院内生活用房1328平方米。新医院建成后，病床数达到400张，原则上达到国家二级甲等医院水平。此外，原国家已安排资金建设的传染病房800平方米进行置换在新迁建的院内建设；3. 总投资估算7408万元。资金来源为申请国家补助2900万元，兴仁县人民政府配套4508万元（含传染病房建设资金168万元）；4. 医院规划建设年限为2009至2011年。"

8月18日，省发展和改革委员会以"黔发改社会（2009）2007号"文件，批复县医院建设项目可行性研究报告，内容是："1. 为更好地满足人民群众医疗卫生服务需求，原则同意《兴仁县人民医院建设项目可行性研究报告》的内容；2. 项目法人：兴仁县人民医院；3. 项目类别：基本建设；4. 项目建设性质：新建；5. 项目建设内容及规模：急诊部996平方米，门诊部4980平方米，住院部12948平方米，医技科室8964平方米，保障系统用房2656平方米，行政管理用房1328平方米，院内生活用房1328平方米，总建筑面积33200平方米；以及垃圾收集、污水处理、配电等辅助设施。项目建成后医院床位数达到400张。另同步建设传染病区800平方米；6. 项目总投资7408万元，资金来源为：申请国家补助2900万元，地方配套4508万元（含传染病区建设投资168万元）；7. 本项目招标初步方案另行核准。"

10月19日，贵州省国土资源厅以"黔国土资预审字（2009）280号"文件，同意县医院新院区建设用地，内容是："1. 兴仁县人民医院建设项目符合国家产业政策，原则同意通过预审；2. 项目选址位于兴仁县东湖街道办事处东湖社区，拟用地规模5.3446公顷；项目在初步设计阶段，应进一步优化设计方案，少占耕地并节约和集约用地；3. 根据《贵期省土地管理条例》规定，建设项目占用耕地应保证占补平衡，补充耕地方案、资金必须落实，占用基本农田的，缴纳耕地开垦费应按当地最高标准执行。在申请建设用地时应进一步落实补充耕地的措施；4. 按照国家有关法律法规和国务院、省人民政府的有关规定协同当地政府和国土资源部门做好征地补偿安置的前期工作，采取社会保障等措施，确保被征地农民生活水平不因征地而降低，切实维护被征地农民的合法权益；5. 项目核准后，按照《中华人民共和国土地管理法》和有关规定，须纳入土地利用年度计划，按规定申办建设用地报批手续，经批准后方可使用土地；6. 本建设项目用地预审文件有效期为2年。"

2011年8月2日，县医院城东新区新院区建设正式开工，该建设项目属中央投资项目，总投资为7410万元（其中中央资金2900万元、地方匹配资金4510万元）。

11月，县医院投资391000元对老院区门诊楼进行了改造。

2012年2月22日，由贵州化工建设公司承建的县医院新院区门诊、急诊医技楼，贵州誉驰建筑公司承建的外科综合楼、黔西南州汇源建筑公司承建的内科综合楼基础工程经验收合格。

4月6日，县医院新院区建设平基工程竣工验收，县医院申请县政府对该工程进行竣工审计。

6月9日，由贵州誉驰建筑公司承建的县医院新院区外科综合楼、黔西南州汇源建筑公司承建的内科综合楼主题工程满足设计要求，基本达标，通过验收。

8月21日，县医院急门诊综合大楼主体工程建设完工，通过验收。

是月，县医院新院区完成主体工程验收，进入室内外装饰工程阶段，完成投资4500万元，实际支付工程款3311.70万元。县医院预计到2014年中旬完成新院区整体搬迁，上半年完成内科分科（内科、透析科），骨外科分科（骨外科、脑外科），妇产科分科（妇科、产科）；下半年完成儿科分科（新生儿科、普通儿科）；拟建肿瘤科。进行规范化、精细化管理，实行全成本核算。

二、医疗设备

县医院的医疗设备，随历史情况的不同逐步增加、完备，由少到多，由简单到复杂，科学技术含量越来越高。

部分年份的拥有情况是：1952年县医院有病床6张；1953年，县医院计有病床15张；1957年，县医院购置有价值120元的木质器械框，有价值1元的手术用剪刀多具；1959年，县医院购置价值4243元的半新30毫安国产X光机一台。

1960年6月中旬，县医院安装100毫安爱克斯光机1台；病床在原有46张的基础上，计划扩建到100张，其中简易病床25张，钢丝床15至20张。

1961年，通过整风运动，职工提高了思想觉悟，改进了医疗作风；为开展创医疗质量好、服务态度好、实事求是好、政治品德好、病人反映好的创五好活动，县医院安装了兴仁历史上第一台X光机，同时安装了发电机。

是年，县医院设立照片（放射）室，有30mmX光机一台。以后以此为基础发展为放射科，该科1978购买200mmX光机一台，1989年购置北京"东方红"牌射线200mm，单机一台、单球管一台，透视射线机一台，2005年购置德国生产的数字化处理系统爱克斯CR机一台，2014年3月新购置西班牙数字化DR机一台，减少了工作强度，缩短了病人候诊时间。

是年12月14日，省卫生厅下发"（1961）卫医字第37号"文件，要求开展医院人员、床位、大型医疗设备和技术力量的调查，县医院大型医疗设备调查表显示：县医院计有50毫安X光机1部，显微镜2台，温箱1部，分析天平1台，直流感应电疗机1台，紫外线灯6个，赤外线灯4个，电动离心机1具，电睡眠机1具，杜氏比色机1具，卧式高压消毒器1部。

1963年，县医院购置有合计价值5350元的国产2110型国产重型柴油发动机、12千瓦发电机各1台。

1964年，县医院计有医疗设备新购的万能手术床、30毫安X光机、发电机、麻醉机、热电血清凝固器、培养箱、干燥箱、电睡眠机、药物透入电疗机各 1 台，划价和洗片台各 1 台，脚踏吸引器 2 台，换药车、病人推车各 1 部，阅片灯一个，氧气瓶 4 个，暗匣箱 8 个，原有的木质病床全部更换为钢丝床，计 60 张，弹簧垫 40 床。

是年 11 月，省卫生厅调给县医院器械：30 公升旋转真空泵 1 具，三叶器官扩张器 1 把，扁桃腺止血钳 4 把，阴道镜 6 面，手术剪 6 把，金属导尿管 1 套，腹部拉钩 4 把，碎胎刀 1 把，拔牙钳 1 把，海绵钳 2 把，克氏针 10 支，煤整流器 1 个，铅饼 1 具。

1965 年购置 1666 元的 200 毫安 X 国产新光机 1 套、1970 年购置价值 1840 元的手提式国产新 X 光机 1 台；有 1965 年购置价值 1709 元的国产超短波治疗机 1 台及照片台、阅片机等若干；有 1962 年购置价值 796.5 元的紫外线灯、1964 年购置价值 1548 元的万能手术床、价值 686 元的万能麻醉机等若干；有 1961 年购置的氧气瓶、1963 年购置的手术包等若干，价值均在 0.5 元至 300 元。

1968 年 7 月，县医院购进价值 26600 元的大型医疗（救护）设备"130 跃进牌"救护车 1 辆及其修理配件若干。

1971 年，县医院开展资产核实工作，10 月 31 日报表统计，计有不知进货年代的器械（已知进货年代的器械统计于购置年代中）：国产骨钻、骨锯、单咬骨钳、咬骨剪、碎骨钳各 1 把，骨锉、双要骨钳、持骨钳、肋骨剪各 2 把，小咬骨钳、托马式架、牵引弓各 3 把，石膏锯、石膏刀各 4 把，骨刮匙 6 个，克氏针、斯氏针各 10 只，胎儿吸引器、穿颅器、双爪钳各个 1 个，重磅扩阴器、产钳、婴儿秤、断头刀、膀胱取石器、鼻息肉咬断器各 2 把，阴道拉钩、单爪钳各 3 把，上环器 4 个，扩阴器 6 个，宫颈钳 10 个，中弯钳、取环钩各 18 个，大弯钳 44 把，中直钳 95 把，反尔氏钳、自动干开器、骨髓针、开口器各 1 只，动脉瘤针 2 只，肌肉拉钩、吸头、卵圆钳各 3 把，肠钳、长镊子各 4 把，肛门镜、子弹钳各 5 把，大拉钩 7 对，手术剪 17 把，手巾钳 22 把；此外上册的还有 133 栏，有的已经不能用，所有这些不知进货年代的器械价值在 0.1 元至 60 元之间。

1973 年 3 月 30 日，因为 1963 年购置的毛毡 90 床被病人偷走 4 床后，不便再拿给病人使用而成为积压物品，县医院报告县民政卫生局将所存毛毡 86 床折价进行了处理。

1982 年统计，县医院有新机电设备 2105 型 20 匹马力菜油发电机 1 台，有 15 千瓦 MSA 型交流电机 1 台。

1983 年统计，县医院有正式病床 103 张，经常增加的简易病床为 10 至 20 张。

1986 年 8 月 25 日，县医院牌照号码为 22-40292 的救护车投保。

1987 年，县医院利用上级补助款及自筹资金，花 3 万多元添置了病床 60 张，新增床位 10 张，缓和了床位紧张局势；新置理疗仪器"神灯"3 台、液氧冷冻治疗器及牙科必备的手术设备。

1991 年开设病床 110 张，预计设置 B 超机 1 台，300mAX 光机 1 台，救护车 1 辆。

1995 年 3 月 27 日，县医院新置 X 光机 1 台，型号为 300mA。

1997 年县医院有 300mAX 光机一台、纤维胃镜一台、B 超诊断仪一台、麻醉机一台、高频电刀一台及生化检验设备。

1998 年筹措资金 51 余万元，购置解放牌救护车一辆、荷兰产飞利浦 B 超诊断仪一台、尿十项分析仪、微波治疗机、痔疮治疗机、六合一治疗仪、多功能按摩床等。

1999 年元月 5 日，县医院向省、州、县提出购置 CT 诊断仪的报告，计划购置价值 200 余万元 CT 诊断仪一台。

2000 年元月 27 日，省财政厅下发《关于报送利用国际金融组织和外国政府贷款项目的通知》，因国家进行西部大开发安排国外贷款项目向中西部地区倾斜，要求扩大利用外资规模。

3 月 22 日，县计划局为县医院向州计划局呈报《兴仁县人民医院新添医疗设备项目建议书》

的报告，称该项目概算总投资 480 万元，其中向国家金融组织贷款 240 万元，自筹 240 万元，恳请立项解决。

6 月 16 日，县医院向省卫生厅提出申请奥地利政府贷款购置彩色 B 超等设备的报告。8 月 30 日，县财政局、卫生局向省财政厅、卫生厅致"关于偿还奥地利政府贷款项目"的贷款担保函，为县医院向奥地利政府贷款 15.71 美元作担保。9 月 7 日，县医院获得奥地利政府贷款 15.71 美元，用于购置奥地利克蕾茨公司生产、单价为 12.23 美元的"V530"型 3 探头彩色二维 B 超机 1 台，购置德国 Drager 公司生产、单价为 3.48 美元的"Fabius"型麻醉机 1 台。此贷款使用期限为 16 年，计还本息 160 万元人民币，省财政厅、卫生厅要求到期如不归还将直接从县财政局预算款项中扣还，县医院向县财政局做出承诺：1. 由县医院在设备到位后 1 年起，每年交给县财政局 10 万元人民币的还款准备金；2. 如不能按期存入还款准备金，则由县财政局在拨给县医院每年的卫生事业费中扣取；3. 本承诺不因贷款人和担保机构的变动和隶属关系变化而失效。

4 月 4 日，县医院以人民币 33000 元购进电解质分析仪一套。

9 月 20 日，州卫生局下发"关于搞好美国'心连心'国际组织捐赠药品器械使用管理的通知"，因受美国"心连心"国际组织的支持，捐赠州医院一批药品器械。通知要求州医院调剂一部分给其他医院，县医院调剂得 8 号、10 号导尿主管塑料袋各 1 箱，每箱 50 个（另外还调剂药品滴耳油、单硝酸异山梨酯、多那塔、乙咪乙酸各 2 箱）。

10 月 14 日，县医院以人民币 7 万元购进桑塔拉牌轿车 1 辆。

是年，县医院投资 10 万元购置纤维胃镜一台。

2001 年，卫生局下文分发卫 IX 项目（国际项目）第二批设备，县医院发得电脑婴儿培养箱（5745元）一套。

4 月 20 日，县医院向南京惠泰医疗设备销售部购置便携式除颤血氧监护仪，价值 66500 元。

7 月 25 日，县医院向南京惠泰医疗设备销售部购置 DH-2000A+ 监护仪一台，价值 53200 元。

8 月 17 日，县医院与中国农业银行兴仁县支行签订借款合同，借中长期贷款 196 万元，用于购置医疗设备；20 日，县医院向上海莱渤医疗设备有限公司购买 500mA 双床双管 X 线机、影像增强电视系统、遥控摇篮系统一套，价值 26.6 万元。

9 月 3 日，县医院向四川省内江市新迈医用科技服务有限公司购买立式摄影架一台，价值 10100 元；28 日，县医院与沈阳东软数字医疗系统股份有限公司签订《全身 CT 机购销合同书》该机价款为 188 万元。

11 月 6 日，县医院与招商银行沈阳分行签订借款合同，借短期贷款 72 万元，用于购置 CT 机；18 日，县医院与省卫生厅签订《奥地利政府贷款贵州省医疗设备项目还款协议》；19 日，县医院与省卫生厅签订《奥地利政府贷款分贷协议》。

是年，县医院"兴仁县人民医院南京军区九四医院对口帮扶材料"在县医院医疗设备具有荷兰产菲利浦黑白 B 超诊断仪 1 台，日本奥林巴斯纤维胃镜一台，脑电地形图机一台，美国丹伦血球分析仪、血凝仪各一台，法国普美康除颤心电血氧监护仪 1 台，高频电刀，麻醉机，电解质分析仪，尿十项分析仪，痔疮治疗机及超短波治疗机，新生儿抢救台，胎儿监护仪，心电图机、X 光机；投资近 200 万元购置大型医疗设备：沈阳东软数字医疗系统股份有限公司生产 CT-C2000 型 X 线计算机体层摄影装置及配套设备。该设备已于 12 月 15 日安装调试完毕投入使用，填补了县无大型医疗设备的空白，增强了县医院在现行医疗市场竞争中的实力，给广大就医患者带来更多实惠。

2002 年元月 4 日，县医院所购置的 500mA 双床双管 X 线机、影像增强电视系统、遥控摇篮系统安装验收，投入使用。

是年，县医院投资近 60 万元购置体外碎石机、腰椎牵引床、骨折治疗仪、呼吸机、微波治疗仪、血气分析仪、床旁 X 光机各 1 台，心电监护仪 2 台。

2004 年 12 月 10 日，购置全自动生化分析仪、空调、冷藏柜、冰箱、无影灯、手术床、电动骨钻、抢救车、牙科综合治疗机等设备等设备，价值 80 多万元；并改善了分娩室、门诊输液室以及外妇科楼的条件及设施，总投资近 30 多万元。

2005 年 4 月，县医院有依维柯牌救护车 2 辆、北京现代牌公务轿车 1 辆。

2006 年县医院固定资产明细表载：计有计算机段层扫描仪（CT）1 台，价值 188 万元；彩色 B 超诊断仪一台，价值 165 万元；奥林巴斯胃镜等设备 1 台，升降式病床 134 张、普通病床 120 张以及救护车、洗衣机等设备若干，总价值为 12585056 元。

2008 年 10 月 22 日，县医院开工建设门诊综合楼，总投资 350 万元（中央预算内专项资金 180 万元，地方配套资金 170 元），建筑面积 4437.39 平方米，2009 年 11 月 24 日竣工验收合格交付使用

2009 年 2 月 2 日，影像科书面向院长办公会、院支委会递交关于申请更新 CT 机的报告，经院长办公会、院支委会会议讨论，一致认为报告中反映的情况具体、属实。拟于 2010 年内更新 CT 机，将旧 CT 作为急诊使用；7 月 1 日，县医院门诊综合楼、内儿科楼、外妇科楼进行重新装修，安装中心供氧和中心负压设备，安装两台医用电梯，启动后勤楼建设，启动第二条污水处理站建设；10 月 7 日，为防控甲型 H1N1 流感，县医院准备多参数监护仪、呼吸机、84 消毒液、N95 口罩等设备及物资。

2010 年元月，县医院购进消毒机 15 台，合计人民币 11 万元；购进电动手术床 2 台，合计 118000 元。

2 月 10 日，外妇科新大楼设备安装合格，各科室搬入，如期开诊。

5 月，县医院申请县政府审计局对 2009 年 11 月 24 日竣工验收合格交付使用的门诊综合楼进行事后审计，10 月 22 日结束。

11 月 5 日，县医院申请县发改局组织对门诊综合楼进行了项目验收。

同日，县医院申请州环保局对污水处理工程进行了验收。医疗污水处理排放属州政府 2007 年限期治理单位，按州政府要求，县医院引进了日处理能力为 60 吨的污水处理设施，于 2008 年投入试运行，并经州环保局监测站监测达到医疗机构污水处理排放标准，随着新型农村合作医疗的开展，县医院病人量猛增，日处理 60 吨污水设备已不能满足需要，2009 年县医院再次引进一套日处理能力 200 吨的污水处理设备，2010 年初试运行，经州环保局监测站再次监测达到医疗机构污水预处理排放标准。

2011 年 4 月 18 日，县政府同意医院投放新 16 排螺旋 CT 机，县医院成立以孔令荣、吴文惠等 14 名人员为成员的购机谈判小组，同时决定谈判时邀请县政府分管副县长、政府办、卫生和食品药品监督管理局领导参与投放谈判。

6 月，县医院决定与昆明康旭科技有限公司，签订投放医疗设备 16 层螺旋 CT 机的合同，投放日期为 6 月 21 日至 9 月 30 日。总价款为 465 万元；29 日，县医院决定报废 2001 年 8 月购买的医疗设备 CT-C2000 型平扫 CT 机，并报经县政府国资委批准。

12 月 29 日，县医院决定报废旧 CT 机，以 7 万元的报废价出售。

是年，县医院还购进了 800 人份的贝克曼全自动生化分析仪、全自动免疫发光仪等，提升了整体水平。

是年，县医院成为县境内规模最大的二级甲等医院、爱婴医院，为黔西南州职业技术学院实习医院、黔西南州基层卫生技术人员培训中心。编制床位 400 张，实际开发床位 210 张，固定资产 1800 万元，现代化医疗设备有脉动真空灭菌器、ZC-9300 全电脑联体式牙科治疗机、裂隙灯眼压计、

500 毫安 X 光机、CR25.0 扫描系统、CT-2000 机、黑白 B 超、彩超、胃镜机、日立 7020 自动生化分析机、病例分析系统、血细胞分析仪、血型血清学用离心机、FYQ 型免疫微粒孵育器、PH-11 恒温循环解冻器、AESTIVA/57100 手术床、GE9100 欧普达麻醉机等先进设备。

2012 年 5 月 25 日，内科、儿科、妇产科、普外科、骨外科、重症医学科购买消毒机 6 台，合计单价为 96000 元。

2013 年，在资金紧张的情况下，共采购低温过氧化氢等离子灭菌器 1 套，西班牙进口 DR1 套，脑科设备（开颅动力系统 1 套、万向头架 1 套、双极电凝 1 台）等，大大提高医院整体诊疗水平。

第二节　软件建设

县医院的软件建设有学习培训、教学科研等方面的内容。

一、学习培训

1.20 世纪部分年份的培训

1958 年，为了鼓励干部提高思想觉悟，钻研业务，通过现职工作实践锻炼成为又红又专的卫生医药技术人员，3 月 2 日，安顺专区专员公署下发了"专文教（1959）字第 027 号"文件，要求"着手对现有各类卫生技术人员的数量、质量、组织思想品质、文化水平、业务能力等进行调查，根据各该地区实际情况，做出通过考试提高干部的规划，并在提高干部、搞好工作的前提下，加强在职干部的业务学习，为选送参加考试（技术职务晋级考试）做好准备"。

3 月，县医院派出冯安陆、熊琳到安顺专区卫生干部进修班学习。

1959 年，县医院根据县委、县人民政府的指示，在院内开办卫生培训班，培训城乡卫生人员，先后开办了两期培训班。由屈庆学、冯安陆担任授课教师，进行课堂教学，理论课受完后，即安排在院内各科室进行实习，各科室的医师、护士均尽心尽力的传、帮、带学员，致使当年所培训的119 名学员全部获得毕业。这些学员毕业后，全部分配到城乡参加卫生工作，解决了县境初级卫生人员的缺口问题。

为了提高全县卫生人员的技术，县医院组织了胰岛素低血糖治疗、钩虫、综虫的防治等专题报告和手术观摩、讲解，接受基层卫生人员到院进修护理、化验技术，此外还经常派有经验的医师到贞丰、巴铃、雨樟等地的卫生院进行技术指导。1960 年，县医院坚持每星期 4 小时的业务学习，全院 80% 以上的人均参加，临床学习内容分三个科，并指定了授课者。

1961 年 3 月，县医院助产士曹秉翠到贵州省卫生干部进修学校进修，为期 3 个月，学校结束回院改任小儿科医生。

1963 年 6 月 4 日，县医院聘请上级医院专家到院开展学术活动，时间为半月，主要对计划生育有关业务进行了培训；9 月 17 日，县医院王登国到省卫生干部学校进修。

1964 年 8 月 20 日，王开礼从省卫生干部进修学校中医进修班学习结束回院工作。

是年，县卫生科派出县医院医护人员学习进修，刘克惠学习心电图，隆朝海学习外科，谢远舒学习儿科，罗佩珍学习治疗，冯安陆学习 X 光、屈庆学进院长班学习管理。

1965 年 4 月 30 日，谢远舒从贵州省交通厅交通医院进修期满回院工作。

是年，县医院送省参加短期培训的护士长有 1 名，医生有 3 名。

1972 年 8 月，县医院医生屠声逊经医院革命委员会报县革命委员会民政卫生局批准，到贵阳医学院进修放射科业务半年，1973 年 3 月结业回院从事放射工作。

1977 年 6 月 25 日，县医院派出付韬到兴义卫校"西医离职学习中医班"进修，时间为 4 个月；9 月，县医院派出范世雄到县医院地区人民医院进修五官科，时间为 1 年。

1982 年 4 月 21 日至 5 月 28 日，县医院派出职工张道乾到贵州省卫生干部进修学校进修，结业时学校鉴定为"该同志在学习期间，遵守学校纪律，刻苦钻研业务，学习成绩良好。"28 日至 12 月 12 日，县医院派出职工徐贵华到贵州省药材技术训练班进修，结业时学校鉴定为"入学以来表现好，学习刻苦，成绩优良，评议为良好学员。"

1986 年 3 月，县医院派出张维英到贵阳医学院附属医院护理部进修，进修科目为护士长管理，时间为半年。

1987 年 5 月，县医院派出黄幼麟、刘斌、谢永年、张仁锋、匡朝录、隆晓娅到贵阳医学院附属医院等处进修，隆晓娅进修时间为半年，其余为 1 年。

1991 年 5 月，县医院派出罗时全、王文闻、蔡洪美到贵阳医学院附属医院骨科、神经内科、妇产科进修，时间为 1 年。

1993 年，县医院派出岑志勇到黔西南州任命医院进修肝胆胰脾外科，时间为 1 年。

1995 年 5 月，县医院派出哈文德到贵阳医学院附属医院 B 超班进修，时间为 3 个月。

1996 年，县医院派出龚华平到贵州省人民医院进修普外科（档案无进修时间记录）。

1997 年 4 月 2 日，县医院派出张仁锋到贵州省人民医院进修胃镜专业，时间为半年。

8 月 7 日，县医院派出孔令荣到贵州省人民医院进修骨伤科，时间为 1 年。

8 月 16 日，县医院医师袁宇考入白求恩医科大学进行脱产大专班临床医学专业带薪学习，时间为 3 年。

8 月 29 日，县医院护士张盛莉考入贵州省广播电视大学护理专业班带薪学习，时间为 3 年。

1998 年，县医院组织各科室主任，护士长到兴义市人民工人医院参观学习。随后轮流派遣三批护理人员到兴义市人民工人医院学习；选派 3 名有一定业务技术专长的医生分别到省人民医院心内科、贵阳市脑科医院学习、到解放军总后第八医院学习，引进治疗颈、肩、腰痛的专科特殊治疗方法；派出车骏外出进修心血管内科、肖兴斌进修脑外科，时间为 1 年。

2.21 世纪部分年份的培训

2000 年 6 月 21 日，县医院派刘江外出进修口腔科，进修时间为 1 年，并订立进修合同。

10 月 10 日，县医院派出张永周外出进修麻醉、心电图；袁宇进修神经内科；敖学斌进修普通外科，时间为 1 年，并订立职工进修合同。

是年，县医院加强在职医护人员的再教育，开展新技术，送专业人员 4 名进修学习小针刀、水针刀等疗法，开设颈、肩、腰、腿痛专科门诊，取得较好的社会效益与经济效益；全年共开展全院性的大型讲座 12 次，病案讨论 80 余次，广泛进行技术交流，组织了一次专业技术人员以"三基训练"为基础的业务考核，参考人员 86 人，除一名未及格外（已退休）85 名考试及格，82% 人员达到优良成绩，达到预期的目的。将各科护士长送至昆明医学院第二附属医院培训 10 余天学习上级医院的先进技术与管理经论，结合我院实际，召开护理人员大会，制定了新的护理计划，将以疾病护理为中心的护理工作转变为以病人为中心的护理模式，为我院的护理工作管理打下良好的基础。同时我院今年还选派有不同专业的五名同志在省内外三级医院进修学习，制定了外出进修人员管理规定，并给予适当的生活补贴。

2001 年，为了更新知识适应医学技术的发展，县医院陆续派出四名医师到省外三甲医院进修，六名医师到省级医院进修，一名医师到州级医院进修；三月份组织科室主任、护士长到广西桂平市医院学习医院先进管理经验。

2002 年，县医院与南昌解放军第九四医院结成对口帮扶医院后，共选送 5 名人员到九四医院进修学习，选送 2 名人员到贵医附院进修学习，院内有 8 名人员参加成人大专护理专业自学考试学习。

2003 年月 10 日，县医院派出汪明华、李林琼、敖学斌、王敏到贵阳医学院附属医院进修一年，进修转业分别是：消化内科、耳鼻喉、普外科、妇产科。

2004 年 8 月 5 日，县医院派出贺克晴到南昌解放军 94 医院进修学习。

2005 年 12 月，县医院派出赵久艳、刘组慧等 6 人到解放军南昌 94 医院、贵阳医学院附属医院等有关科室进修 1 月至 1 年。

2006 年 3 月，县医院派出袁宇到贵阳医学院附属医院进修 CT、B 超，时间为半年。

2007 年 6 月 27 日，县医院分两批派出白宁菊、谢春梅等 9 人到遵义医学院附属医院进修学习。

2008 年 2 月 26 日，县医院医务科根据中国人民解放军 94 医院 2007 至 2011 年对县医院的帮扶计划，结合县医院实际情况，选派了列人员到解放军 94 医进修学习：执业医师刘宽秀进修临床内科（心内），吴洪兵进修急诊内、外科，游启志进修骨外、脑外，杨刚进修麻醉科，夏宇（女）进修妇产科，检验士郑传龙进修病理科，执业助理杨明伦进修胃镜、心电，赵久艳（女）进修 B 超、心电，以上人员进修时间为半年；执业护士王成英进修外科，雷顺莲、李光凤进修急诊，陈华春进修内科，以上人员进修时间为 3 个月。

3 月 6 日县医院派出护师马志春、执业护士罗梅、执业护士杨敏分别到黔西南州人民医院、兴义市人民医院进修助产、手术护理助产护理，进修时间为 3 个月 26 日，省卫生厅在贵阳举办全省学习贯彻《护士条例》培训班，县医院吴文惠、白宁菊参加培训。

2010 年 2 月 10 日，为完善临床带教相关工作，确保带教质量，县医院决定任命临床医生及护理带教老师，谷学秀、刘洪等 18 人被任命为医生带教老师，张宇、毛兰等 16 人被任命为护理带教老师。

8 月 16 日至 22 日，县医院对电脑基础考试未过关人员从新组织培训，是年年底，县医院始实行办公无纸化。

9 月，省卫生厅组织数期针对全省院长提高管理能力的培训会，旨在加强各级医院院长的管理能力，提升医疗服务质量，县医院院领导分批参加了全省院长培训。

是年，县医院为提高医务人员的业务素质和诊疗水平，采取请进来，送出去的方式，计有 60 余人次参加各类短期培训，请上级对口帮扶医院（94 医院、省医、贵医、州医院）专家来院坐诊、会诊并开展新手术 60 人次。

2011 年 2 月 24 日，为加强传染病疫情的预防和控制，县医院对医护人员进行了传染病防护技能培训。

4 月 5 日至 7 日，县医院由孔令荣、车骏等主讲，对职工开展了《中华人民共和国执业医师法》、《中华人民共和国药品管理条例》等国家法律法规的培训；9 日至 10 日，县医院组织了计算机模块强化培训。

是年至 2012 年，县医院派出丁宪春、韦云敏等 24 名护理人员外出进修急诊、急救、重症医学等科目，时间为 3 个月；派出周旸、李秀林等 25 名医生外出进修普外科、重症医学等科目，时间为 10 个月；派出唐先勇脱产进行研究生课程，时间为 3 年，以上派出进修者均与县医院订立了《兴仁县人民医院职工进修合同》，进修地点分别是有关医科院校、中国医师协会、省卫生厅在各地举办的各种培训班。

2012 年元月 31 日，县医院派胡安书到省人民医院进修半年。

3 月 12 日，县医院派出人员到省人民医院进修 3 个月，周忠友在供应室、刘宏秀在普外科、胡翠在泌外科、刘苇苇在骨科、罗明秀在神经外科学习、进修临床护理；13 日至 16 日，省在六盘水市举办"初级创伤救治"项目培训，县医院派出张永周、饶启权、陈乐生、王美祥参加培训；15 日，县医院派汤正现参加口腔疾病预防适宜技术培训，时长为 4 天；13 日至 21 日，"全国影像学科综合影像诊断新进展研讨班"在昆明开班，县医院派出张虎、蒋正泽参加培训；16 日至 23 日，"全国顾客诊疗技术新进展学习提高班"在昆明市开班，县医院派出田维才、游启志参加培训；12 日至 15 日，县医院派出白宁菊到省护理学会学习；23 日，县医院派护士李萍、徐南书、张丽丹、杜艳到省人民医院参加手术室专科培训，时间为 1 个月。

4 月 20 日至 22 日，县医院组织对全院职工进行门诊医生站实施方案的学习培训。

6 月 1 日，县医院派出李秀林到省人民医院进修 3 个月；15 日，县医院派出王余平、颜会到省骨科医院进修 6 个月；20 日至 23 日，县医院派出白宁菊、王选琴、张宇等 8 人到贵阳参加省医学会开办的"等级医院评审标准（2011 年版）研讨班"学习；30 日，县医院派护士到省人民医院进修，刘静、杨宇进修心内科，冉红、周华进修新生儿科。

7 月 12 日，县医院派陈金燕到省骨科医院进修 1 年；13 日，县医院派护士杨艳、李婷婷到省人民医院分别进修骨科、神经外科护理。

8 月 1 日，县医院派医师周旸到省医进修 1 年；同日，派汤正现到遵义医学院附属医院进修 6 个月；8 日，派妇产科医师宋国志到省妇幼保健医院进修 6 个月；22 日，县医院派医师胡万丽到贵州省人民医院进修；9 日，县医院派王萍到兴义市人民医院办公室进修，时间为 1 个月；23 日，县医院派护士丁宪春、张明丽、王朝梅到贵阳医学院附属医院进修急诊急救护理，时间为 3 个月。

9 月 8 日，县医院举办泌尿外科知识讲座，参加人员为除值班人员外的全体职工，主讲嘉宾潘铁军，医学博士，中华医学会泌尿外科分会常委、秘书长，广州军区武汉总医院泌尿外科主任、主任医师；25 日，省护理学会妇产分会与省人民医院在贵阳联合举办"婴儿抚触"培训班，县医院派护士李磊、钟丽晶参加培训，时间为三天。

10 月 29 日，县医院派出田维才到解放军第 43 医院进修 1 年。

2013 年 8 月 19 日至 21 日，县医院派出车骏、孔德兴、张书韬到安徽黄山参加"中国医院智能化建筑与数字化管理发展峰会"；5 月 12 日，县医院派副院长车骏、医务科副主任孟凡杰送 7 名医师到湖州中心医院进修。

是月，县医院派出黄继陪进修设备维修，同意报销学习费用 18000 元。

6 月 14 日，县医院派出肖瑶、陶翠兰、杨敏、彭红秀、刘金兰参加 2013 年县级医院专科护士培训；派李正富参加 2013 年二级综合医院病理学科骨干医师培训。

是年，县医院采取多种形式提升医务人员的技术水平，共派送医务人员进修 20 人次，分别送到湖州、重庆、昆明、遵义等地的著名医院进修学习，培养学科带头人，提升医疗技术的核心竞争力，人员素质明显提高，计有主任医师 1 名、副主任医师 7 名。

1998年至2009年外出进修人员花名册

表 3-1

姓　名	性　别	进修时间	进修单位	进修专业
肖兴斌	男	1998年10月	贵阳市第二人民医院	脑外
车　俊	男	1998年11月	贵州省人民医院	心内
王元华	男	1998年12月	兴义市人民医院	神经内科
沈光秀	女	1999年6月	兴义市人民医院	护理
幸　蓉	女	1999年6月	兴义市人民医院	护理
王选琴	女	1999年6月	兴义市人民医院	护理
陈永珍	女	1999年6月	兴义市人民医院	护理
张仁锋	男	1999年6月	解放军第四十四医院	B超
张玉柱	男	1999年7月	贵州省人民医院	麻醉
孙林江	男	1999年7月	贵州省人民医院	脑电图
陈奎忠	男	1999年12月	宁波市第一医院	CT
龙小峡	男	1999年12月	宁波市第一医院	消化
刘宽秀	女	1999年12月	贵州省教育委员会	心内科
王克军	男	2000年3月	黔西南州人民医院	放射
王顺灿	男	2000年3月	贵阳中医学院第一附属医院	肛肠外科
刘　江	男	2000年6月	贵阳医学院附属医院	口腔
袁　宇	男	2000年9月	昆明医学院第二附属医院	神经内科
敖学斌	男	2000年9月	昆明医学院第二附属医院	普外
张永周	男	2000年10月	黔西南州人民医院	麻醉
王　敏	女	2001年2月	解放军第九十四医院	妇产科
吴文惠	女	2001年4月	贵阳医学院附属医院	呼吸内科
丁　化	女	2001年4月	贵阳医学院附属医院	儿科
杨明伦	男	2001年4月	贵阳医学院附属医院	泌尿外科
潘进美	女	2001年5月	贵阳医学院附属医院	妇产科
李　瑾	男	2001年9月	解放军第九十四医院	CT
余开红	男	2001年11月	解放军第四十四医院	脑电、心电
田维才	男	2002年3月	解放军第四十四医院	骨外科
宋国志	男	2002年3月	解放军第九十四医院	妇产科
肖兴斌	男	2002年3月	解放军第九十四医院	神经外科
何德慧	女	2002年5月	贵阳医学院附属医院	儿科
汪明贵	男	2003年2月	贵阳医学院附属医院	检验
郑春荣	女	2003年3月	贵阳医学院附属医院	护理

续上表

姓　名	性　别	进修时间	进修单位	进修专业
岑曲春	女	2003年4月	贵阳医学院附属医院	儿科
赵正林	男	2003年4月	贵阳医学院附属医院	放射
龚伟	男	2003年4月	贵阳医学院附属医院	皮肤科
敖学斌	男	2003年5月	贵阳医学院附属医院	普外
吴丽茗	女	2003年5月	贵阳医学院附属医院	护理管理
刘彦丽	女	2003年6月	贵阳医学院附属医院	B超
周义	男	2003年10月	解放军第四十四医院	麻醉
刘彦丽	女	2003年12月	贵阳医学院附属医院	B超
孟凡杰	男	2003年12月	解放军第九十四医院	普外
靳忠兰	女	2003年10月	解放军第九十四医院	护理
王　敏	女	2004年1月	解放军第九十四医院	妇产科
幸　蓉	女	2003年10月	解放军第九十四医院	护理
汪明华	男	2004年1月	解放军第九十四医院	内科
李林琼	女	2004年1月	解放军第九十四医院	五官
李道琼	女	2004年8月	解放军第九十四医院	院感
贺克晴	女	2004 年 9 月	解放军第九十四医院	医务科管理
罗光敏	男	2004 年 3 月	解放军第九十四医院	内科
余开红	男	2004 年 3 月	解放军第九十四医院	放射
吴建梅	女	2004 年 3 月	解放军第九十四医院	口腔
刘祖慧	女	2005 年 4 月	贵阳医学院附属医院	儿科
毛光丽	女	2005 年 5 月	解放军第九十四医院	护理
张　韬	男	2005 年 6 月	黔西南州人民医院	麻醉
袁　宇	男	2006 年 3 月	贵阳医学院附属医院	麻醉
赵九艳	女	2005 年 5 月	解放军第九十四医院	妇产科
殷富昌	男	2006 年 9 月	贵阳医学院附属医院	检验
王　萍	女	2008 年 3 月	解放军第九十四医院	护理
罗　梅	女	2008 年 3 月	州医院	妇产科护理
夏　宇	女	2008 年 3 月	贵阳医学院附属医院	妇产科
游启志	男	2008 年 3 月	解放军第九十四医院	骨外、神外
李林琼	女	2008 年 7 月	兴义市人民医院	眼科
谷学秀	女	2008 年 9 月	贵阳医学院附属医院	内科
王　军	男	2008 年 3 月	贵阳医学院附属医院	儿科
游启志	男	2008 年 9 月	解放军第九十四医院	骨外、神外
刘宽秀	女	2009 年 2 月	贵阳医学院附属医院	心内

续上表

姓 名	性 别	进修时间	进修单位	进修专业
敖学斌	男	2009 年 4 月	广州	腹腔镜
王顺灿	男	2009 年 5 月	贵州省人民医院	腹腔镜
刘洪	男	2009 年 3 月	解放军第九十四医院	心内科
孙熙莲	女	2009 年 9 月	贵阳医学院附属医院	妇科
夏姗	女	2009 年 5 月	解放军第九十四医院	病理

2011年外出进修人员花名册

表 3-2

姓 名	性 别	进修时间	进修单位	进修专业
陆汝玉	女	2011年1月共1个月	兴义市医院	新生儿科护理管理
方艳	女	2011年3月共1个月	兴义市医院	五官科护理管理
夏莉嘉	女	2011年4月共2个月	贵州省人民医院	ICU护理
陈显丹	女	2011年4月共2个月	贵州省人民医院	ICU护理
钟万兰	女	2011年4月共2个月	贵州省人民医院	ICU护理
陈洪江	女	2011年4月共2个月	贵州省人民医院	ICU护理
安艳	女	2011年4月共2个月	贵州省人民医院	ICU护理
邓绍燕	女	2011年4月共2个月	贵州省人民医院	ICU护理
梁刚雪	女	2011年4月共1个月	中山医科大第一附属医院	五官科护理
周玉情	女	2011年4月共1个月	中山医科大第五附属医院	五官科护理
贺大江	男	2011年4月共6个月	贵州省人民医院	ICU
王维建	男	2011年4月共6个月	贵州省人民医院	ICU
胡安书	男	2011年4月共6个月	贵州省人民医院	ICU
陈树益	男	2011年4月共6个月	贵州省人民医院	ICU
陈乐生	男	2011年4月共6个月	贵州省人民医院	ICU
张力丹	女	2011年4月共3天	兴义市人民医院	助产
杨宇	女	2011年4月共3天	兴义市人民医院	助产
哈文娜	女	2011年4月共3天	兴义市人民医院	助产
白金娇	女	2011年4月共3天	兴义市人民医院	助产
毕加珍	女	2011年4月共3天	兴义市人民医院	助产
张鑫	女	2011年4月共3天	兴义市人民医院	助产
王志敏	女	2011年4月共3天	兴义市人民医院	助产
张玲玲	女	2011年4月共3天	兴义市人民医院	助产
甘梅	女	2011年5月共1个月	兴义市人民医院	办公接待和宣传
张再碧	女	2011年5月共15天	黔西南州医院	CT增强扫描

续上表

姓 名	性 别	进修时间	进修单位	进修专业
王文美	女	2011年6月共3个月	遵义医学院附属医院	重症护理
周 丹	女	2011年6月共3个月	遵义医学院附属医院	重症护理
周国亮	男	2011年3月共6个月	贵阳医学院附属医院	CT
孟凡杰	男	2011年10月共5个月	黔西南州人民医院	泌尿外科
赵卓飞	男	2011年10月共5个月	黔西南州人民医院	泌尿外科
令狐克祥	男	2011年10月共3个月	黔西南州人民医院	脑外科
韦云敏	女	2011年10月共3个月	遵义医学院附属医院	ICU护理
饶 敏	女	2011年10月共3个月	遵义医学院附属医院	ICU护理
尤洪萍	女	2011年11月共3个月	贵州省人民医院	彩超
张仁锋	男	2011年11月共6个月	贵州省人民医院	胃肠镜
汪明贵	男	2011年11月共6个月	贵州省人民医院	微生物
许 霞	女	2011年11月共6个月	贵州省人民医院	胃肠镜
肖鸿中	男	2011年11月共6个月	贵州省人民医院	眼科
曾 刚	男	2011年11月共6个月	贵州省人民医院	骨外科
李大义	男	2011年11月共6个月	贵阳医学院附属医院	脑外科
李文刚	男	2011年11月共6个月	贵阳医学院附属医院	急诊ICU
唐先勇	男	2011年11月共6个月	贵阳医学院附属医院	脑外科
李光风	女	2011年11月共3个月	贵州省人民医院	胃肠镜护理
林荣辅	男	2011年11月共6个月	贵州省人民医院	胃肠镜
张恩风	女	2011年11月共3个月	贵州省人民医院	胃肠镜护理
李林琼	女	2011年11月共6个月	黔西南州人民医院	眼科
吴兴碧	男	2011年12月共4个月	遵义医学院	心电图

2012年外出进修人员花名册

表3-3

姓名	性别	进修时间	进修单位	进修专业
胡安书	男	2012年2月1日—7月28日	贵州省人民医院	脊柱外科
周忠友	男	2012年2月1日—4月30日	贵州省人民医院	供应室护理
刘宏秀	女	2012年2月1日—4月30日	贵州省人民医院	普外科护理
胡 翠	女	2012年2月1日—4月30日	贵州省人民医院	泌外科护理
刘苇苇	女	2012年2月1日—4月30日	贵州省人民医院	骨外科护理
罗明秀	女	2012年2月1日—4月30日	贵州省人民医院	神外科护理

续上表

姓名	性别	进修时间	进修单位	进修专业
沈光秀	女	2012年3月26日—4月24日	贵州省人民医院	护理管理
卢 敏	女	2012年3月26日—4月24日	贵州省人民医院	
陈洪江	女	2012年3月26日—4月24日	贵州省人民医院	
李 萍	女	2012年3月25日—6月21日	贵州省人民医院	手术室护理
徐南书	女	2012年3月25日—6月23日	贵州省人民医院	
张力丹	女	2012年3月25日—6月23日	贵州省人民医院	
杜 艳	女	2012年3月25日—6月23日	贵州省人民医院	
李秀林	男	2012年6月3日—8月29日	贵州省人民医院	重症医学
王余平	男	2012年6月18日—12月17日	贵州省骨科医院	疼痛康复
颜 会	女	2012年6月18日—12月17日	贵州省骨科医院	
陈金燕	男	2012年7月16日—2013月7月31日	贵州省骨科医院	骨科
周 华	女	2012年7月2日—9月28日	贵州省人民医院	新生儿重症监护
冉 红	女	2012年7月2日—10月1日	贵州省人民医院	
杨 宇	女	2012年7月2日—10月2日	贵州省人民医院	心内科（CCU）
刘 静	女	2012年7月2日—10月2日	贵州省人民医院	
李婷婷	女	2012年7月16日—10月8日	贵州省人民医院	神经外科护理
杨 艳	女	2012年7月16日—10月8日	贵州省人民医院	骨科护理
周 旸	男	2012年8月1日—2013年8月31日	贵州省人民医院	普外科
汤正现	女	2012年8月1日—2013月1月31日	遵义医学院附属医院	口腔颌面外科
宋国志	男	2012年8月13日—2013年2月12日	贵州妇幼保健院	妇产科腹腔镜
胡万丽	女	2012年9月3日—2013年3月2日	贵州省人民医院	人工肾
张明丽	女	2012年8月27日—11月23日	贵阳医学院附属医院	急诊急救护理
丁宪春	女	2012年8月27日—11月23日	贵阳医学院附属医院	
王朝梅	女	2012年8月27日—11月23日	贵阳医学院附属医院	
熊丹妮	女	2012年9月20日—10月20日	州医院	阴道镜
肖兴斌	男	2012年10月8日—2013年10月7日	第三军医大	神经外科
田维才	男	2012年11月1日—2013年10月30日	四十三医院	骨外科
黄继培	男	2012年5月4日—9月4日	西安	设备维修

2013年外出进修人员花名册

表3-4

姓 名	性别	进修时间	进修单位	进修专业
李 萍	女	2012年12月—2013年3月	遵医附院	重症医学护理
熊祥菁	女	2013年2月—5月	贵阳一院遵医	血液净化护理

续上表

姓　名	性别	进修时间	进修单位	进修专业
王忠艳	女	2013年3月—6月	省医	手术室护理
付明凤	女	2013年3月—6月	贵医	急诊急救护理
王顺灿	男	2013年3月—2014年2月	华西医科大	食道、胃肠外科
孙熙莲	女	2013年3月—2014年3月	云南省一医	妇科
罗文军	男	2013年5月—2014年5月	浙江湖州中心医院	心血管内科
谢　云	男	同上	浙江湖州中心医院	血液透析
殷　豪	男	同上	浙江湖州中心医院	新生儿科
刘　金	男	同上	浙江湖州中心医院	急诊内科
饶启权	男	同上	浙江湖州中心医院	急诊外科
王万祥	男	同上	浙江湖州中心医院	骨科
陈世海	男	同上	浙江湖州中心医院	综合重症医学
李正富	男	2013年7月—12月	贵州省人民医院	病理学
刘宽秀	女	2013年5月—7月	广州	艾滋病抗病毒治疗
肖　瑶	女	7月22日—29日 9月2日—25日	北京（理论） 遵义（实践）	重症专科
陶翠兰	女	7月30日—8月6日 9月2日—25日	北京（理论） 贵阳（实践）	肿瘤专科
刘金兰	女	8月7日—14日 9月2日—25日	北京（理论） 贵阳（实践）	血透专科
杨　敏	女	8月15日—22日 9月2日—25日	北京（理论） 贵阳（实践）	手术室专科
彭红秀	女	8月24日—31日 9月2日—25日	北京（理论） 贵阳（实践）	急诊专科
谢　波	男	2013年9月—2016年9月	第四军医大学	心血管内科
周　旸	男	2013年10月—11月	北京平谷模拟医院	腹腔镜
陈金燕	男	同上	北京平谷模拟医院	关节镜技术

二、教学科研

1. 教学

1958 年，在县医学委员会领导下，开办了"县人民医院红专大学"，由院领导主持工作，由医师兼任各科老师，对全院职工进行政治、文化、业务培训，学习。

文化、业务：规定初级人员星期一、二学内外科疾病护理常规、消毒、药物、解剖学等业务知识，星期三、四学数、理、化学等文化知识。

办红专学校是县执行上级指示开办的，不光是县医院办，其他机构也组织开办，办学的目的是为进行技术、文化革命，实行国家 8 年普及大学教育的计划（是年国家开展大跃进活动，要求各行各业放卫星，这是放的教育卫星），县医院克服了无教材、无师资的困难，开展了课堂讲授、专题报告、师傅带徒弟等方式的教学。

（1）课堂教学：组织方式是在党支部的领导下成立院内红专夜校，设立教研组，由院领导兼任校长，各科由医生代老师，全院职工分为两个学习小组进行学习。教学宗旨是以中级教程为主，采取理论结合实际的方法，不断提高职工业务水平。教学形式是教师根据县医院的实际情况开展教学，以讲课为主，辅导为辅，从实践到理论，由理论再到实践。临床教学中采用边看边做，边教边学，师傅带徒弟的形式开展。学习科目和课时安排是：生理学：以巴普洛夫的学说为主，讲授正常人体的生理机能，授课50小时，下午8至10点由冯安陆讲授。解剖学：以系统解剖为主，讲授正常人体的生理结构，器官机能、发育，细胞结构，授课45小时，下午8至10点由熊林讲授。内科学：要求了解掌握一般常见内科疾病发病原因，综述病状及诊断治疗、概述，授课60小时，下午8至10点由屈庆学讲授。外科学：要求了解掌握一般常见外科疾病的诊断和处理，掌握急救技术，进行无菌操作，授课50小时，下午2至5点由王德贵讲授。中医诊断学：要求了解最常见的中医诊断及治疗，掌握针灸刺激法，学会50至100个穴位，授课80小时，下午8至10点由宋如渊讲授。

（2）病案讨论：为了提高全院的临床医疗水平，及时处理疑难疾病，在原党支部的直接领导下开展病案讨论，全年计讨论了47例。

（3）专题报告：结合医院实际情况开展，院领导王新作了"关于胰岛素低血糖治疗"个案报告、赵元绍作了"关于勾虫、绿虫的预防和治疗"的报告。

（4）师傅带徒弟：由主治医师屈庆学带会了王德贵、程国柱、冯安陆医生的外科手术操作，提高了医院的业务水平。

1959年4月29日，县医院为开办卫生学校召开工作会议，研究教学计划，教学大纲，教材采用问题。决定教材由任课教师编写，计划学习时间为1年，学习生理解剖、组织前期、微生物、寄生虫学、病理学，用时3个月，急救与护理、药物学、传染病学、内外科、妇产科、理疗用时6个月，实习3个月。费用问题：生活费每人每月9元，加上办公费、学习费等合计月需15元，利用勤工俭学收取费用抵消5元，每人每月国家补助10元。学校职工：行政领导1名，总务人员1名，炊事员1名，刻印人员3名，基础课教师3名，合计9名，月工资平均35元，另外临床、器械教师8名，由县医院医师兼任。招生人数为50名，生源为原卫校抽出5人，各公社选派1名，学员毕业后，分配到各公社卫生院工作。

1960年，县医院按上级指示附设一个初级卫生人员进修班，每班25至30人，每期为3个月。大力发展副业生产，计划养猪50至70头，养鸭100至150只，养鸡200只以上。10月24日，县医院卫生学校正式开学上课，熊琳任领导，教授内科、护理学课程，屈庆学教授外科、妇产学课程，张兆卿教授针灸、流行病学课程。

是年，县医院共办了60（院外）人的培训班，为全县各公社培训化验员1名、病房护士2名、民办卫生人员9名、带领中级卫生人员实习4名。

1962年，业务学习每周集体授课一次，学习内容有基础课，医生部分有生理解剖学、生理病理学，流行病的主要治疗；护士部分临床护理学，结合病人季节反应的操作。分内、外、妇、儿专科讲授。每月考试一次，西医、护士、中医学徒分组出试题进行。医生组由程德华院长（或临时指定监考人），护士组由屈庆学副院长监考，中医学徒由中医老师监考，遇有出差需补考。科室、个人均定有学习计划，以进行业务提高。

1966年上半年，在县委、县人委的重视和各单位的支持下，县以人民医院为主办成县境第一所半农半读的卫生学校，开设一个班40人。其中男35人，女5人；汉族28人，布依族10人，回族 2 人；原有文化从初小到高中；年龄最小 15 岁，最大 26 岁。

学生来源：全县 38 个公社各 1 名，城关镇和三道沟纸厂各 1 名，由当地贫下中农协会提名，经公社党委、区委批准入学，培训后社来社去，回保送单位工作，学制为 3 年，劳动（组织到国营林场、青树子水库劳动和下乡帮助社员打田插秧，支援农业生产）、学习各半（理论学习一年，实习半年）。

经费来源：贯彻国家、集体、个人三结合的原则，当年政府拨款 2500 元，用于补助有困难的 10 公社，每人每月 5 元，发炊事员工资每月 25 元外，其余作教学办公用；集体承担部分由保送单位的厂矿每月付学生伙食费 5 元；月伙食费为 9 元，个人每月付 4 元由学校组织开展勤工俭学收入解决。吃粮由国家供应，月 33 斤（县办农中是 35 斤）。

学校员工：校长由医院党支部书记兼任，副校长由医院业务副院长兼任，财务由医院会计代管，师资由防疫站抽 1 名医士为专职，县医院抽 5 名医师兼课。

2 月 16 日，县卫生学校正式开学，开学典礼上县人委徐县长做报告，雷校长（县医院党支部书记雷永国）也讲了话。

教学、后勤：学生吃住在县医院，教室借县实验小学房屋用，课程设有政治和业务，教材用省卫生厅寄给的《药物学》、《生理解剖学》、《微生物学》三册，在新华书店购买人民出版社为培训半农半医卫生人员出版的《农村医学》上、中、下一套。政治课由雷校长讲授，每周有四个小时，组织学习毛主席著作和党的方针政策及《贵州日报》、《健康报》有关文章，学习后写声讨邓拓、吴晗、廖沫沙、汪小川的文章。开学两个多月，写出声讨文章一百多篇，分别出了墙报和派出学生代表到全县四五千人的声讨大会上发言。业务课有农村卫生学、简易针灸学及推拿，农村常见病诊疗，生理解剖学、微生物寄生虫学，药物学、传染病学，内儿科学、外科学，妇女保健，由医务人员教授。

1976 年 6 月 1 日，贵阳医学院革命委员会介绍 1973 级学员包华美等 3 人到县医院实习。

8 月 4 日，贵阳医学院革命委员会临床教学领导小组介绍该院内科教授柳公坦开展 1973 级学员的实习教学工作。

11 月，县分配给县医院推荐在职人员为工农兵学员上大学（贵阳医学院）名额 1 名，县医院有职工张维英、李西炎、赵晓萍、姚映竹、周陪昌、顾筑生等 6 人提出申请要求推荐，县医院组织科室分别召开推荐会议进行推荐。

1981 年，县办卫生学校由县卫生局在县城建设校舍（老防疫站内），县医院医师兼任老师，不再由县医院开办。

县开办卫生学校后，县医院的教学在院内组织开展，主要是对医护人员进行业务知识传授、培训。这样的培训，不同于外派培训，其性质可视为教学。

2001 年，县医院在院内开展学术讲座、病案讨论，广泛进行技术交流；组织业务技术人员进行了以"三基训练"为基础的业务技术考核。

2008 年 3 月，县医院由孔令荣、宋国志、曾嘉丽、张宇、黄建香（县保健站站长）、黔西南州医院妇产科护士长等担任培训老师，在院内对全院职工进行"促进喂养培训计划"的培训，该计划讲授的内容是：爱婴医院概述（1 学时）、爱婴医院母乳喂养概论（1 学时）、乳房解剖与泌乳（1 学时）、人乳的成分及功能特点（1 学时）、孕期健康教育（2 学时）、母亲特殊情况的母乳喂养（1 学时）、母乳喂养产科制度改革及《国际母乳代用品销售手册》（1 学时）、母乳喂养技巧（3 学时，聘请州医院妇产科护士长讲授）、母乳喂养常见问题（1 学时）、婴儿特殊情况的母乳喂养（1 学时）。此次培训到 2008 年 4 月 29 日完成。

7 月 1 日，县医院由护理部组织进行护理业务培训，内容为《护理缺陷防范措施》、《护理文书的规范书写》。授课人为黔西南州人民医院呼吸内科护士长张爱琴。

是年，县医院开办"专业技术人员职业道德培训"讲座，由孔令荣担任主讲，对全院职工进行了培训。

是年，县医院接受大、中专院校实习生100余人。

2009年6月29日至30日，县医院开展了护理理论考试和"三基"护理基本技术操作培训。

2010年7月6日至13日，县医院对犹春丽、侯先敏等新聘入院的49名人员进行了岗前和电脑网络培训。

10月22日，县境征兵工作启动，为使参加兵员体检的医生能严于律己，做好体检工作，县医院对体检医生进行了体检业务培训。

2011年5月6日，县医院任命谷学秀等6人为内科带教老师、敖学斌等5人为普外科带教老师、田维才等7人为骨外科带教老师、宋国志等5人妇产科带教老师、谢永年等5人为儿科带教老师、罗光敏等5人为急诊科带教老师、王朝阳等4人为中医康复理疗可带教老师、陈奎忠等5人为影像科带教老师、王洪刚等6人为药剂科带教老师、王维建等2人为重症医学科带教老师、汪明贵等5人为检验科带教老师、张永周等5人为麻醉科带教老师、李林琼等4人为五官科带教老师；12日，为完善教学管理工作，县医院成立外科教研室，田维才任主任；内科教研室，谷学秀为主任；儿科教研室，谢永年为主任；妇产科教研室，宋国志为主任；8月22日，县医院对职工在职教育培训做出安排；8月31日至12月23日，由潘进美、王选琴等主讲，先后进行病历书写的基本规范、无菌技术等18项业务技术的培训。

9月26日，为全面提升县医院医疗、教学、科研和综合管理水平，提升医院知名度和专科品牌的影响力等，县医院创建教学医院实施方案，该方案包括组织机构、活动方案、评审、报审等；29日，因遵义医学院在县医院开办在职研究生班，县医院对相关事宜做出决定：1. 优惠条件：医院先垫付学费和档案管理费（书费除外），未取得结业证者，医院报销学费和档案管理费的一半，其余一半须在一年内从个人工资中全部扣除。取得硕士学位证者，医院报销学费及档案管理费，工资按研究生待遇标准发放，医院另奖励两万元。2. 报名条件：有学士学位者优先，按工作年限、报名先后顺序取前三十名。3. 报名时间：2011年10月6日上午8:00—11:30下午14:00—17:30（请带上相关证件），逾期者不再给予办理报名手续。

12月6日，为加强教学管理工作，提高教学质量，县医院任命主要临床科室教学秘书：浦甫成为内科教学秘书、王万祥为骨外科教学秘书、周旸为普外科教学秘书、桑维霞为妇产科教学秘书、胡建为儿科教学秘书、刘金为急诊科教学秘书；其他科室教学秘书由主任或护士长兼任；教学秘书的津贴从每年的实习费中提取；教学秘书主要职责：1. 负责本科室教学相关工作，并具体组织实施；2. 及时完善各种教学相关资料的收集、登记和整理；3. 负责指导、督查和协助护士组完成相关教学工作；4. 负责实习生的考勤，做到及时记录并上报科教科；5. 及时完成领导交办的其它教学相关工作。

是年，县医院共派出80余人外出到省内外三级医院进修学习，派出各类短期学习班近80人次，参加管理培训30余人；有近50人参加各类成人高考及学历转化教育、18人参加在职研究生学历培训。

2012年2月3日，县医院对在职教育培训做出安排，培训地点在县医院会议室，培训对象为除值班人员外的全体职工。2012年6月12日至14日，每天19:30县医院由孔令荣主讲，对全院职工进行《员工手册》培训。

3月14日，县医院通知全院临床医生从是月10至7月10日通过"抗菌药物合理应用培训网"

进行培训，经考核合格的人员由省卫生厅颁发统一的《抗菌药物临床运用及管理培训合格证书》，并给予升级 II 类医学继续教育学分 6 分。

4 月 9 日、10 日，县医院组织开展"重点传染病——麻风病防治知识全员培训"，经考核合格者给予医学继续教育国家级 I 类学分 5 分；16 日，县医院继续组织麻风病防治知识培训，规定不参加培训的人员将取消年终奖金。

5 月 17 日，县医院由孔令荣带队一行 23 人到省人民医院参加了医院等级评审标准培训会，培训的主要内容有：解读《三级综合医院评审标准（2011 年版）》、《护理管理与质量持续改进》、《医疗质量安全管理与持续改进》等。22 日，根据州委、州政府关于防控"手足口病"（国内国际爆发此种病症疫情）的要求，再次组织由吴文惠、马德辉主讲的"手足口病基本知识"、"手足口病方针指南"、"手足口病诊断指南"、"手足口病的消毒处理及七步洗手法"的培训，同时对以往培训为参训的 7 名人员各给予 100 元的罚款处罚。

6 月 12 日至 14 日，县医院对职工进行了为期 3 天的《员工手册》培训。

7 月 4 日，县医院由陶树光、陈奎忠、肖兴斌主讲，对全体医生进行"读片"、"麻醉药品的管理"培训；12 日，县医院邀请兴义市人民医院副主任医师陈春到县医院对全体医生、护士长、院领导、医务科及护理部人员进行"临床路径相关知识"培训；18 日，县医院组织在院内开展由张永周、潘玖敏主讲，以"病人自控镇痛在临床的运用"、"兴仁县人民医院教学管理"为课题的培训。

8 月 14 日，县医院组织全院职工在院内开展由吴文惠主讲，以"病历书写规范"为课题的培训。

9 月 2 日，遵义医学院循证医学中专肖证博士到县医院开展了一场主题为"循证应用与研究"的学术讲座；8 日，全国著名泌尿外科专家潘铁军到县医院开展了主题为"腰肋悬空仰卧位在经皮肾镜碎石中的应用"的讲座，并进行了手术演示。

15 日，县医院组织全院职工在院内开展由遵义医学院图书馆馆长李小萍教授主讲，以"医学文献检索"为课题的培训，18 日继续由李教授讲授"贵州数字图书馆的使用"；同日开展由刘宽秀主讲，以"鼠疫诊断标准"为课题的培训，参训人员可给予一定的国家 II 类继续医学教育学分；20 日，县医院组织全体职工开展鼠疫知识培训讲座，内科主治医师刘宽秀为主讲，刘医师介绍了鼠疫的相关知识等，对县医院医务人员在今后的工作者准确地诊断数以疾病具有重大意义。

10 月 9 日，县医院组织全院职工在院内开展由王维建、刘洪主讲，以"心肺复苏术"、"急危重症患者的分类诊治及呼吸机的使用"为课题的培训；16 日，为贯彻国家卫生部《关于做好新型冠状病毒疫情防范和应急准备工作的通知》及州卫字（2012）316 号文件精神，县医院组织全院职工在院内开展由周江林、吴洪兵主讲，以"新型冠状病毒防控知识"为课题的培训。

11 月 1 日，县医院由吴洪兵、保安菊主讲，开展以"如何搞好医患关系，防止医患冲突的发生"、"最新抗菌药物管理规定"为课题的培训；20 日至 22 日，县医院组织全院医务人员在院内开展以观看视频的"蘑菇中毒防治新进展、灾害急救的焦点话题"培训，参加本次学习培训，可获得国家级 I 类医学继续教育学分 10 分；13 日，县医院组织对医护人员由钟万兰主讲的"脑室引流术及护理"的培训，参训人员科给予一定 II 类继续医学教育学分；28 日，县医院邀请黔西南州兴达律师事务所黄辉律师到县医院对职工进行了国家《医疗事故处理条例》、《执业医师法》、《侵权责任法》、《医疗机构管理条例》、《民法通则》、《民事诉讼法》等法律法规的专题培训。

2012年在职教育（院内）培训安排表

表3-5

时　间	内　容	教　师	教师资质	教师单位
1月9日—16日全天	医院年度目标管理和医院绩效管理体系建立和导入	史晓群	教授	法国里昂医药管理学院北京大学医学部
2月8日14:30	县医院院景目标／文化手册／什么是医院文化	孔令荣	院长	院办
2月16日	母乳喂养	宋国志	妇产科主任	妇产科
2月16日16:10	母乳喂养与儿童生存	谢云平	妇产科主任	妇产科
2月23日14:30	兴仁县医院管理模式	孔令荣	院长	院办
3月1日14:30	母乳喂养禁忌症及人工奶库管理	谢云平	妇产科护士	妇产科
3月1日16:10	母乳喂养常见问题	尹廷爽	妇产科护士	妇产科
3月15日14:30	县医院管理模式	孔令荣	院长	院办
3月22日14:30	院感知识	马德辉	院感科主任	院感科
3月22日16:10	母乳喂养三早的临床意义	罗梅	妇产科护士	妇产科
4月12日14:30	乳房剖析与泌乳	曾嘉丽	妇产科主治医师	妇产科
4月12日16:10	团队建设	周江林	副院长	院办
4月26日14:30	腹腔镜的应用	敖学斌	普外科主任	普外科
4月26日16:10	胸腔闭式引流术及护理	郑莉	普外科护士	普外科
5月10日14:30	心律失常	吴洪兵	内科主任	内科
5月10日16:10	PTC灾难处理	罗光敏	急诊科主任	急诊科
5月24日14:30	院感知识	马德辉	院感科主任	院感科
5月24日16:10	换药术	罗文梅	内科护士	内科
6月7日14:30	初级创伤救治	罗光敏	急诊科主任	急诊科
6月21日14:30	PTC视频及演练	罗光敏	急诊科主任	急诊科
	PTC视频及演练	孙庆勇	麻醉科主任	麻醉科
7月5日14:30	读片会	陈奎忠	CT室主任	CT室
	读片会	陶树光	普放科主任	普放科
7月19日14:30	病人自控镇痛在临床的应用	张永周	麻醉科主任	麻醉科
7月19日16:10	医院隔离技术规范	匡毕华	防保科主任	防保科
8月2日14:30	院感知识	马德辉	院感科主任	院感科
8月2日16:10	凶险型前置胎盘的诊治	宋国志	妇产科主任	妇产科
9月6日14:30	心肺复苏术	王维建	ICU医师	ICU
9月6日16:10	呼吸机的使用	刘洪	ICU主任	ICU
10月11日14:30	早发子痫	宋国志	妇产科主任	妇产科
10月11日16:10	颅内高压的治疗	吴洪兵	内科主任	内科

续上表

时 间	内 容	教师	教师资质	教师单位
11月1日14:30	无张力疝修补术	周旸	普外科主治医师	普外科
11月1日16:10	脑室引流术及护理	钟万兰	ICU护士	ICU
11月22日14:30	院感知识	马德辉	院感科主任	院感科
临时安排	外院专家讲（5—10次）	外院专家	专家	外院

是年，外派到省内外各级医疗机构专科进修学习 34 人次；派出各类短期学习班近 100 人次；举办了《麻风病防治知识培训班》、《手足口病防控知识全员培训》、《抗菌药物临床应用与管理全员培训》、《蘑菇中毒防治新进展》、《灾害急救的焦点话题》等 5 个专题项目培训；共接收乡镇医生 47 人来院进修培训，并组织详细学习了《病历书写的基本规范和要求》；接收大专院校实习生 59 人来院实习，其中黔西南民族职业技术学院 45 人，其他院校 14 人，包括临床医学、护理、医学检验及医学影像等各专业，并对其进行了岗前培训，各科室组织了相关的专科知识学习。

2013 年元月 23 日，为完善临床带教相关工作，确保带教质量，经科室推荐，县医院研究决定，任命临床工作经验丰富、专业技术职称较高的医护人员为临床带教老师，具体情况是：

2013年带教老师名单（含医技）

表 3-6

姓 名	性 别	文化程度		专业技术职称	取得资格时间
		学历	专业		
孔令荣	男	本科	临床医学	外科主任医师	2004年12月30日
胡安书	男	本科	临床医学	骨科副主任医师	2009年12月
甘明金	男	大专	临床医学	儿科主治医师	2001年12月02日
周光伟	男	本科	中医学	中医主治医师	1999年12月28日
车 骏	男	大专	临床医学	主治医师	2006年9月
吴兴碧	男	本科	临床医学	主治医师	2010年9月30日
周江林	男	本科	临床医学	内科学（中级）	2011年9月30日
潘进美	女	本科	临床医学	副主任医师	2006年9月
宋国志	男	本科	临床医学	妇产科副主任医师	2006年9月
王 敏	女	本科	临床医学	副主任医师	2006年9月
岑曲春	女	大专	临床医学	主治医师	2007年9月
敖学斌	男	本科	临床医学	主治医师	2007年9月
田维才	男	本科	骨伤	主治中医师	2007年9月
谷学秀	女	本科	临床医学	主治医师	2009年9月30日
王顺灿	男	本科	临床医学	主治医师	2009年9月30日
周 旸	男	本科	临床医学	主治医师	2010年5月
罗光敏	男	大专	临床医学	主治医师	2010年9月30日

续上表

姓　名	性　别	文化程度		专业技术职称	取得资格时间
		学历	专业		
陈金燕	男	本科	临床医学	主治医师	2010年9月30日
刘　洪	男	本科	临床医学	主治医师	2010年9月30日
王朝阳	男	本科	中医	中医主治医师	2002年12月
刘桂桃	女	本科	针灸	中医针灸主治医师	2005年9月
王余平	男	本科	骨伤	中医骨伤主治医师	2010年11月
刘宽秀	女	本科	临床医学	疾病控制（中级）	2011年9月30日
吴洪兵	男	本科	临床医学	内科学（中级）	2011年9月30日
汤正现	女	本科	口腔医学	口腔外科（中级）	2011年9月30日
孙熙莲	女	本科	临床医学	妇产科学（中级）	2011年9月30日
刘祖慧	女	大专	临床医学	儿科医师（中级）	2011年9月30日
曾　刚	男	大专	临床医学	骨外科学（中级）	2011年9月30日
黄光祥	男	大专	临床医学	普外科（中级）	2011年9月30日
令狐克祥	男	大专	临床医学	神经外科（中级）	2011年9月30日
肖兴斌	男	本科	临床医学	医师	2000年11月21日
王维建	男	本科	临床医学	医师	2009年12月9日
胡万丽	女	本科	临床医学	医师	2009年12月9日
刘　金	男	本科	临床医学	医师	2009年12月9日
李文刚	男	本科	临床医学	医师	2009年12月9日
陈世海	男	本科	临床医学	医师	2006年12月25日
张　睿	女	本科	临床医学	医师	2006年12月25日
肖鸿中	男	本科	眼耳鼻喉	医师	2008年12月15日
颜　会	女	本科	针灸推拿	医师	2009年12月9日
俞琴	女	本科	中医学	医师	2008年12月15日
谭林旺	男	本科	临床医学	医师	2009年12月9日
胡中柱	男	本科	临床医学	医师	2007年12月26日
王万祥	男	本科	临床医学	医师	2009年12月9日
熊丹妮	女	本科	临床医学	医师	2006年12月25日
白金娇	女	本科	临床医学	医师	2009年12月9日
潘天丽	女	本科	临床医学	医师	2009年12月9日
胡　健	女	本科	临床医学	医师	2009年12月9日
王　军	男	本科	临床医学	医师	2006年12月25日
李大义	男	本科	临床医学	医师	2008年12月15日
孙庆勇	男	本科	临床医学	医师	2009年12月9日

续上表

姓 名	性 别	文化程度		专业技术职称	取得资格时间
		学历	专业		
张恩瑞	男	本科	临床医学	医师	2009年12月9日
汪明贵	男	本科	检验	主管检验师	2002年12月
保安菊	女	大专	药剂	主管药师	2009年9月30日
吴 军	男	本科	临床医学	骨外科主任医师	外聘专家
王文闻	男	本科	临床医学	内科副主任医师	外聘专家
杨建国	男	本科	临床医学	急诊科副主任医师	外聘专家
吴登友	男	本科	临床医学	麻醉副主任医师	外聘专家
何 元	女	本科	临床医学	眼科主任医师	外聘专家
黄翠萍	女	大专	临床医学	病理科副主任医师	外聘专家
胡贵萍	女	中专	临床医学	麻醉副主任医师	外聘专家
陈明江	男	中专	影像	放射科副主任医师	外聘专家
腾志敏	女	本科	药剂	中药副主任药师	外聘专家

注：表列共62名带教人员中，有本科学历的50人，大专学历的10人，中专学历的2人；有高级职称的12人，中级职称的29人，初级职称的21人。

2013年带教老师名单（护理组）

表3-7

姓名	性别	学历	专业	专业技术职称	取得资格时间
杨卫建	女	中专	护理学	主管护师	2000年12月26日
王选琴	女	中专	护理学	主管护师	2000年12月26日
石玉红	女	中专	护理学	主管护师	2000年12月26日
陈永珍	女	中专	护理学	主管护师	2002年12月
幸 蓉	女	中专	护理学	主管护师	2003年9月
张 宇	女	中专	护理学	主管护师	2003年9月
隆小娅	女	中专	助产	主管护师	2005年9月
王茂英	女	中专	护理学	主管护师	2007年9月
王成英	女	中专	护理学	主管护师	2007年9月
李兴碧	女	中专	护理学	主管护师	2008年9月
王家会	女	中专	护理学	主管护师	2009年9月30日
白宁菊	女	大专	护理学	主管护师	2010年9月30日
沈光秀	女	大专	护理学	主管护师	2010年9月30日
王正荃	女	中专	护理学	主管护师	2010年9月30日
马志春	女	中专	护理学	主管护师	2010年9月30日

续上表

姓名	性别	学历	专业	专业技术职称	取得资格时间
方 艳	女	大专	护理学	主管护师	2010年9月30日
李 磊	女	中专	护理学	护理中级	2011年9月30日
潘玖敏	女	本科	护理学	护师	2010年9月30日
陈洪江	女	大专	护理学	护师	2008年9月1日
魏天凤	女	大专	护理学	护师	2009年9月30日
余 春	女	大专	护理学	护师	2007年9月
夏莉嘉	女	大专	护理学	护师	2007年9月
毕加珍	女	大专	护理学	护师	2009年9月30日
王显雁	女	中专	护理学	护师	1998年12月5日
张凤敏	女	大专	护理学	护师	2009年9月30日
何雪姣	女	大专	护理学	护师	2006年9月
卢 敏	女	大专	护理学	护师	2010年9月30日
钟丽晶	女	大专	护理学	护师	2010年9月30日
毕加兴	女	大专	护理学	护师	2010年9月30日
张 鑫	女	大专	助产	护师	2010年9月30日
吴 秀	女	大专	护理学	护师	2010年9月30日
周 丹	女	大专	护理学	护师	2010年9月30日
黄凤华	女	中专	护理学	护师	2010年9月30日
罗 梅	女	大专	护理学	护师	2010年9月30日
颜家晶	女	大专	护理学	护师	2011年9月30日
雷国凤	女	大专	护理学	护师	2011年9月30日
朱 艳	女	中专	护理学	护师	2011年9月30日
王 芸	女	大专	护理学	护师	2011年9月30日
金椿幸	女	大专	护理学	护师	2011年9月30日
张兴燕	女	中专	护理学	护师	2011年9月30日
余忠美	女	中专	护理学	护师	2011年9月30日
雷顺莲	女	大专	护理学	护师	2011年9月30日
陈显丹	女	中专	护理学	护师	2011年9月30日
安 艳	女	大专	护理学	护师	2011年9月30日
张 丹	女	中专	护理学	护师	2011年9月30日
哈文娜	女	大专	护理学	护师	2008年9月30日
张 丹	女	大专	护理学	护师	2011年9月30日
余忠美	女	大专	护理学	护师	2011年9月30日
陆廷飞	女	大专	护理学	护师	2007年9月30日

续上表

姓名	性别	学历	专业	专业技术职称	取得资格时间
李 萍	女	大专	护理学	护师	2012年
韦云敏	女	大专	护理学	护师	2012年
李方定	男	大专	护理学	护师	2012年
杨 敏	女	大专	护理学	护师	2012年
陶翠兰	女	大专	护理学	护师	2012年
杨 英	女	大专	护理学	护师	2012年
刘宏秀	女	大专	护理学	护师	2012年
梁 鑫	女	大专	护理学	护师	2012年
郑 莉	女	大专	护理学	护师	2012年
张明丽	女	中专	护理学	护士	2006年9月30日
尹廷爽	女	中专	护理学	护士	2005年9月30日
杨媛桂	女	大专	护理学	护士	2007年9月30日
刘金兰	女	大专	护理学	护士	2008年9月30日
方培兰	女	中专	护理学	护士	2004年9月30日

注：护理带教老师中，有本科学历的1人，大专学历的38人，中专学历的24人；主管护师17人，护师41人，护士5人。

2月19日，县医院由院感科、内科主任对医护人员进行了"人感染高致病性禽流感"及"手卫生、职业暴露的防护、消毒隔离技术"知识培训。

同日，县医院根据《贵州省专科护理领域护士培训实施方案》，选派护士熊祥菁到贵阳第一人民医院进修血净化护理，为期3个月。

5月16日，县医院邀请黔西南心达律师事务所律师到院对职工进行了《中华人民共和国精神卫生法》等新法律法规的培训。

22日，县医院由急诊科主任在县医院对300余名医护人员进行了心肺复苏知识培训。

2013年县医院的教学工作，共计开展培训100余人次，短期培训学习80多人次；接收各相关单位、院校进修、实习生共101人，其中进修44人，实习57人；乡镇产科人员进修班6人，各卫生院进修人员14人；实习生中社区医学1人，全科医学1人，农村医学13人，康复治疗技术1人，药学1人，护理33人，助产7人。院内培训44次，邀请院外专家、教授来我院授课12次。同时，根据卫生厅、卫生局的要求组织开展了禽流感、手足口病、艾滋病、"六五"普法以及医疗机构从业人员行为规范等5个专题项目的培训教学。

2.科研

（1）技术革新

1954年9月6日，中央人民政府卫生部下发（1954）卫药字第729号文件，通知全国医院药房不得自行制造药品制剂及应加强药品出厂抽检工作，县医院药房停止制造普通制剂。

1958年县医院开展的科研活动是以技术革新为主，开展的革新项目有：①县医院没有血压计，原有的已经损坏，经院领导检查库房，发现有漏气、水银不足、缺零部件等的3具坏血压计，即拿出来与有关人员研究改造,合并得可用血压计2具,分发给门诊和住院部使用,为国家节约资金176元;②试制成功睫毛烧灼器的原使用交流电改为使用直流电,节约资金300元;③用1只木架、两个盐水瓶、4条橡皮管仿制成功十二指肠检压器;④用木材做成尸体槽,建立了解剖教研室;⑤用盐水瓶仿制成功吊桶式洗眼器2个;⑥创办药厂一座,生产处方药物8种(原有协定处方3种),所制成的喉片可降低成本10%;⑦用奴弗卡因加一定量的酒精试治疗中耳炎获得成功;⑧用丝线代替金属簧片维修挂钟1座投入使用;⑨创造了用铁丝连接病房与护士办公室铜铃代替电铃的信息传递方法;⑩利用水温锅加温使温度稳定作肥达外裴氏反映取得成功;⑪中医创造的3个经验秘方收到特效:加减茴木五苓散治疗疝气、蛇床子煮水治疗妇女阴气、旱烟油治疗小儿呕吐、腹痛、腹泻;⑫由医护人员献血(家属不愿意献血),在县境有史以来第一次进行输血3例。

是年,王德贵、程国柱、冯安陆研究创制成功克胺酸合剂。

1959年7月份县境爆发流行麻疹,大部分患者均死于病毒性肺炎,在束手无策的情况下,县医院组织技术攻关,通过病案讨论、研究,成功研制出"吉胺酸合剂"用于临床,治好了病毒性肺炎62例,大大降低了死亡率。

1960年,通过开展整风运动,在1959年创造了10种技术革新的基础上,党支部提出了"开门红、满堂红"的号召,鼓励开展技术革新,收到决心书、保证书、倡议书计29件,中医科创造了定痛散、五积散、通络散、平胃散、痢疾散、银粉散、红生丹、疟疾丸、止咳糖浆、化腐生肌膏、九龙针药物和治疗新法;西医创造了复方龙胆酊、复方樟脑酊、远志酊、甘草流浸膏、牙酸蛋白青霉素丸、五味补脑汁等新药。

成果取得的具体情况,属于个人的有:夏忠泽取得成果1项,成果名:复方樟脑丸调剂。丁重衡取得成果1项,成果名:复方龙胆町调剂。岑立彬取得成果11项,成果名:延桂町、陈皮町、远志町软膏、甘草町软膏、糅酸蛋白、盐酸奎宁针剂、C.N.B、2%奴夫卡因、注射用盐水、九孔洗涤机;调剂组:青霉素胶片。张邦简取得成果1项,成果名:五味子合剂。严自强取得成果6项,成果名:服药台、镇痛合剂、数药片机、洗瓶器、水剂药导管、自制救急包。雷培华取得成果3项,成果名:处方药箱、皮肤牵引床、连续灌肠器。昌吉文取得成果1项,成果名:加压灌肠器。陈昌荣取得成果2项,成果名:床头护理指盘、自制氧气机器。姚桂友取得成果1项,成果名:自动加温洗眼器。王渊取得成果1项,成果名:木制化验盆。陈光远取得成果1项,成果名:微量血液架。王德贵取得成果3项,成果名:动脉输血器、关闭式吸引器、洗胃器。熊琳取得成果4项,成果名:双折输液器、莫非式滴管、压舌板、视力表。冯安陆取得成果7项,成果名:综合电盘、电解器、信号器、电刺激器、皮质电位器、动物血压测定器、点时记滴器。吴焕珍取得成果1项,成果名:加压注射器。罗忠琼取得成果1项,成果名:无痛注射器。姜明周取得成果1项,成果名:化肤生肌膏。曾学股取得成果2项,成果名:银粉散、红丹宋如渊取得成果1项,成果名:止咳糖浆。

属于集体的有:调剂组取得成果6项,成果名:三道年胶片、乳酶生合剂、鱼肝油糖浆、多贝式溶液、钠铋散、钠镁散。制剂组取得成果2项,成果名:填充器、干燥箱。中医股取得成果6项,成果名:内消丸、定痛散、平胃散、连翘散、五味散、九龙珍。

1961年:全年开展技术革新运动,取得技术革新(发明)成果交直流无影灯、翻身床、白头翁煎剂、两用听诊器、止泻合剂等合计48项,仅仅花去成本462.36元,这些成果的市场价格为6349.46元,为国家节约资金5887.1元。

(2)新技术运用

2003年,县医院引进笑气镇痛与硬膜外麻醉法,开展无痛人流、无痛分娩的新技术、新疗法,治愈病例100余人。2007年,孔令荣等开展自体血回输技术取得成功。2008年2月29日,县医院微生物细菌培养鉴定和药敏试验系统安装测试完毕，正式投入使用，始开展血骨髓培养加药敏、尿培养加药敏等 12 项检查。2011 年，县医院能开展的新技术项目有：① 股骨近端骨折或股骨粗隆骨折切开复位解剖型钢板内固定；② 甲状腺 T4 检查；③ 三典甲状腺素原氨酸 T3 检查；④ 腰大股沟封闭治疗骶髂关节错动；⑤ 骶管灌注治疗腰椎间盘突出症；⑥ 腹腔镜阑尾手术；⑦ 腹腔镜肠粘连松解术；⑧ 腹腔镜十二指肠溃疡穿孔修补术；⑨ 胺碘酮治疗乌头碱中毒室性心律失常；⑩ 临时起搏器治疗缓慢心律失常；⑪ 无痛人流术临床观察。是年，县医院获得科技项目两项，取得州级科研成果一项；举办各种专业学术讲座近 100 次，请院外专家教授讲座 10 余次。

此后，县医院逐步引进国际领先水平的新技术如彩色 B 超机、CT 机等疾病检查仪器进行疾病检查；引进腹腔镜、钬激光等微创伤先进手段开展疾病治疗，取得前所未有的技术突破。

（3）文化成果

2000 年 8 月 20 日，全国卫生产业企业管理协会下发编辑出版《全国医院概况》一书的通知，县医院组织撰写简介材料编入该书，所撰写的文章是："县医院始建于五十年代初期，经过五十多年的艰苦创业，发展至今已成为拥有 115 张病床，医疗设备近 600 万元，固定资产 1000 多万元的集医疗、预防、保健、教学为一体的二级综合性医院。全院现有职 1-123A，高中级职称 24 人，设有内、外、妇、儿、门诊、中医等临床科室及麻醉、检验、药剂、影像等医技科室和院办、医务科、护理部、财务、后勤、工会等行政职能科室。拥有 CT、彩超、奥林巴斯纤维胃镜、500mAX 光机、脑电地形图仪、血球分析仪、血凝仪、心电监护仪、母胎监护仪、麻醉机等大中型医疗设备。近三年来，已成功开展胆囊切除、胆总管探查、腰椎间盘摘除、脊柱骨折、椎板减压、肝叶肺叶修补、左右半结肠切除、子宫全切等大中型手术 300 多例。医院现有业务用房 5000 平方米，环境优美，交通便利，是兴仁县产科急救中心和医疗保险定点医院。近年来，由于医院不断深化改革，加强内部管理，使医疗护理质量得到不断提高，2001 年业务收入是 1997 年的 2.2 倍，今年将申请二级乙等医院评审。"

2010 年，县医院为认真总结临床工作，采用报销版面费并给以奖励的办法，鼓励医务人员积极撰写医学论文，全年报销论文发表版面费 2000 余元。

是年提出信息化建设的总结与规划：从 2003 年开始起用住院收费系统开始，经过近 7 年的逐步改进和扩张，信息化从无到有，从小到大。2010 年 4 月，重新与绵阳智通科技有限公司签订了 HIS、LIS、PACS 等软件采购合同，经过近半年的开发调试，从 2010 年 11 月 1 日起新的 HIS 系统及短信平台已正式投入运行，从 2010 年 12 月中旬起，临床医生工作站也将逐步分批投入运行，至 2010 年底，新的基础网络覆盖全院门诊、住院收费等多数业务岗位。已建成使用的信息系统：门诊收费分系统：能满足门诊挂号、检查、治疗的各项收费及提供费用清单等功能。住院收费分系统：能满足住院病人住院期间所需药品、材料、治疗、检查等费用的核算；能为病人提供医院的物价、收费等项目查询服务及详细的日费用清单。医生工作站分系统：实现了医疗文书及档案的信息管理，提高了医务人员的办事效率，为医院的规范化管理提高医疗护理质量提供了保障。护士工作站分系统：实现了电脑打印体温单、输液卡等。医嘱处理也在电脑上操作，使护理人员的工作效率得到了提高。也为护理质量提供了有效保障。对信息的使用：信息化建设以应用为导向，信息系统采集的业务数据反映实际业务的真实情况，对这些业务数据的统计和汇总能反映医院的运行情况，财务科、医保办等业务数据使用部门都能很好地利用这些基础业务信息分析医院当前的运营情况，并完成财务管理、成本核算、奖金核发、医保费用报销汇总等工作。信息化建设五年规划的总体目标：参考国内同行信息化建设的成功经验，信息化建设的五年规划总体目标确定为：完善组织机构，提高技术水平；整体规划，分阶段建设，逐步规范和完善我院的信息系统，逐步扩大医院网络的业务覆盖范围，拓展应用，逐步提供越来越深入的业务分析数据，最终为医院决策提供准确、全面、近似实时的统计数据，使得医院业务网络成为医院规范管理、科学管理的利器。五年规划的具体内容：从2011年起至2015年，信息化建设按照即定计划逐步展开，并在建设的过程中，根据实际发展的情况，逐步修订完善计划。即：2011年将启用HIS系统门诊医生工作站、医保核算系统、绩效管理系统；启用影像PACS系统；启用检验LIS系统；办公自动化系统。2012年至2013年，逐步启动远程会诊系统；人事工资管理系统；后勤物资管理系统；设备管理系统；成本核算及奖金分配系统的信息建设。到2014年，信息化建设主要任务将转向深入应用，充分挖掘现有系统的信息处理能力，进一步拓展业务系统的覆盖范围：1. 在HIS使用了一定的时间，积累了一定规模的数据，并采集了完整详细的业务数据之后，对这些数据进行多层次、多维度的动态统计分析，并以表格、折线图、柱状图、饼图等多种形式展现出来，供医院战略决策。2. 临床医疗数据挖掘方面：随着检验系统、PACS以及电子病历的投入使用，电子病历信息、检验信息医学影像信息等临床医疗数据的日积月累，为临床科研提供了海量的数据。对这些数据进行科学的整理、分析将对临床的医疗工作带来有效的帮助。HIS应用拓展实际上可以从2011年全院PACS系统完成之时就开始展开，伴随着我院的现代化管理模式变革而不断地深入，根据管理需求不断更新版本，以便能更好地适应医院发展的需求。

具体办法和措施：1. 坚持以发展为第一要务，完善基础设施，适度扩大规模。根据医院发展需要，已规划立项筹建的六层的医技综合大楼，内设CT室、磁共振、放射科、彩超、检验科、供血库。内科大楼系统（含神经内科、心血管内科、肿瘤内科、肾病、内分泌、消化内科）儿科和新生儿科、ICU、CCU等科室，该项目是医院建院以来投入最大的一项重点工程。此项重点工程建成后，医院规模扩大，床位总数达到500-800张，该项目已在2011年2月启动，力争二年内完成工期，施工中严格按照规定进行招标采购，严把工程质量关，做好单体设计，力求理念超前，布局合理，经济实用，功能先进，条件舒适，设施完善，质量优秀，为医院可持续发展奠定坚实的基础。"十二五"期间将对现有门诊和病房楼进行统一规划改造，增加现有老院区门诊空间，改善门诊就诊环境，扩大教学、科研和药剂用房，使有限的空间得到最为合理有效的利用。2. 加强学科和重点专科建设，注重人才培养提高整体素质。学科和重点专科建设是医院内涵建设的主体，大力推行以名科支撑名院，以名院提升名科。细化专科设置组建胸外、肾病内外科、ICU、CCU、心内科、神经内科等重点专科，打造脊柱外科、关节外科、脑外科、整形外科、腔镜外科。注重发挥专家的传、帮、带作用，遴选一批医院学科带头人为医院名医，加强名医工作建设；聘请一批院外知名专家作为医院特聘专家，帮助和指导医院学科建设、人才培养和新技术、新项目的开展；坚持重绩效、重人才、重能力的原则，遴选一批科主任、护士长及专业技术骨干医生、护士作为医院优秀中青年学科带头人，积极创造条件充分发挥带头人的作用，提升业务水平和学术地位；制定培养计划和目标，加强青年医务人员"三基"、"三严"培训及考核，开展岗位练兵和技能竞赛，建成住院医师规范培训和继续医学教育学分制管理，努力形成一支结构合理、技术过硬、素质较高的专业技术人才队伍。至"十二五"期末，力争达到高级职称50—80人，中级职称200人的人才队伍梯队建设。3. 坚持以病人为中心，强化医疗质量和医疗安全管理，增强综合能力，提供优质服务。加强医疗质量和安全管理，更加强化医疗核心制度落实，完善医疗质量考核体系，健全三级质量控制网络，适时引进先进的质量管理模式。病房工作在保持较高床位使用率的基础上，要加快床位周转次数，缩短平均住院日，提高出院人次和病床利用率。鼓励开展一批新技术、新项目；加强急诊和重症医学科建设，建立高标准的ICU、CCU；医技科室、手术室在充分利用现有资源的基础上，充实技术力量，与临床相关科室有机整合和协作，分期更新添置部分先进的大型仪器设备（如：核磁共振、直线加速器等），逐步完善基本功能和发挥重要支撑作用。加强门诊管理，制定有利于提高门诊量的考核激励办法和奖惩措施，充实专家门诊力量，改善就诊条件，开展多种形式的义诊、咨询、健康教育、社区和农村医疗服务，扩大门诊宣传，增加门诊工作量。改进服务流程，完善服务措施，加强专科护士培养，开展优质服务活动，提高病人满意度。力争年门诊和出院人次增加10%以上，至"十二五"期末，年门诊量超过50万人次，年出院超过3-5万人次。4. 坚持以科学管理为保障，强化制度规范化执行，凝练医院文化。坚持依法管理、民主管理和科学管理，依规管院，以法治院。以2011年二级甲等医院评审评价标准为依据和契机，制订具体实施方案，细化分解任务，力争在"十二五"期末达到"三级乙等"医院。健全和完善医院二级职能机构设置，进一步实行中层干部及科主任、护士长的任期综合目标责任制管理，建立管理岗位津贴和考核制度，调动从事管理工作的积极性；根据形势发展不断修订和完善医院各项规章制度，充实调整医院各管理委员会，进一步发挥其在医院管理中的作用；注重管理队伍建设，充实管理人员，有计划选拔管理人员进行培训深造，提高管理素质和能力；完善医院财务预决算制度，强化成本核算和资产管理，深化内部人事和分配制度改革，完善人事聘用和职称评聘办法，坚持效益优先、兼顾公平的分配原则；完善院务公开，发挥工会和职代会民主管理作用，加强审计、监察和监督；加强医院信息化建设，逐步完善现有医院信息系统、不断更新医院网站，建设数字化医院，主动适应新一轮医改政策，加强医保和新农合管理；加强职工职业道德教育和行风建设，加强医院文化建设，凝练医院文化精神；关心职工生活，维护职工权益，努力解决职工关心的热点、难点和利益问题；建成高水准的医院职工和患者营养食堂，为医院职工和病人提供良好的饮食服务。抓好安全生产，加强停放车辆管理，保证安全平稳、有序运转的良好环境，创建平安医院和无烟医院；在保证医院业务收入和效益增长的同时，职工收入和福利待遇得到稳步提高，共同构建和谐医院，"十二五"期末将医院建成州内一流、省内知名、国内有一定影响的医院。

根据这个规划，县医院逐年加大投入，到2013年，已基本实现预定目标。

2011年3月，县医院通过数年的努力，取得的文化成果是编辑印刷有关图书12册在内部发行使用，具体是：

《兴仁县人民医院规章制度汇编》。该书为院办公室组织编印，孔令荣作序，序言载："近年来，随着医院改革的不断深入，县级医院规范性建设项目、新院区建设、优质护理服务示范工程的实施、创建二级甲等医院工作的全面启动，医院的发展进入关键时期。为适应医疗机制改革，根据医院发展需要，不断加强医院的科学管理，建立正常的工作秩序，改善服务态度，提高服务质量，促进医院医疗服务质量持续改进，结合我院的实际，在原有《职工手册》的基础上，结合卫生部最新《医院管理制度与岗位职责汇编》，再次编写了《兴仁县人民医院规章制度》一书。该书概括了医院各科管理制度，使各项工作有章可循，逐渐步入规范化、科学化管理，为医院健康、可持续发展打好坚实的基础。医院工作制度是医院完成各项工作的重要保证，需要广大医务工作者在实践中不断探索和完善。由于本书编写时间仓促，经验缺乏，难免有遗漏和不妥之处，诚请各科室结合本科特点，提出宝贵意见或建议，以便今后进一步修订完善（2011年3月）。"该书的具体章节：

第一章，行政管理制度：一、院支委工作制度；二、党小组工作制度；三、院支委纪检工作制度；四、院支委中心组理论学习制度；五、政治学习制度；六、廉政建设制度；七、院务公开制度；八、工会制度；九、职工代表大会制度；十、医院院务会制度；十一、院办公室工作制度；十二、医院各类会议制度；十三、医院会务管理制度；十四、请示报告制度；十五、总值班制度；十六、公文起草审核签发制度；十七、文件签发管理制度；十八、医院印章保管及使用制度；十九、档案管理制度；二十、保密工作制度；二十一、接待工作制度；二十二、医德教育和医德考核制度；二十三、行风建设督察制度；二十四、共青团支部工作制度；二十五、群众及社会监督制度；二十六、医院领导深入科室制度；二十七、行政查房制度；二十八、请假休假管理制度；二十九、大事记录制度；三十、重大项事公示制度；三十一、宣传工作制度；三十二、人力资源办公室工作制度；三十三、员工招聘制度；三十四、员工劳动与健康保护制度；三十五、员工年度考核制度；三十六、员工调配制度；三十七、离退休管理制度；三十八、收发室工作制度；三十九、患者投诉处理制度；四十、依法维护患者权利制度；四十一、机动车辆管理规定；四十二、车辆使用制度；四十三、保卫科工作制度；四十四、工会走访制度；四十五、医院服务承诺制度；四十六、医院惠民措施；四十七、医院建设项目防控制度；四十八、人才梯队建设制度；四十九、医院项目建设廉政建设制度；五十、医院纠风责任制；五十一、重点学科带头人选聘制度；五十二、尊重和维护患者权益制度。

第二章，医疗质量管理制度：一、首诊负责制度；二、三级医师查房制度；三、分级护理制度；四、疑难病例讨论制度；五、会诊制度；六、危重病人抢救制度；七、手术分级与管理制度；八、术前讨论制度；九、死亡病例讨论制度；十、病历书写基本要求与管理制度；十一、医师值班、交接班制度；十二、临床用血审核制度；十三、查对制度；十四、处方管理制度；十五、抢救工作制度；十六、医疗风险预警制度；十七、入、出院制度；十八、转院、转科制度；十九、医嘱制度；二十、岗前培训制度；二十一、"三基三严一考核"培训与管理制度；二十二、教学工作制度；二十三、进修生管理制度；二十四、实习生管理制度；二十五、医疗技术准入制度；二十六、新技术新项目申报审批制度及程序（附开展医疗新技术、新项目申请表）；二十七、医院学科带头人选聘制度；二十八、医疗文件管理制度；二十九、医疗质量管理委员会工作制度；三十、医疗质量教育制度；三十一、突发灾害事故急救制度；三十二、突发重大公共卫生事件报告制度；三十三、患者知情同意制度；三十四、差错事故管理制度；三十五、医师差错判断制度；三十六、医疗差错事故登记报告制度；三十七、医疗缺陷管理制度；三十八、重大手术审批制度；三十九、妇产科手术分级管理制度；四十、普外科手术分级管理制度；四十一、骨外科手术分级管理制度；四十二、病案室管理制度；四十三、病历复印制度；四十四、病历借阅制度；四十五、病历归档制度；四十六、非计划再次手术管理制度；四十七、患者身份识别制度和程序；四十八、手术部位识别标志制度；四十九、手术分级管理规范；五十、手术确认制度与工作流程；五十一、术前告知制度；五十二、围手术期管理制度；五十三、医疗技术管理制度；五十四、申请开展新技术新业务必备资料；五十五、新技术新项目安全保障方案；五十六、新技术新业务临床应用管理制度；五十七、医疗新技术新业务评价制度；五十八、新技术新业务资料管理办法；五十九、医疗技术风险预警制度；六十、医疗技术管理制度；六十一、医疗技术损害处置预案；六十二、病历管理制度；六十三、紧急情况下执行口头医嘱制度及流程；六十四、科室医疗质量控制小组工作职责和工作要求；六十五、医疗质量管理责任追究制度；六十六、医疗质量管理制度；六十七、医疗质量通报制度；六十八、医院领导定期研究医疗质量工作制度。

第三章，护理管理制度：一、护理质量管理委员会工作制度；二、护理部工作制度；三、护理会议制度；四、护理工作请示报告制度；五、护士长夜查房制度；六、护理人员技能定期评估制度；七、护理新技术准入制度；八、护理制度、操作常规变更批准制度；九、护理从业人员准入制度；十、护理质量管理制度；十一、护理质量持续改进制度；十二、护理查房制度；十三、护理会诊制度；十四、护理查对制度；十五、危重病人抢救制度；十七、护理排班制度；十八、值班、交接班制度；十九、病房管理制度；二十、病房消毒隔离制度；二十一、工休座谈会制度；二十二、护患沟通制度；二十三、医嘱执行制度；二十四、物品、器材管理制度；二十五、健康教育制度；二十六、病房医嘱计算机录入管理制度；二十七、护理文书书写基本规范与质量监管制度；二十八、护理文件管理制度；二十九、护理病历讨论制度；三十、护理安全管理制度；三十一、无菌操作制度；三十二、各类导管管理制度；三十三、病心安全制度；三十四、病人外出检查制度；三十五、患者隐私保护制度；三十六、护理操作贵重物品告知制度；三十七、标本送检管理制度；三十八、腕带识别标识制度；三十九、剧、毒、麻、高危、限制药品管理制度；四十、病房药品管理制度；四十一、危重病人护理质量管理制度；四十二、皮肤压疮登记报告制度；四十三、护理投诉管理制度；四十四、护理差错事故管理制度；四十五、护理差错、事故登记报告制度；四十六、护理人才培养制度；四十七、护理"三基一训练"考核制度；四十八、护理人员继续教育制度；四十九、护理人员岗前培训制度；五十、实习生带教制度；五十一、见习期护士执业规定；五十二、新护士轮转制度；五十三、护理病例讨论制度；五十四、注射室管理制度；五十五、治疗室管理制度；五十六、换药室管理制度；五十七、抢救室管理制度；五十八、监护室（ICU）管理制度；五十九、监护室（ICU）内仪器使用、保养管理制度；六十、急诊科管理制度；六十一、手术室管理制度；六十二、产房护理管理制度；六十三、母婴同室母乳喂养制度；六十四、婴儿洗澡间管理制度；六十五、内镜检查室管理制度；六十六、供应室管理制度；六十七、新生儿病室管理制度。

第四章，药剂管理制度：一、医院药事管理委员会工作制度；二、药剂科工作制度；三、药品管理制度；四、药品采购管理制度；五、中标药品采购制度；六、非中标药品采购制度；七、门诊药房工作制度；八、住院药房工作制度；九、中药调剂室工作制度；十、临床工作制度；十一、处房调配管理制度；十二、临床用药规定；十三、药品购进、质量验收管理制度；十四、药品储存、养护管理制度；十五、特殊药品管理制度；十六、药品不良反应监测报告制度；十七、药剂科工作差错制度；十八、新药引进审批制度；十九、医院处房点评制度；二十、卫生人员健康状况管理制度；二十一、药品质量监控制度；二十二、药品拆零管理制度；二十三、退货药品管理制度；二十四、突发事件的药品供应与药事管理制度；二十五、退药管理制度；二十六、医院处房管理制度；二十七、不合格药品的管理制度；二十八、病房药品安全管理与使用制度；二十九、处方调剂差错事故处理登记制度；三十、药品效期管理制度；三十一、药品库房出库管理制度；三十二、药剂科安全制度；三十三、药品报损、销毁制度。

第五章，财务管理制度：一、财务科工作制度；二、财务印章和票据管理制度；三、现金管理制度；四、银行支票管理制度；五、会计核算制度；六、财务（经费）开支审批制度；七、工程项目财务管理制度；八、固定资产管理相关规定；九、财务电算化管理的有关制度；十、进修学习、培训及差旅费用报销的规定；十一、关于药品实物管理相关规定的通知；十二、费用报销有关规定；十三、税收管理制度；十四、预算管理制度；十五、收入管理制度；十六、医院欠费的管理；十七、支出管理制度；十八、银行存款管理制度；十九、票据核销制度；二十、固定资产管理制度；二十一、收费管理制度；二十二、住院收费室工作制度；二十三、门诊收费工作制度；二十四、退费管理制度；二十五、债权债务管理制度；二十六、工程项目建设投资管理制度；二十七、重大事项决策制度；二十八、内控牵制制度；二十九、会计档案管理制度；三十、考核奖惩制度；三十一、物价管理制度；三十二、药品材料财务管理规定；三十三、医保、合疗科工作制度；三十四、禁止设立账外账、小金库管理制度；三十五、会计控制制度；三十六、医院审计工作制度；三十七、医院审计项目；三十八、审计工作程序。

第六章，总务设备管理制度：一、总务、设备科工作制度；二、物资采购管理制度；三、物资管理制度；四、物资入库验收制度；五、库房管理制度；六、物资领发制度；七、物资报废赔偿制度；八、房屋维修管理制度；九、配电设备安全制度；十、水电维修制度；十一、危险物品管理制度；十二、食堂管理制度；十三、垃圾袋装、清运管理制度；十四、污染处理站工作制度；十五、洗衣房工作制度；十六、电梯安全管理制度；十七、中心供氧站管理制度；十八、氧气瓶安全管理制度；

十九、环境卫生管理制度；二十、设备采购管理制度；二十一、设备验收管理制度；二十二、设备操作使用管理制度；二十三、医疗仪器设备管理制度；二十四、医疗仪器设备的维修、保养制度；二十五、医疗器械报废制度；二十六、设备调剂管理制度；二十七、医院设备损坏事故处理制度；二十八、计量器具管理制度；二十九、信息档案管理制度；三十、植入性材料管理制度；三十一、消防安全教育、培训制度；三十二、预防安全防火巡查检查制度；三十三、火灾隐患整改制度；三十四、电源管理制度；三十五、安全疏散设施管理制度；三十六、灭火和应急疏散预案演练制度；三十七、消防安全管理措施；三十八、消防安全操作规程制度。

第七章，医院感染管理制度：一、医院感染管理制度；二、医院感染委员会工作制度；三、医院感染管理委员会会议制度；四、医院感染知识培训制度；五、医院感染的分级防护管理制度；六、突发公共卫生事件管理制度；七、医院消毒隔离制度；八、医务人员手卫生制度；九、医院感染暴发报告及处置管理制度；十、医院感染病例监测与报告制度；十一、卫生学及消毒灭菌效果监测与质量改进制度；十二、消毒药械管理制度；十三、一次性使用无菌医疗用品管理制度；十四、医疗废物管理制度；十五、经血传播性疾病职业暴露防护制度；十六、抗菌药物使用管理制度；十七、医院内各科室医院感染管理制度；十八、传染病预检分诊制度；十九、传染病疫情管理制度；二十、传染病疫情报告制度；二十一、传染病疫情信息网络直报制度；二十二、传染病疫情自查制度；二十三、传染病漏报检查制度；二十四、传染病疫情报告奖惩制度；二十五、传染病法规知识培训制度；二十六、医院门诊日志登记规范；二十七、门诊医生传染病疫情报告制度；二十八、住院病人传染病疫情报告制度；二十九、检验科疫情报告管理制度；三十、传染病病例登记和转诊制度。

第八章，输血科管理制度：一、输血科工作制度；二、输血科供血制度；三、输血申请审核管理制度；四、输血前告知制度；五、大量用血审批制度；六、输血科标本管理制度；七、输血科标本接收制度；八、实验室准入制度；九、查对制度；十、血液储存管理制度；十一、输血科血液质量管理制度；十二、配血、发血管理制度；十三、临床输血管理制度；十四、血液报废管理制度；十五、交接班制度；十六、冰箱管理制度；十七、输血科继续教育培训制度；十八、输血与临床协调会议制度；十九、输血反应登记报告制度；二十、回收血袋管理制度；二十一、血源性传染病登记报告制度；二十二、传染病报告单管理制度；二十三、差错事故登记报告制度及处理程序；二十四、输血科清洁消毒制度；二十五、输血科质量控制管理制度；二十六、输血科管理委员会工作制度。

第九章，检验科管理制度：一、检验科工作制度；二、检验科质量管理制度；三、检验科查对制度；四、检验标本管理制度；五、检验报告单管理制度；六、检验科试剂管理制度；七、检验科安全管理制度；八、临床检验危急值报告制度；九、仪器管理制度；十、检验科档案管理制度；十一、检验科登记制度；十二、检验科信息反馈制度；十三、急诊检验制度；十四、差错事故登记报告制度；十五、检验科废物处置管理规定；十六、检验科人员职业安全防护措施；十七、检验科安全管理制度；十八、临床检验室工作制度；十九、免疫室工作制度；二十、生化室工作制度；二十一、微生物室工作制度；二十二、检验报告的审核及发放工作制度；二十三、病原微生物实验室生物安全管理制度。

第十章，病理科管理制度：一、诊断室工作制度；二、病理科工作制度；三、技术室工作制度；四、巨检室工作制度；五、细胞室工作制度；六、档案资料室管理制度；七、病理科标本的签收、核对制度；八、病理诊断和病理报告的签发制度；九、病理科疑难病理科内会诊审核制度；十、病理科室内质量控制管理制度；十一、病理资料及标本保存的管理；十二、病理科病理资料借用管理制。

第十一章，医学影像科管理制度：一、医学影像科工作制度；二、医学影像科各室管理制度；三、疑难读片讨论制度；四、手术随访制度；五、设备维修保养制度；六、心电图室工作制度；七、

B 超室管理制度；八、B 超室工作制度。

《兴仁县人民医院核心制度法律法规》。该书由医务科组织编撰，内容是：

第一部分医疗核心制度首诊负责制度；三级医师查房制度分级护理制度；疑难病例讨论制度会诊制度；危重病人抢救制度；手术分级与管理制度；术前讨论制度；死亡病例讨论制度；病历书写基本要求与管理制度；病历管理医师值班、交接班制度；临床用血审核制度；查对制度。

第二部分医疗法律法规：中华人民共和国执业医师法、处方管理办法、护士条例、医疗事故处理条例、中华人民共和国传染病防治法、中华人民共和国药品管理法、中华人民共和国献血法、医疗机构管理条例、中华人民共和国侵权责任法、医院感染管理规范（试行）、医疗废物管理条例。

《兴仁县人民医院病历书写基本规范》。该书由医务科组织编撰，内容是：

第一章，基本要求；第二章，门（急）诊病历书写内容及要求；第三章，住院病历书写内容及要求；第四章，打印病历内容及要求；第五章，其他病历书写基本内容及要求；第六章，病历书写基本要求；第七章，门（急）诊病历书写要求及内容；第八章，入院记录书写要求及内容病程记录书写要求；第九章，病历中其他记录书写要求；第十章，住院病案首页填写要求及说明、知情同意书书写内容与要求、病危（重）通知书、住院病历书写时限要求；第十一章，住院病历书写检查单项否决项目。

《兴仁县人民医院评审复习资料手册》。该书由二甲办组织编撰，介绍了复习资料的相关内容。

《兴仁县人民医院医务人员预防医院感染手册》。该书由院感科组织编撰，内容是：

1. 什么是医院感染？ 2. 什么是医源性感染？ 3. 什么是医院感染率暴发？ 4. 什么是医院感染率？ 5. 什么是医院感染漏报率？ 6. 什么是标准预防？ 7. 标准预防措施是什么？ 8. 何种情况易发生锐器伤？ 9. 怎样减少锐器刺伤？ 10. 工作中发生针刺伤后如何处理？ 11. 在工作中对感染 HIV 预防的时机和程序是什么？ 12. 在工作中如果被 HBsAg 阳性的血液污染的针头刺伤，预防的时机和程序是什么？ 13. 什么是手卫生？ 14. 什么是卫生手消毒？ 15. 什么是外科手消毒？ 16. 外科手消毒的原则？ 17. 什么时候需要洗手或使用速干手消毒剂？ 18. 何时需要戴手套？ 19. 何时需要戴眼罩？ 20. 何时需要穿隔离衣？ 21. 戴手套可以代替洗手吗？ 22. 什么是消毒？ 23. 什么是灭菌？ 24. 什么是医院消毒？ 25. 什么是医疗废物？ 26. 医疗废物分几类？ 27. 医疗废物有什么特征？ 28. 医疗废物暂存有哪些要求？ 29. 医疗废物处置有什么要求？ 30. 什么是抗菌药物？ 31. 抗菌药物的分类有哪些？ 32. 抗菌药物是万能的吗？ 33. 抗菌药物用得越多越好吗？ 34. 抗菌谱的概念？ 35. 什么是抗病毒药物？ 36. 耐药性（抗药性）指什么？ 37. 什么是药物不良反应？ 38. 抗菌药物不良反应分哪几类？ 39. 什么是二重感染？ 40. WHO《遏制抗微生物耐药性的全球战略》主要内容是什么？ 41. 合理使用抗菌药物的含义是什么？ 42. 预防血管导管相关感染的措施是什么？ 43. 抗菌药物应用不合理的原因有哪些？ 44. 抗菌药物不合理应用的危害有哪些？ 45. 医院感染有哪些危险因素？ 46. 医院感染报告制度有哪些？ 47. 隔离标志有哪些？ 48. 呼吸道传染病病区的隔离要求有哪些？ 49. 普通病区的隔离要求有哪些？ 50. 医疗机构对诊疗器械、器具和物品的消毒灭菌如何管理？ 51. 外来医疗器械如何处理？ 52. 被朊毒体、气性坏疽及突发原因不明的传染病病原体污染的诊疗器械、器具和物品的处理流程有哪些？ 53. 使用后的输液瓶是否属于医疗废物？ 54. 产妇分娩后胎盘如何处理？ 55. 医院采购的一次性无菌医疗用品应具有哪些资质？ 56. 综合医院分级管理有关二级医院的医院感染标准什么？ 57. 灭菌后物品在何种情况下视为已被污染？ 58. 开包后的无菌物品、已启封的溶媒应在多少时间内使用？ 59. 抽出的药液、开启的静脉输入用无菌液体超过多少时间不得使用？ 60. 医院高压灭菌后的物品有效期是多少？ 61. 配制抗菌药物应遵循什么原则？ 62. 使用中的戊二醛多长时间更换，其容器多长时间灭菌？ 63. 破伤风、炭疽、气性坏疽、分枝杆菌、HIV 等病人用的手术器械和一般诊疗用品应如何处理？ 64. 为减少空气污染，手术中应注意哪些事项？ 65. 特殊感染病人手术有哪些消毒隔离要求？ 66. 手术切口感染与外科学术相关的确定危险因素有哪些？ 67. 如何预防手术切口感染？ 68. 预防手术切口感染对术前备皮有哪些新的要求？ 69. 为什么提倡尽量不剃毛？ 70. 检验科工作人员医院感染工作有哪些基本要求？ 71. 密闭式保留导尿所致感染的危险因素有哪些？ 72. 如何预防泌尿道感染？ 73. 为什么留置导尿在病情允许情况下应尽早拔除尿管？ 74. 如何预防下呼吸道感染？ 75. 何谓职业暴露？ 76. 医院环境是如何划分的？ 77. Ⅰ类、Ⅱ类、Ⅲ类环境卫生学标准各如何？ 78. 使用中消毒剂卫生学标准如何？ 79. 使用中灭菌剂卫生学标准任何？ 80. 使用中消毒剂其浓度多长时间监测一次？ 81. 医院消毒灭菌标准中不得检出致病微生物主要指什么病原菌？ 82. 压力蒸汽灭菌的监测有哪些基本要求？ 83. 压力蒸汽灭菌其化学指示胶带和指示卡监测的意义各是什么？ 84. 测定压力蒸汽灭菌效果的指示菌是什么？ 85. 何谓B-D试验？ B-D试验图不同颜色变化所代表的意义是什么？ 86. 紫外线消毒的注意事项有哪些？ 87. 消毒灭菌的原则是什么？ 88. 常用的化学消毒剂有哪些？ 89. 戊二醛浸泡器械或物品的使用方法如何？ 90. 使用戊二醛的注意事项是什么？ 91. 一般诊疗物品包括哪些？ 92. 接触未破损皮肤的器具如何清洁与消毒？ 93. 接触黏膜的医疗器具如何清洁与消毒？ 94. 通过管道间接与浅表体腔黏膜接触的器具如何清洁与消毒？ 95. 氧气湿化瓶、呼吸机管道多长时间消毒二次？ 96. 含氯消毒剂浸泡消毒的使用方法如何？ 97. 肠道传染病人排泄物的消毒方法如何？ 98. 突发医院感染事件控制措施有哪些？ 99. 何谓目标性监测？ 100. 何谓前瞻性调查？ 101. 医院感染监测的主要内容是什么？ 102. 抗生素使用情况主要监测哪些内容？ 103. 哪些情况属于医院感染？ 104. 哪些情况不属于医院感染？ 105. 医院内上呼吸道感染临床诊断标准是什么？ 106. 医院内下呼吸道感染临床诊断标准是什么？ 107. 医院内血管相关性感染的诊断标准是什么？ 108. 医院内手术部位感染临床诊断是什么？ 109. 医院感染管理委员会由哪些人员组成？ 110. 临床科室医院感染管理小组职责有哪些？ 111. 院感染管理小组组长职责？ 112. 医院感染监控医生职责？ 113. 医院感染监控护士职责？ 114. 医务人员在医院感染预防控制中应掌握哪些基本知识？ 115. 医院感染管理措施有哪些？ 116. 六步洗手法的具体内容是什么？ 117. 为什么要加强医务人员手卫生？

《兴仁县人民医院感染管理制度》。该书由院感科组织编撰，内容是：

第一部分：医院感染管理组织：一、医院感染委员会，二、医院各部门感染管理职责。

第二部分：医院内各科室医院感染管理制度；医务人员守则。一、兴仁县人民医院感染管理制度；二、医院感染管理委员会职责；三、医院感染管理科工作职责；四、感染管理科工作制度；五、医院感染管理委员会会议制度；六、医院感染管理小组职责；七、院内感染报告制度；八、医院感染病例报告制度；九、传染病病例处置工作制度；十、传染病预检分诊制度；十一、传染病管理制度；十二、医院感染流行、暴发流行报告制度；十三、医院感染暴发事件处置的SOP；十四、感染知识培训制度；十五、生物安全管理委员会职责；十六、消毒隔离制度；十七、无菌操作制度；十八、工作人员防护制度；十九、医院污物管理制度；二十、医疗废物管理制度；二十一、一次性医疗物品的管理制度；二十二、消毒产品进货检查验收制度；二十三、合理使用抗菌药物制度；二十四、SARS报告制度；二十五、艾滋病消毒隔离制度；二十六、病房医院感染管理制度；二十七、病房消毒隔离制度；二十八、医务科医院感染管理职责；二十九、护理部医院感染管理职责；三十、医务人员感染管理职责；三十一、总务科医院感染管理职责；三十二、消毒供应中心医院感染管理制度；三十三、病理科医院感染管理制度；三十四、检验科医院感染管理职责；三十五、检验科及实验室的医院感染管理制度；三十六、急诊室医院感染管理制度；三十七、换药室医院感染管理制度；三十八、救护车医院感染管理制度；三十九、发热门诊工作制度；四十、门诊医院感染管理制度；四十一、儿科门诊消毒隔离制度；四十二、肠道门诊消毒隔离制度；四十三、产房医院感染管理制度；四十四、隔离产房消毒管理制度；四十五、妇科检查室医院感染管理制度；四十六、人流室医院感染管理制度；四十七、新生儿室消毒隔离管理制度；四十八、隔离新生儿室消毒隔离管理制度；四十九、母婴同室医院感染管理制度；五十、麻醉科的感染管理制度；五十一、手术室消毒隔离制度；五十二、胃镜室医院感染管理制度；五十三、针灸科医院感染管理制度；五十四、中西药房医院感染管理制度；五十五、口腔科医院感染管理制度；五十六、眼科消毒隔离制度；五十七、重症监护病房（ICU）医院感染管理制度；五十八、注射室医院感染管理制度；五十九、职工锐器刺伤报告制度；六十、病区卫生员消毒隔离制度；六十一、洗衣房消毒隔离制度；六十二、预防医院感染措施；六十三、重点部位医院感染控制方案及措施；六十四、医院感染控制监测指标；六十五、医院感染管理奖惩制度；六十六、医务人员手卫生制度；六十七、消毒供应中心医院感染管理措施；六十八、手足口病医院感染控制制度和措施；六十九、不明原因肺炎院内感染控制措施；七十、关于加强多重耐菌医院感染控制的有关规定；七十一、多重耐药菌医院感染预防措施（试行）。

《兴仁县人民医院应急预案》。该书由院办公室组织编撰，内容是：

第一部分：国家应急预案突发公共卫生事件应急条例、卫生部办公厅关于印发《国家突发公共卫生事件相关信息报告管理工作规范（试行）》的通知、2005年12月27日国家突发公共卫生事件相关信息报告管理工作规范（试行）、突发公共卫生事件相关信息报告卡、《突发公共卫生事件相关信息报告卡》填卡说明、传染病相关信息表、食物中毒事件相关信息表、职业中毒事件相关信息表、其他化学中毒事件相关信息表、环境卫生事件相关信息表、群体性不明原因疾病相关信息表、免疫接种事件相关信息表、医院内感染事件相关信息表、放射性卫生事件相关信息表、其他公共卫生事件相关信息表、卫生部关于印发《医疗卫生机构灾害事故防范和应急处置指导意见》和《医疗机构基础设施消防安全规范》的通知、医疗卫生机构灾害事故防范和应急处置指导意见、医疗机构基础设施消防安全规范、国家突发公共事件医疗卫生救援应急预案、中华人民共和国突发事件应对法。

第二部分：医院总体应急预案：突发公共卫生事件医疗求援总体应急预案、兴仁县人民医院应急救援指挥领导小组人员名单、应急救援指挥领导小组结构图、兴仁县人民医院急救援程序、人感染甲型HIN1流感防控应急工作预案、手足口病应急预案、冬季极端（抗凝冻）天气条件下应急工作预案、高温中暑救治应急预案、抢救烟花爆竹病人应急救援方案。

第三部分：院内突发事件应急预案：院内紧急意外事件应急预案为保障患者就医安全，提高危重病人抢救成功率，制定本预案：临床用血应急预案、紧急用血输血指征与处置原则、突发事件药品管理预案、药品、医疗器械事故处置预案、放射事故应急处理预案、医院信息网络突发事件紧急处置预案、实验室生物安全事故和危险品、危险设施等意外事故应急预案、重大疫情应急处理预案、院内传染病应急处理预案、医疗废物流失、泄漏、扩散和意外事件的应急预案、经血传播性疾病职业暴露防护制度、经血传播性疾病职业暴露防护处理原则、医院应急管理制度、科室人员紧急替补制度。

第四部分：医疗事故处理预案：医疗纠纷防范处理预案及实施细则、医疗事故、医疗过失防范及处理预案、医疗技术损害处置预案。

第五部分：非医疗因素意外伤害事件的应急措施：医院火灾应急处置预案、火灾应急处置程序示意图、医院科室火灾疏散预案、院内库房火灾应急处置预案、医院停电应急预案、医院供氧应急预案、患者坠床应急处置预案及防范措施、院内发生跌倒处置程序、院内发生坠楼事件处置程序、院内突发暴力治安事件和群体性围攻事件应急处置预案、突发暴力治安事件处置程序示意图、电梯故障紧急处理应急预案。

《兴仁县人民医院工作人员岗位职责》。该书由医务科组织编撰，内容是：

第一章，医院支委成员职责：一、院支部书记职责、二、院支部副书记职责、三、团支部书记职责、四、组织委员职责、五、宣传委员职责、六、纪检委员职责、七、院支委办主任职责、八、院工会主席职责。

第二章，行政后勤工作人员职责：一、院长职责、二、分管业务副院长职责、三、分管行政副院长职责、四、院办公室主任职责、五、科教科主任职责、六、人力资源办主任职责、七、总务科主任职责、八、财务科长职责、九、保卫科科长职责、十、医保科主任职责、十一、预防保健科主任职责、十二、医务科主任职责、十三、护理部主任职责、十四、护理部副主任职责、十五、医院感染科主任职责、十六、院办公室工作人员职责、十七、医务科工作人员职责、十八、会计员工作职责、十九、出纳员工作职责、二十、审计员职责、二十一、票据管理员工作职责、二十二、医保办公室工作人员职责、二十三、库房管理员工作职责、二十四、水、电工人员工作职责、二十五、设备维修人员工作职责、二十六、网络管理员工作职责、二十七、洗衣房工作人员职责、二十八、病房卫生员工作职责、二十九、保卫人员工作职责、三十、驾驶员工作职责、三十一、门诊收费员工作职责、三十二、住院收费员工作职责、三十三、图书管理员工作职责。

第三章，各临床科室工作人员职责：第一节，临床科室管理人员职责：一、病房主任职责、二、急诊科主任职责、三、门诊部主任职责、四、ICU主任职责、五、康复科主任职责、六、中医科主任职责、七、病房护士长职责、八、门诊护士长职责、九、急诊科护士长职责、十、供应室护士长职责、十一、ICU护士长职责、第二节，临床各技术职称人员职责：一、临床主任（副主任）医师职责、二、临床主治医师职责、三、临床住院医师（士）职责、四、主任（副主任）护师职责、五、主管护师职责、六、护师职责、七、护士职责、八、助理护士职责、九、门诊护士职责、十、导诊护士职责、十一、急诊科护士职责、十二、助产士职责、十三、供应室护士职责、十四、ICU护士职责、第三节，麻醉科工作人员职责：一、麻醉科主任职责、二、麻醉科护士长职责、三、麻醉科主任（副主任）医师职责、四、麻醉科主治医师职责、五、麻醉科医师职责、六、麻醉科护士职责、七、器械护士职责、八、巡回护士职责。

第四章，医技科室工作人员职责：第一节，检验科工作人员职责：一、检验科主任职责、二、检验副主任技师职责、三、检验主管技师职责、四、检验技师工作岗位职责、五、检验技士职责、六、检验室清洁工职责、七、病理科主任职责、八、病理科医师职责、第二节，输血科工作人员职责：一、输血科主任（副主任）职责、二、输血科主管技师（主治医师）职责、三、输血科检验技师（医师）职、四、检验科技士职责、五、配发血人员职责、六、值班人员职责、第三节，影像科工作人员职责：一、影像科主任职责、二、影像主治医师职责、三、影像医师职责、四、影像主管技师职责、五、影像技师职责、六、影像技士职责、七、登记室工作人员职责、八、B超、心电图医师职责。

第五章，药剂科各岗位职责：一、药剂科主任岗位职责、二、主任（中、西）药师职责、三、主管（中、西）药师职责、四、药剂师（中药师）职责、五、药剂士（中药剂士）职责、六、西药库房保管员职责、七、中药库房保管员职责、八、西药房工作人员职责、九、中药房工作人员职责、十、药品会计职责。

《兴仁县人民医院临床技能操作手册》。该书由医务科组织编撰：内容是：

临床规范化体格检查步骤；六步洗手法；心肺脑复苏法；（CPCR）抢救程序；胸膜腔穿刺术、腹腔穿刺术、骨髓穿刺术、腰椎穿刺术；心电图的检查操作方法、洗手法、穿无菌手术衣及戴无菌手套、手术消毒铺巾、清创缝合术、内踝部大隐静脉切开术；换药术；外科打结（剪线）法；拆线术、导尿术、石膏固定技术、小夹板固定技术；妇科检查（盆腔检查）、产科检查、后穹隆穿刺术、胫骨穿刺、鼻导管给氧、腰椎穿刺术、新生儿复苏流程图。

《兴仁县人民医院护理管理手册》。该书由护理部组织编撰，内容是：

第一章，护理管理：第一节，护理组织结构图；第二节，护士护规；第三节，护理质量目标；第四节，护士素质；第五节，护士文明规范要求；第六节，护理人员工作标准；第七节，急诊科护士工作标准；第八节，手术室护士工作标准。

第二章，各级护理人员岗位职责：第一节，护理部主任职责；第二节，护理部副主任职责；第三节，片区护士长职责；第四节，主管护师职责；第五节，护师职责；第六节，门诊护士长职责；第七节，门诊护士工作职责；第八节，急诊科护士长职责；第九节，急诊室护士工作职责；第十节，病房护士长职责；第十一节，病房护士职责；第十二节，手术室护士长职责；第十三节，手术室护士职责；第十四节，供应中心护士长职责；第十五，节供主应中心护士职责；第十六节，重症监护室护士长工作职责；第十七节，重症监护室护士职责；第十八节，护理员职责；第十九节，病房卫生员职责；第二十节，助产士职责。

第三章，护理工作规章制度：第一节，护理部工作制度；第二节，护理质量控制工作制度；第三节，病房管理制度；第四节，早会制度；第五节，交接班制度；第六节，夜班督导工作制度；第七节，执行医嘱制度；第八节，分级护理制度；第九节，护理会诊制度；第十节，病房药品管理制度；第十一节，病房消毒隔离制度；第十二节，皮肤压力伤登记报告制度；第十三节，导管滑脱制度；第十四节，病房安全制度；第十五节，健康教育制度；第十六节，探视、陪伴管理制度；第十七节，注射室工作制度；第十八节，治疗室工作制度；第十九节，患者入院、出院工作制度；第二十节，物资、器材管理制度；第二十一节，病人外出检查制度；第二十二节，护理查房制度；第二十三节，护理查对制度；第二十四节，护理新业务新技术准入制度；第二十五节，护理人员继续教育制度；第二十六节，护理人员岗前培训制度；第二十七节，护理差错、事故登记报告制度；第二十八节，患者膳食管理制度。

第四章，特殊科室管理制度：第一节，手术室护理管理制度；第二节，供应室护理管理制度；第三节，急诊科理管理制度；第四节，分娩室护理管理制度；第五节，新生儿室母婴同室护理管理制度；第六节，病区监护室护理管理制度。

第五章，病房医嘱计算机录入管理制度。

第六章，临床各种突发事件的应急处理程序：第一节，患者突然发生猝死时的应急程序；第二节，患者有自杀倾向时的应急程序；第三节，患者自杀后的应急程序；第四节，患者坠床摔倒时的应急程序；第五节，患者外出（或不归）时的应急程序；第六节，患者发生输血反应时的应急程序；第七节，患者发生输液反应时的应急程序；第八节，患者发生静脉空气栓塞时的应急程序；第九节，输液过程中出现肺水肿时的应急程序；第十节，病人发生误吸时的应急预案；第十一节，患者发生躁动时的应急程序；第十二节，患者发生精神症状时的应急程序；第十三节，住院患者发生消化道大出血时的应急程序；第十四节，药物过敏反应的风险预案与应急程序、第十五节住院病人发生过敏性休克的风险预案与应急程序；第十六节，病人在使用呼吸机过程中突然断电的风险预案与应急程序。

第七章，意外事件紧急状态的风险预案与应急程序：第一节，停水和突然停水的风险预案与应急程序；第二节，泛水的风险预案与应急程序；第三节，停电和突然停电的风险预案与应急程序；第四节，失窃的风险预案与应急程序；第五节，遭遇暴徒的风险预案与应急程序；第六节，火灾的风险预案与应急程序；第七节，房屋倒塌的风险预案与应急程序；第八节，护士发生针刺伤的风险预案与应急程序；第九节，紧急封存病历应急程序。

《兴仁县人民医院护理常规》。该书由护理部组织编撰，内容是：

第一章，病人入、出院护理常规：第一节，一般病人人院；第二节，急诊病人人院；第三节，病人出院。

第二章，常规护理：第一节，发热；第二节，昏迷；第三节，抽搐；第四节，休克；第五节，瘫痪；第六节，咯血；第七节，疼痛；第八节，压疮。

第三章，急诊抢救病人护理常规：第一节，心跳呼吸骤停的急救与复苏；第二节，急性左心衰抢救；第三节，急性中毒抢救；第四节，过敏性休克抢救；第五节，中暑抢救；第六节，一氧化碳中毒抢救；第七节，溺水抢救；第八节，电击伤抢救。

第四章，重症病人护理常规：第一节，呼吸系统；第二节，循环系统。

第五章，内科疾病病人护理常规：第一节，呼吸系统；第二节，循环系统；第三节，消化系统；第四节，泌尿系统；第五节，血液系统；第六节，内分泌系统；第七节，免疫系统；第八节，神经系统；第九节，感染科。

第六章，外科疾病病人护理常规：第一节，普外科；第二节，胸心外科；第三节，泌尿外科；第四节，骨科；第五节，神经外科；第六节，烧伤科。

第七章，妇产科疾病病人护理常规：第一节，产科；第二节，产房；第三节，妇科；第四节，计划生育科。

《兴仁县人民医院护士岗位技能操作及评分标准》。由护理部组织编撰，内容是：

一、手卫生，二、无菌技术，三、生命体征监测技术，四、口腔护理技术，五、鼻饲技术，六、导尿技术及护理，七、胃肠减压技术，八、灌肠技术，九、氧气吸入技术，十、换药技术，十一、雾化吸入疗法，十二、血糖监测，十三、口服给药法，十四、密闭式输液技术，十五、密闭式静脉输血技术，十六、静脉留置针技术，十七、静脉采血技术，十八、静脉注射法，十九、经外周插管的中心静脉导管（PICC）护理技术，二十、动脉血标本的采集技术，二十一、肌内注射技术，二十二、庆内注射技术，二十三、皮下注射技术，二十四、物理降温法，二十五、心肺复苏基本生命支持术，二十六、经鼻／口腔吸痰法，二十七、经气管插管／气管切开吸痰法，二十八、心电监测技术，二十九、血氧饱和度监测技术，三十、输液泵／微量输注泵的使用技术，三十一、除颤技术，三十二、轴线翻身法，三十三、患者搬运法，三十四、患者约束法，三十五、痰标本采集法，三十六、咽拭子标本采集法，三十七、洗胃技术，三十八、"T"管引流护理，三十九、造口护理技术，四十、膀胱冲洗的护理，四十一、脑室引流的护理，四十二、胸腔闭式引流的护理，四十三、产时会阴消毒技术，四十四、早产儿暖箱的应用，四十五、光照疗法，四十六、新生儿脐部护理技术，四十七、听诊胎心音技术，四十八、患者入、出院护理，四十九、患者跌倒的预防，五十、压疮的预防及护理。

以上规定、制度在县医院执行后，极少部分随客观情况的变化有所调整。

（3）科研论文及其主要内容：

孔令荣、王顺灿、曾嘉丽、张永周在中国康复医学会黑龙江省截瘫研究所主办的《中国伤残医学》2006年第6期发表《回收式自体血回输的临床应用、体会及意义》，该文介绍回收式自体血回输的临床应用及方法。研究方法：对肝、脾、宫外孕破裂、肠系膜血管破裂、网膜血管破裂导致腹腔内出血术学进行回收式自体血回输，用106retool/L浓度的枸橼酸钠液作抗凝剂，舀出的血液经8—10层纱布过滤后回输给患者。结果：本组62例，共回收血液10万毫升左右，无一例出现输血反应及并发症。结论：回收式自体血回输的应用，节省了大量导体血，减少了病人的医疗费用，减少了不必要的输血反应及术后并发症，将产生很大的社会效益及经济效益。

孔令荣在中国医师协会主办的《中国急救医学》2013年第9期发表《骨盆骨折后死亡相关因素分析和流行病学调查》，该文研究兴仁县医院骨盆骨折患者的流行病学及其重要的死亡率预测变量。研究方法：对2005年4月～2011年12月在县院创伤科进行治疗的骨盆骨折创伤患者进行回顾性数据分析，分析骨折发生的机制、原因和人群，用统计学分析与骨折死亡的相关因素。得出的结论是：骨盆骨折创伤的死亡率仍然很高，在这些患者中。骨盆骨折的严重性、昏迷、休克以及头部和胸部损伤是骨盆骨折患者死亡率升高的重要原因。

孔令荣在中国药学会主办的《中国医院医学杂志》2013年第17期发表《口服骨混合剂对绝经后妇女骨密度的影响分析》，该文研究骨混合剂对妇女骨密度的影响。研究方法：对70名受试者进行了6个月的实验研究。结论：GBB有助于预防骨质疏松症并降低骨折风险，至少能够降低绝经后的妇女臀部骨质疏松症和骨折风险。

孔令荣、田维才、曾刚、游启志在贵州省医药卫生学会主办的《贵州医药》2012年第9期发表《锁骨钩钢板治疗锁骨远端骨折及肩锁关节脱位160例治疗体会》，该文的主要内容是：锁骨钩钢板（cavicularhookplate,CHP）治疗锁骨远端骨折和肩锁关节脱位能提供良好的复位和牢靠的固定，具有操作简单，创伤小，允许早期肩关节功能锻炼等优点，其手术效果满意，并发症相对较低，被临床广泛应用。

车骏、刘洪、王洪在中华临床医学会主办的《中华临床医药杂志》发表《胺碘酮治疗乌头碱中毒致严重室性心律失常的疗效观察》，该文内容是观察胺醯酮持续静脉给药抗乌头碱急性中毒所致严重室性心律失常的疗效。研究方法：入选我院马头碱急性中毒致严重室性心律失常患者，随机分为治疗组和对照组，常规治疗同时分别给予胺殡酮和利多卡园持续静脉给药，观察用药后两组室性心律失常数量的变化。结果：用药后抗心律失常有效率胺瑰酮组和利多卡因组之间差异无显著性，48h后胺缕酮组治疗有效率离于利多卡因疆1883%vs78.6%，P<0.05。CK—MB高于正常参考值高限者用药30nfin、6h、48h后胺碟酮组（n=42）抗心律失常治疗有效率均高于利多卡因组。结论：胺滇酮静脉给药抗乌头碱中毒所致塞性心律失常，短期给药疗效不优于利多卡困，较长时间给药疗效可见优势，存在心肌损害时胺碘酮元论短期还是较长时间给药疗效均优于利多卡因。

田维才在内蒙古自治区医药学会、内蒙古自治区中蒙医研究所主办的《内蒙古中医药》2011年第7期发表《老年股骨转子间骨折的动力髋螺钉治疗分析》，该文探究临床上手术治疗老年患者股骨转子间骨折的疗效，分析其骨折特点、伤后局部及全身情况变化。研究方法：采用回顾性方法分析我院收治102例老年股骨转子间骨折患者，选用动力髋螺.4T（DHS）、Ende，钉、130。L型钢板等内固定治疗并进行疗效分析。结果：术后随访86例患者，其骨折均全部愈合，无髋内翻畸形，无断钉及脱出，患者功能恢复接近伤前水平，满意率为98%。结论：对老年股骨转子问骨折患者采用手术内固定治疗，可延长其生命。

田维才在国家医学教育发展中心陕西文博生物信息工程研究所主办的《医学信息》2011年第2期发表《胫骨平台骨折临床手术分析》，研究了临床上如何高效治疗胫骨平台骨折的方法。

张永周在湖南省健康教育所主办的《健康必读》2011年第1期发表《腰硬联合麻醉用于下腹部腹腔镜手术的麻醉体会》，该文探讨腰一硬联合麻醉（CSZA）方法用于下腹部腹腔镜手末的麻醉效果及作用。研究方法：观察50例病例变化。结论：50例麻醉镇痛效果均满意有统计学意义，腰一硬联合麻醉效果好，但术中要严格监测患者的MAP、HR、SPO，并且要做好各种并发症的应对防范措施。

陈永珍在云南晶晶科技艺术中心主办的《科海故事博览·科教天地》2011年第3期发表《影响病区护理安全因素分析和管理对策》及《实施护理告知在护理工作中的临床意义》，前文探讨的内容是：护理安全是指病人在整个治疗期间的身心始终于接受治疗与护理的良好状态，并得到适当及时的治疗和护理，从未发生任何医源性疾患，比较顺利的达到预期的治疗效果，从而重建健康。病区是直接为住院病人提供服务的场所，其安全与否直接影响患者康复，影响医院在患者和公众心目中的形象，影响医疗整体质量。因此，抓好病区护理安全，是护理管理的重点。后文内容是为确保护理安全，降低医疗纠纷的发生主。研究方法：加强护士法律意识的培训，制定告知程序，掌握适运技巧，营造和谐的护患关系。护士在整个护理活动在实施护理告知，即告知内容和方式，包括入院告知、疾病告知、治疗护理操作前后的告知、出院告知等。结果：增强法律自我保护意识，有效提高护理质量，提高病人及家属的满意度，保证护理安全。结论：通过有效实施护理告知，强化护理人员对告知制度的认识，提高护理人员告知技巧与沟通能力，减少和避免护患纠纷的发主，真正使患者得到安全、有序、优质的服务。

陈永珍在首都师范大学主办的《教育艺术》2011年第10期发表《护理管理在临床医学中运用臻讨》，该文内容是：护理工作是医院管理的基础、临床护理不仅关系到治疗的效果，还是一个形象工作。护理工作中引入企业的5S管理法，能显著改善工作区与病房的工作环境，提高医护人员素质，使组织更具活力。提高护理工作效率与质量，在医院护理工作中推广5S管理具有积极的意义。

陈永珍在中国中医药报社主办的《中外健康文摘》2013年第22期发表《我院1例尿管在尿道膜部出现死结深刻体会》，该文通过对右侧基底节区脑出血病人的初步诊断、发病原因、发病机制、临床表现、治疗方法、原因分析，得出总结：①加强临床护士知识培训。②认真执行无菌技术操作及护理技能操作。③低年资护士遇到不懂之处需要高年资护士指导。④如果该患者是个昏迷病人、家属和护理人员未能及时发现，后果不堪设想，一定要杜绝此类差错事故的发生。

刘桂桃在首都师范大学主办的《教育艺术》2011年第1期发表《探讨传统针灸方法和现代针灸运用技术的关系》，文章主要从治疗范围、治疗原理、治疗作用、治病基础、经络的实质、循经感传等六个方面阐述了传统针灸方法和现代针灸运用技术二者之间的区别与联系。同时指出．只有在临床及科研中，找到二者的最佳结合点进行深入研究，才能抓住本质的东西，使二者在未来的发展中相互促进．更好地推动针灸学稳步健康的发展。

刘桂桃在云南晶晶科技艺术中心主办的《科海故事博览·科教天地》2011年第3期发表《解析术后迟发性面瘫》及《关于针灸与推拿治疗肩周炎的体会》，前文探讨了术后迟发性面瘫的发生原因，后文总结了笔者十余年的治疗经验。

刘桂桃在中国卫生法学会泸州医学院主办的《医学与法学》2012年第3期发表《78例腰椎间盘突出患者针灸治疗临床疗效观察》，该文目的：探讨腰椎间盘突出症的中医针灸法治疗疗效。研究方法：对2011年4月至2012年6月住院确诊为腰椎间盘突出症的78倒患者运用针刺配合艾箱灸治疗，对有关临床资料进行回顾性分析。结果：78例病人中，显效37例，有效33例，无效8例，有效率为89.7%。结论：银针加艾灸疗法治疗腰椎间盘突出症疗效较好，方便快捷，值得推广。

刘桂桃在在吉林省现代医卫报刊社主办的《大家健康》2012年第6期发表《关于周围性面瘫的辨证治疗的心得与体会》，该文目的：探讨辨证针灸治疗的方法。方法：40例患者随机分为辨证合并针灸治疗25例和常规选穴15例，常规疗法采用常规选穴，心理护理机保护等常规疗法。辨证组在常规疗法基础上采用辨证分型合并针灸治疗，结果常规疗法痊愈率为80%，辨证组痊愈率为100%。结论：采用辨证合并锌灸治疗疗效优于单纯常规治疗。

刘桂桃在吉林省延边人民出版社主办的《延边医学》2012年第5期发表《穴位注射风池穴治疗颈性目眩晕的心得体会》，该文目的：寻找治疗颈性目眩晕的方法。研究方法：采用针刺双侧风池穴，针刺方向为对侧眼睛方向斜刺，一日一次，十日为一疗程。结果：疗程治疗25例中，治愈率为92%。结论：通过针刺和药物的作用，对颈性目眩晕有很好的疗效。

刘桂桃在湖南省健康教育所主办的《健康必读》2012年第9期发表《关于针灸与推拿结合治疗肩周炎的体会》，该文目的：观察按摩针灸及功能锻炼对肩周炎的治疗作用。研究方法：对入院肩周炎患者应用按摩针灸及功能锻炼方法进行康复治疗。结果：入院患者全部有疗效。结论：采用按摩、针灸、功能锻炼使粘连的关节囊、肌腱及韧带等松解，以缓解疼痛促进血血液、淋巴液循环及肩部营养代谢，松解粘连，解除痉挛，增强肌力及防止肌肉萎缩，加快早期治愈。

黄光祥在中国卫生法学会泸州医学院主办的《医学与法学》2012年第6期发表《腹腔镜胆囊切除术胆管损伤的预防》，该文目的：分析LC致胆管损伤的原因及预防。方法．回顾性分析施行LC的420例患者的处理经验。结果：420例LC无胆管损伤。结论：正确判断解剖和显露三角、严格掌握手术适应症及操作技巧、防止盲目电凝、钳夹止血以及及时的中转开腹是避免及预防胆管损伤的有效措施。

黄光祥在中华医药学会新疆自治区维吾尔医研究所主办的《维吾尔医药》2013年第4期发表《基层医院开展腹腔镜阑尾切除术的应用体会》，该文目的：回顾性分析50例患者施行腹腔镜阑尾切除术应用体会，探索在基层医院开展腹腔镜阑尾切除术的临床价值。研究方法：回顾性分析行腹腔镜阑尾切除术50例患者的临床资料。结果50例均顺利完成手术，无中转开腹病例，手术时间20-70min，平均45min，术后住院3-6天，均痊愈出院；术口疼痛轻，无腹腔脓肿、出血、粘连性肠梗阻、肠漏等并发症的发生；随访10个月，未发现患者出现肠梗阻以及肠粘连并发症。结论：腹腔镜阑尾切除具有安全有效、创伤小、痛苦轻、并发症少等优点，规范的操作可减少并发症的发生，值得在基层医院临床推广应用。

黄光祥在湖北省疾病预防控制中心主办的《医药前沿》2013年第6期发表《基层医院早期开展腹腔镜胆囊切除术的应用体会》，该文的目的：探讨腹腔镜胆囊切除术在基层医院早期的应用。研究方法：对420例病例进行分析。结论：LC术具有刨伤小、并发症少、恢复快等优点，基层医院早期开展LC术，只要严格选择病例及正确运用手术方法，成功概率是很大的，值得在基层医院推广。

谷学秀在吉林省现代医卫报刊社主办的《大家健康》2013年第6期发表《非乙醇性脂肪肝的临床治疗体会》，该文目的：探讨非乙醇性脂肪肝的临床治疗方法和效果。研究方法：选取48例非乙醇性脂肪肝患者临床资料，采用辛伐他汀联合复方甘草酸苷片治疗，对患者治疗前后的血清生化情况进行比较。结果：总有效率为95.8%；结论：对非乙醇性脂肪肝患者采用辛伐他汀联合复方甘草酸苷片治疗，能够有效降低血脂，促进血脂恢复正常，对于肝功能异常患者，可有效促进肝酶指标的恢复，具有较好的临床疗效。

潘进美在国家医学教育发展中心陕西文博生物信息工程研究所主办的《医学信息》2011年第5期发表《胎盘边缘部纤维血管瘤1例》，研究胎盘边缘部纤维血管瘤的治疗。

潘进美在湖南省健康教育所主办的《健康必读》2012年第2期发表《晚期产后出血临床治疗分析》，探讨了晚期产后出血临床治疗的方法（该文同时在《医学信息》2011年第2期发表）。

潘进美在湖北省疾病预防控制中心主办的《医药前沿》2012年第23期发表《前置胎盘40例临床分析》，该文目的：解决前置胎盘的临床问题。研究方法：选取40例前置胎盘患者进行分析。结论：对于前置胎盘患者，要对其临床资料进行深入研究，采取相应措施，以有效改善患者病情，帮助其顺利分娩。

潘进美在湖北省疾病预防控制中心主办的《医药前沿》2012年第24期发表《米非司酮配米索前列醇终止疤痕子宫合并早孕疗效观察》，该文目的：探讨米非司酮配米索前列醇终止疤痕子宫合并早孕的临床疗效。研究方法：选取65例疤痕子宫合并早孕患者进行分组治疗，观察治疗过程，得出结论。结论：对于疤痕子宫合并早孕疾病，采用米非司酮联合配米索前列醇治疗的效果显著，值得在临床推广运用。

宋国志在国家医学教育发展中心陕西文博生物信息工程研究所主办的《医学信息》2010年第5期发表《胎盘边缘部纤维血管瘤1例》，讨论了胎盘血管瘤的治疗方法。

宋国志在卫生部医院管理研究所主办的《中外医疗》2010年第3期发表《不典型胎盘早削、子宫卒中误诊一例的报告》，探讨了胎盘早削、子宫卒中诊断、治疗方法。

宋国志在卫生部医院管理研究所主办的《中外医疗》2012年第4期发表《200例剖宫产抗生素临床运用分析》，该文目的：探讨剖宫产抗生素的运用效果。研究方法：对200例剖宫产用药观察分析。结论：剖宫产术围术期短程运用抗生素预防感染是一种合理有效又经济的预防方法。

宋国志在中国中医药报社主办的《中外健康文摘》2012年第12期发表《220例改良式剖宫产再次手术在基层医院运用》，该文目的：探讨改良式剖宫产再次手术。研究方法以220例病例为研究对象。结论：改良式剖宫产再次手术在综合技术较低的基层医院可以推广运用。

宋国志在全国卫生产业企业主办的《中国卫生产业》2012年第5期发表《96例改良式剖宫产与新式剖宫产术腹腔粘连临床观察》，该文目的：回顾兴仁县医院院2000年开展新式剖宫产以来，手术时间的确明显缩短，切口愈合美观，但再次剖宫产时发现腹腔粘连概率及程度明显增加，给再次剖宫产造成手术困难及粘连并发症的发生，2006年通过在新式刮宫产的基础上进行改良，将腹膜纵向剪开及术后缝合膀胱返折腹膜与缝合脏壁层腹膜的方法，使解剖层次清楚，形成腹腔内的光滑面，回顾性对比分析腹腔粘连情况。研究方法：选择2011年1～8月再次剖宫产术患者96例，本次手术开腹后观察腹腔内各器官有无粘连．粘连部位及程度。结果第一次采用不同术式剖宫产患者，再次剖宫产术时腹腔粘连情况比较，腹腔粘连差异有统计学意义（P<0.05）。结论：纵向剪开腹膜及术后缝合膀胱返折腹膜与缝合脏壁层腹膜，有效地减少腹腔粘连的发生。

宋国志与黄春燕、黄玉梅在《中国医学创新》2012年第11期发表《宫腹腔镜联合对剖宫产术后子宫瘢痕妊娠的临床应用》，该文目的：了解子宫瘢痕妊娠（CSP）的临床特点，探讨其临床治疗效果。方法：回顾性分析9例CSP的临床表现，使用米菲司酮、甲氨蝶呤（MTX）治疗，3d后联合B超检查，行宫腹腔镜联合下清富术和瘤灶切除术。结果：9例CSP患者手术均成功，未出现并发症。结论：术前药物处理，术中宫腹腔镜联合验测行腹腔镜手术是目前治疗CSP的有效措施，且能够保留患者的生育功能，是一种可供选择的、较安全的手术。

王敏在首都师范大学主办的《教育艺术》2011年第1期发表《探讨护理干预在安宝治疗前置胎盘中的作用》，该文目的：探讨护理干预在安宝药物治疗前置胎盘中的作用。研究方法：对30例前置胎盘引起先兆早产孕妇用安宝药物进行保胎治疗期间加强护理干预。做好健康宣教和心理护理，严密观察宫缩、胎心率、阴道流血、脉搏、血压等情况，加强对其副作用的预防、观察和护理。另设30例未加强护理干预作对照。结果：30例前置胎盘患者经安宝治疗和采取相应的护理干预，有效抑制了因前置胎盘而引起的阴道出血和不正常子宫收缩，从而延长了妊娠期。结论：护理干预在安宝药物治疗前置胎盘中的作用明显，对提高疗效有极大的帮助。

王敏在云南晶晶科技艺术中心主办的《科海故事博览·科教天地》2011年第3期发表论文两篇，《关于早产儿室环境因素的探讨》研究了早产儿室的环境因素；《产后出血的治疗进展》研究了产后出血的治疗方法。

王敏在中国卫生法学会泸州医学院主办的《医学与法学》2012年第3期发表《87例先兆早产患者的硫酸镁保胎治疗探讨》，该文目的：对硫酸镁在先兆早产保胎治疗中的临床疗效进行探讨分析。研究方法：收集2009年以来入院的87例先兆早产患者应用25%硫酸镁加于葡萄糖液中静脉滴注，直到宫缩停止，维持2—3d，同时加用心痛定及舒喘灵口服，并对其分析。结果：87倒先兆早产患者中 79 例保胎成功。8 例宫缩过强不能抑制保胎失败,成功率 90.1%。结论:硫酸镁在先兆早产患者治疗中有较好的疗效,值得推广。

王敏在湖北省疾病预防控制中心主办的《医药前沿》2012 年第 19 期发表《腹部横切口剖宫产术后切口愈合不良分析》,该文目的:探讨剖宫产术后腹部切口愈合不良的相关因素及处理方法。研究方法:回顾性分析兴仁县医院 2011 年 1 月~ 2012 年 1 月的 992 例剖宫产术病例,其中 13 例发生切口愈合不良,发生比例 1.5%。结果孕妇体型肥胖、妊娠合并贫血、术后进食不佳、产程延长、阴道检查及肛门检查次数多、破膜时间长、手术时间长、手术人员缝合技术等多种因素影响了剖宫产术后腹部切口的愈合,造成切口脂肪液化、切口裂开及感染。结论:剖宫产术后腹部切口愈合不良的原因是多方面的,应在孕期注意预防肥胖,术前积极纠正贫血,产程观察过程中阴检查及肛查不安过于频繁,胎膜早破要及时处理。手术操作轻巧、准确,尽量减少组织挫伤,尽量缩短手术时间,围术期静滴抗生素,术后加强营养,加强剖宫产术后腹部切口护理。

王敏在吉林省延边人民出版社主办的《延边医学》2012 年第 5 期发表《米索前列醇、垂体后叶素治疗产后出血的疗效》,该文目的:观察探望米索前列醇、垂体后叶素治疗产后出血的临床疗效,总结其临床应用价值。研究方法:选取产后出血的产妇 32 例,随机分为观察组和对照组,各 16 例,两组均采取常规按摩子宫等方法,观察对比两组治疗效果。结果:两组产妇的手术时间等不同,具有统计学意义。结论:米索前列醇、垂体后叶素治疗产后出血有明显效果。

王敏在吉林省延边人民出版社主办的《延边医学》2012 年第 19 期发表《不同剂量米非司酮配伍米索前列醇对稽留流产的疗效》,该文目的:观察探讨不同剂量米非司酮配伍米索前列醇对稽留流产的临床疗效,总结其临床用药经验及临床应用价值。研究方法:选取 62 例稽留流产的患者,均采取米非司酮配伍米索前列醇治疗,按照其米非司酮的使用剂量分为 A 组(50mg/d)和 B 组(100mg/d),各 31 例,观察比较两组的流产效率、不良反应发生率、清宫率、人流综合征发生率及宫颈成熟度、流产时间、阴道流血量、月经复潮时间、妊娠组织排出时间。结果 A 组的总有效率为 74.2%;B 组的总有效率为 93.5%,两组患者的流产失败率、流产总有效率、清宫率、人流综合征发生率比较存在显著性差异(P<0.05),具有统计学意义;两组完全流产率、不完全流产率及不良反应发生率比较无显著的差异(P>0.05),无统计学意义。结论:不同剂量米非司酮配伍米索前列醇对稽留流产的临床疗效存在一定的差异,在促宫颈软化方面无明显差异,但在流产效率及流产后子宫恢复情况方面,高剂量使用米非司酮效果相对更为显著。

敖学斌在《中国医药指南》2012 年第 10 期发表《腹腔镜胆囊切除术在基层医院开展的临床体会》,该文目的:探讨腹腔镜胆囊切除术在基层医院开展的情况。研究方法:回顾性分析兴仁县医院近年来收治的 198 例实施腹腔镜胆囊切除术的患者的临床资料。结果:两组患者的手术时间、术中出血量、切口大小比较,P<0.05,差异具有统计学意义;而术后镇痛药使用人数、术后排气时间、术后肠胃功能恢复时间、术后住院时间、并发症发生情况比较,P<0.01,差异具有高度统计学意义。结论:腹腔镜胆囊切除术具有昱著的优越性,只要严格掌握手术适应证,保证术者具有良好的操作技术,是可以充分发挥其微创、痛苦小、恢复快等优点的。

敖学斌、孟凡杰、唐先勇在《健康大视野》2009 年第 10 期发表《微创切口治疗小儿腹股沟斜疝的体会》,该文目的:微创切口治疗小儿腹股沟斜疝的体会。研究方法:2005 年 1 月~ 2008 年 8 月采用微创小横切口高位结扎皮内缝合治疗小儿腹股沟斜疝。结果:全部病例治愈,随访无复发。结论:此法手术时间短,创伤小,术后恢复快,愈合时间短,切口愈合美建,无复发。

胡安书在中国保健协会主办的《医学创新研究》2008 年第 35 期发表《叉克氏针内固定治疗掌指骨骨折》,探讨了叉克氏针治疗掌指骨骨折的方法。

胡安书在《临床骨科杂志》2008年第6期发表《锁骨骨折不愈合的治疗体会》，探讨了锁骨骨折不愈合的治疗方法。

王顺灿、敖学斌、张永周、潘玉祥在《中外医学研究》2013年第11卷第5期发表《腹腔镜手术治疗阑尾炎100例临床分析》，探讨腹腔镜手术治疗阑尾炎的临床效果。研究方法：回顾分析2009年4月—2012年4月收治腹腔镜手术治疗阑尾炎患者100例临床顺利完成腹腔镜手术，无中转开腹。结论：腹腔镜阑尾切除术具有操作简单、创伤小、出血少、痛苦小、粘连少、康复快等备和熟练的腹腔镜操作技术前提下，腹脏镜阑尾切除术是一种安全可行的术式。

王顺灿，敖学斌，张永周，潘玉祥在山东大学主办的《腹腔镜外科杂志》2012年第12期发表《腹腔镜肠粘连松解术治疗粘连性肠梗阻的临床体会》，该文目的：探讨腹腔镜肠粘连松解术治疗粘连性肠梗阻的手术方法及并发症发生原因。方法：回顾分析2009年4月至2012年6月为10例粘连性肠梗阻患者进行腹腔镜肠粘连松解术的临床资料。结论：腹腔镜肠粘连松解术具有操作简单、术后康复快，复发率低、节省费用等优点，可明显降低再次形成粘连及再发肠梗阻的可能性，值得推广运用。

敖学斌、孟凡杰、周旸、王顺灿在吉林省医学会承办的《吉林医学》2012年第22期发表《充填式无张力疝修补术治疗腹股沟疝在基层医院的应用》，该文目的：探讨充填式无张力修补术治疗腹股沟疝的临床手术方法及并发症原因分析。方法：收集腹股沟疝患者128例的临床资料进行回顾性分析。结果：128例患者均行手术治疗，随访6—12个月，1例复发，复发率＜1%。结论：疝环充填式无张力疝修补术具有操作简单，术后恢复快、复发率低、节省费用等优点，值得在基层医院推广。

除以上成果外，2013年全院有省级科研课题结题1项、州级立项课题1项；在各级各类学术刊物上发表论文计9篇，其中国家级核心期刊2篇。以上科研论文的发表，集中展现了县医院医护人员的整体医学水平，在一定程度上，为人类的身体健康提供了智力支持。

第四章　制度建设

县医院的制度建设，民国时期没有史料可供书写，中华人民共和国建立后，新生的人民政权接管县卫生院后，各项管理仍沿用旧制：门诊以发竹牌安排就诊秩序，随着就诊人数增多，竹牌供不应求，发牌时拥挤不堪，常发生抢夺、争吵，又没有重病提前就诊的条例，使个别重病者病情更重而得不到及时就诊，同时机关工作人员也在和群众挤、等、抢，秩序非常混乱；住院未经门诊医生检查和到事务室办理手续，就直接送入病房，使病房无法收容，造成病人不能及时得到诊治；病房无常规指导，工作忙乱，护理人员不够，有些工作由住院者自理，造成不良的医患关系；卫生院伙食营养工作无常规，达不到营养康复目的；会诊制度和病案讨论执行不够；没有死亡检讨制度和严明的奖惩制度，工作难以正常、顺利开展。为此，到1952年下半年县医院正式建立后，开始进行制度建设，门诊采用了登记（挂号前来一个登记一个）解决拥挤问题，将机关工作人员分开，以每日下午2至3时登记20人为限，解决了整天等候，延误工作的问题；建立了病房规则，使病人得到适当的处理，掌握病人的思想情况，搞好医患关系；建立了营养规则，减少了吃冷饭情况，初步达到了病人所需的营养要求，配合治疗；执行了急诊条例，减轻了工作人员的负担。以后逐步建立综合管理、医德医风管理、医疗业务以及以之有关的一些制度，使得县医院的工作开展秉承历史，逐步走上制度化、科学化的管理轨道。所有制度，均随历史情况不同而发生变化，有的管一定时间，有的则管多年，其脉络走向是从综合（笼统）到精细，逐步完善、健全，具有可操作性。

第一节　综合管理

县医院的综合管理，是除开医疗业务管理外的各项管理，内容包含行政、后勤等多方面。

一、20 世纪的管理

1952 年，县医院开始进行制度建设，建立了《各种制度及收费标准》（为院史上第一个有文字记录的制度文本），从当年的 10 月 1 日起执行。该制度属于综合管理的内容有《学习、办公制度》、《收费标准》。

《学习、办公制度》规定：1. 按作息时间，严格遵守，实行轮流值日制，除每天 12 时至下午5 时为门诊时间（挂号 4 时停止）外，其余时间按县府规定执行；2. 每星期三、五、七（日）夜办公，二、四、六夜学习业务；3. 星期一作为休息日停诊，按原办公时间开院务会（包括生活检讨会），总结一周来的工作，并共同会诊一次。

《收费标准》规定：1. 挂号费：出诊 400 元（旧币，下同），复诊 200 元；2. 接生费：接生材料费 10000 元、出诊费 5000 元（此二项费干部或干部家属均照收，经过产前检查者免收出诊费，产前检查仍只收挂号费）；3. 出诊费：5000 元；4. 急诊费：2000 元（五里以外农民例外）；5. 手术费：皮下或肌肉注射每次 500 元、静脉注射每次 1000 元、普通手术（材料费在内）3000 元、体格检查每人 2000 元、验尸材料费 10000 元；6. 住院费：住院公杂费每日 1000 元、房屋衣被用具折旧费每日 2000 元、伙食费仍以中灶计算。

1953 年，县医院进行药库房清理整顿：纠正了分性分类的错误认识（片、酊、粉之分类认识），将药库、药房分开，库房负责普通配置（如软膏）计划、保管，药房负责门诊住院的配方，建立了配发制度；损物赔偿：通过开展生产节约运动，民主评议出损坏器械 32 种（件）赔偿了 80 余万元（旧币），个人节约计划重新进行了修订，不再是不可行的空头支票。

1954 年 3 月 29 日，县人民政府印发"兴卫医（1954）字第 0154 号"通知，即《关于少数民族地区免费诊疗的一些规定和办法并停止执行五三年有关少数民族免费治疗的通知由》，称"根据中央及省卫生厅指示，关于编制 1954 年卫生事业计划指示精神，对减免费医疗范围应予紧缩，并结合我县去年的经验和具体情况，使能真正做到应享受免费治疗的实能够得到免费治疗的优待，而不应享受者，也就不给予免费治疗的优待，克服片面的群众观点及一切免费思想。经县委批准，特作如下规定和办法：1. 民族免费治疗，一般以门诊及巡回治疗为原则，并以解决急诊重病为主，慢性病不予治疗，以解决民族地区妨碍生产最大的几种疾病如痢疾、疟疾、严重的眼疾等为重点。2. 为了便于执行，特明确一区（今屯脚镇，包括李关乡）民族乡、云盘乡；二区（今巴铃镇，包括民建乡、回龙镇）大树乡、新建乡；三区（大山区，包括今大山乡、百德镇、新马场乡、田湾乡）九盘乡等五乡为民族地区，其散居以上五乡之汉族予以少数民族免费诊疗的待遇。其他各区乡之少数民族，除个别特殊情况外，一律不免，得以本办法第三条之条件是能出多少就出多少，不是一律免费。3. 民族免费的条件以按其家庭缺乏生产力或虽有生产力而收入不够维持或仅能勉强维持生活却无力负担全部医药费者，予以全免的待遇，住院伙食费亦免；其力能担负一部分医药费者，可酌情予以减收，住院伙食费部分，仍照章缴费。4. 诊病手续，为便利病人起见，以乡以上单位经详细调查了解合符以上条件者，出具盖有单位公章之证明条（证明条内必须注明全免或减收）直接到卫生院（所）诊治。如未有或注明减免等之介绍条，一律照章缴费（巡回医疗亦采用本办法）。5. 自接本通知后，前我县 1953 年 3 月 21 日'兴卫字第 0008 号'及 1953 年 5 月 30 日'兴卫民（1953）字第 0001 号'两个通知，应即行停止执行……"县医院关于各种免费医疗的管理，由此可见一斑。

1958 年综合管理情况是：1. 建立了每星期天晚上的定期会诊制度；2. 规定上班时间不能在候诊室闲谈、开玩笑、吃东西，要穿工作衣，戴上口罩和帽子；3. 建立争夺红旗竞赛；4. 建立了安全保卫和统计登记制度。

1959 年，县医院对有关科室、医护人员提出了医德管理规定：科室五心十要：虚心、热心、耐心、关心、细心；要政治挂帅、创造发明、大胆倡导、干劲十足、关心病人、勤学苦练、热爱劳动、评比团结、遵守制度、保质保量。五抓五不：抓思想、生活、工作、学习、管理；不出差错事故、讲怪话、泄露秘密、粗心大意、迟到早退。化验人员三勤三不报：勤问、报、联系；情况不准、没有结果、有疑问不报。护理人员七对七勤七不要和三爱护：对医嘱、姓名、床号、病人、治疗单、药品、标签；勤联系、检查、消毒、晒被褥、清洁、观察、监督（工友清洁器具）；不要擅离职守、向病人发态度、乱解释、要病人东西、私改医嘱、和病人打闹、随声附和；爱护病人、公物、私物。药房七不拿：超量、字迹不清、禁忌药品、失效药品、不交费、毒剂药品无主治医师签名、医生签名不清楚。

1961年，县医院制定了一系列工作制度，明确的各级人员职责。每科负责人是科主任，下设医生、医士、护士长、护士，再下设卫生员（即清洁员），科内另设总务护士1人。科主任、主治医生、医生、护士、药剂人员、化验人员职责大体相同。4月8日制发的《兴仁县医院规章制度试行草案》，属于综合管理的内容有：1. 突出政治，努力学习毛主席著作，开展四好科室（突出政治好，三八作风好，完成任务好，生活管理好）、五好个人（政治思想好，三八作风好，完成任务好，遵守制度钻研业务好，身体锻炼好）评比。本制度条款计3条。2. 坚持走毛主席指引的革命卫生道路，贯彻面向工农兵、中西医结合、以预防为主、卫生工作与群众运动相结合的方针。本制度条款计2条。3. 严格遵守劳动纪律，建立考勤制度。本制度计4条。4. 总务组制度：计有20条规定。

1962年2月28日，省卫生厅印发《关于我省当前医院工作的意见》，对医院的性质、任务、工作人员职责等提出相关规定，县医院除遵照执行外，组织制定的综合管理制度有会议与汇报制度，学习制度，例假、请假、销假制度，公务领取及损坏赔偿、报销制度，财经管理制度，统计规则制度，检查制度，药品管理制度，奖惩制度，会客与留客规定，关于增产节约的几个规定，医院工作制度，保护性医疗制度，挂号室工作制度，营养室制度，查对制度，病历保管工作制度，交接工作制度；制定的综合工作职责有院长工作职责，副院长工作职责，病房工友工作职责，总务室负责人工作职责，财会室负责人工作职责，会计工作职责，出纳工作职责，秘书工作职责，挂号员工作职责。

1963年12月，国家卫生部发布了1958年发布实行的《综合医院工作人员职责》、《综合医院工作制度》1963年11月修改稿。

1964年5月，贵州省医院工作会议秘书处翻印下发了国家卫生部发布《综合医院工作人员职责》、《综合医院工作制度》要求各级综合医院严格执行。

《综合医院工作人员职责》前言指出：医院工作人员的职责，是为了使医院贯彻集体领导和分工负责的原则，加强各级工作人员的责任心，建立责任制，做好医院工作，根据加强医院管理，明确职责分工，提高医疗质量全心全意为人民服务的精神，总结各地的工作经验而制定的。该"职责"是在1958年3月发布实行的，经过几年的实践证明是可行的，但是，其中也有不够完备的地方。根据各地的经验和意见，对原有的工作人员职责进行了修改和补充。

此"职责"不包括医院党的工作人员的职责。关于中医科工作人员的职责，由各地在总结经验的基础上自行研究制订。

各级医院应当结合实际情况认真贯彻执行医院工作人员职责，如有重大修改，须经上级主管卫生部门批准。

《综合医院工作人员职责》内容有《院长、副院长职责》该职责包括院长职责、行政副院长职责等；《病房卫生员（工友）职责》、《营养室（科）人员职责》包括营养科主任（主任技师）职责、营养技师职责、营养技士职责；《保健科（室）人员职责》、《人事科（室）人员职责》、《总务、财务科（室）人员职责》。

《综合医院工作制度》前言指出：医院工作制度，是建立秩序，密切协作，保证工作正常进行的重要环节。必须从有利于病人，有利于保证和提高医疗质量，有利于科学管理出发，根据勤俭办医院，树立全心全意为人民服务的精神研究制定。制度一经建立，必须教育职工自觉遵守，严格执行，不得随意简化或废弛。

综合医院工作制度，是在1958年3月发布实行的，经过几年的实践证明，基本上是可行的，但是，其中也有不够完备的地方。根据各地的经验和意见，除对原有的工作制度作了部分修改和补充外，又增添了门诊工作、病历书写、值班交接班、查对、探视陪住、保护性医疗、卫生宣传等7项工作制度。

关于人事制度、财务制度，应该按照国家有关规定执行。

各级医院，可以根据本制度的原则和精神，根据实际情制定具体的工作制度，经上级主管卫生部门批准后执行。重大修改和新订制度，须经省、市、自治区卫生厅局报卫生部备案。

《综合医院工作制度》内容主要是属于业务管理的。

此后，历史进入"文革"十年动乱时期，县医院制度建设停顿。

1975年，为了改变过去多年来的混乱状况，县医院推行了《职工出勤统计情况公布制度》，通过这一制度的执行，使得职工请假超假和无故旷工的情况逐步减少，工作逐步正常开展。据1976年元月22日县医院《1975年统计工作情况小结》称："请探亲假回家的同志能按时返回工作岗位抓革命促生产，请事假的逐步减少，出勤率有所提高，促使我院工作正常化，1975年底对4月至12月份的情况统计，请假次数为136次，病假877天，事假342天，产假252天，到外地查病79天，请探亲假217天，人工流产、取环、上环59天，旷工5天，超假440天，有1名同志长期不上班，有1名同志离职休养274天。全院86名职工应出勤23650天，实际出勤21110天。"

1986年4月15日，县医院制订《职工考勤制度》，该制度计8条，规定职工半年出满勤，奖10元，全年出满勤加奖10元，请事假按比例扣奖金和劳务费。

1989年11月18日，县医院研究制定了有关工作职责，具体是：1. 以医疗业务为中心，救死扶伤，实行革命的人道主义，宣传党的卫生政策，加强职工思想政治工作及医德医风教育，勤俭办院，文明办院，全心全意为人民服务；2. 积极开展卫生改革，加强制度建设；3. 进行常见病、多发病、地方病的诊治及急、危病人的抢救；4. 结合医疗工作培训干部，开展科学研究，扩大预防，积极支持卫生防疫和计划生育工作；5. 在搞好院内工作的同时，积极主动完成面向农村、指导基层，担负起全县范围内的卫生技术人员培训、科学研究，计划生育工作指导的任务。

1992年元月10日，县医院由院、科领导及护士长讨论通过，制定了《会议制度》、《请假制度》、《考勤制度》，加强对县医院工作、职工的管理。

1995年3月20日，县医院制定《1995年计划目标管理制度》，该制度计12条45款，对职工考勤、工作登记、财务管理、统计、会议、奖励比例等作了规定。

1996年，为了发展人民的医疗保健事业，保障医疗单位和病员的经济利益，促进医疗事故的妥善处理，维护医院的正常工作秩序和安定，县医院制定了《医疗事故责任保险条款》，该条款计7章16条。

3月10日，县医院根据县政府、卫生局计划目标管理要求：医院要以为人民服务、救死扶伤，实行革命人道主义为宗旨，提高医疗护理的质量，深化改革，加强内部管理机制，实行计划目标管理责任制，归口管理定期或不定期进行检查。经院委会、院务会讨论通过，制定了《1996年计划目标管理制度》。

1998年7月30日，根据县政府、卫生局计划目标管理要求：医院要以为人民服务，救死扶伤，实行革命的人道主义为宗旨，把社会效益放在首位，深化改革，加强内部管理，不断提高医疗质量，实行挂牌上岗，搞好优质服务，提高为病人的诊断治疗水平，使病人得到满意的治疗，经院委会、院务会讨论通过制定了《兴仁县人民医院1998年8月至1999年底计划目标管理制度》，该制度计21项40条。

12月30日，县医院制定1999年计划目标管理制度，该制度计24条47款，对考勤、服务态度、查房制度等方面做出了具体规定。

1999年2月4日，县医院对药房和收费室做出了7个方面的管理规定。

二、21 世纪的管理

2000 年 3 月 1 日，县医院制定 2000 年目标管理制度，该制度包括考勤制度、医德医风建设、临床医技工作制度等各项管理制度。

30 日，县医院制定护理质量、护理人员量化考核标准，包括《病房管理考核标准》、《查对制度考核标准》、《手术室护理质量考核标准》、《供应室护理质量考核标准》、《病区护士长量化考核标准》、《病区护士量化考核标准》、《病区各班护士量化考核标准》、《门诊护士长量化考核标准》。

6 月 18 日，县医院制定妇产科围产报告制度，要求围产儿死亡、生理缺陷需按季度报告县妇幼保健站。

2002 年，县医院制订各种检查制度，对医疗、护理工作进行监督、考核，及时发现问题及时处理、改进；制订医疗安全警示制度，对违规操作或造成一定的医疗差错、事故分别给予一定的警示及进行处罚，规范了医疗过程中的行为准则；实行医疗、药品价格公示，结合能开展的诊疗、手术和临床常用药品等按照省厅规定的收费价格和物价公报所规定的药品价格限额内，将诊疗、手术、药品价格制成各种标牌 10 多块进行公示。

2004 年，县医院制定目标管理制度，该制度包括《考勤制度》计 13 条，有旷工一天扣工资 100 元及全月劳动奖金等规定；《医德医风建设》计 9 条，有私设小金库和私自收取病人费用的处所收金额 10 倍罚款，科室知情不报或不作相关处理者，扣科室奖金 300 元等规定；《临床医技工作制度》计 14 条，有上级医师查房科室须有详细记录，无记录一次扣科室当月奖金 200 元等规定；《全院职工必须挂牌上岗》，有违反者扣工资 20 元等规定；《会议制度》计 4 条；《疫情管理》计 3 条；《院感管理》计 2 条；《财务管理》计 9 条；《后勤及其他》计 10 条；《人事管理制度》计 2 条；《学习制度》计 3 条；《药品、设备采购管理制度》计 4 条；《病案管理规定》计 5 条等相关制度规定。

2007 年 4 月 8 日，县医院制定加强党风廉政建设和预防职务犯罪的实施方案，该方案包括《指导思想》、《工作要求》计 6 条、《保障措施》计 5 条、《时间安排》等内容。

5 月 31 日，县医院制定人员聘用制度改革实施方案，该方案包括《改革的指导思想和主要任务》、《改革的实施范围》、《具体内容》、《改革的步骤及时间》、《改革的组织领导及保证措施》等内容。

10 月 5 日，县医院制定公开招聘专业技术人员实施方案，该方案包括《工作领导小组》、《招聘原则》、《招聘职位及职数》、《招聘条件》、《招聘工作程序及方法》、《聘用及待遇》等内容。

11 月 30 日，县医院根据卫生部《医疗机构病历管理规定》，制定《病历复印管理制度》，规定：一、复印或者复制病历资料的申请人：（1）患者本人或其代理人；（2）死亡患者近亲属或其代理人；（3）保险机构、公安、司法机关。二、受理申请时，应当要求申请人按照下列要求提供有关证明材料：（1）申请人为患者本人的，应当提供其有效身份证明；（2）申请人为患者代理人的，应当提供患者及其代理人的有效身份证明，申请人与患者代理关系的法定证明材料；（3）申请人为死亡患者近亲属的，应当提供患者死亡证明及其近亲属的有效身份证明、申请人是死亡患者近亲属的法定证明材料；（4）申请人为死亡患者近亲属代理人的，应当提供患者死亡证明、死亡患者近亲属及其代理人的有效身份证明，死亡患者与其近亲属关系的法定证明材料，申请人与死亡患者近亲属代理关系的法定证明材料；（5）申请人为保险机构的，应当提供保险合同复印件，承办人员的有效身份证明，患者本人或者其代理人同意的法定证明材料；患者死亡的，应当提供保险合同复印件，承办人员的有效身份证明，死亡患者近亲属或者其代理人同意的法定证明材料。合同或者法律另有规定的除外。（6）公安、司法机关因办理案件，需要查阅、复印或者复制病历资料的，医疗机构应当在公安、司法机关出具采集证据的法定证明及执行公务人员的有效身份证明后予以协助。三、为申请人复印的病历资料有：入院记录、体温单、医嘱单、化验单（检验报告）、医学影像检查资料、特殊检查（治疗）同意书、手术同意书、手术及麻醉记录单、病理报告、护理记录、出院记录。四、受理复印病历资料申请后，应当在医务人员按规定时限完成病历后予以提供。五、受理复印病历资料申请后，由医务科（病案室）将需要复印的病历资料收集、整理、归档后并在申请人在场的情况下复印。复印的病历资料经申请人核对无误后，加盖医务科证明印记。六、复印病历资料，按照规定收取工本费（10元／份）。

是年，县医院制定的综合管理制度有《突发公共卫生事件应急处理预案》、《医疗纠纷防范预案》、《医疗纠纷处理预案》、《准入制度》、《职工手册》、《医德医风建设及管理制度》等。

2008年9月18日，因有价单据繁多，管理混乱，县医院对有价单据做出了9个方面的管理规定，进行统一管理，以避免利用单据谋私；同时对药房、药库、物资库的管理做出5个方面的规定。

10月18日，县医院为了加强经营管理，规范职工行为，保障各项工作的完成，以不断提高医院的社会效益和经济效益，在原有制度的基础上，补充制定了《奖惩细则》，对职工进行考核和奖惩，内容包括奖励、缺陷管理。

奖励：1.凡获州、州局、县级以上嘉奖者，分别奖100元、50元；2.凡获县局记三等功者奖100元；3.凡获县级以上表彰的先进个人奖200元；4.凡获优秀称号参照本条1.3款标准奖励（民主党派同等对待）；5.凡获州、县先进集体称号奖500元；6.凡在县级以上新闻媒体被表扬者奖100元；7.凡有明文规定的各种奖励，则按上级的规定执行；（注：1—7各款规定的奖励一人多项兼得时，以最高奖计发。）8.职工提出的合理化建议，被采纳并取得显著效益者奖100元以上；9.职工在重大突击性抢救、抢修等工作中有突出事迹者奖100元以上；10.职工在增收节支修旧利废中取得显著成绩者奖50元以上；11.职工及时发现和纠正事故苗头或严重差错者奖50元以上；12.职工举报违法违纪者，经查属实奖励100-1000元；13.职工上缴红包、回扣、礼品者，奖励其价值的20%；14.职工保护、抢救国家和人民财产避免重大损失者给予重奖；15.职工在两个文明建设中有突出贡献者，视情况给予100元以上奖励；16.医务人员在医院组织的三基考试中，二次平均获前三名者分别奖励150元、100元、50元，临床、医技、护理分别取前三名；获奖最低分平均不低于80分；17.发表在国际性刊物（国际国内出版的外文期刊或书籍）1000个字符以上的论文，每篇奖500—1000元；18.发表在中华系列杂志上的论文，每篇奖300元；19.发表在省级以上杂志（具有国际和国内统一期刊号）上的论文，每篇奖100元；20.科研课题立项，并获得上级部门资助者，按上级资助经费额的20%奖励课题组和科研管理部门；21.获得国家、部、省、州、县科研成果或新项目奖者，按上级奖励金额的100%计奖；同时另以上级奖励金额的300%奖励科研管理部门；22.职工由组织安排参加的院外各种竞赛、比赛、考试等活动中获奖者，医院以100%金额匹配发奖；23.引进或开展新技术、新项目并填补州、县空白者一次分别奖励当事人500元、200元；24.撰写报道医院的文章在县级新闻媒体上投稿被录用者，一篇奖励50元以上。

缺陷管理：1.劳动纪律及规章制度：科室应建立考勤、休假审批登记制度。科室考勤不公开、不正确、不及时者查实一次扣科室20元；没有审批休假的则扣科室40元，当事人按旷工处理，记录不全扣科室20元。迟到、早退、离岗20分钟以内，一次扣除当事人当月奖30元；20分钟以上按旷工半天处理。旷工半天者，扣工资50元及半个月奖金；旷工一天者，扣工资100元及一个月奖金；旷工二天者，扣除当月10天工资及一个月奖金和岗位津贴；当月旷工三天及三天以上者，不享受当月所有待遇；年旷工累计10天及以上者，除按上述规定处理外，不享受年终奖，并视情节给予政纪处分，年终考核为不合格（医院自聘的职工立即解聘）。值班人员必须准时交接班，并按规定填写交接班记录。值班人员不按时接班、当班不在岗或只留电话号码者，参照上述规定执行。在上班时间做与工作无关的事，发现一次扣当事人30元；工作时间带病人看病影响医疗秩序者，一次扣50元。护士夜班不执行坐班制者，发现一次扣款200元。职工不服从岗位调动，在组织正式谈话之日起三天不到新岗位上班者，从第四天起按旷工处理。职工不服从科室领导安排、借故推诿、不完成科领导分配的任务，或自作主张造成损失及不良影响者，视情节扣当事人1个月以上奖金。职工泄露国家和单位秘密者，视其情节扣当事人2个月以上奖金，直至给予纪律处分。职工不得参与赌博及"黄非"等活动，如有参与者，一经查实，扣发当事人3个月以上奖金，屡教不改者加倍处罚，直至追究行政责任。职工必须严格执行综合治理有关规定，违者扣一个月以上奖金。集体场所不得私拉乱接电线，违者一次扣20元；严禁在公共场所私自使用电炉等不准使用的电器，违者扣当事人每次50元。偷窃集体财物者，按实际价值5倍赔偿；违章用电者，按现有电器额定月度用电总量5倍处罚。因工作不负责任或玩忽职守给医院造成不良后果或损失者，扣当事人1个月以上奖金，并赔偿经济损失的5%以上，并扣责任部门50元。科室及部门班组各种记录本记录应规范、及时、完整，违者一次扣科室20元。2.医德医风及职业规范：医院每季度对各科室进行一次综合满意度测评，满意度小于85%，每降10%扣科室奖金50元。职工着装规范整洁，不得穿工作服上街、进食堂，发现一次扣当事人20元奖金。职工以病人名义为自己或他人开药、做检查，一经查实，除责成其补交费用外，扣上述费用金额10倍罚款；私自出售药物，除没收所得外，扣发三个月奖金，并视情节给予相应行政处分。职工为他人开具假诊断书、假检查报告、假医疗证明，或冒名开处方者，一经查实，视情节扣3—6个月奖金，并按规定给予纪律处分。擅自把本院能完成的检查、手术、治疗等任务介绍到其他医院，一经查实，扣发3个月以上奖金，屡教不改者，视情节追究其行政责任。职工利用工作之便与厂商、药店、公司串通开药，收取"回扣"，除没收所得外，扣发3个月以上奖金，低聘技术职务一年。职工利用工作之便向病人推销卫生材料、药品、器械、保健食品、美容化妆品或生活用品等谋取私利者，除没收非法所得外，扣发各参与者三个月奖金。职工未经医院批准，擅自将医院的车辆、仪器、设备、标本等各种物品，拿到院外使用，一经查实，扣发当事人3个月以上奖金，并追究其责任。职工利用工作之便与周围旅社联合介绍病人住宿、看病，干扰和影响医疗秩序者，一经发现，扣当事人1个月以上奖金。职工应全心全意为病人服务，各尽其责，不得以任何借口冷、硬、顶、推病人，发现一次扣50元以上。职工与病人及其家属发生争吵者，经查实属工作人员无理者，每次扣100元以上奖金。职工刁难或打骂病人者，扣3个月奖金。职工之间无事生非，闹无原则纠纷，吵架或骂人者，除责令其承认错误、深刻检查、赔礼道歉外，扣1个月以上奖金。职工之间打架或骂人，扰乱医院正常工作秩序或造成不良影响者，一次扣除当月全月奖金，情节严重的给予政纪处分。

2009年2月6日，县医院规定各科主任护士长不按时参加院务会或迟到10分钟以上者，每次扣职务津贴50元；首次病程记录必须有执业医师书写，每份补助5元，无执业医师书写者每份扣50元；自2月1日起上班职工每月发放通讯补助费30元，但要保持24小时畅通，否则扣除当年全部电话补助费；输血病人检验科不得将血液交病人家属带回，必须由检验科人员送临床科护士双方核对无误后方可输血，违者每次扣检验科当事人及科主任各100元。

5月6日，县医院制定规章制度补充规定：1.各科室在五月份抓紧十三项核心制度的落实，在五月份初步实行综合评比，评比第一名的科室挂"红旗"、末位挂"黄旗"。2.在我院下周进行腹腔镜手术后，手术室原则上星期六、星期日不安排择期手术。3.院务会请假的同志，必须提前一天给办公室书面请假，否则按旷工半天处理，扣工资50元及半月劳务奖金；各科室人员请假，必须书面向科主任、护士长请假（因特殊情况不能书面请假的休假后必须补假条），否则按旷工处理。4. 门诊大厅晚上七点以后灯不亮、早上八点后不关灯的扣西药房当班人员50元；急诊值班灯箱晚上七点以后灯不亮、早上八点后不关灯的扣门诊当班医师50元；门诊、住院收费室前灯箱晚上七点以后灯不亮、早上八点后不关灯的扣门诊、住院收费室当班人员50元；院办公室楼顶射灯晚上八点以后灯不亮、早上八点后不关灯的扣总值班当班人员50元；内儿科楼大厅晚上八点以后灯不亮、早上八点后不关灯的扣儿科当班人员50元；外妇科楼大厅晚上八点以后灯不亮、早上八点后不关灯的扣门诊护士组当班人员50元。各临床科室白天病房不关灯的，每次扣科主任、护士长各50元。5. 护理人员在执行医嘱中，不按医嘱执行控制滴数的，给予当班人员记护理严重差错一次，扣工资50元；造成病人严重后果，引起医疗纠纷赔偿的按医院医疗纠纷赔偿规定由当事人进行赔偿；一人累计发生三次的作待岗处理。6. 医务人员在进行各项操作时，不佩戴帽子、口罩、手套的，每次扣当事人工资50元。发生三次的作待岗处理。7. 医院职工在上班期间不使用规范性用语的，每次扣工资10元，使用忌语的每次扣工资50元。8. 专家专科门诊医师必须按排班表准时上班，如不能正常上班者，必须提前一天通知医务科另安排医师上班，不报告又不准时上班的按旷工处理，扣当班人员100元工资。9. 除病案室外，任何个人不得私自复印病历，复印的病历必须交医务科盖章。私自复印病历，经查实，所引起的纠纷及后果由当事人承担，并处罚款500元。10. 到医院要求体检的所有人员，由体检科统一安排体检，任何个人不得干涉，体检科负责体检结论的真实有效，不得有弄虚作假行为。11. 临床各科、门诊、急救组在接诊病人时，需作CT检查的，必须与CT室人员联系到位后才能通知病人到CT室进行检查，不得提前通知病人到CT室等候，以免发生医疗纠纷。B超、CT、口腔、供应室使用电话值班。12. 各科室值班人员必须打扫值班室卫生，不打扫值班室卫生的扣当班人员50元工资。13. 财务科药品会计每天抽查处方划价不能低于30张，并且周末及节假日处方必须补抽查，抽查情况每月必须进行登记、汇总，同时报分管领导通报抽查情况，缺抽查一天扣工资50元。14. 在处方划价抽查中，发现差错（多或少）一次扣当事人工资10元，如发生差错事故属少划价款的，还应赔偿相应药品损失，从当事人工资、奖金中扣除。15. 医师书写首次病程纪录给予每份病历补助5元，医务科组织检查兑现上半年情况，从5月5日起，院总值班每晚对各科医师书写的首次病程纪录，8小时内未完成的每份病历扣当班医师10元。16. 职工手册中有与本文件规定相抵触的，以该文件规定为准。

7月9日，县医院对病历质控管理作出规定：1. 医院病历扣罚标准：根据医院住院病历质量检查评分表扣分标准，每1分扣5元，按分值相加累计扣款，出现超扣分值每处扣50元，未按格式书写扣每份20元，不按时书写首次病程录或住院病历每份各50元，医嘱开错或未签名每处扣10元，医嘱无执业医师签字每处扣10元，缺三大常规每项扣5元，体温单上无发病日期，术后天数及重要药品每处扣2元。2. 病历单项否决项目：①无入院记录或非执业医师书写入院记录无执业医师修正、签名。②无首次病程录或非执业医师书写（医院另有规定除外）或无诊断依鉴别诊断，诊疗计划之一者。③危重患者缺上级医师（或科主任）查房记录或请示、汇报记录。④缺抢救记录或未按病历书写规定记录。⑤病危通知书未发或特殊检查治疗无医患双方签字，知情同意书及病情告知书缺医患双方签名。⑥严重违反用药原则及剂量规定。⑦输血病例血型书写错误；无输血同意书；无输血记录单；无临床用血申请单；无临床用血不良反应回馈单；未按规定作筛查试验。⑧缺麻醉记录及麻醉小结（需执业医师签名）；手术记录；术后记录非执业医师书写。⑨产科及儿科新生儿性别记录错误。⑩发现不真实记录或病历内容缺失或误归档。3. 门诊病历：未书写每份扣20元，门诊日志漏登记每例扣5元，传染病例门诊日志登记不全每例扣10元，不合格处方每张扣5元，由此引发医疗纠纷按医院相关规定处理。4. 乙级、丙级不合格病历处罚规定：发现乙级病历每份扣科室 200 元，管床医生 50 元。发现丙级病历每份扣科室 500 元，管床医生 100 元。发现不合格病历每份扣科室 1000 元，管床医生 500 元。病历中出现单项否决项目定为不合格病历。患者出院后，由管床医生（一线或二线）7 天内到病案室整理，若遇特殊情况病案室通知必须立即到病案室整理，整理后交病案管理员，再经病管理员检查，如出现不合格病历，管床医生在 7 天内对病历进行重新整理，必须达到合格病历归档。病案室已归档的病历经医务科、医疗护理质量管理委员会或病案质量管理委员会抽查，发现不合格病历每份扣病案室 300 元。住院病人传染病卡登记不全、填写漏项或看不清每份扣填卡人 10 元。5. 相关（辅助）科室出现错误报告或漏报每次扣当班人员 50 元，未按规定时限处置急诊病例每次扣当班人员 1000 元，出现危急值未及时通报相关科室当班有执业资格人员每次扣当班人员 50 元，血型报告错误每次扣当班人员 500 元，检查结果前后自相矛盾或与事实严重不符，每次扣当事人员 50 元，由此引发的医疗纠纷按医院相关规定处理。

11 月 6 日，县医院对医院管理制度做出了 4 条补充规定：1. 根据县甲型 H1N1 流感疫情的状况，按照县委、县政府关于甲型 H1N1 流感防控工作会议精神，县医院已启动甲型 H1N1 流感防控工作预案，各临床等一线可能与病人近接触的人员必须佩带口罩，在未宣布接触之前不佩戴者，每次扣工资 20 元；2. 门诊以呼吸道症状、发热、咳嗽等就诊的病人，每人发一个一次性口罩戴上，尽量避免近距离的接触传播；3. 各科室人员不得以任何形式收取病人费用，违者除按医院规定收一罚十外，取消当月科室奖金；4. 院职工及家属车辆必须服从保卫人员管理。不服从管理的，所发生的一切责任及后果自负。12 月 19 日，县医院为贯彻执行《处方管理办法》，规范医疗服务行为等，特制订处方点评制度，该制度包括组织领导、点评范围、实施目标等内容。

2010 年 4 月 1 日，县医院制度处方点评制度以提高处方质量，促进合理用药，保障医疗安全为目标。

5 月 28 日，县医院为规范院内车辆行车、停车秩序，制定院内车辆管理制度，该制度对车辆管理人员的职责、要求提出了具体规定，对保卫科人员提出了责任追究，对在院内乱停乱放车辆做出了相关的处罚规定。

2011 年 1 月 3 日，县医院通知《兴仁县人民医院病历质控管理规定》经科主任会议讨论通过，印发科室执行，规定违反住院病历书写时限要求每项扣发 50 元，病历单项否决项目，扣款超过 50 元者达丙级病历或乙级病历时按病历级别处罚条款进行处罚；门诊病历未书写每份扣 20 元，门诊日志漏登记每例扣 5 元，传染病例门诊日志登记不全每例扣 10 元，不合格处方每张扣 5 元（若药房当班人员未审核发药者一并处罚，每张扣罚药剂科 5 元；若药房当班人员审核后开方医师不改正者仅处罚开方医师），由此引发医疗纠纷按医院相关规定处理；乙级、丙级不合格病历处罚规定发现乙级病历每份扣罚管床医师 50 元，发现丙级病历每份扣罚科主任 50 元，管床医师 100 元；核心制度中相关讨论记录登记本及危急值登记本登记不全或漏登的，一次扣款 10 元；住院病人传染病卡登记不全、填写漏项或看不清者，每份扣罚填卡人 10 元；医疗质量简讯中已进行通报的乙级或丙级病历，科室未及时进行整改，二次抽查时仍为乙级或丙级病历者，乙级病历每份扣罚管床医师 200 元，丙级病历每份扣罚管床医师 500 元；出现错误报告或漏报每次扣当班人员 50 元，未按规定时限处置急诊病例每次扣当班人员 100 元，出现危急值未及时通报相关科室当班有执业资格人员每次扣当班人员 50 元、科主任 10 元，血型报告错误每次扣当班人员 500 元、科主任 100 元，检查结果前后自相矛盾或与事实严重不符者每次扣当事人员 50 元；门诊或临床科室辅助检验单开具不合格者每张扣罚开单医师 20 元，辅助科室当班人员未审核执行者扣罚 10 元；由此引发的医疗纠纷按医院相关规定处理；出院病历在科室质控滞留的时间为五天，科室质控人员按期完成质控工作后，每天下午四点之后将病历交到病案室归档（星期六、星期天除外），若迟交一天，每份病历按 10

元／天进行处罚并以此顺延；借阅病历的科室或个人在规定期限内未及时归还病历者，超出一天罚款 10 元，超出两天罚款 20 元，以此类推。

3 月 1 日，为进一步加强内部管理，使院领导和科室领导干部更加深入基层，了解基层存在问题和各项规章制度的执行情况，县医院制定了行政大查房工作制度，分行政后勤、医疗、护理等三个组轮流选择部门、职工和病人进行查房，以发现问题和解决问题。

23 日，县医院全力推进病历整改：1. 临床科室须将整理病历与护理文书的责任落实到科内各人身上，分配各人整改病历或护理文书的数量，制定整改计划任务。每天对各人的整理数量进行统计并上报，若未按规定完成每日整理任务，每少整理一份病历或护理文书，扣除当事人 50 元。2. 2011 年元月 17 日至 3 月 15 日的病历整理合格后不进行罚款，3 月 15 日以后的病历一经查出不合规范，在整理完善后，还需按照创二甲奖惩条例进行罚款。二甲办在经整理后的病历中发现一份乙级病历，扣除当事人 1000 元；发现一份丙级病历，扣除当事人 3000 元。3. 创二甲期间医院所有职工无特别情况一律不能请假，若不服从医院工作安排，院领导每次扣除 500 元，普通职工每次扣除 300 元。4. 3 月 15 日之前的病历模板不再改动，但需按照《病历书写规范》补充完善病呀内容；3 月 15 日之后的病历沿用最新模板。信息科与智通公司协调好工作，全力解决 HIS 系统中所存在的问题。

5 月 24 日，为保障医疗质量，保障患者手术安全，降低患者发生术后并发症的风险，县医院制定了《医患沟通制度》，该制度计 5 条；制定《手术风险评估制度》，该制度计 3 条。

6 月 1 日，县医院为提高医疗质量确保医疗安全，制定《医疗质量控制方案》，该方案计 4 条；14 日，县医院制定《抗菌药物分级管理制度》，该制度计 3 条若干项；20 日县医院调整了事假管理制度，该制度规定：每月请事假累计不足 5 天，每天扣工资 120 元，超过 5 天（含 5 天）每天扣工资 120 元及全月奖金。

7 月 20 日，县医院为严肃劳动纪律，避免随意请假的现象发生，调整了病假管理制度，该制度计 3 条。

2012 年 1 月 6 日，县医院制定外出进修和学习管理规定，该规定计 3 项 5 条；18 日，县医院制定《兴仁县人民医院总住院医师管理办法（试行）》及《兴仁县人民医院转院流程》。

2 月 8 日，县医院制定旅差费报销管理规定，该规定计 6 条 20 款，对旅差报销进行了新的规范。

21 日，县医院制定《护理管理人员竞聘方案》。

3 月 1 日，县医院制定《无烟医院管理实施细则》，规定县医院内所有科室场所为无烟区，发现病人或家属吸烟要及时劝阻，各科室负责范围内发生吸烟现象，科室负责监管失职之责，每次扣科室奖金 100 元，年终考评时，控烟工作实行一票否决制，科室有吸烟者违反控烟工作管理办法的不能评为先进科室，违规吸烟者不能评为先进个人。

6 日，县医院为规范护理人员管理，制定《护理人员奖惩规定》，经护士长例会讨论通过。该规定的内容是：一、"三基"理论考试奖励方案：考试分数在前三名者奖励（包括并列分数），奖金按第一名奖 500 元，第二名奖 300 元，第三名奖 200 元。二、各种处罚方案：1. "三基"理论考试处罚：（1）标准分 100 分，达标 80 分，低于 79-70 分，每分处罚 10 元，69-60 分，每分处罚 20 元，59 分以下，每分处罚 30 元；（2）技术操作考试：每月培训五天后护理部不定期下科室抽考，考试原则按五年以上、五年以下划分（见操作培训计划）。主管护师考核原则：考所在科室的专科护理知识，标准按《专科护理常规》进行考核。考试不及格者于当月补考直至考核合格为止。2. 护理理论知识培训无故不参加一次处罚 50 元，不准电话请假，除当班人员外。3. 护理病历处罚：（1）运行病历处罚：无注册护士签字每处处罚 100 元，无注册医生签字，护士签字每处处罚 100 元，护理记录伪造一处处罚 50 元，体温单满页未打一张扣 50 元，查到一份丙级病历处罚 300 面；（2）

在架病历处罚，无注册护士签字每处处罚 100 元，无注册医生签字，护士签字每处处罚 100 元，查到一份丙级病历处罚 500 元。4. 护理操作常规处罚：（1）静脉输液不按医嘱调整滴速一次处罚 50 元；用错一次药处罚 100 元；用一次结晶药处罚 100 元；（2）急危重症病人及建立静脉通道的病人外出检查时无护理人员陪同每发现一次处罚 50 元特殊除外；（3）术前未接病人，术后未送病人，发现一次处罚 50 元。5. 基础护理处罚：（1）床单、被套有血迹或大小便，发现一次处罚 50 元（特殊情况除外）；（2）发现留置尿管病人尿道口有分泌物，护理记录未记录，每次处罚 50 元。6. 供应室处罚：（1）包内多或少物品一次处罚 50 元；（2）临床科室投诉一次处罚 10 元。7. 护士长管理：（1）科室发现问题不整改，同一种问题发现 2 次（含 2 次），处罚护士长管理津贴 200 元；（2）发现一例褥疮处罚护士长管理津贴 200 元；（3）科室发生不良事件隐瞒一例处罚护士长管理津贴 200 元。以上内容与医院规章制定有冲突和不足之处按医院《员工手册》执行。

同时，为提高护士理论知识，规范护理人员理论培训，县医院护对《护理人员奖惩规定》做出补充规定，经护士长例会讨论通过，内容是：1. 参加人员范围，除在岗和下午 4 点钟以前接班人员不参加培训外，其他人员必须参加。2. 护理部组织理论培训第一次不参加培训按护理人员奖惩规定执行，第二次不参加培训处罚 200 元，第三次起不参加人员按上次金额加倍处罚。

13 日，县医院修订《外出进修和学习管理规定》，规定了进修学习的申报程序、报销程序等 4 项。

21 日，县医院对有关工作作出管理决定：1. 临床科室有拒绝住院或需要转院的病人，须报告行政总值班人，不报告责处罚科室每例 200 元（科主任承担 10%）；2. 凡是拒绝住院或转院的病人，当班医师通知行政总值班后，行政总值班须到临床科室进行查实：患者家属要求转院的，总值班须跟家属沟通，若非患者或家属要求转院的，处罚科室 200 元 / 例（科主任承担 10%）；转诊医师必须书写转诊记录（住院病人除外），内容包括病人的基本信息、主诉、现病史、体格检查、已作辅助检查的结果、诊断及处理、转院原因，患者或家属签字并按手印，未书写以上记录的处罚科室 200 元 / 例（科主任承担 10%）。

27 日，县医院制定《报销单据必附资料规定》及《报销单据签署意见流程》。

5 月 7 日，因近期为手足口病发病高峰，为确实做好手足口病的防控工作，有效预防传染病在县境流行及爆发，县医院制定《手足口病医疗救治工作应急预案》，该预案成立了相关组织，规定了诊疗标准和处理流程。

23 日，县医院决定对泄漏医院相关资料的人员，按制度进行处罚，中层以上干部附加就地免职、取消当月管理津贴的处罚；一线医师收治病人月归档 30 份以上，每收一位病人补助 20 元，少于 30 份病历的不补助。2013 年 7 月 17 日，县医院根据《中华人民共和国药品管理法》和《药品不良反应报告和监测管理办法》、《贵州省药品不良反应报告和监测管理办法实施细则》，为了加强药品管理，做好药品的安全监测工作，保证病人用药的有效和安全，建立《药品不良反应报告和监测管理制度》。该制度计 15 条，对该项工作的组织领导、药品不良反应、监测管理等作了具体规定。

同日，县医院为加强对高危药品的规范管理，促进高危药品的合理使用，提高医疗质量，减少不良反应，保证医疗安全，制定《兴仁县高危药品管理制度》。该制度计 2 条 11 款，对该项工作的组织领导、高危药品作了具体明确。

6 月 15 日，为杜绝传染病迟报、漏报规范县医院传染病报告卡、门诊日志的填写及计划免疫针对性疾病（AFP、麻疹、流脑、乙脑）的监控管理，县医院制定《传染病报告管理规定》，做出了漏报一例传染病罚款 500 元，迟报一例罚款 200 元，漏填一项罚款 50 元，未采取标本的每次罚款 500 元等规定。

7 月 23 日，县医院制定《临床路径管理工作实施方案》，提出该项工作的实施步骤：试点启动阶段（2012 年 7 月）：1. 派遣人员参加医院管理中国医师协会组织的临床路径培训学习，到上级医院学习及了解开展情况，了解临床路径实施过程中可能出现的困难、如何实施临床路径信息化等等具体问题；2. 制订临床路径实施方案：（2012 年 7 月 20 日前完成）；3. 建立各级组织体系及制订各级组织职责：（2012 年 7 月 20 日前完成）选择实施临床路径试点科室，试点临床科室按照上述组织管理要求，于 7 月 22 日前上报本科室临床路径实施小组名单至医务科；4. 遴选病种：（2012 年 7 月 22 目前完成）开展临床路径试点科室实施小组根据卫生部印发的 331 个病种临床路径管理要求，遴选出 1—2 个病种。遴选病种要求有足够病人数，医院各项检查可满足路径规定的要求，治疗方案相对明确，技术相对成熟，诊疗费用相对稳定，疾病诊疗过程中变异相对较少；5. 编制临床路径文本（2012 年 7 月 25 日至 7 月 30 日）：针对试点科室实施小组确定的本专业病种，指导评价小组、实施小组及相关部门共同商量，根据本院实际情况，最后确定该专业临床路径文本，由指导评价小组汇总后编制我院临床路径文本。并由信息科配合智通公司对临床路径文本进行信息化，该文本将作为指导评价小组质控员进行临床路径过程评价的标准；6. 建立临床路径管理制度。医务科建立临床路径培训、督查、分析、评估、申报、统计等工作制度（2012 年 7 月 20 日至 7 月 30 日）；7. 实施前各部门间协调工作（2012 年 7 月 20 日至 7 月 30 日）；由指导评价小组组织各试点专业科室、辅助检查科室、药剂科、医务科、护理部、信息科、财务科等召开协调会，使大家充分了解临床路径管理的步骤、环节、措施、时间和目标要求，针对每个病种预估实施过程中可能存在的困难及解决办法。织实施及评价阶段（2012 年 8 月开始）：1. 组织培训：对医院医务人员进行全员动员、教育和培训。对试点科室进行临床路径基础理论、管理方法和相关制度，临床路径主要内容、实施方法和评价制度进行培训；2. 实施过程监控：由实施小组、质控员共同负责对患者入径标准、出院标准、有无变异及原因（实施小组负责）、实施内容与临床路径文本的一致性和及时性的监控（质控员负责）。指导评价小组每两周组织一次碰头会；3. 实施效果评价：由指导评价小组负责对每位患者进行实施效果评价。手术患者实施效果评价包括：预防性抗菌药物应用的类型、预防性抗菌药物应用的天数、非计划重返手术室次数、手术后并发症、住院天数、手术前住院天数、住院费用、药品费用、医疗耗材费用、患者转归情况（痊愈、好转、未愈）、健康教育知晓情况（熟悉、了解、不知道）、患者满意度（很满意、满意、不满意）等，非手术患者实施效果评价包括：病情严重程度、主要药物选择、并发症发生情况、住院天数、住院费用、药品费用、医疗耗材费用、患者转归情况（痊愈、好转、未愈）、健康教育知晓情况（熟悉、了解、不知道）、患者满意度（很满意、满意、不满意）等；4. 评价与完善。实施小组每周常规统计病种评价相关指标的数据，并上报指导评价小组。指导评价小组每两周对临床路径实施的过程和效果进行评价、分析并提出质量改进建议。临床路径实施小组根据质量改进建议制订质量改进方案，并及时上报指导评价小组。各试点科室对本科室临床路径管理试点工作开展情况进行总结，并将总结材料报指导评价小组，指导评价小组组织召开全院临床路径管理试点工作总结会，对临床路径管理试点工作进行总结、经验交流，宣传、推广好的做法和先进经验。同时，研究部署下步临床路径管理相关工作。

同日，县医院制定《抗菌药物临床用药专项整治活动方案》，开展抗菌药物整治活动。

9 月 18 日，县医院根据中共兴仁县纪委、监察局的要求，为强化权力运行的监督制约，提高干部职工的廉政风险防范意识和能力，推进从源头上预防腐败工作，制定《廉政风险防控工作实施方案》。

10 月 18 日，县医院根据 9 月 28 日国家卫生部特急明电"卫发明电（2012）117 号"《关于做好新型冠状菌毒疫情防范和应急准备工作的通知》和黔西南州卫生局"州卫字（2012）311 号"《转发〈关于做好新型冠状病毒疫情防范和应急准备工作的通知〉的通知》的文件精神，制定《关于进一步做好新型冠状病毒、不明原因肺炎等疫情防范和应急准备工作预案》和《兴仁县人民医院新型冠状病毒、不明原因肺炎等疫情防范和应急演练方案》，要求各科室要切实做好党的十八大期间医疗质量管理和安全稳定工作，加强对新型冠状病毒感染、霍乱等突发急性传染病防控工作的组织领导，维护社会稳定，做好院内突发急性传染病防控相关工作，成立以孔令荣为组长，车骏、吴文惠、吴兴碧、甘明金、周光伟、周江林为副组长，潘进美、白宁菊、王选琴、沈光秀、王萍等为成员的应急救援工作领导小组，公布了专家组成员孔令荣、吴文惠、车骏、甘明金等人的电话号码，提出开展的具体工作：1. 加强新型冠状病毒疫情防范工作的协调和管理：近日，世界卫生组织通报英国和沙特阿拉伯各发现1例新型冠状病毒感染病例，其中1例死亡，英国报告的病例在发病前有赴阿拉伯旅行史。由于国际上对该新型冠状毒感染的流行病学等特点、临床严重性、疫情危害程度的认知有限，目前尚不能准确判断疫情对我国公共卫生安全危害的风险大小，也不能排除疫情输入我国的风险，世界卫生组织已证实新型冠状病毒不同于SARS病毒。而我州属于少数民族聚居地区，每年均有穆斯林信教者赴沙特阿拉伯麦加朝觐活动，为做好新型冠状病毒疫情的防范和应对准备工作，各科室在接诊患者时，必须要了解和掌握患者特别是当地穆斯林信教者参加朝觐活动人员及基本情况，认真做好该类疾病预防控制等工作。2. 做好新型冠状病毒感染等突发急性传染病疫情防控知识培训工作：为做好新型冠状病毒感染等突发急性传染病疫情的应对工作，了解和掌握新型冠状病毒感染等突发急性传染病的医疗救治、采样送检、现场调查处置及个人防护等防控知识，兴仁县人民医院将在2012年10月17日和2012年10月18日进行全院范围开展新型冠状病毒感染等突发急性传染病防控知识培训工作、并做好参会记录和备案。3. 组建新型冠状病毒感染等突发急性传染病疫情卫生应急队伍：按《兴仁县人民医院应急预案》要求及时组建新型冠状病毒感染等突发急性传染病疫情卫生应急队伍，调整和充实新型冠状病毒感染等突发急性传染病疫情防控专家组，一旦发现疫情立即开展医疗救治和调查处置工作。4. 应急物质准备工作：按《兴仁县人民医院应急预案》，按卫生部应急办关于各级各类医疗机构应急物资储备目录，做好卫生应急物资储备工作，尤其做好个人防护、现场采样和送样、消杀药品及卫生应急队伍保障设备和装备物资储备工作。5. 强化不明原因肺炎病例的监测：医院严格按照《医疗机构传染病预检分诊管理办法》，切实做好门（急）诊病人的预检分诊工作，并加强发热门诊管理。要按照《全国不明原因肺炎病例监测、排查和管理方案》，进一步加强不明原因肺炎监测。如发现不明原因肺炎病例，要做好病例的医疗救治、隔离医学观察、院感控制工作；同时，仔细询问患者的流行病学史，发现有近期赴沙特、卡塔尔等病例发生地区旅行史的病例，立即报告当地卫生行政部门和疾病预防控制机构，并进行网络直播。6. 积极开展疫情风险沟通和健康知识普及：各科室要认真做好新型冠状病毒疫情防控的风险沟通工作，通过电话咨询、互联网宣传、专家访谈等方式，对患者进行科学宣传新型冠状病毒的防控知识和秋冬季呼吸道传染病防治知识。同时，加强舆情监测，及时回应社会关切，防范炒作，维护社会和谐稳定。7. 进行组织应急医疗救治和转运相关演练：为提高医院的应急能力和实战效果，医院在2012年10月19日将进行医务人员的个人防护、医疗救护和转运相关演练。

11月15日，县医院为提高病历书写合格率，促进临床合理用药，制定《病历医嘱点评制度》。

以上制度，到2013年底均遵照执行。

第二节 业务管理

县医院的医疗业务管理，历史上有时是自己制定有关制度进行管理，有时是严格按照上级卫生行政部门的规定进行管理。

一、20 世纪有关年份的管理

1952 年，县医院制定的《各种制度及收费标准》属于业务管理的内容有《干部就诊制度》、《群众就医制度》、《住院制度》。

《干部就诊制度》规定：1. 各单位应按季造具名册送院，以作挂号之依据，如不送名册或名册无名者，不能享受公医制。如人事有异动，可临时由原单位通知；2. 初诊要有单位介绍信，以后看病按挂号单登记，如挂号单失落，照群众初诊收费；3. 如病情严重不能门诊者，由原单位主管人查实出具证明，可以出诊；如能走动者，应按时自行来院就诊；4. 除急诊病外，一律按本院门诊时间前来就诊，过时不看。

《群众就医制度》规定：1. 按门诊时间及收费标准；2. 在五里路以外的群众如有特殊事故，不受时间限制；3. 赶场时间以看完病人为原则，如值星期，仍照诊断；4. 产前检查为每星期二、四、六门诊时间内。

《住院制度》规定：1. 凡欲住院病人，必须经过门诊医生检查确定后认为可以住院，即办入院手续（机关介绍信顶缴一月或半月之伙食及住院公杂费等）方能入院；2. 凡住院病人未经医师或护士之允许不能随意出入；3. 凡来探视病人或送食物者未经医师或护士之允许一律不能接见或收受食物；4. 医生决定病人可以出院或转院者，患者不得强留院内，并由本院给予住院鉴定书；5. 凡住院者应遵守院内规则及制度。

1955 年，县卫生院在原有制度的基础上，通过全院各组职工讨论修改，重新以文字方式订立了门诊制度和住院制度，明确了各项收费标准。

门诊制度：1. 凡有病需医治者，先经本院挂号室挂号，由本院发给复诊卷，以后凭复诊卷挂号，若复诊卷遗失者，按收费标准收初诊挂号费。公费医疗人员凭公费医疗证为复诊卷，不收费。2. 挂号时间按诊断时间提前 10 分钟开始，同时提前 1 小时停止机动医疗。3. 除门诊时间外，一律以急诊处理，适合急诊和出诊范围者，始得挂号诊断，若非急诊或出诊的一般病况，则拒绝诊断。4. 公费医疗人员诊断第一次须将本人挂号号码填上，非公费医疗人员一律采取收费，需要记账者，必须经本院同意。5. 未经挂号，概不给予诊断。6. 除急病外，一律按本院门诊时间就诊，过时不看（远道群众酌情）。7. 为照顾农村群众，赶场天遇星期日仍照常诊断，例假推至星期一。

住院制度：1. 患者经医师检查必须住院时，讲医师通知拿到总务室办理入院手续。2. 办竣入院手续后，再凭总务室通知单带到病房按指定地点住下。3. 一般慢性病及神经病不能住院。4. 干部住院须预交 1 月或半月之伙食费，其住院等费出院时一次结清。5. 群众入院时必须先交 10 天至 1 月伙食费，须长住者继续交，最短 10 天交一次（并须有当地政府的介绍）。

同时依照有关规定制定、公布了各项手术等医疗业务的收费标准。

1958 年，县医院制定的业务制度管理情况是：1. 门诊病历由护士传送、指定就诊改变为可以由病人自拿，减少了病人询问和往返的麻烦；2. 废除了急诊制度，无论病情轻重和昼夜，病人随到随治，还特别照顾路途远的和大炼钢铁战线上的病人优先就诊；3. 对重症病人无论是否带钱，先抢救后办入院手续；4. 规定同病不能同时中医西医并看，需不需要中西医会诊由医生决定；5. 给药不迁就病人，每方不能超过三天的量，贵重药品尽量设法替代；6. 中医过去不记病历，现在规定要记录病历；7. 开设中医病床，中医住院病人如遇危急由西医急救，再由中医医治。

是年 3 月 10 日，县人民委员会下发"兴卫（1958）字第 05 号"文件，以县医学会的名誉同意县医院执行修订的门诊时间等制度。

1959 年，县医院制定的新制度有《四合一查房》、《中西会诊》、《三包五定》制度。"四合一查房"即院长、医师、护士、会计联合每星期三查房；"中西会诊"即遇到疑难病中西会诊，结合医治；"三包五定"即包质、量、任务；定时间、病室、床位、数量、计划。

1961 年，县医院 4 月 8 日制发的《兴仁县医院规章制度试行草案》，属于业务管理的内容有：1. 临床工作：全体医护人员要高举毛泽东思想伟大红旗，树立全心全意为人民服务的思想，建立了责任负责制：本制度规定了科、组长，医师、护士长、护士职责。2. 药房制度：本制度计有 6 条及各子目。3. 检验人员职责：计有 12 条规定。4. 门诊制度：计有 12 条规定。5. 值班、交班制度：计有 4 条规定。明确中医科要高举毛泽东思想伟大红旗，遵循毛主席的"六·二六"指示，把医疗卫生工作的重点放到农村去。制定的诊疗室职责：计有 8 条规定。药房工作人员职责：计有 10 条规定。（中药）加工组职责：计有 2 条规定。库房职责：计有 3 条规定。

1962 年，县医院制定的业务工作制度有入院、出院、住院规则，门诊部规则，毒药、限制性剧药管理制度，药剂科室规则制度，检查室工作制度，供应消毒室工作制度，手术室工作制度，放射工作制度，理疗科工作制度，分娩室工作制度，入院出院工作制度，处方制度，病历书写常规，手术审批制度，隔离消毒制度，病案讨论制度，巡诊制度，会诊转院制度，中医科工作制度，内外科疾病出入院标准；制定的工作职责有主治医师工作职责，住院医师工作职责，实习医师工作职责，医士工作职责，护士长工作职责，病房护士工作职责，门诊护士工作职责，手术室护士工作职责，护理员工作职责，助产士工作职责，药剂室负责人工作职责，药剂士工作职责，药剂员工作职责，检验士工作职责，检验员工作职责，放射室医师工作职责，理疗室医师工作职责。

1964 年 5 月，贵州省医院工作会议印发的《综合医院工作人员职责》中，属于业务管理的内容有：《医务副院长职责》、《门诊副院长（门诊部主任）职责》、《各级医师职责》：科主任（主任医师）职责、主治医师职责、住院医师职责、工矿医院车间医师职责、实习医师职责、医士职责。《各级护理人其职责》：护理部主任或总护士长职责、病房护士长职责、夜班护士长职责、病房护士职责、护理员（助理护士）职责、手术室护士长及护士职责、急诊室护士长及护士职责、门诊部护士长及护士职责。《助产士职责》、《药剂科（室）人员职责》：药剂科主任（主任药师）职责、药师、中药师职责、药剂士、中药士职责、药剂员、中药药剂员职责。《检验科（室）人员职责》：检验科主任（主任检验师）职责、检验师（技师）职责、检验士职责、检验员职责。《放射科（室）人员职责》：放射线科主任［主任医师（技师）］职责、放射线科主治医师职责、放射线科住院医师职责、放射线科技师职责、放射线科技士、技术员职责。《理疗科（室）人员职责》：理疗科主任（主任医师）职责、理疗科医师职责、理疗科护士职费、理疗科技士、技术员职责。

上述制度，到 1966 年"文革"政治运动开始后停止执行。

1971 年，县医院因为许多制度被破坏，工作出现混混状态，无政府主义、小团体主义，自由主义泛滥，为改变此种状况，3 月 11 日，制定了医疗制度的有关规定，这些制度、规定计有门诊工作有关规定 11 条；急诊抢救制度 6 条；病例书写制度 7 条；查房制度 2 条；查对制度 2 条；护理工作规定 8 条；病房管理规定有住院规则 11 条；入院、出院制度 3 条；病房隔离、消毒、清洁卫生规定3条；术前讨论制度3条；会诊、转科、转院规定5条；死亡病例讨论规定2条；处方及药房工作规定13条；手术室工作规定10条；供应室工作制度8条；医疗差错事故规定3条；统计工作制度3条。所有条款均是粗线条的，可操作性差，无存史价值故而未分条记之。

1978年5月，县医院革命委员会提出了有关要求、规定和岗位责任制，属于业务管理范围的有《对医师基本功的标准要求》、《对护士基本功标准的要求》、《放射科工作人员岗位责任制》、《检验科工作任务岗位责任制》。

《对医师基本功的标准要求》：1. 阅读内、外、妇、儿科实用的基础书籍。2. 阅读临床药理生化知识。3. 阅读有关杂志，特别是内外各科杂志，并参考有关文献。4. 对各科疾病病历的要求，能遵照比较正规的书写制度，能够写出倾向性较强的病历，指导实习生书写完整病历。5. 比较熟练病确切地掌握体格检查技术。6. 要求掌握四大常规及生化的技术，能比较广泛理解其产生的意义和原因。7. 能掌握X线诊断原则及阅片分析步骤。8. 能掌握本科疾病治疗方法及有关理论。9. 能比较熟练地掌握一般临床小手术技术（胸穿、腰穿、胃肠减压及引流、静脉切开、动脉注射）在上级医生的指导下，可以进行一般的切除及封闭疗法。10. 能掌握并认真执行院内已有的内外科常规制度，并能够在院、科室指导下作好进修同学的实习工作。11. 努力学习外文，要求能掌握本科专业外文名词，并能看懂一般药物说明，要求能译简单单词。12. 不断提高政治思想觉悟，从而进一步树立全心全意为人民服务的观点，做到又红又专，为四个现代化做出贡献，以身作则，带动并具体帮助医生加强基本功的训练。

《对护士基本功标准的要求》：1. 熟练掌握护理记录。2. 分级护理的范围必须搞清，并能处理。3. 能够认识和书写常用医疗俗语的外文缩写。4. 普通常用的外语药名的认识和书写。5. 内儿科常见病的认识及护理。6. 外妇科常见病的认识及护理。7. 能理解和掌握化验散发常规的正常值及标本注忌事项。8. 阅读各期护理杂志，提高医疗护理质量。9.1978年由支部革委考核。

《门诊就诊规定》：1. 凡门诊就医病人，必须持有就诊证，按秩序在挂号室画好，挂号费初诊8分，复诊5分，每张只限看一科。公费门诊就诊一律交现金。2. 急诊病人由医生决定，可优先挂号，交挂号费1角5芬，需住院病人由医生决定。3. 入院病人预交住院费30元，慢性病及需手术病人预交50元以上。公费入院时持单位证明，记账单位必须持有记账单，经门诊医生诊断后，签署入院许可证方可入院，住院陪伴只限一人。4. 遇到纠纷斗殴，一般不容住院，若属重伤经过诊断必须住院者，一定要有本机关或公安机关证明，预交住院费50元，才能收容入院。5. 凡本院没条件收容的病例，可按规定直接介绍至本地区有关医院。6. 病人入院前自备好粮票及现金，住院病人应定期结算住院费，每十天结算一次。

附：急诊标准：1. 急性外伤、骨折、脱臼、烧伤、撕裂伤。2. 突然出血、呕血、咯血者。小儿腹泻、脱水、休克者。3. 突然高烧39℃以上者，有抽风昏迷不醒者。4. 突然发生的急性腹痛。5. 颜面青紫，呼吸困难者。6. 急性中毒、服毒、被杀而引起伤害着。7. 其他突然发病，症状剧烈，发病后病情迅速恶化者。8. 耳道、鼻孔、咽部、器官异物、食道异物。9. 烈性传染病可疑者。10. 病情模糊难定，病人身体处于非常痛苦，应由医生根据病人全面情况斟酌难定。

《放射科工作人员岗位责任制》：1. 放射科工作人员在本科负责人领导下，密切配合临床科研工作，不断提高放射工作质量和诊断水平，全心全意为工农兵伤病员服务。2. 工作时要严格执行操作规程，使用防护设备，定期体检。3. 临床医生要在会诊申请单上认真填写病史摘要，重要体征，诊断及检查目的要求，为重病人要有医务人员陪送。急诊病人优先检查。4. 负责透视照片的诊断工作，透视报告当即发出，摄片报告应于24小时内发出，建立在上级医生指导下的集体阅片制度。5. 对可能发生过敏的造影检查，有关科室应做到过敏试验，作好急救准备，以防意外。6. 值班人员要坚守岗位,遇有急诊病人应随喊随到,积极配合其他科室抢救病人。7. 爱护设备,发现故障及时检修。8. X光篇是重要的病案资料,对医疗、教学、科研都有重要的参考价值,应妥善保管,建立保管借用制度,一般不得外借。9. 枯水季节临时规定透视时间。10. 每周星期三下午为学习时间,星期五为擦洗维修 X 光机时间,星期六休息,星期日照常上班。

《检验科工作任务岗位责任制》: 1. 检验科包括门诊化验室、住院化验室、生化室是辅助临床诊断的重要一环,科负责人组织全科人员努力学习政治、业务不断改善服务态度,提高检验质量,完成各项检验工作,并根据需要和可能,不断开展新的项目,改进检验方法。2. 检验单必须由具有处方权的医务人员开出,逐项填写清楚姓名、性别、年龄、科别、床号、标本、检验目的及时间,签上全名。检验人员要细心核对,按要求填写检验结果,字迹容易辨别,签上全名,同时做好登记备查检验报告单力求当天报出。3. 病房化验应于病房密切结合,由病房负责收集新鲜标本送化验室化验。严防标本污染,急诊检验应于检验单上、写上"急"字,检验人员应立即检验报告。4. 检验时应严格执行操作规程,各种试剂要专人定期更换,经常校正仪器灵敏度,对检验单结果有怀疑者,应于重做,力求准确,不发无把握报告。5. 剧毒药器、试剂、菌种及贵重仪器要加强管理,必要时专人负责,做好消耗统计,精密仪器要经常保养,维修,遗失损坏要及时查明原因上报。6. 科负责人有责任组织检查各项规章制度及技术操作常规的执行情况,搞好有关教学和培养进修实习人员等,计划总结本科工作,并组织实施。7. 保持清洁卫生,对污染物及用过的标本,严格进行消毒处理,不得随处乱放。

附: 关于输血、配血的有关规定: 1. 对献血者的要求: 身体健康、无传染病、年龄在 18 至 45 岁间、血色素在 11 克以上,一次献血量 300 毫升左右,两次献血时间间隔不少于两个月,每次采血后要由采血者负责填写输血卡片。开营养证明,对献血者一年要体检一次。2. 关于输血指征: 严格控制输血量,输血时要经主治医生或科负责医生签字同意,受血者血色素应低于 8 克,但大手术、大出血以及危重病人输血,可以适当放宽。3. 采血时要严格执行无菌操作,随采随输,一般不超过 2 小时,以防污染,输血时要严格执行查对制度,确实无误再行输入,输入后应经常观察,病人有无输血反应,如有应立即处理,输血标本要保持 24 小时。

《处方制度》: 关于处方权的规定: 根据工作岗位制的原则,医护及辅助科室医务人员各有具体分工,为了有计划地实施医疗,避免混乱现象和堵塞漏洞,处方权具体规定是: 1. 凡经治医生,从事经治医生工作限有所在工作部门范围内的处方权、门诊、病房之间不得互开,但急诊会诊例外。2. 处方权由科负责医生提出,院革委批准,把各单与本人签名送药房执行。3. 有处方权者不得为自己开药。4. 实习医生,未经同意之进修医生所开写的处方需经上级医生签字才能有效。处方一律用钢笔或毛笔逐项填写,不得用圆珠笔,用中文或拉丁文,写明药名、剂量、用法、签上全名,字迹清楚,容易辨认,涂改需另加签名,如不符合上述规定,药房有权拒绝取药。院外处方无效,院内处方过期两日作废。毒麻、自费、贵重以及控制使用之药品需单独开处方,以便药房交接。毒麻药品要用红处方,药品要写全名,并经主治医生签名,手术室麻醉人员,有麻醉药品处方权。处方限量: 一般中医处方两剂,西医处方三日两以内,边远地方,慢性病可酌情增加,原则上不超过一周,毒麻药品一次剂量不超过一日剂量。反对滥用处方权,防止撒网式用药,在保证疗效的前提下,多采取简单治疗方案,以减少病人经济负担和公费开支。为方便病人,提高疗效,大力推广协定处方。处方不得去库房,制剂室及各临床科室小药柜取药。药房有权审查处方集医嘱单,对不合理的处分及时医嘱单,药房应建议改正或拒绝取药。

1992 年 7 月 6 日,县医院建立了《医疗质量考评制度》,同时成立了医疗质量考评小组,考评小组的人员组成是: 组长: 汪克礽;副组长: 隆朝海、谢远舒;成员: 屠声逊、哈文德、王文闻、黄幼麟、黄昌贵、包华美、谢远胜、李金平。

二、21世纪部分年份的管理

历史进入21世纪后，县医院制定的《医疗高风险环节告知签字制度》规定病人入院时：1.病情知情谈话签字，病员入院时即进行入院宣教，宣教告知书上实行患者，接诊护士、科护士长签字；2.病危谈话签字；3.病人拒绝住院谈话签字。检查时：1.各种创伤检查（各种穿刺，特殊部位针吸活检，各种腔镜检查、使用造影剂的各种检查），谈话签字；2.病人危重又要进行的必要检查，对途中和检查过程中可能出现的问题要交代清楚并签字；3.病人拒绝的一切必要的检查，谈话签字。治疗时：1.门诊手术（各种清创术以及吸宫术等），谈话签字；2.住院病人手术前、麻醉前，谈话签字；3.特殊用药特殊治疗（如溶栓、透析、介入治疗等）谈话签字；4.术中更改术式或有异常情况发生需要扩大手术范围时，主刀医师要重新和家属交代签字；5.重大"破坏性"或新开展手术最好由两个以上直系亲属签字；6.输血前，要按输血协议书内容向患者本人及家属交代签字；7.病人拒绝必要的手术或抢救，谈话签字；8.用药处方病人签字。病人出院时：1.病人提前自动出院，危重病人家属要求转院，谈话签字；2.正常出院有特殊医嘱，如复查，功能练习，特殊用药要交代清楚并签字。特别提示：在病人无家属时，能配合者先由本人签字，待家属来后再重新交代签字。病人本人不能配合者报医务科或总值班，由医务科或总值班代签字后实施治疗。所有签字前要将所有可能发生的情况交代清楚、家属理解后，由直系亲属写明："理解以上内容，同意……"，签全名，按手印。2.特殊诊疗服务流程：在患者接受有创诊疗和手术治疗前由医师进行告知并签字。3.主要检查项目的预约与报告时限（CT、B超、胃镜）下班后预约检查，30分钟内可到位进行检查，及时出报告。4.进行非常规临床检验项目前的告知。5.进行辅助检查前的告知。6.医疗纠纷处理程序：患者提出书面材料交院医务科；医务科能及时解释的当场予以解决，不能解决的与患方约定时间提交院长研究与患方协商解决；医患双方不能协商解决的请上级主管部门调解，未能达成一致意见，调解不成功的，建议患方提请医疗事故鉴定或直接向人民法院起诉；经人民法院调解或一审判决不服，或不服从州级医疗事故鉴定结果的，可申请上级医学会鉴定或向上一级人民法院提起上诉，听取上一级医学会鉴定或人民法院判决。

县医院的服务价格，建立有《收费查询制度》，各种收费项目都列入电脑管理，在门诊大厅及各检查科室前都有公示牌告知，财务室可提供收费情况查询；医疗服务项目价格，按照贵州省医疗服务项目价格县级标准纳入微机管理；药品价格按照国家集中招标采购，在供应商的供货价上顺加15%的加成率作为零售价的，常用药品按生产厂家、剂量、规格、价格相对稳定，实行电脑划价收费，减少误差；医用耗材价格有主要医用耗材的规格、型号、生产厂家、价格、纳入微机管理，凭医疗处方过账；住院病人费用实行"每日清"，按当日发生，当日记账方式进行结算，住院病人可随时到住院收费处查询，出院时提供总费用清单，包括各种收费项目明细，作为报账审核依据；门诊患者提供费用清单，凭贵州省财政厅统一印制的机制发票，可到财务科进行查询；新农村合作医疗就诊及报销规定，用公示栏长期进行公布。

2007年，县医院制定的业务管理制度有《手术分级制度》、《各科诊疗规范及技术操作规范》、《护理技术操作规范》、《药物手册》。

2008年10月18日，县医院补充制定管理制度的《奖惩细则》有关业务管理的条款有医疗护理管理是：

医疗护理管理：严格执行首科首诊负责制，门诊病人三次不能确诊，必须请上级医师会诊。违者发现一次扣20元。坚持科主任查房制度，不执行者一次扣当事人50元。医务人员做完检查和治疗不记录，一次扣50元。医生在抢救的情况下口头医嘱，护士必须执行医嘱，护士不执行医嘱扣50元。下口头医嘱事后不补记录者，发现一次扣20元。各种医疗文书严格按照《病历书写规范》书写，不符合要求规定者按相关规定处理。加强病案管理，门诊病历由挂号室收发，接诊护士做好登记管理，任何人不得擅自转借或留私病历，违者扣当事人50—100元奖金。住院病历在病人出院后，病案室应在一天内收集归档，周末出院病历周一收取，月底最后三天内出院的病人病历，在三日内填毕归档，迟收一天，每份病历扣5元。丢失住院病历扣当事人100元，对丢失责任不清扣相关人员各100元。住院病人用药，由病区当班护士领取，不得擅自使用病人自行购买的药品，医院确无此药须经科主任同意签字后方可使用，处方或医嘱中不得出现"自备"、"自理"字样，对违规处方药房不得配发，违者一次扣当事人30元以上奖金，对出现两次违规者加倍处罚。严格执行药品采购审批制度，毒、麻、精神类药品，化学试剂、危险品严格按照相应的管理办法执行，违者一项扣科室管理人员20元以上奖金，引发事故或发生治安事件者的科室取消当年参与评优资格。科室发生差错，所在科室及当事人必须及时上报，并有书面报告材料，隐瞒不报者，扣当事人50元以上奖金。科室发生事故，所在科室及当事人必须及时上报，并有书面报告材料，隐瞒不报者，扣科室500元，扣科室负责人当月全部奖金。科室发生差错、事故以及由此引起的纠纷，科室领导应协同有关部门一起处理，不参与处理者扣所在科室领导2个月以上奖金。发生纠纷、差错、事故的当事人必须积极配合医院有关部门处理，不配合者，扣三个月奖金，并责成配合处理，经说服教育仍不改者，交主管局处理或解聘。有一定责任而引起的医疗纠纷，扣除当事人当月奖金；造成医院损失者，承担医院直接经济损失的10%。发生一起严重医疗差错，扣除当事人2个月奖金，由此而引起的医疗纠纷并造成损失者，承担医院直接经济损失的100%。鉴定为三级以上医疗责任事故的，除按国务院、省政府《医疗事故处理办法》处理外，还承担经济损失：科室承担医院直接经济损失的20%，当事人承担医院直接经济损失的10%。年内发生一起医疗责任事故或两起严重差错主要责任人，调离原岗位，进行3-6个月的待岗培训。发生医疗责任事故的科室或个人不得参加当年评先进活动，并视情节扣除科室有关领导奖金100元以上。麻醉记录应完整、准确，不得私自涂改，改后须由主任签字，一份不符合要求扣20元。麻醉死亡率≤0.02%，发生一起扣责任人员当月全部奖金，承担医院直接经济损失的10%。切除术后十日内死亡率≤1%。发生一例扣责任人员100元奖金。医疗质量指标不达标的按如下标准扣奖、扣分：门诊病历书写合格率≥90%。合格率每下降1%扣科室奖金50元，一份不合格门诊病历扣经治医生30元；门诊处方书写合格率≥95%。合格率每下降1%扣科室奖金50元，一张不合格处方，扣处方医生10元，药房10元；住院病历甲级率≥90%。甲级率每下降1%扣科室奖金100元；在架病历一处不符合要求扣10元；入出院诊断符合率≥90%，每下降扣科室奖金100元；手术前后诊断符合率≥95%，每下降1%扣科室奖金100元；临床主要诊断与病理诊断符合率≥60%，每下降1%扣科室奖金100元；放射线诊断与手术符合率≥90%，每下降10%扣科室奖金100元；各种报告书写合格率≥90%，每下降1%扣科室奖金100元；B超阳性率≥50%，每下降5%扣科室奖金100元；临床生化室间质评IVS<120，每上升10扣科室奖金100元；临床生化室内质控各次CV值在允许范围，一项超标扣科室奖金50元；X光甲片率≥40%，每下降1%扣科室奖金100元；X光废片率≤2%，每升1%扣科室奖金100元；隐瞒不报加倍处理；X线机检查阳性率≥60%，每降1%扣科室奖金100元；CT检查阳性率≥60%，每降1%扣科室奖金100元；门诊发药双签字率100%，每降1%扣科室奖金100元；药品报损率≤2%，每升1%扣科室奖金100元；院内感染率≤100%，漏报率为0。每项每升10%扣科室奖金100元；无菌手术切口感染率≤0.5%，每升0.1%扣科室奖金100元；出现一例当事人各扣50元；无菌操作场所无尘，有消毒措施，空气培养符合要求。一项不合格扣科室奖金100元；常规器械消毒灭菌合格率100%，各种无菌包及无菌容器必须有指示牌，

浸泡液及容器定期更换。一项不符合要求扣 10 元；一人一针一管执行率 100%，一次未按规定执行扣 10 元。严格执行护理工作制度。发现一次一项不执行扣 10 元。各项护理质量达标（特级护理、一级护理、常规器械消毒、抢救药品及器材、五种表格书写、基础护理等）。一项一次护理质量不符合要求扣 10 元，单项质量每下降 1% 扣科室奖金 100 元。氧气、吸引器、超声雾化吸入器、洗胃机、引流物、引流瓶、胸瓶、注射器、换药碗以及便器等物品的消毒处理符合要求。发现一处不合格扣 10 元。护理人员应熟练掌握六项抢救技术、四项抢救程序及常用护理技术操作。护理部定期抽考，不合格者每人次扣 10 元。第 25 条，褥疮发生率为 0。发生一例褥疮扣护理单元奖金 500 元；引起纠纷者按医疗纠纷处理（晚期癌症或特殊病情不允许翻身、病人强迫卧位者除外）。

此后县医院的制度建设全面完善，统一归总到《职工手册》内，形成了自己的体例并具有可操作性和持续、稳定性。

第三节　制度选录

前事之不忘，后事之师也，县医院的人员职责、规章制度是在秉承历史的前提下逐步完善、科学、具有可操作性的。故而具有存史价值。

一、文化建设医德文化建设方针

（一）加强思想教育，强化职业责任

1. 医院领导重视、认真抓思想教育和职业道德建设，坚持"病人第一，质量第一，信誉第一的办院原则"，施以正确的导向，在全院上下形成一个抓行风、促院风，以病人为中心，强化职业责任，确保良好的氛围。

2. 从精神文明建设的高度，从抓世界观入手，以经常性的综合教育为基础，有的放矢地进行思想教育。

3. 通过各种形式和方法进行马列主义道德观、医学伦理知识及理论和实践相结合的教育。

4. 惩治腐败，表扬先进，从根本上抵制腐败思想的侵蚀，强化医德医风建设。

（二）突出医德主题，坚持正确价值取向

1. 医德的永恒主题是人道主义，医务工作者的使命在于治病救人，这就规定了必须以人道主义作为自己的道德主题。

2. 功利原则不能成为医德的主导原则。在功利原则与人道原则发生冲突时，应以人道原则为主，决不能强调利益而忽视奉献，强调医患平等而忽视为患者服务，强调经济效益而忽视社会效益，强调医疗服务的商品性而忽视救死扶伤，实现人道主义这一根本宗旨。

（三）加强自身职业道德修养

1. 认真学习建设有中国特色的社会主义初级阶段理论，做有理想、有道德、有文化、守纪律的医务工作者。

2. 认真学习各项法律、法规，做遵纪守法的医务工作者。

3. 认真学习职业道德规范，在医疗活动中明确什么是应该提倡和弘扬的，什么是要坚决反对的，做理论联系实际的医务工作者。

4. 刻苦钻研业务，使自己具有严谨的科学作风和精湛的专业技术，做个有本领的医务工作者。

5. 学习先进人物，找出差距，自我评价，不断完善自我，做一名合格的医务工作者。

（四）领导率先垂范，强化示范力量

1. 医院的党员、干部、领导者、管理者应做到考评职工先考评自己，要求职工先要求自己，反腐倡廉、纠正行业不正之风先从自己做起。

2. 各司其职，以良好的素质从事工作，形成一级带一级，一级做给一级看，以文明带文明，以文明促文明，无形中对职工产生强烈感召力，端正了党风，培育了良好的院风。

（五）完善运行机制，加强监督制约

1. 医院内部必须建立完善、有效的激励和约束机制做保障。针对本单位的特点和实际，从指导思想、组织机构到工作方式、工作制度等方面，确立一套行之有效的办法。

2. 要明确医德医风建设的长远目标，并制定出具有可操作性的各级各类人员的职业行为规范。并且把这一规范化的服务内容纳入群众监督、职能部门监督、社会监督的监督体系之中，纳入目标管理和考核之中。

（六）推选文明用语，制止服务禁语，创造良好氛围

1. 医院工作提倡"四种精神"：敢为人先的创新精神；不竞声华的实干精神；爱岗敬业的奉献精神；齐心协力的团队精神。

2. 医院工作"六要"：工作责任心要再强一些；考虑工作要再细一些；落实措施要再实一些；工作效率要再高一些；头脑要再冷静一些；对自己的要求要再严一些。

3. 医院工作要求"十不让"：不让领导布置的工作在我手中延误；不让领导传递的信息在我面前中断；不让需要办理的公文在我手中积压；不让工作差错和失误在我手中发生；不让需要督办的工作在我手中遗漏；不让今天能办的事拖到明天；不让来院的同志在我这里受到冷遇；不让来院的病友在我工作中感到不安；不让社会上的不良习惯在我身上出现；不让医院形象和声誉在我名下受到影响。

4. 文明礼貌标语：只要献出一点爱生命因你而精彩；爱心传递生命；以我们的热心、关心、细心、耐心，让病人舒心、放心、安心、欢心；与您肝胆相照，还您健康本色；病人至上、严谨求精；仁德俱全、合理收费；让每个患者在该科所接受的治疗和护理都满意，给每位患者一个安静、安全、周到、愉快的住院环境；树岗位新风，展天使风采；创一流业绩，创一流质量，创一流服务；以我真心、关心、耐心，换您放心、安心、舒心；视病人为亲人；以精湛技术为基础，以优质服务为载体；全心全意为病人服务；创办青年文明号，从我做起；您的健康就是我们的心愿；救死扶伤、尽职尽责；给我一份信任，还您一身健康；燃烧青春岁月，奏响文明号声；爱岗敬业、无私奉献；内强素质，外树形象；祝大家身体健康，生活愉快，早日康复；以病人为中心，质量为核心；人和心诚，德高业精，务实思新，高效低耗，自强不息；为了您和他人的健康，请勿吸烟；救死扶伤，实行革命的人道主义；替患者着想就是为医院着想，老百姓放心我们才能安心；努力使患者放心满意，全心全意为患者服务；病人永远是第一位的；来到医院安心，接受医疗满意顺心，离开医院放心；病人不明白就是工作失职，百姓不放心就说明工作有差距；视人民为父母、待病人如亲人；舒适住院条件普通收费标准；强化质量意识，确保医疗安全；争当十佳白衣天使，弘扬白求恩精神；勇挑重担，发奋图强；珍惜每一次服务机会；一点微笑，您能赢得一份真情；大胆创新，锐意进取；刻苦学习勤勉工作；精诚敬业创新图强；以我热心关心细心，让您舒心放心安心；与您肝胆相照，还您健康本色；树岗位新风，展天使风采；创一流业绩，创一流质量，创一流服务；创办青年文明号，从我做起；您的健康就是我们的心愿；救死扶伤、尽职尽责；祝身体健康，生活愉快，早日康复；以病人为中心，质量为核心；强化质量意识，确保医疗安全；争当白衣天使，铸塑一医人形象；

5.5月12日护士节口号：热烈庆祝5·12国际护士节！祝护士姐妹们节日快乐！身体健康！万事如意！尊重护士、爱护护士！三分治疗、七分护理！护理工作是平凡而伟大的事业！护理人员奉献自我、超越自我！

6. 政治标语：加强农村卫生工作改革，促进农民身体健康；响应党中央号召，将卫生工作的重点放到农村去；完善农村合作医疗制度；加强传染病防治工作；行动起来，积极开展亿万农民健康促进行动工作；推广普及卫生保健知识，提高农民健康水平；认真贯彻《全国亿万农民健康促进行动规划》，保护农民健康；提高农民健康素质，促进农村卫生与经济社会协调发展；齐抓共管，搞好农民健康促进行动；大家齐参与，创建农民健康促进行动示范区；抓好试点，树立榜样，提高农民健康促进行动工作水平；亿万农民健康路，行动起来共致富；健健康康，齐奔小康；保健康才能奔小康；讲卫生，爱清洁，预防疾病；提高卫生意识，建立文明健康生活方式！

7. 健康教育标语：

永久性的大标语：（1）儿童优生，母亲安全！（2）保护、促进、支持母乳喂养！

永久性的小标语：（1）禁止任何商家向医院和母亲销售母乳代用品！（2）母乳是婴儿最佳食品和饮料！（3）早接触、早开奶、早吸吮！（4）按需哺乳想吃就喂！（5）坚持6个月纯母乳喂养！（6）坚持24小时母婴同室！（7）金水、银水比不上妈妈的奶水！

临时性的大标语：（1）积极争创爱婴医院！（2）母乳喂养好！（3）提倡住院分娩，确保母婴安全！（4）愿天下母亲健康安全，愿所有儿童幸福快乐！（5）吃母乳是婴儿的第一权利！母乳是婴儿的最佳食品！

（七）医务人员医德规范

第一条　为加强本院社会主义精神文明建设，提高医务人员的职业道德素质，改善和提高医疗服务质量，全心全意为人民服务，特制定本医德规范。

第二条　医德，即医务人员的职业道德，是医务人员应具备的思想品质，是医务人员与患者、社会以及医务人员之间关系的总和。医德规范是指导医务人员进行医疗活动的思想和行为的准则。

第三条　医德规范有以下几项：

1. 救死扶伤，实行社会主义的人道主义。时刻为患者着想，千方百计为患者解除病痛。

2. 尊重患者的人格与权利，对待患者不分民族、性别、职业、地位、财产状况，都应一视同仁。

3. 文明礼貌服务。举止端庄，语言文明，态度和蔼，同情、关心和体贴患者。

4. 廉洁奉公。自觉遵纪守法，不以医谋私。

5. 为患者保守医密，实行保护性医疗，不泄露患者隐私与秘密。

6. 互学互尊，团结协作。正确处理同行同事间的关系。

7. 严谨求实，奋发进取，钻研医术，精益求精。不断更新知识，提高技术水平。

第四条　为使本规范切实得到贯彻落实，必须坚持进行医德教育，加强医德、医风建设，认真进行医德考核与评价。

第五条　各部门都必须把医德教育和医德、医风建设作为目标管理的重要内容，作为衡量和评价本部门工作好坏的重要标准。

第六条　医德教育应以正面教育为主，理论联系实际，注重实效，长期坚持不懈地抓。要把实行医院新成员的上岗前教育形成制度，未经上岗前培训不得上岗。

第七条　建立医德考核与评价制度，制定医德考核标准及考核办法，定期或者随时进行考核，并建立医德考核档案。

第八条　医德考核与评价方法可分为自我评价、社会评价、科室考核和上级考核。特别要注重社会评价，经常听取患者和社会各界的意见，接受人民群众的监督。

第九条　对医务人员医德考核结果，要作为应聘、提薪、晋升，以及评选先进工作者的首要条件。

第十条　实行奖优罚劣。对严格遵守医德规范，医德高尚的个人，应予以表彰和奖励；对不认真遵守医德规范者，须进行批评教育；对严重违反医德规范，须根据情况给予相应处分。

第十一条　本规范适用于本医院所有的医务人员，包括医师、护士、医技科室人员、护理人员和工勤人员等。

（八）医院工作人员共同行为规范

1. 医院工作人员应以救死扶伤、防病治病、实行社会主义、人道主义、全心全意为人民身心健康服务为己任，热爱本业，忠于职守，严格遵守《医德规范》。

2. 准时到岗，不擅自离岗。不在上班时间从事与本职工作无关的事。

3. 着装规范、整洁，仪表端庄，佩戴胸卡。

4. 接待患者热情，做到语言文明、礼貌待人、态度诚恳，一视同仁。对患者有问必答，有呼必到，帮助患者排忧解难，急患者所急。

5. 刻苦钻研，虚心好学，努力提高业务技术水平。

6. 同事之间团结协作，互相尊重，互相支持，自觉维护集体荣誉。对待兄弟科室、兄弟医院要谦虚谨慎，互帮互学。

7. 严格执行医院规章制度和各项操作规程，对工作精益求精，对患者高度负责。爱护仪器设备及一切公共财物。

8. 遵纪守法，廉洁奉公，加强修养，自尊自重。不以工作之便谋私，不勒索患者钱财。谢绝患者宴请、馈赠，拒收"回扣"和"红包"。

9. 文明用语：同志、您好，请进，请坐，请安静，请拿好，请放心，请稍等，请先回，您慢走，对不起，需要我帮您吗？不客气，谢谢，再见。

10. 服务忌语：不知道！办不了！着什么急！没准儿！等着吧！麻烦！别嚷了！找领导去！出去！你管不着！

（九）医师行为规范

1. 对急诊患者认真执行首诊负责制，不推托患者。对危重患者坚持先抢救，同时办理预交款，不以未交款为由延误抢救。

2. 对患者诊断和治疗要认真、及时、准确、精益求精，坚持因病施治、合理检查、合理用药、合理治疗的原则。

3. 廉洁行医，自觉抵制和纠正行业不正之风。不以医谋私，不开与疾病无关的处方和检查单，不开"搭车药"，不参与推销药品，不无故拖延手术，谢绝患者宴请及馈赠，拒收"红包"。

4. 上级医师对下级医师既要指导业务、传授技术，又要抓医德、抓作风；同级医师要紧密配合，互相帮助，共同提高；下级医师尊重上级医师，虚心学习。

5. 坚持实事求是的科学作风，发扬学术民主。教学和科研不应损害患者的健康利益。不抄袭剽窃他人科研成果，不嫉贤妒能。

6. 保守医密。严格执行保护性医疗制度，不以任何方式泄露患者隐私，更不允许用隐私要挟患者。

7. 认真、及时、准确书写病历，不涂改、伪造、隐匿和销毁病历及各种原始资料。

8. 在诊治过程中，严格执行诊疗、技术操作常规，积极预防差错事故，一旦发生要及时挽救，并严格执行报告制度，不隐瞒和私自了结。

（十）护理人员行为规范

1. 热爱专业，尽心尽责，发扬细心准确、热情体贴的优良作风，切实做好基础护理、心理护理和责任制护理。

2. 努力钻研业务，对技术精益求精，更新护理知识，掌握新技术，不断提高护理业务水平，更好地为患者服务。

3. 医护密切合作，认真执行医嘱，按时巡视患者，细致观察病情，认真准确交接班。

4. 遵守各项规章制度和操作常规，严格执行"三查七对"，预防差错事故发生（三查：摆药时查，服药、注射、处置中查，服药、注射、处置后查；七对：对床号、姓名、药名、剂量、浓度、时间和用法）。

5. 热情向患者及家属宣传医院规章制度和疾病防治、保健方面的知识。保持病房良好秩序和整洁肃静的医疗、休养环境。

6. 尊重领导，团结同事，互相支持，密切配合。

（十一）医技人员行为规范

1. 面向临床，为临床诊疗提供科学数据，主动配合临床各科室为患者服务。

2. 尊重科学，实事求是，作风严谨，一丝不苟，以准确、及时、安全为原则。不谎报数据，不出示假报告。

3. 努力钻研业务技术，不断更新知识，积极开发诊断、治疗新项目和新方法。

4. 爱护仪器，熟悉性能，精心保养，严格执行各项规章制度及操作规程。

5. 互相尊重，团结协作，努力提高服务质量。

（十二）行政管理人员行为规范

1. 认真贯彻执行党和政府制定的卫生工作方针、政策，带头遵纪守法和执行各项规章制度。牢固树立为患者、为医疗第一线、为职工服务的思想。

2. 熟练掌握本职业务，经常深入实际调查研究，了解和分析各种信息，做到反映准确、决策科学、解决及时、讲究实效。

3. 领导干部以身作则，坚持吃苦在前，享受在后，办事公道，作风正派，廉洁奉公。不以权谋私，不搞"以物代药"、"开单费"等不正当活动。严禁个人以各种名目收受"回扣"，自觉抵制和纠正不正之风。

4. 发扬民主，虚心听取患者和群众意见，不断改进工作方法。为困难职工排忧解难。

5. 热情接待来访人员，语言文明，礼貌待人，反对官僚主义作风。

6. 刻苦学习管理科学理论，虚心学习兄弟单位好的管理方法和经验，不断提高管理水平。

（十三）后勤人员行为规范

1. 热爱后勤工作，树立为临床服务，为职工服务的思想。工作勤恳，尽心尽责。

2. 刻苦学习，钻研技术，熟练掌握本职业务技能，为医疗第一线提供优质、高效的服务。

3. 严格履行岗位职责，认真执行各项具体工作制度和技术操作常规。

4. 认真做好设备和物资的计划、审核、采购、验收、入库、保管、发放、报废、清点、回收等工作。当好家，理好财。

5. 廉洁奉公，不谋私利，严格执行财务和物资管理制度，做到账物相符，杜绝侵占、贪污公共财物行为。

6. 勤俭节约，爱护公物，保持清洁整齐、秩序良好的院容院貌。

（十四）护理工作职业道德准则

护理工作是医疗卫生事业的重要组织部分，护理人员道德水平的高低直接影响到医疗质量和医院管理水平的提高，影响到精神文明建设。重视护理道德的意义和价值是提高医院工作水平的需要。

1. 心理护理道德要求。心理护理是基础护理和专科护理的主要内容，护理人员要做好心理护理，必须遵循以下道德要求：深入了解和满足患者心理需要，做好目标性心理护理；努力创造条件，促进患者的角色转化；积极创造一个有利于患者康复的环境；保密和讲真话。

2. 基础护理的道德要求。基础护理是护理工作一个重要组成部分，针对基础护理的特点，必须遵循以下道德要求：提高认识、安心本职；认真负责、精益求精；严守纪律、坚守岗位；互尊互助、团结协作。

3. 门诊护理道德要求：热情关怀、高度负责；作风严谨、准确无误；密切联系、团结协作。

4. 急诊护理的道德要求：要有紧迫的时间感；要有浓厚的同情心；要有灵活主动的责任感。

5. 危重病人护理道德要求：机警和敏捷；果断和审慎；勤快和恒定；理解和任怨。

6. 精神病人护理道德要求：尊重病人，保守秘密，恪尽职守，正直无私，保证安全。

二、行业纪律"八个严禁"、"六个不准"规定

1. 未经单位批准在职医务人员不准从事与专业有关的第二职业。

2. 医务人员在医疗服务中，不准推诿、私自转诊和无故拒诊病人。

3. 医务人员在医疗服务中，要视病情开处方和检查单，不准开大处方，滥用药、滥检查、搭车开药、增加患者医疗费用负担。

4. 医疗机构的一切财务收支由单位财务统一管理，不准科室实行收入分成和私设小金库。

5. 不准科室经济收入与医务人员个人报酬直接挂钩。

6. 不准非营利性医疗机构在其内部设立营利性"科室"、"病区"、"项目"。

7. 严禁卫生行政人员、卫生执法人员以权谋私，敷衍塞责、贻误工作。

8. 严禁医疗机构聘用无卫生执业资格的人员从事医疗技术服务性工作。

9. 严禁医疗机构或科室、医务人员擅自提高收费标准、自立、分解、比照项目收费。

10. 严禁医疗机构或科室、医务人员擅自提高药品、卫生材料加成率。

11. 严禁医疗机构和临床科室对药品、仪器检查、化验检查及其他特殊检查等实行开单提成。

12. 严禁通过介绍病人到院外作检查、治疗或购买药品、医疗器械而收取回扣或提成。

13. 严禁医务人员收取任何形式的"红包"、"回扣"、开单提成。

14. 严禁隐瞒、缓报、谎报法定传染病疫情及突发公共卫生事件。

三、考核方案

兴仁县人民医院绩效考核方案：

（一）总则

2010 年是我院进一步深化卫生事业改革的关键一年，为进一步推进卫生事业改革和发展、进一步调动职工工作积极性、进一步提高医药护技及行政管理水平，2010 年贯彻执行综合目标工作绩效考核实施方案，实行上不封顶，下不保底，优劳优酬，多劳多得，兼顾公平的分配原则。通过员工工作绩效考核分配制度改革，使其在机制上促进医院提质提速发展，使其员工思想观念解放与更新、使其医疗质量有新的突破。通过综合目标工作绩效考核分配制度的改革，达到国有资产增值与员工收入增加成比例有协调地发展。

（二）指导思想

坚持邓小平理论，努力实践"三个代表"重要思想，落实科学发展观，落实中共中央国务院《关于卫生改革发展与决定》，《医药卫生体制改革近期重点实施方案（2009—2011年）》、《医务人员医德医风规范及实施办法》，树立"以病人为中心"服务思想，加强行业作风建设及良好的医德规范，树立"爱岗敬业、诚信服务、文明行医"良好形象，促使医务人员做到依法行医，有效地贯彻执行综合目标工作绩效考核分配方案。

（三）实施原则及领导小组

实施原则：实行院长负责制，支部及工会监督保证。坚持以"病人为中心"、以社会发展、人民需求为前提，以医疗质量求生存、以专科特色求发展、以良好的医德求信誉。根据责、权、利相结合的原则，加强医院全成本核算，使医院和职工在利益机制上紧密联系，充分调动全院职工的积极性。

领导小组：组　长：孔令荣

副组长：车　骏　吴文惠　吴兴碧

成　员：办公室主任、各科主任、护士长及工会成员。

领导小组下设办公室，办公室主任由郑昌贤同志担任。

（四）工作绩效考核分配实施方案

1. 分配原则

依法以个人工作实际绩效考核进行分配。在分配过程中坚持国家、集体、个人利益兼顾，体现效率优先，多劳多得的按劳分配原则，同时考虑兼顾公平，以保证社会效益、经济效益与职工道德和工作质量相联系，从而体现工作任务目标与工作绩效考核分配紧密联系。在分配过程中切实加强全成本核算，分析成本与收入的关系，成本与支出的关系，确保国有资产不被流失的原则。所有职工工资及各项政策性补贴转入个人工资档案，政策性变更也在档案中体现。本方案所指的绩效工资，不包括按政府人事部门规定发放的档案工资。医院绩效工资分配制度建立"按岗取酬，按工作量取酬，按服务质量取酬，按工作绩效取酬"的分配机制，主要体现了"三个衡量"的原则：

（1）以"按劳分配、效率优先、兼顾公平"作为衡量绩效工资的基础。

（2）以"技术含量高低、风险程度大小、工作负荷强弱、管理责任重轻"作为衡量绩效工资的导向。

（3）以"工作效率、管理效能、服务质量、劳动纪律"四个方面的各项重要指标进行全方位考核，考核结果作为衡量绩效工资的依据。

2. 分配方案

（1）实行岗位和绩效工资分配

岗位工资：全院所有科室职工以人事部门及医院核定的个人岗位工资为院内基础工资。

绩效工资：个人岗位工资以外经考核结算后的创收部分为绩效工资。

科室收入：药品进销差价10%+医疗服务收入

放射科：总收入提取7%给开单科室

CT、B超：总收入提取5%给开单科室

检验科：总收入提取5%给开单科室

核算办法：①创收科室绩效考核分配。②院办管理等人员绩效考核分配，根据全院综合目标完成情况考核后，进行第一、第二次绩效分配。

3. 支出（成本核算）

医疗设备折旧：根据医院会计制度，医疗设备按实际价格进行年限折旧后逐月定额扣除（特殊医疗设备经院长办公会批准：为提高医院综合实力及医院无形资产增值而购置的医疗设备免扣折旧费或适当延长折旧年限）。

折旧年限：按 1—2 万元 /1 年、3—5 万元 /2 年、6—10 万元 /3 年、11—20 万元 /4 年、21—50 万元 /5 年、51 万元以上 /6 年扣除。

房租费用：2000 年以前建盖的按 4 元 / 平方米扣除，2000 年以后建盖的按 7 元 / 平方米扣除。家具折旧：按 5% 扣除。病床单元：按 10 元 / 张扣除。

消耗：包括行政、卫生材料、水电、修理费用及其他消耗等以实际支出扣除。

洗涤费、消毒费：按百分比扣除。

清洁费用：按月按实际人员费用扣除。

管理费：管理费及管理人员工资费用按月实际发生数进行科室分摊。

对于完成医院行政指令性任务而产生的费用，院科两级按比例承担（扣除成本后各 50%）。

（五）行政管理制度

1. 人事制度管理

（1）医院进一步深化医疗卫生体制改革后，从 2010 年 1 月 1 日起，全体在编人员实行事业单位人事制度管理。

（2）新分配入医院的大中专院校的卫生专业技术人员，一年内必须参加执业医师、护士资格考试取得执业资格：见习期满后未能取得资格者，医院再给两次考试机会，如仍不能取得资格者，医院将根据《医师法》、《护士管理条例》、《中华人民共和国劳动合同法》等规定给予解除聘用工合同。

（3）医院以各种方式培养的员工，必须在本院工作一定年限：其中大学本科生满 15 年：专科生满 10 年：中专生满 5 年方可提出工作调动（特殊情况除外）。

（4）提出工作调动申请三个月还不能离院者，停止安排工作，不得享受医院的一切待遇，特殊情况按院内临时工待遇处理。

（5）办理调动工作手续时应按规定偿还进修、学习期间的工资等一切费用，并交人才培养费 5000—10000 元。年限的计算从学习进修后回医院工作开始，上级调动不受此条款限制。

2. 有关医疗服务活动的管理

（1）在医院综合目标工作绩效考核管理活动中，医院各科室一切服务活动必须纳入医院的管理，参与科室核算。院内各科室间的业务往来（如会诊等医疗服务项目），应以经济手段来体现：各科室病人欠费，所涉及科室应捆绑承担责任。

（2）对以医院为依托或为医院服务所产生的收入，拒绝宏观管理核算的科室和个人，经劝阻不改正者，参与人员一律与医院脱钩。

（3）在职在岗人员损害医院利益，为牟取私利在院外参与或直接从事医护工作，在接到通知后一月内不改正的：擅自将病人介绍或转移到其他医院的（不含正常转院），强行辞退。

（4）实行综合目标工作绩效考核管理后，为发挥老同志余热，在科室需要的前提下经医院同意返聘。返聘工资：中级职称以上每月 2000 元。

（5）各科室内不得以任何形式出现任何过期违法物品，一经发现，对科室主任及护士长各处 1000 元罚款，并承担由此造成的一切后果。

3. 有关人才培养及科技项目开展的规定

（1）对"二甲"医院标准要求的缺项，由科室推荐，医院批准送出进修学习 30 天以上的，应享受的档案工资由医院开支。

（2）为取得学历，申请到国家教委承认学历的医学院校脱产读书深造的人员，在专业对口且不影响工作的前提下医院按计划择优批准，方可外出就读。就读期间医院保留其工职，工资及其他一切费用自理。

（3）实行科研津贴制度。对担任县级科研课题的主要承担者和参与攻关的人员，在攻关时限内每人每月由院方给予500—1000元的科研津贴。对申报科研课题或填补医院空白和技术攻关，在医院批准的前提下，每人每月给予500—1000元补助。在攻关时限内未完成者从今后个人工资中扣除。

4. 劳动纪律管理

（1）全院职工应遵守劳动纪律和各项规章制度，认真履行各级各类人员岗位职责。

（2）严格考勤制度，考勤公开，接受群众监督，不准弄虚作假，违者扣罚科主任、护士长目标责任奖。

（3）各科出勤率应达95%以上。

（4）补休或请假者必须有假条。在班前30分钟或提前一天向科主任或护士长报告。未经批准自动休假者视为"霸王"假，按旷工处理。

（5）迟到、早退30分钟以内，迟到每分钟每次扣2元，依次类推。30分钟以上按旷工处理。上班时间脱岗，病人找不到工作人员者，每次扣80元，三次以上者下岗学习。（学习时间视认识而定。）

（6）上班期间严禁干私活，吃早点，带小孩，看小说，违者每次扣20元。

（7）无正当理由不服从调动和分工者，按旷工处理。

（8）旷工者扣罚旷工期间一切工资、劳保福利。旷工日数按有关文件执行。

（9）国家规定休息的法定假期（元旦、春节、清明节、五一节、端午节、中秋节、国庆节）的加班工资由科室承担。

5. 各种假期的规定

（1）病假（癌症、麻风、精神病例外）工龄在30年以上每月3天；20—29年2天；10—19年1天；9年以下0.5天。病假超过以上标准，不再享受劳保待遇，病假期间工资：岗位工资＋薪级工资，工资由科室承担。

（2）一年内有婚假及探亲假者，只能享受一种假，享受产假的当年不安排探亲假和工休假，已安排的下年次收回，工资由科室承担。

（3）职工按政策规定享受的探亲假、工休假、婚假、产假、计划生育手术假。丧假期间工资计发，由科室承担。

（4）合同制卫生专业技术人员按政策规定享受的婚假、产假、计划生育手术假、探亲假、丧假期间的工资标准为：中专300元、大专400元、大本500元。

（5）请事假者扣除事假期间全部工资。

6. 财务管理

（1）按照统一的会计制度和省财政部门或主管部门要求设置会计科目，登记会计账簿，按月核算医疗收支、药品收支、制剂收支结余，并编制会计报表，管理会计档案。

（2）加强有价证券管理。对于有价证券的管理应视为现金管理，在使用、销毁过程中必须进行监督检查。建立票证收发登记，防止发生漏洞。门诊、住院医药费收据、住院预交款收据以及财务统一收据，都应有完整的编号，由财务科负责印制、保管。发出时应登记号码，交领用人签字。收回存根后应注意销号，核对金额数字，领用人写错的收据应连同存根交财务科核销。

（3）加强财务管理，对全院收支情况进行成本分析，每季度写出财务分析报告报院长及分管领导。

（4）及时清理债权债务，防止和减少拖欠，控制呆账。做好各所辖各种材料、固定资产、低值易耗品的总金额账，并做好财产清理的检查督促工作。

（5）严格财经纪律，凭单据报账必须有领导签字方可报销。医院任何财务支票未经领导批准，财务人员不得将支票发出。

（6）对于医院一切业务收入，除财务科可以收费外，其他任何科室、任何部门不得以任何借口收取现金，违者按违反财经纪律论处。

（7）凡本院对外采购开支的一切会计事务，均应取得合法的原始凭证（发票、账单等），以及经手人、验收人和主管负责人签字后方能以据报销。一切空白纸条不能作为正式凭证。

（8）除医院 120 急救站驾驶员急救出车外，其他出车、油票等报销应有派车单，否则一律不予报销。（如遇特殊紧急执行任务，完成后补开派车单）

（9）严格执行国家有关物价法律法规，严格执行收费标准，处方划价合格达 98%，每降低 1% 扣 10 元，以此类推。

（10）财临界人涡在每月核算过程中发生差错每次扣 10 元。

（11）每日现金收入要当日送存银行，库存现金不得超过银行的规定限额，出纳不得以长补短，如有差错由经手人详细登记，查找原因，报告院领导。

（12）仓管员必须坚持物品与随货单或发票同行入库，保证账物相符，入库的物品须交医院库房保存，科室按需要领用，只用发票入库的不得办理入库手续。

7. 医疗事故、医疗纠纷及医疗差错管理

为加强医院管理，提高医疗技术水平和医疗安全意识，从医疗事故、医疗纠纷中汲取教训，减少和杜绝医疗纠纷及医疗事故发生，制定我院医疗事故、医疗纠纷经济处罚规定，作为我院在今后的医疗赔偿中参照执行。

本规定所述医疗事故是指经州及州以上医疗技术鉴定委员会鉴定属医疗事故，或虽未经州及以上医疗技术鉴定委员会鉴定，但法院已做出赔偿判决的医疗纠纷；医疗纠纷系指医双方协商解决并做出经济补偿的医疗纠纷。

医疗事故、医疗纠纷经济处罚规定

（1）医疗事故处罚标准，参照医疗事故赔偿办法为五级。

（2）负完全责任者，医院赔偿金额 60% 由所属科室承担。科室主任（护士长）和直接责任人分别向医院缴纳科室赔偿金额的 5% 和 10% 作为罚金。

（3）负主要责任者，所属科室承担医院赔偿金额的 50%，科室主任和直接责任人分别向医院缴纳科室赔偿金额的 4% 和 8% 作为罚金。

（4）负同等责任者，所属科室承担医院赔偿金额的 40%。科室主任和直接责任人分别向医院缴纳科室赔偿金额的 3% 和 6% 作为罚金。

（5）负次要责任者，所属科室承担医院赔偿金额的 30%。科室主任和直接责任人分别向医院缴纳科室赔偿金额的 2% 和 4% 作为罚金。

（6）负轻微责任者，所属科室承担医院赔偿金额的 20%。科室主任和直接责任人分别向医院缴纳科室赔偿金额的 1% 和 2% 作为罚金。

医疗纠纷处罚标准

发生医疗纠纷后医院抽调院内医疗事故鉴定小组和相关人员组成临时鉴定小组进行内部鉴定后，参照医疗事故赔偿办法分为五级。

（1）负完全责任者，医院赔偿金额 60% 由所属科室承担。科室主任（护士长）和直接责任人分别向医院缴纳赔偿金额的 5% 和 10% 作为罚金。

（2）负主要责任者，所属科室承担医院赔偿金额的 50%。科室主任（护士长）和直接责任人分别向医院缴纳赔偿金额的 4% 和 8% 作为罚金。

（3）负同等责任者，所属科室承担医院赔偿金额的 40%。科室主任（护士长）和直接责任人分别向医院缴纳科室赔偿金额的 3% 和 6% 作为罚金。

（4）负次要责任者，所属科室承担医院赔偿金额的 30%。科室主任（护士长）和直接责任人分别向医院缴纳科室赔偿金额的 2% 和 4% 作为罚金。

（5）负轻微责任者，所属科室承担医院赔偿金额的 20%。科室主任（护士长）和直接责任人分别向医院缴纳科室赔偿金额的 1% 和 2% 作为罚金。

科室每月提起总奖金总额的 10% 作为风险金，一年无医疗赔偿后返还科室。

注：按以上规定，新技术开展 1 年内属技术事故的不赔偿。各科室按以上医疗事故、医疗纠纷经济处罚规定在五万（含五万）以内的按以上规定赔偿，超过五万的部分，赔偿按 20% 比例赔偿。

差错事故防范及处理规定

（1）坚持差错事故登记，不执行者每次扣 20 元。

（2）一般差错扣 10 元；重大差错扣 20 元。

（3）隐瞒包庇差错事故者扣 50 元。

（4）科室承担的赔偿金额最高不超过 2 万元。按比例应承担的赔偿费用从当月工资中扣除。

（5）其他处罚参照相关法律法规及医院有关规定执行。

扣发、停发绩效工资的规定

（1）遇有重大事件（如：急、危、重病人的抢救，新开展的手术及治疗项目，由于某种原因可能导致出现的突发性事件等）不及时逐级向科室、有关管理科室、分管院长直到院长报告，造成不良后果者，对直接责任科室扣罚一个月绩效工资，对责任人视情节另行处罚。

（2）医院实行院长带班领导下的总值班负责制，凡总值班人员无故空岗、缺岗者，发现一次扣罚当事人一个月绩效工资。

（3）凡经举报查实，科室、个人出现向外私自转诊病人、非本院技术原因转诊病人者、未经医院批准私自借给其他医院仪器设备、手术器械，或在院外从事各种医疗经营活动者，对责任人扣发二个月绩效工资，视情节也可给予下岗待业的处理。

（4）医院除财务科及所属收款处、住院处收取现金外，其他科室和个人均不得私自收取现金。违者，经举报查实后，给当事人按收取现金数额的 10 倍罚款。

（5）以医谋私或以各种借口私自漏收、免收、少收各种辅助检查费（如：CT、磁共振、X 光诊断、化验、B 超、彩超、心电、脑电等）经举报查实后，扣责任人二个月绩效工资。

（6）对破坏医院荣誉，造成不良后果，或受各种党内、行政记过以上处分者，扣罚当事人 1—6 个月绩效工资。

（7）科室或个人责任心不强，造成固定资产、医疗器械丢失或被窃者，因违反操作规程造成医疗器械损坏，由所在科室或责任人按价值的 2 倍赔偿。

（8）未经批准使用电炉及其他大功率电器，电瓶车充电等，除没收违章电器外，扣一个月绩效工资。

（9）对不严格执行医院相关规定，不加强管理或自律，造成严重收不抵支，尤其是收支结余不抵工资支出的科室和个人，只发给最低生活保障金，并按有关规定严肃处理。

8. 医疗、医技、护理、控感质量考核管理

详见兴仁县人民医院2010年医疗医技护理控感质量评价标准。

9. 医院固定资产及物品损坏经济赔偿规定

（1）建立固定资产报损制度，各科室设备报损必须经医院领导讨论批准。

（2）科室固定资产及各类物品价值50元以下按实际金额赔偿，50元以上按10%—50%赔偿。

（3）科室内固定物品、医疗器材应有专人保管及交接手续，物品遗失按原价赔偿。

10. 医德医风考核管理

为加强医院文化建设，提高全院职工的职业道德素质，增强职工爱国、爱院、爱岗的敬业精神，树立顾全大局、救死扶伤，服务患者的思想意识，根据医务人员医德医风规范及实施办法、兴人县人民医院医务人员职业道德奖惩规定，医务人员八不准及强化以病人为中心的职业道德，职业纪律，职业责任优质服务，树立医疗行业新风的十条要求，结合医院实际，制定2010年医德医风考核制度及标准（见附表）。

11. 其他考核管理

（1）严格执行各项城镇职工医疗保险、新型农村合作医疗保险、城镇居民医疗保险政策及有关规定，有违反规定者造成的一切经济损失由科室或处方医师负责。

（2）对于与医院签订协议单位，严格按医保政策及管理条例及协议条款执行，违者每次扣50元，如造成经济损失由责任人承担。

12. 院内社会治安综合治理、消防安全、安全生产管理

（1）认真贯彻执行中共中央、国务院、全国人大常委会《关于加强社会治安综合治理的决定》，教育职工及家属遵守国家法律及法令，做好我院内部的社会治安综合治理、消防安全、安全生产工作，并与全院各科室签订目标责任书。

（2）建立健全院内社会治安综合治理领导机构。各科室主任、护士长是指定责任人，落实"谁主管，谁负责"的原则。

（3）对职工及家属子女开展经常性的法制教育及消防安全教育，做好防火防盗等工作。

（4）严格遵守治安保卫制度，违者每次罚款100元。

13. 附则

根据以上成本核算和绩效分配方法，计算出各科室绩效应发数，再根据质量考核成绩确定实发数，每月兑现一次。年终将对突出贡献者再行奖励（办法另行制定）。

对于新购设备、设备维修等原因造成支出较大时，可以申请成本分期扣除，或延长折旧期。

凡是因材料、器材等非固定成本请领过多造成收不抵支时，成本经申请批准后可以延续到以后分期扣除。

科室材料等支出必须与收入相互匹配，不得人为多领或少领材料，造成结余过高或过低；如果出现人为因素而造成不匹配的，医院将根据成本率计算当月成本，并对科室或责任人做出一定的经济处罚；或全年通算该科室成本。

科室如果收入季节性较强或月收入变动较大者，可以进行全年通算调整。

进修人员工资由医院承担；进修培训费、差旅费等由进修后所在科室承担。

医院组织的职工健康体检和放射、CT、磁共振等工作人员按国家规定享受的放射假、职业查体费等，由医院承担，不计科室支出。

新分配学生三个月内不享受奖金，三个月后至转正定级前随所在科室享受半奖；新调入职工三个月内不享受奖金，满三个月享受所在科室全奖；进修人员不享受奖金；病假、事假、产假、探亲

假、工休假、婚假等各种休假不享受奖金。

为保证各项数字的准确及时，各有关科室如：所有辅助检查科室、医务科、护理部、财务科、药械科、设备科、药品会计、总务科、供应室等必须于次月3日前将上月分类统计数据上报核算科。每月月底前各临床及医技科室必须把所有收支票据上交核算科。逾期票据、无标明日期票据不计入科室收入。经两委会研究批准在本院工作的临时工，其奖金由科室发放，医院不再负担。

本方案经院两委会研究，提交职代会表决通过，自2010年1月16日执行；以前凡与本方案有抵触的均以本方案为准。本方案执行过程中，需完善调整及未尽事宜，由院两委会研究，院长批准后试运行。

四、《职工手册》所载有关制度选

（一）院务会议制度

1. 院务会由院长或副院长主持，每周一次，定于星期四下午2:30召开。

2. 院务会参加人员：院长、副院长、党委书记、党委副书记、院办公室主任、财务科科长及各科室主任、护士长参加。

3. 院务会围绕医院中心任务，传达上级指示，小结上周工作、听取各分管院长及各科主任、护士长汇报本周工作情况，研究提案，布置下周工作。研究决定医院日常工作、人事、重大事项决策。

4. 院务会要坚持贯彻民主集中制，研究问题时要充分发扬民主，重要问题需经到会人员充分发表意见。会议主持者要在充分听取各方面意见的基础上，集中多数人的意见，做出决策。当意见分歧双方人数相当时，可再次复议，重大问题请上级决定。

5. 参加会议人员要按时到会，无特殊情况不准请假，若遇特殊情况确需请假者，应提前3小时向院办提交书面假条，并注明原因，参会人员必须遵守会议纪律，集中精力研究工作。会议期间一般不会客，不办与会议无关的事情。要严格执行保密纪律，不准泄露会议讨论情况和会议决定的机密事项并将手机调至振动或关机。院办公室主任及秘书认真做好记录并妥善保管会议记录，对一些重大问题必要时形成会议纪要，下发各科室贯彻执行。

6. 对会议决定的问题，须明确主办单位和协办单位。院办协助院长了解决议执行情况和催办有关事项，并把办理情况及时向院长汇报。

7. 院务会必须由院办公室做会议记录，存有文字依据，重大事项必须会后出会议纪要。

（二）院长办公会、党政联席会议制度

1. 由党委书记或院长主持，分管医疗、行政、后勤副院长及有关党委成员参加。

2. 对医院党务、行政上的重大问题提交党政联席会议上讨论、研究。

3. 党政联席会议时间临时决定。

4. 对医院下一步的工作进行决策性的布置，提出任务，要求及落实的方案。

5. 会议由院办公室负责同志记录并留有文字依据。

（三）院长接待日制度

1. 为重视和方便本院职工、患者或家属及社会各界人士的来访建立院长接待日制度。

2. 每周一下午为院长接待日，地点在院办公室。

3. 院长对来访者在医院管理、医疗护理质量和医德医风建设等方面提出的意见和建议当面予以解答和处理，全体院级领导轮流参加，由接待人员记录。

（四）保密工作制度

1. 保守党和国家的机密，是每个工作人员的职责和应尽的义务。

2. 各级领导干部，要以身作则，带头执行国家的保密法规和各项保密制度，严禁携带秘密文件出入公共场所或回家阅办。

3. 院办公室负责保密教育，协助有关科室制订保密措施，落实保密责任制，并有权监督、检查同级领导干部及各科室对秘密文件、资料的使用、保管等情况。

4. 严格保密纪律、加强文件、图书、资料的管理，不得丢失和泄密、各有关科室要确定人员做好文件材料的保管、立卷、归档和保密检查等工作。

5. 每半年或在重大节日之前，都要进行一次保密检查，通过检查，及时发现问题，堵塞漏洞，确保党和国家机密安全及医院秘密。

6. 节假日期间，凡存放机密材料的桌柜都要加封。平时下班、外出时对桌、柜、办公室都要加锁。

7. 发现失、泄密问题，除及时向上级领导报告外，要立即进行追查，并视情节轻重，给予当事人必要的批评教育或纪律处分。

8. 保密范围：机要文件、印鉴、收发文登记本、各类病历、账号、传真号、档案、疫情、科研成果、正在研究的科研项目、有价值的药物制剂配方及有保密内容的音像带、图表等。

9. 密级划分：公开、国内、内部、秘密、机密、绝密。

10. 一切工作人员要严格遵守以下保密守则：（1）不该说的机密，绝对不说；（2）不该问的机密，绝对不问；（3）不该看的机密，绝对不看；（4）不准私人通信中涉及机密；（5）不准在非保密本上记录机密；（6）不在不利于保密的场合谈论机密；（7）不在不利于保密的地方存放机密文件、资料；（8）不携带机密材料出入公共场所或探亲访友；（9）不用公用电话、明码电报、平件传递机密事项；（10）不擅自传抄、翻印中央领导的讲话和上级指示；（11）不私存机密文件、报表、图纸等材料；（12）要时刻提高警惕，严格执行保密纪律。

（五）财务工作制度

1. 认真贯彻执行国家的财经方针、政策及医院制定的各项财务制度。财会人员要以身作则，奉公守法，不徇私情。

2. 建立健全财务人员岗位责任制，做到事事有人管，人人有专责，办事有要求，工作有检查。既要明确分工，又要密切协作。

3. 根据事业计划，正确编制年度和季度的财务计划（预算），办理会计业务，按照规定的程序的期限，报送会计月报、季报和年报（决算）及财务分析报告。

4. 组织合理收入，严格控制支出。凡是该收的要抓紧收回，凡不符合财务开支标准和开支计划的要拒付。临时必需的开支应按审批手续办理。

5. 当好领导参谋，进行经济活动分析，及时汇报业务收支、财产管理等情况，会同有关部门做好经济核算和管理工作。

6. 医院对外所有开支均应取得合法的原始凭证（如发票、账单、收据等）。原始凭证由经手人、验收人签字后交财务会计进行实核，实核合格的单据经院长签字后交出纳付款结算。一切空白纸条，不能作为正式凭据。出差或因公借款（含外出进修人员外出进修所借款），须经主管部门和院领导批准，任务（进修）完成后必须在一个月办理结账报销手续。逾期不办理者财务部门强行从当事人工资中扣抵。

7. 会计人员要及时清理债务，防止拖欠，避免呆账。

8. 财务科应与有关科室配合，定期对房屋、设备、家具、药品、器械等国家资财使用情况进行监督，清查库存，防止浪费和积压。

9. 银行账号和支票不得出借给任何单位和任何人。签发空白支票时须严格登记，不得签发空头支票，领用支票要办理手续，支票领出不得转让他人，并在 5 天内交回注销。支票填错，不得涂改，应加盖作废章以示作废，并连同存根一起装订在与其相连号支标存根所附的单据后面，以示备查。丢失支票要立即向银行挂失。

10. 每月核对银行存款填制银行存款余额调节表，发现差错及时查询，做到账账相符。

11. 库存现金不得超过银行规定限额或以"白条"顶现金库存。严禁挪用公款，或以长补短。出现差错应如实反映，经领导研究处理。

12. 当日收入的现金当日送交银行，编制日报表。收款收据存根及时复核，并签章。发现差错后能更正的立即更正，需要赔偿的应及时汇报领导，酌情给予赔偿处理。

13. 做好原始凭证、账本、工资清册、财务决算等核算资料的归档、整理、装订工作。财务科保管一年，一年后交医院档案部门保管。

（六）财务稽核制度

1. 原始凭证的审核：

（1）对原始凭证要在付款结算和填制记账凭证前加以审核。具体应审核以下五个基本要素：① 凭证的科目；② 填制的日期及编号；③ 接受凭证单位的名称；④ 经济业务的内容、实物数量和金额；⑤ 填制凭证的单位财务专用章及经手人签章。

（2）对原始凭证的真实性和合法性进行审核。外来原始凭证应有税务（或财政）章，字迹清楚。

（3）原始凭证还须有经办人、审批人签章。

（4）对不符合规定的原始凭证，要退回重制，否则拒绝接受。对有怀疑的问题，及时向领导汇报。

2. 记账凭证的审核：

（1）根据凭证所载经济业务，审核所用凭证是否恰当。

（2）审核填制凭证的日期和编号是否齐全、正确。

（3）审核摘要说明是否达到简明扼要、概括。

（4）审核使用科目名称、应借、应贷以及金额是否正确，所附原始凭证账单是否填写和相符。

（5）审核凭证的填制、记账和会计主管等人员的印章是否齐全。

（6）不经审核的记账凭证，不得登记入账。

3. 会计账簿的审核：

（1）审核所使用账簿形式是否符合制度规定的要求，有关账簿是否按规定使用钉本账、活页账及卡片账。

（2）审核账簿经管一览表和目录的内容、填写及印章是否齐全。

（3）复核记账内容是否完整，是否按时间顺序及时记账，字迹是否清楚，数字是否准确等。

（4）复核更正账簿错误记录，是否按规定进行。

（5）复核结账是否定期进行，现金账是否做到日清月结，银行账是否按期同银行核对并余额相符，未达账项是否核对清楚。

4. 会计报表复核：

（1）复核编制的报表种类是否齐全，封面和报表的日期等内容是否完备，签章是否齐全。

（2）复核报表内容是否完整，报表中各个项目的数字是否衔接，补充资料是否填列齐全。

（3）复核数字是否准确，报表数字是否与账面数字相符，账表一致，有无篡改会计报表的情况。

（4）复核报表的编报是否及时。

（5）复核季报、年报说明，要求说明报表中不能明确表达的完成的季、年预算情况；分析财务收支提高和降低原因，完成和未完成的原因；"双增双节"的做法和效果。

（七）医疗质量管理委员会工作制度

1. 医疗质量管理委员会在院长领导下，负责全院医疗、护理、医技等方面的质量管理工作。

2. 医疗质量管理委员会每季度召开一次全体委员会议，通报本季度质量管理信息，研究质量管理工作。

3. 指导各科医疗质量管理小组工作，督导科室质量管理方案具体实施。

4. 深入科室，调查研究，了解情况，掌握医疗护理质量第一手资料。

5. 定期对全体人员进行质量教育，组织人人参与质量管理活动。

6. 医务科、护理部、院办公室对各科医疗护理质量及各种规章制度的执行情况进行检查、监督，对各种医疗文件进行抽查，并将结果向院长和科室作双向反馈。

（八）护理质量管理委员会工作制度

1. 工作任务：

（1）护理质量管理是护理管理的核心，护理质量管理委员会是护理质量管理的最高咨询机构。

（2）定期开展质量教育，负责护理人员培训工作，提高全员质量意识，树立病人至上质量第一的观点。

（3）负责判定护理质量标准，建立质量管理体系，做到质量标准化。

（4）建立护理质量保证体系，定期对医院护理质量进行督促、检查和评价。

2. 工作制度：

（1）经常深入科室，调查了解有关护理质量情况，指导临床护理工作。

（2）对全院的护理质量和工作效率，定期进行考核、分析和评价。

（3）根据医院护理工作发展情况，调整和修订护理质量标准。

（4）每季度召开一次质量分析会，特殊情况可临时召开会议，分析护理质量现状，寻找护理质量缺陷及薄弱环节，提出改进措施，制定下季度质量责任目标。

（5）委员会成员，负责护理质量信息的收集和反馈，不断总结经验，改进工作。

（九）药事管理委员会工作制度

1. 在院长的领导下，认真贯彻执行《药品管理法》和《处方管理办法》及其实施方案，保障用药安全，维护人民身体健康。

2. 监督、检查医院贯彻执行药政法规，监督药品招标，合理使用药品，保证用药质量、安全、有效，防止滥用或浪费药品。

3. 负责督导药剂科和药库根据临床、科研实际需要，及时准确地调配处方，做好药品供应管理。

4. 审定配备具有专业水平、热爱本职工作、业务熟悉的专业技术人员到药剂科工作。

5. 审定全院用药计划，密切联系各临床科室，征求药品供应意见，满足临床需求，保证病人治疗用药。

6. 制修订医院基本用药目录和处方手册及处方点评制度。

7. 评价新老药物的临床疗效与不良反应，并提出淘汰、更新品种的意见。

8. 按卫生部《医院药剂管理办法》规定，加强对贵重药品及特殊（麻、精、毒、放）药品管理的监督，检查。

9. 制定合理使用抗生素方案及规范，并督导、检查实施情况。

10. 确定专人开展临床药学工作。

11. 医院药事管理委员会有年度计划、管理方案措施和工作总结，每季度召开一次会议，有活动记录，研究全院药事工作，协调药剂科、药库、临床用药科室关系，科学管理，合理用药，为提高医疗质量服务。

12. 日常工作由药剂科主任负责办理。

（十）病案管理委员会工作制度

1. 病案管理委员会是院长在领导病案管理工作中的助手，是病案室工作的技术指导和咨询机构。

2. 定期召开会议，每季一次，且有活动记录，听取病案管理工作的汇报和研究病案管理工作，重点是提高病案质量和病案利用效益。

3. 制定适应本医院有关病案管理的规章制度，报院长审批后执行。

4. 督促指导病案管理工作，深入科室，了解情况，提出病案管理工作的改进意见。

5. 组织院办公室与病案室填写有关医疗统计的各种报表。

6. 组织院办公室、医务科和护理部开展各种形式的病案质量检查与评比竞赛活动。

7. 委员会有年计划、实施方案、措施和年度总结，其日常工作由医务科负责。

（十一）医院感染管理委员会工作制度

1. 在院长领导下，对医院感染管理工作及时提供技术指导及业务咨询。

2. 负责制定本院控制感染工作计划及实施方案、控制措施，认真执行各项卫生学标准及管理制度。

3. 制订并督导实施院内感染管理在职教育计划。

4. 加强院内感染病例和消毒灭菌效果的监测，检查院内感染控制措施落实情况，评价医院内感染控制效果，认真分析，向院、科反馈。

5. 定期了解临床抗生素、激素及化疗药物的合理使用情况，协同药事管理委员会指导临床合理用药。

6. 委员会每季度开例会一次，有活动记录。

7. 经常开展医院卫生学管理的专题研究，推行新的高效消毒方法和制剂。

8. 年底向院长提出书面总结报告，同时写出下年度工作计划。

9. 负责督导、检查科室医院感染管理小组的各项工作。

10. 日常工作由院感科主任负责。

（十二）女工委员会工作制度

1. 定期召开全体委员会议，根据上级妇联要求，结合本单位实际、讨论、决定本单位妇女工作问题。

2. 定期向党委请示、汇报妇女工作，并向上级妇联反映情况。每年要通过一定形式向本单位妇女汇报妇女工作，听取妇女的意见和建议。

3. 教育妇女不断提高自身素质、做自尊、自信、自立、自强的新女性。

4. 开展"巾帼建功"、文明家庭创建和拥军优属等活动，倡导尊老爱幼、男女平等、夫妻和睦、勤俭持家、邻里团结的好风尚，弘扬社会公德、职业道德和家庭美德。

5. 动员组织好妇女因地制宜开展便民服务，促进家务劳动社会化、社区服务网络化，配合有关部门做好下岗女工再就业工作。

6. 普及维护妇女儿童合法权益的法律知识，教育妇女正确处理婚姻家庭问题，配合有关部门打击拐卖妇女儿童的犯罪活动，与虐待、残害、遗弃妇女儿童等一切违法犯罪行为做斗争。

7. 配合有关部门落实计划生育基本国策，普及妇幼保健知识，宣传优生、优育。配合家庭、学校与社会对青少年进行教育。

8. 代表妇女基层政权建设中参与民主管理和民主监督，并发挥其作用，向党委、医院反映妇女群众的意见和要求。

（十三）工会工作制度

1. 每季度召开一次工会委员会、随时召开工会小组长会议，传达上级文件精神，研究安排工会各项活动。

2. 坚持集体领导原则，重大工作问题集体讨论，向分管领导汇报工作情况，随时向院支委、院领导和上级工会请示报告工作。

3. 为维护职工合法权益，关心职工疾苦，做到"五必访"，即职工重病住院、发生家庭纠纷、遇有重大困难或婚、丧大事，以及新进人员，应主动关心了解，及时开展思想工作，帮助解决有关问题。坚持慰问制，重大节日、职工住院开展慰问活动。

4. 加强法制宣传，引导职工自觉投身改革。组织职工积极开展自学活动，提高思想文化素质。

5. 加强医院文化建设，活跃职工生活。积极参加上级组织的各种文体活动，坚持重大节假日开展文娱表演、知识竞赛、体育比赛等，推进全民健身运动，树立医院良好形象。

6. 积极推进民主政治建设，加强民主管理。坚持重大问题职代会通报、讨论制度，开展献计献策和合理化建议活动，广泛听取意见，群策群力。建立相关制度，通过多种形式，督导院务公开工作。开展评议干部工作，改善干群关系，增加医院活力和凝聚力。

7. 以建设"先进职工之家"为重点，抓好各项工作的落实。建立健全相应工作制度，重视阵地建设和文件资料整理，发挥工会成员和小组的作用，使工会真正成为职工信赖之家。

8. 监督各科室有关"女职工劳动保护"规定的落实情况，维护女工合法权益。对女职工实行登记注册，详细了解女职工的工作、家庭、生活、爱好及特长。至少每两年搞一次妇科体检，及时掌握女职工的健康状况。

（十四）院办公室工作制度

1. 负责起草全院性的行政工作计划、总结和报告。

2. 负责综合工作。经常深入各科室，了解工作情况，加以综合分析，向院长汇报，并提供改进工作的参考意见。负责起草、印发情况反映或工作简报等事宜。

3. 具体安排各种行政会议，作好会议记录。对于院长或由行政会议做出的决定，要分别情况传达督办，做到上情下达和下情上达，沟通行政科室之间某些工作方面的联系并做好协调。

4. 负责文秘工作。建立正规的文秘制度，做好上级机关来文的收发登记、转递传阅、立卷归档和保管利用工作。文件的转递传阅要及时，拟办意见要恰当，领导阅批后的文件，要认真落实和催办，处理要有结果，情况要向院领导汇报，必要时还应向来文领导机关报告。

5. 负责草拟、审核、印发医院行政性文件。对于业务科室以医院名义草拟的行文，要加以具体审核（业务部门向上级业务部门的工作总结报告除外），经院长或分管副院长签发后才能打印、发出。

6. 做好印鉴的保管、使用。签发对外联系工作的介绍信和出差证等事宜。

7. 处理来信来访，负责对外来办事人员的接洽，安排参观访问，接待外单位的来访。

8. 协助院长具体办理日常行政事务和临时交办的工作。

9. 负责医院管理信息的收集、整理、总结与借鉴工作，并及时向院领导汇报。必要时，通过相应媒体向院内外宣传。

10. 负责医院各类档案的收集、整理、归类归档、保存、变更处理等工作。

11. 在每月8日前将上月考勤、人员变更情况及时报财务科，以便财务科作工资、奖金的发放变更。

（十五）护理部工作制度

1. 根据医院工作计划，结合临床医疗和护理工作实际，定期拟定护理工作计划，经院长批准后，具体组织实施。

2. 经常督促检查工作制度和护理技术操作常规及护理人员工作职责的贯彻执行，提高基础护理和疾病护理的质量。

3. 合理计划和调配使用护理人员，做到护理任务和力量的基本平衡。加强对护士长工作的具体指导，充分发挥护士长的作用。组织护士长查房和各科之间定期交叉检查等。

4. 负责全院护理人员的业务培训。提高开展护理业务知识的学习和技术操作训练。开展业余教育和短期学习班。重视岗位教育。加强护理工作的技术管理，定期进行护理业务技术的考核和技术操作的训练，统一常规技术的操作规程。开展护理工作的科研和技术革新活动，不断提高护理技术水平。

5. 做好病房管理，达到整洁、肃静、安全、舒适的要求。对病人进行住院指导和生活管理，搞好基础护理，开展整体化护理，合理控制陪护，积极创造条件，搞好病房设置规格化。

6. 定期对各科（病房）常备药品、抢救药品、器械备品的请领、保管和使用情况进行检查。

7. 经常深入科室了解实际情况，督促检查各项工作的落实，预防护理事故，减少护理差错的发生，分析护理工作质量，发现问题及时解决。定期向院长汇报工作，提出改进工作的措施。

8. 每年底，写出护理工作总结，安排下年度护理工作计划。

（十六）医保办工作制度

1. 在院长领导下开展城镇职工医疗保险、新型农村合作医疗保险、城镇居民基本医疗工作。

2. 认真贯彻国家各项医疗政策，督导、检查、落实各科室国家各项医疗政策工作的执行情况。

3. 做好各项医疗工作数据的上存，按时做好费用的拨缴工作。

4. 坚持"清单"打印制度，热情为患者服务，耐心做好各项医疗指出的宣传、解释工作。

5. 负责医疗证、IC卡的验证工作。

（十七）门诊部工作制度

1. 在院长领导下，负责做好门诊全面管理工作。

2. 经常检查督促各科室工作制度和工作职责执行情况，加强信息反馈，提高服务质量。

3. 做好门诊环境管理和秩序管理，达到环境整洁、舒适、安全、工作有序。

4. 经常深入科室调查了解各项工作落实情况，进行分析，发现问题及时解决。并及时向院长汇报工作，提出改进工作措施。

5. 健全和落实好本部门各项规章制度。

6. 建立本部门大事记。

7. 严守工作岗位。每日检查开诊情况。

8. 加强医德医风建设，搞好门诊病人及社区合同单位满意度调查，进行分析改进工作措施，提高服务水平。

（十八）中医科工作制度

1. 设立中医门诊、逐步开设中医病房，加强医院内中医科的建设，继承、发掘、整理、提高祖国医药学遗产。

2. 中医科病房由中医科负责管理。中医科病员的入院、出院、饮食，护理均由中医科决定。诊断、治疗以中医方法为主，积极开展中西药结合诊治方法。

3. 中医根据理、法、方、药的原则，认真及时书写中医或中西医结合病历（包括门诊病历），病历记载要完整、准确、整洁、要签全名。

4. 对有经验的高年中医师，应认真总结其经验，积极开展中医的科研工作。对高年中医师，根据条件可能，应侧重某项专业的研究，以利于发展和提高。

5. 承担中医和西医学习中医的教学活动和带教工作，定期开展中医学术活动。

6. 一积极采集民间土、单、验方，进行整理、筛选、验证，对确有疗效的要推广应用。

（十九）内科工作制度

1. 实行科主任负责制，开展目标管理；建立、健全各级人员的岗位职责。

2. 教育医务人员树立全心全意为病员服务的思想和良好的医德医风，严格遵守卫生部颁发的《医务人员职业道德规范》，并建立医德考核评价制度及单位、职工和社会群众相结合的监督系统。

3. 加强科室管理，严格执行各项制度。内科是借助仪器设备、药物等为主要手段来诊治疾病的临床科室，它具有疾病种类多，危重病人多，病情复杂及诊断、治疗技术难度大等特点。因此，除应健全完善全院共同性的各项规章制度外，应注意加强：

（1）严格"三基、三严"训练，加强科内医务人员医学基础理论及临床知识的学习提高；加强计划诊疗，严格医疗质量管理，减少医疗工作的盲目性和随意性。

（2）加强对危重病人的管理，提高救治质量，并逐步实行按病情轻重的级别进行医疗护理的制度。

（3）要加强合理用药的管理，严格掌握用药的适应症、禁忌症、时间及途径等，同时不可忽视综合性治疗，包括护理、营养、精神、理疗、中西医结合等。

（4）抓好医疗安全，严防差错事故发生。加强对医务人员的医疗安全教育，建立健全安全制度，正确处理差错事故，认真吸取教训。

（二十）外科工作制度

1. 实行科主任负责制，开展目标管理，建立健全各级人员的岗位职责。

2. 要教育医务人员，树立全心全意为病员服务的思想和良好的医德医风，严格遵守卫生部颁发的《医务人员职业道德规范》，并建立医德考核评价制度及单位、职工和社会群众相结合的监督系统。

3. 加强科室管理，严格执行各项制度。外科是以手术方法作为主要医疗手段的科室，因此，除应健全完善全院共同性的各项规章制度外，应注意加强：

（1）严格掌握手术指征，认真执行术前准备和术后医疗护理常规，不断提高手术质量。

（2）认真执行手术审批制度及分级制度，按手术难易程度、手术层次，实行三级医师负责制。

（3）牢固树立无菌消毒观念，严格执行无菌技术管理制度，防止滥用抗生素，严格把握各项操作规程。

（4）严格把握输血程序和观念，掌握好输血的适应症和禁忌症，严密观察，积极防治输血反应，杜绝输血事故。

（5）外科是一个协作性很强的科室，因此，应加强外科各类各级人员之间的配合协作，并注意与其他科室之间，如手术室、麻醉科、血库等建立密切的协作关系。

4. 抓好医疗安全，严防差错事故发生。加强对医务人员医疗安全教育，建立健全安全制度，正确处理差错事故，认真总结经验教训。

（二十一）急诊科（急救组）工作制度

1. 各临床科室应选派有一定临床经验和技术水平的医师、护士担任急诊科（急救组）工作，轮换不应过勤。实习医师和实习护士不得单独值急诊班。进修医师由科主任批准方可参加值班。

2. 对急诊病员应以高度的责任心和同情心，及时、严肃、敏捷地进行救治，严密观察病情变化，做好各项记录。疑难、危重病员应请上级医师诊视或急会诊。对危重不宜搬动的病员，应在急诊科就地组织抢救，待病情稳定后再护送病房。对立即需行手术的病员应及时送手术室施行手术。急诊医师应向病房或手术医师直接交班。

3. 急诊科(急救组)各类抢救药品及器材要准备完善，保证随时可用。由专人管理，放置固定位置，便于使用，经常检查，及时补充、更新、修理和消毒。

4. 急诊科（急救组）工作人员必须坚守岗位，做好交接班，严格执行急诊各项规章制度和技术操作规程。要建立各种危重病员抢救技术操作程序。

5. 急诊科(急救组)应设立若干观察病床,病员由有关科室急诊医师和急诊室护士负责诊治护理。要写好病历，开好医嘱，密切观察病情变化，及时有效地采取诊治措施。观察时间一般不超过两天。

6. 遇重大抢救，需立即报请科主任和院领导亲临参加指挥。凡涉及法律、纠纷的病员在积极救治的同时，要及时向有关部门报告。

7. 急诊病人不受划区分级的限制，对需要转院的急诊病人须事先与转去医院联系，取得同意后，方得转院。

附：急诊范围

凡病员由于疾病发作，突然外伤受害及异物侵入体内，身体处于危险状态或非常痛苦的状态时，医院均须进行急诊抢救。例如：

1. 急性外伤、脑外伤、骨折、脱臼、撕裂伤、烧伤等。

2. 突然之急性腹痛。

3. 突然高热。

4. 突然出血、吐血，有内出血象征，流产、小儿腹泻、严重脱水、休克者。

5. 有抽风症状或昏迷不醒者。

6. 耳道、鼻道、咽部、眼、气管、支气管及食道中有异物者。

7. 眼睛急性疼痛、红肿或急性视力障碍。

8. 颜面青紫、呼吸困难者。

9. 中毒、服毒、刎颈、自溢、淹溺、触电者。

10. 急性尿潴留者。

11. 发病突然，症状急烈，发病后迅速恶化者。

12. 烈性传染病可疑者。

13. 急性过敏性疾病。

14. 其他经医师认为合于急诊抢救条件者，上列规定，不可机械执行耽误病员，如情况模糊难定，应由医师根据病员全面情况斟酌决定。

（二十二）CT 室工作制度

1. 全体工作人员具有高尚的医德医风，严谨负责的工作态度，认真刻苦钻研业务，全心全意为人民服务。

2.CT 机应严格按操作规程使用，建立机器维修档案和使用故障记录本，供定期维修参考。除定期检修外，每周工作开始，技术人员应对机器进行试运行检查，以了解有无异常，对于设备的非正常耗损或破坏，应组织人员查找原因，对于违犯操作规程所造成的损害，应追究责任，从重处理。

3. 每日上午，在科主任的主持下，对当日或前日的疑难病历进行讨论，提出诊断和处理意见。

4.CT 报告应书写端正、清楚，描述确切，诊断正确，应由医师签名签发，疑难病历应由主治医师以上的职称签发。

5.CT 检查结果应储存保管，便于查阅。

6.诊断医师应与临床科室、病理科室密切联系，建立严格的病历随访制度，积极参加临床病例讨论会。

7.严格进行工作质量考核，包括 CT 检查阳性率，诊断准确率、随访率、漏诊率，设备投入和利用率等。

（二十三）B 超室工作制度

1.遵守医院所制定的各项规章制度，按时到岗，着装规范，礼貌待患，坚守岗位。

2.需要检查的病员，由临床医师详细填写申请单。检查前应详细阅读申请单，了解病员是否按要求做好准备，危重病员检查时应有医护人员护送，需预约时间的检查应详细交代注意事项。

3.按操作规程，认真检查每一位患者，按申请检查部位，逐项进行检查，对疑难病人应请上级医师会诊，尽量做到不误诊、漏诊。

4.书写报告单标准、及时，准确填写报告检查结果。遇有疑难问题应与临床医师联系共同研究解决。向病区发出报告单应有双方签字手续，疑难病报告单，应有主治医师签字。

5.认真执行医疗设备管理制度，注意安全，定期保养、维修，并对设备进行检测。

6.各种检查记录应保管好，建立电子档案。

7.严格进行工作质量考核，包括 B 超检查阳性率、报告单合格率、随访率，严格登记制度，积累资料。

8.下班前全面检查各种仪器开关，切断电源，防止意外发生。

9.严格执行收费标准，任何人必须先交费后检查，顺序检查，急危重者可提前检查。

（二十四）心电图室工作制度

1.需做检查的病员，由临床或门诊医师详细填写申请单，必要时经有关医师检诊同意。检查前应详细阅读申请单，了解病员是否按要求做好准备。

2.严格遵守操作规程、认真执行医疗器械管理制度，各种仪器和设备做到专人使用专人管理，定期检修和保养，确保安全，提高诊断合格率。

3.危重病员检查时应有医护人员护送或床边检查。发现传染病患者应排于最后检查，检查完毕严密消毒仪器和用具。

4.各种检查记录要完整、准确、妥善保管，做好器械档案资料管理工作。资料档案外借须经科主任批准，办妥手续方能借出。

5.下班前全面检查各种仪器开关，切断电源，防止意外发生。

6.严格执行收费标准，任何人必须先交费后检查，顺序检查，急危重者可提前检查。

（二十五）新技术、新疗法申报审批制度

为促进科学技术的发展，提高医疗水平，使我院及早建成二级甲等医院，医院鼓励各科积极开展新技术、新疗法。同时，为保障医疗质量和医疗安全，避免医疗纠纷、医疗事故的发生，特决定实行新技术、新疗法准入制度。开展新技术、新疗法必须符合国家法律、法规和卫生行政部门的有关规定。

1.我院鼓励积极探索临床诊疗新技术，但严禁应用不成熟、风险较大、疗效不确切、行业内有争议的项目。

2.我院开展与临床科研有关的新技术、新项目，应当充分尊重患者的知情权和选择权。

3.开展新技术、新项目的部门，应当具有与开展新技术、新项目相适应的技术力量、设备与设施，以及确保患者安全的方案。

4. 新技术、新疗法包括下列项目：凡本院、本科室原未开展的项目，均按新技术、新疗法项目管理。例如：

（1）使用新试剂的诊断项目；

（2）使用未曾用过的医疗器械开展的诊断和治疗项目；

（3）创伤性的诊断和治疗项目；

（4）使用产生高能射线设备的诊断和治疗项目。

申请程序：

每项新技术、新疗法开展前，均由项目负责人认真填写"开展新技术、新疗法申请表"，经科室论证、同意，由科主任签字后上报医务科及专家组讨论后实施。申请表内容包括：可行性研究报告，主要包括：

（1）开展该项技术的国内外开展情况，应用现状，参考文献。

（2）相关设备和设施情况，学科和人员资质条件，目前对此项技术掌握的程度。

（3）适应症及禁忌症；安全性，可能发生的并发症及其处理对策。

（4）具体工作安排及操作步骤；以及其他支撑条件、技术要求状况、社会效益和经济效益分析等内容。

审批程度：

（1）医务科、院办、财务科对申报报告进行审核，并经医疗质量管理委员会通过，主管院长批准。

（2）重大新技术与风险性较大的新技术，经医务质量管理委员会论证，提交院长办公会审批。

（3）需经物价局审批的项目，应由院办报物价局批准后方可实施收费。

实施与管理：

（1）新技术、新疗法一定要待条件成熟后逐步推广，科主任为开展新技术的监管负责人，应随时了解开展情况，解决出现的问题，必要时向医务科及主管院长报告，以保证项目顺利实施。

（2）可能对人体健康产生重大影响的新项目，必须获得家属及患者的同意后方可进行。项目实施中如发生并发症或其他问题时，除积极予以处理外，必须立即报告科主任及医务科等有关部门。

（3）科室须对项目的进展情况进行登记，包括病例的登记。

（4）医务科定期追踪项目的进展情况，对社会效益和经济效益不好，或发生严重并发症，或医疗事故的项目责令整改，直至终止。

奖励与风险责任：

（1）凡经审批同意开展的新技术、新疗法项目，其医疗风险及项目本身带来的医疗纠纷由医院与科室共同承担责任。

（2）医院组织医疗质量管理委员会对开展一年或以上的新技术、新疗法进行评估，对进行好的项目实行奖励。

（3）凡未经医院批准开展的项目，一经发现立即责令停止并给予处分。对发生的任何问题，由本人和所在科室承担全部责任。

（二十六）病例讨论制度

1. 临床病例讨论：

（1）医院应选择适当的在院或已出院的病例举行定期或不定期的临床病例讨论会。

（2）临床病例讨论会，可以在一科内举行，也可几科联合举行，必要时可与病理科、检验科、放射科等医技科室联合举行。

（3）每次临床病例讨论会，必须事先做好准备。负责主治的科应将有关资料整理，可做出文字摘要，供参加讨论人员参考。

（4）开会时由主任或主治医主持，负责介绍有关病情，负责解答诊治方面的问题，（病历可由管床医师汇报）。会议后应作小结。

（5）病例讨论记录应全部归入病历内存档。

2. 出院病例讨论：

（1）出院病例讨论在科内举行，每月1～2次，由科主任或分组的主治医师主持，经管的住院医师、进修医、实习医参加。

（2）出院病例讨论会主要是审阅病历、确定治疗效果、诊断结果、存在问题及应该取得的经验教训。

（3）一般死亡病例讨论可与其他出院病例一起讨论，但意外死亡病例，不论有无医疗问题，均应单独讨论。

3. 死亡病例讨论：

死亡病例除正常死亡病例者，均应单独进行讨论，由科主任负责主持，医护和有关人员参加，重大特殊病例应请医务科和业务院长参加，做出书面总结，存入病历和交医务科备案。

4. 疑难病例讨论：

（1）疑难病例指：入院一周以上未明确诊断或已明确诊断治疗效果不佳的病例。

（2）疑难病例讨论的意见，除病历上有记载外，科室同时要在疑难病例讨论登记本上如实记录（管床医师负责记录）。

（3）疑难病例讨论会科内的由二线医师主持（入院二周内的病例），全院性的和院外的疑难病例讨论由科主任主持，医务科派人参加。

（4）入院二周内（一周以上）经科室三线医师查房不明确诊断或已明确诊断治疗效果佳的病例，先在全科内进行讨论，并提出治疗方案。

（5）入院二周以上的疑难病例，由科室提出申请，医务科组织院内相关专科或人员行会诊讨论，并提出为明确诊断的具体检查措施和治疗方案。

（6）经院内会诊讨论还是不能明确诊断或治疗效果不佳的病例，科室提供会诊资料，由医务科同上级医院申请会诊。

5. 术前讨论：对重大、疑难和新开展的手术，必须进行术前讨论，由科主任或主治医师主持，手术医师、麻醉医师、护士长、护士等人员参加，订出手术方案，估计术中、术后可能发生情况及对策，术后护理的要求，记入病例并指派专人与家属、单位交代手术的有关情况。一般手术也可按分管组进行讨论，有进修、实习医生参加手术时，应讲解手术进行过程，并要求参看有关书籍。

（二十七）会诊制度

1. 凡遇疑难病例，与其他专科有关的病例，应及时申请会诊。

2. 科间会诊：由经治医师提出，上级医师同意，填写会诊单。应邀医师一般要在当天内完成，特殊情况不应超过次日，并写会诊记录、如需专科会诊的轻病员，可到专科检查。

3. 急诊会诊：被邀请的人员，必须随请随到，一般应在15分钟内到达。在紧急情况下，可提出口头邀请会诊。

4. 院内会诊：由科主任提出，并确定会诊时间，通知有关人员参加，报医务科，必要时可由医务科协调。一般由申请科主任主持，医务科应派人参加。

5. 院外会诊：本院对诊治疑难病例时，有一定困难或诊治中缺乏经验，由科主任提出，经医务科同意，与有关单位联系，确定会诊时间，应邀医院应指派科主任、副主任医师或主治医师前往会诊，会诊由申请科主任主持，必要时携带病历、资料陪同病员到院外会诊，也可寄发资料到有关单位，进行书面会诊。

6. 科间、院内、院外的集体会诊：均由主治医师或医师介绍病情，会诊时做好记录；提出会诊目的，会诊意见要加以小结，认真组织实施。

7. 外院邀请会诊：受邀人员应向医务科备案，同时到外院会诊要求认真，负责并尊重兄弟单位积极协助。

8. 应邀会诊人员应是本院医生，不应指派进修医生、实习生单独前往会诊。会诊医师必须是主治医师以上级别者（晚上总住院医师可进行会诊），会诊后报告上级医生，严禁未取得执业医师资格人员单独会诊。

第五章　队伍建设

县医院民国时期人员少，队伍建设情况简单，在此一并书写，以后不再赘述。县医院1937年建院时，有医务人员4名，1949年有人员7名。其中，医技人员有医师1名，护士1名，助产士1名。1950年新生的人民政权接管后为兴仁专区中心卫生院，不在本志记录范围。1952年底改建为县卫生院后，1953年开始有人事情况记载，以后逐步有人事建设、医技建设、队伍管理等情况的记载。

第一节　人事建设

县医院是属于国家编制内的事业单位，队伍的人事由国家人事部门管理，经组织调动、分配或招聘到县医院工作的人员，属于国家事业编制内的技术干部，按照国家有关规定享受政治、经济待遇。20世纪80年代以来，县医院逐步有业务费收入，编制内人员工资由政府拨给60%，县医院从业务收入中解决40%以及有关津贴，这些人到国家规定年龄退休后，按技术级别享受待遇。随着县境医疗卫生事业的发展，政府配给的编制人员逐步不能满足业务工作的要求，21世纪在取得县人事、卫生行政部门的许可下，县医院自行聘用人员到院工作，这部分人员按聘用合同享受薪金等有关待遇，退休后不享受国家有关待遇；交纳有社会保险金的，在社会保险部门领取社保金（退休工资）。

县医院的人事工作，在人事科未成立时，由办公室组织开展，人事科成立后，由人事科组织开展。县医院人事科于2011年元月成立后至2013年，开展了档案整理与执业医师、护士的注册；准备二级甲等医院评审资料；进行岗位设置与人员聘用等有关工作。

一、20世纪部分年份的建设

1952年，县卫生院计有人员7名。

1953年，县卫生院人员编制为28名，缺额未配5名，有5名派出进修学习，在院开展工作实有18名。

5月，县卫生院肖特枝调专区安排工作，姜碧芬派到县卫生院工作；县卫生行政部门同意吸收张邦简、陈秀琳到县卫生院工作。

8月12日，兴义专员公署以"人财卫字87号通知"，分配省卫生厅干训班毕业学员陈龙、卢琴二人到县卫生院工作，暂住专署集中学习，从8月份起由县供给。9月，卢被省卫生厅另行安排工作，陈到县报到。

11 月，县人委（县人民委员会，今县人民政府）同意吸收徐贵卿为县卫生院勤务人员。

是年，县医院人员中有部分系原济群医院合并而来。

1954 年 2 月 26 日，县人委通知县医院王瑛贤调贞丰县卫生院工作。

11 月 2 日，县委组织部以"兴组人（1954）密字第 005 号"文分配中专毕业生丁重衡、姚贵友到县医院工作；调县医院谭振鑫到二区（巴铃区，今巴铃镇）卫生所任副所长。

1956 年 4 月，县人委下文调屯脚卫生所医士黄福林到县医院工作，县医院屠声逊调出。

6 月，县人委通知县医院：原分配在县油脂公司工作的陈诗才调县医院工作，定级为 20 级，月工资 22 元。

7 月，县人委人事科介绍胡同兴到县医院工作，未定级。

8 月，县人委介绍王天钦到县医院工作。

是年，县中医联合诊所合并到县医院，县医院计有人员 25 名，其中有中医人员 4 名。中医西医结合治疗，县境开了地方历史先河。

1958 年 6 月 18 日，县人委人事劳动科分配军队转业军官雷陪华、张兆卿到县医院从事医生工作。

8 月 16 日，县人委人事劳动科分配卫生学校护士班毕业学生罗忠琼到县医院从事护士工作。

9 月 4 日，县人委人事劳动科将邵翠荣调出县医院。

10 月 14 日，为了支援钢铁生产，保证生产指标的顺利完成，县委决定调县医院陈诗才到工矿厂搞卫生工作；18 日，因县开展大炼钢铁运动，抽调县医院冯安陆到县训练班训练，要求移交或尽量减少冯在县医院开办的"红专"大学的兼课。

10 月，县卫生科通知县医院夏宗泽、王兴成转为国家正式干部。

是年，县医院计有院长 1 名，医师 1 名，中医师 2 名，医士 5 名，助产士 1 名，护士 1 名，护理员 6 名，中医员 1 名，西药员 2 名，化验员 1 名，其他人员 3 名，合计 24 名。

1959 年元月，县卫生科介绍杨素华到县医院工作。

3 月，县卫生科介绍护士吴焕珍、岑瑞芳、助产士唐琪到县医院工作。

4 月，卫生科同意将在麻风村工作的马兴昌调入县医院工作。是年 6 月马要求到四区（潘家庄区）工作获准。

5 月，县医院因护理人员白芳洁调出，县文教卫生部同意聘用原卫生培训班学员罗英琼到院担从事护理工作。

6 月，县医院防疫员胡同兴调往连环公社（在今贞丰县境）医院工作；防疫员杨素华调往泗屯（今杨泗屯）公社医院工作；防疫员王天钦调往牛场公社（在今贞丰县境）医院工作；防疫员全心竟调往潘家庄公社医院工作；医士李仕锦调往雨樟医院工作；助产士姜碧芬调往巴铃公社医院工作；药剂士丁重衡（右派）调往县防疫站工作（此时县医院与县防疫站已分设）。

7 月 14 日，县卫生科调县防疫站防疫员王开礼到县医院当学徒，在职学习中医，吸收社会力量张杰（县医院领导王新的家属）到县医院学习中药，月薪 2 元，管伙食（不收伙食费）；2 人的学习时间为 3 年。

7 月至 9 月，县卫生科介绍（调动或由学校毕业分配）姜明周、刘洪敬、昌吉文、陈光远到县医院工作；护理员陈昌荣调入县医院工作。

是年，县医院全部人员有院长 2 名，医师 1 名，中医师 2 名，医士 10 名，助产士 3 名，护士 4 名，护理员 1 名，中药员 1 名，西药员 3 名，化验员 2 名，社会力量 8 名，其他人员 4 名，合计 41 名。

1960 年元月 25 日，县卫生科通知县医院，原选拔试用人员和中专学习毕业分配人员转正为国家正式干部，除开第二人民医院（在今贞丰县境）人员外，第一人民医院有曾丽华、罗宗琼及防疫站的曹天林、黄诗学。

6月6日，县人民委员会以"（1960）县人字076号"通知，调县医院刘方德任白层（在今贞丰县境）公社卫生院副院长。

10月24日，县人民委员会以"（1960）县人字第139号"通知，调屯脚公社医院杨露甘回县医院工作。

是年，县医院党支部专门分一名委员抓职工思想教育，以提高思想觉悟，安排下放干部工作，根据不同情况，在下放前由党支部做思想工作。是年精简下放后，全院有职工51名，其中中医师4名，中药人员2名，学徒5名；有西医医师2名；西医医士7名，护士4名，助产士2名，药剂士2名，检验士1名；药剂员1名，检验员1名，其他技术员8名；行政管理人员6名；勤杂及其他人员6名，下发后，有正式干部25人，试用人员（中专学校3人、初级5人、中医学徒2人、中级医士开除留用1人）。

1961年元月5日，县人事科调马兴昌到城关公社医院工作；13日调姚贵友到县卫生科工作；14日县委宣传部决定调县防疫站李有显到县医院，调县医院陈光远到防疫站工作、调县医院姚贵友到屯脚卫生院工作；15日，县人民委员会介绍徐世荣、邓兴荣到县医院工作；21日，县委宣传部调城关公社医院院长周佐禹到县医院工作，调县医院程国柱到城关公社医院任院长。

7月6日，县委调出县医院熊林；28日，县人事科介绍黎雪华到县医院工作；31日，根据卫生干部回县工作原则，县医院调出徐世荣、丁华文、岑瑞芳、严自强、张胜、陆启志到贞丰县工作。

8月3日，县人事科调县医院杨正芬、陈婵娟到贞丰工作；21日，县卫生科介绍医士刘洪敬、检验士张逢浙到县医院工作。

9月9日，县人事科下文调出县医院王新；介绍刘钦敬到县医院工作。

10月13日，城关管理区介绍卢云珍到县医院从事炊事员工作。

11月7日，县委宣传部介绍姜明周到县医院工作；15日，调王向前到县医院工作；调匡朝辅到县卫生科工作；28日，介绍见习医生潘洪芬到县医院工作。

是年，县医院计有院长1名、副院长1名，协理员1名，秘书1名，医生5名，医士9名，护士长2名，护士14名，药剂士2名，助产士2名，检验士2名，透视技师2名，门诊部主任1名，中医3名，中药2名，护理员16名，化验员2名，药剂员2名，事务长1名，出纳1名，统计员1名，挂号员2名，洗衣员1名，清洁员2名，炊事员5名，饲养员1名，勤杂1名，合计84名。

1962年元月30日，县卫生科介绍隆朝海毕业分配到县医院工作。

4月17日，县卫生科介绍皮成芳到县医院工作；28日，县人事科介绍徐常梅分配到县医院工作。

7月18日，县卫生科介绍周坤尧到县医院工作。

8月27日，县卫生科通知县医院张兆卿调出。

9月6日，县卫生科介绍贺吉昌到县医院工作；25日，县卫生科介绍杨秀英从普安县人民医院调入县医院工作。

10月16日，县卫生科介绍赵国芬到县医院工作；18日，县卫生科介绍汪克礽、谢远舒分配到县医院工作。

11月13日，县卫生科介绍罗佩珍分配到县医院工作；27日介绍赵露熙、焦明凤到县医院当中医学徒。

是年，县医院有在册职工49名。其中有院长：程德华。副院长：周新斋、屈庆学。事务长：徐德志。医师：辛允田、隆朝海、谢远舒、刘钦敬、吴性初、汪克礽、李时琴、刘文萍、杨琼芝。医士：刘洪敬、潘洪芬、刘克会、冯安陆、赵景芬、曾庆唐。检验士：张逢浙。中医师：曾学古、杨露甘、宋如渊、姜明周。中医学徒：赵露熙、焦明凤、陈昌信、王开礼。中药剂员：余绍和、许连山。西药剂员：张邦简、马润霞、昌吉文。药剂士：徐玲、夏宗泽。护士：徐常梅、黎雪华、罗宗琼、罗佩珍、王登国、赵国芬、吴焕珍、昌吉文。护理员：兰顺芬、肖昌兰、张维英、皮成芳、熊建琴、全心竟。秘书周佐禹。挂号员张贞信、周坤尧。消毒员张维甫。助产士杨秀英、帅永兰（医师）、曹柄翠（医师）。工作员：张维甫、翁承凤、王向前、吴焕珍、赵露熙、张道乾。炊事员：田云、刘开明、卢文珍、黎玉芝。清洁工：陈诗韬。洗衣工：罗仕芬。挑水工：白福其。

1963年元月5日，城关镇介绍孙绍荣到县医院当工人；16日，县卫生科介绍赵景芬到县医院工作。

2月19日，县医院陈光远调出。

3月2日，县医院李有显调出；9日，县医院曾庆唐调出；12日，县人事科介绍辛允田从专区医院来县医院任医师；13日，县卫生科介绍李时琴到县医院工作；23日，县医院帅永兰调出。

4月6日，卫生科介绍翁承凤到县医院任护士；12日，县卫生科介绍张兆卿到县医院工作；19日，县卫生科介绍杨琼芝到县医院当中医学徒（供给制，有工资收入）；19日，县卫生局介绍杨琼芝分配到县医院工作。

8月6日，县计划委员会介绍马芳儒从省水利厅调入县医院工作；28日，卫生科介绍中专毕业生、北京人士夏正礼到县医院任检验士；31日，卫生科介绍大专毕业生刘文藻、李维琅到县医院任医师。

9月2日，县医院潘洪芬调出。

12月3日，卫生科介绍吴应富到县医院当中医生；17日，县计划委员会介绍王芝敏从省交通医院调入县医院担任洗衣员，为工人8级，月工资33元；潘洪芬、曹柄翠、曾庆堂调县卫生科安排工作。

是年，县医院有正式职工65名，开放病床60张。

1964年2月28日，县卫生科介绍杨学翠到县医院任临时挂号员。

4月7日，县委宣传部调县医院吴国栋到者相公社医院负责领导工作，调姜必芬到贞丰卫生院工作，调者相医院朱榕林到屯脚医院工作，调屯脚医院姚贵友到贞丰医院工作，调贞丰公社医院甘奇芬到贞丰医院工作；17日，县卫生科介绍张旭新到县医院任电工。

5月1日，县医院冯安陆调出。

9月17日，县卫生科下文调出县医院陈光远；21日，县卫生科下文调城关公社卫生院周佐禹到县医院工作；30日，介绍成树人到县医院任医师。

11月，县卫生科介绍叶家芬、沈光洁、匡再典、吴明芬到县医院担任清洁工、洗衣工等工作。

同月，县卫生科下文同意县医院清退职工孙绍荣、陈诗韬、卢文珍、吴兴富、熊建琴；同意解雇肖昌兰、兰顺芬、杨海清、陈昌信。

10月12日，县卫生科介绍陈沐芳到县医院任药师。

11月16日，县卫生科介绍沈光洁到县医院任卫生员；21日介绍匡在典到县医院任炊事员。

是年，县医院按照上级规定进行人员精简，到年底县医院计有职工66名，开放病床60张。

1965年2月23日，县卫生科介绍朱贤华、董惠霞到县医院担任护士工作；7月13日，县卫生科介绍肖爱珍到县医院担任中药工。

8月2日，县人为劳动科介绍石油工业部松辽石油勘探局萨尔图职工医院李惠兰到县医院工作。

9月22日，县人民委员会劳动科介绍伍义学到县医院任炊事员；介绍谢大学到县医院任清洁工。

是月县医院对雇、试用人员进行处理，张维甫、张维英、皮成芳、马润霞、李时琴、杨学翠、张贞信、张旭新、王明英、沈光洁、保国芬、吴明芬转正；赵露熙、焦明凤继续实习后转正；杨琼芝安排到联合诊所；田云、匡再典留用；许连三、杨露甘、宋如渊、吴性初退职；杨秀英调兴仁中学。

10月7日，县人事科介绍贵阳医学院医学系毕业生滕才和分配到县医院工作。

11月，县医院赵景芬调出；县卫生科介绍肖爱珍到县医院任任中药工人、董惠霞、朱贤华任护士。

12月3日，县卫生科介绍吴应富到县医院从事中医工作；26日调动王芝敏到县医院担任洗衣员；28日，介绍杨学翠到县医院担任临时挂号员。

是年，县医院统计，有外省迁入的职工家属13户，外县迁入的3户，均住牛角田医院宿舍；干部登记表载县医院计有人员68名，其中，干部47名，正式工人1名，试（雇）用人员8名，中医学徒3名，临时工8名。长期试用的初级人员10名定级，外系统调入的2人套级，调整工资14人升级。表现好的同志有刘文藻、王登国、谢远舒、张维甫、张维英、刘钦敬、曾学古、周坤尧、杨露甘、王开礼、汪克礽。表现不好的同志有罗佩珍、张逢浙。

1966年5月5日，县卫生科介绍李素珍到县医院工作。

6月6日，县卫生局介绍李贵良到县医院担任炊事员；29日县医院赵露熙调出。

7月2日，县医院刘文藻调出。

8月31日，调王家璞到县医院担任护士工作。

9月6日，县卫生局介绍林玉铭到县医院担任口腔科医师。

11月1日，县卫生局介绍部队转业的张永林到县医院工作。

是年，县医院计有职工68名。

1968年3月12日，县革命委员会政治工作领导小组组织工作办公室通知县卫生系统革命委员会筹备小组调张永林到下屯桥电站工作。

1970年10月，县革命委员会民政卫生局介绍贺圣球（上海人）、王一春、张美云（上海人）到县医院工作。

是年，县医院计有在职职工78名。其中医务人员57名（包括屈庆学），行政人员8名（屈庆学、刘涛、周新斋、徐德志等），临时工人13名。

1971年12月16日上海第二医学院1971届毕业生王一春分配来县医院工作，县医院给王的父亲所在单位上海十六毛纺厂调查其父亲情况，1972年4月2日毛纺厂回复了王父王仁友的审查结论（王工作不到1年即请假长期不归达数年，后被除名）。

是年，县医院有职工67名，其中业务人员为42名。

1972年，县医院职工杨琼芝调出，帅永兰、杨德祥、周芳荣、屈庆学（支铁结束）回到县医院工作，任医生。

1973年元月26日，县革委民政卫生局介绍洪专强（分配）到县医院工作。

3月，陆忠朴调到县医院工作（挂号）。

6月9日，县卫生局（原县革委民政卫生局印章停止使用）介绍李国芬分配到县医院工作。

9月10日，县委组织部通知县医院调范彩霞、严世军、贺集荫到县医院工作。

11月14日，调县医院隆朝海到兴义地区卫生学校工作。

12月10日，大专院校毕业生张美云、王家骥分配到县医院工作。

1975年，县医院有职工87名。

1976年10月7日，县卫生局通知杨玉兰调县医院工作。

11月，县革命委员会科教办公室下文张楠华调入县医院工作；张旭新调出县医院。

12月16日，县科教办公室通知潘家庄区卫生院马勇调入县医院工作；20日，县人事局下文调出县医院王家骥、高睦；27日，县革命委员会科教办公室下文分配中专毕业生梁仕荣、叶琼芬、崔玉怀、屠志敏到县医院工作。

是年，全院在册职工为 87 名，其中医生 27 名（1 名停职反省，1 名在家休养），中医 7 名，西医 20 名，西医人员中有 2 名系院革委副主任。护士 22 名，其中 4 名为以工代护人员；门诊 3 名，病房 15 名，手术室、供应室合计 4 名。其余为行政人员、工人、辅助科室人员；到是年 9 月统计，县医院职工中有育龄夫妇 64 对，实行计划生育女结扎 21 人，上环 12 人，人流 2 人，采取综合措施 12 人，未采取措施 17 人。

1977 年元月 17 日，县革委批复同意县医院曾学古、李贵良、田云、匡再典退休，要求按照省革委《关于恢复职工退休（退职）时吸收其小孩顶替工作的通知》办理，曾学古由其外孙女曾红、李贵良由子李利厚、田云由其孙子田连生、匡再典由其子匡朝录顶替到县医院工作。

3 月 21 日，县革委科教办公室下文调潘家庄区医院周佐禹到县医院从事统计工作；调巴铃区卫生院龚贤章到县医院从事放射工作。

1977 年 9 月 3 日，县革委科教办公室调县医院昌吉文到县保健站工作；12 月 26 日，县人事局介绍兴义地区中级卫校两年制毕业生周大琼、黄明飞、熊正娥到县医院工作。

1978 年元月 13 日，巴铃区卫生院杨丽华、大山区卫生院张家英、屯脚区卫生院王家珍调入县医院，从事护理工作。

3 月 18 日，县医院赵小平调出。

4 月 3 日，县公安局干部娄必应调入县医院，从事医务工作；15 日，县境大丫口煤厂康纪瑞调入县医院，从事医务工作；22 日，县医院肖爱珍调出。

5 月 5 日，潘家庄区委干部毛昌珍调入县医院，从事财务工作。

6 月 21 日，县医院汤素珍退休，其女黄明英顶替到县医院工作。

7 月 27 日，县医院翁承凤调出。

9 月 4 日，吕明秀由贵州省交通局公路工程大队调入县医院从事炊事工作；19 日；县境大山区云上小学夏禄礼调入县医院，从事电工工作。

10 月 12 日，县医院李维琅、林玉铭调出；19 日，遵义医学院毕业的哈文德、余兴惠分配到县医院工作。

11 月 1 日，遵义医学院毕业的王正义分配到县医院工作；县防疫站孙湛如、巴铃区卫生院周兴娣、县计划生育办公室张忠慧、雨樟区卫生院顾永祥、严也军调入县医院，从事医务工作；13 日，宋永华由兴义地区医院调入县医院，从事护理工作；15 日，周万春由贵州省交通局公路工程大队调入县医院，从事中药工工作。

12 月 14 日，兴义地区护校毕业的李明惠、刘萍分配到县医院工作。

是年，1970 年毕业于上海第一医学院分配到县医院任医师的周烈良调往浙江工作；1969 年毕业于上海第一医学院分配到县医院任医师的赵钰（女）调往浙江工作；1964 年毕业于四川医学院分配到县医院任医师的李维琅（女）调往兴义工作；1964 年毕业于四川医学院分配到县医院任医师的林玉明（女）调往兴义工作；1964 年毕业于四川医学院分配到县医院任医师的李维琅调往兴义工作；

是年，县医院计有职工 107 名。

1979 年 3 月 14 日，县卫生局介绍曾庆鹤由县第一中学调入县医院工作。

4 月 6 日，县医院罗佩珍调县师范学校任校医。

5 月 29 日，县计划委员会调配杨清文到县医院工资。

9 月 17 日，县计划委员会通知县医院田连生转正定级。

11 月 15 日，县人事局通知县医院姜明周、周坤尧退休；22 日批准招收其子姜登业、周锦芳到县医院为试用工人。

12 月 15 日，县计划委员会通知县医院黄明英转正。

22 日，县委组织部通知张楠华调入县医院工作。

是年，1979 年县境卫生技术人员流动情况：1969 年毕业于贵阳医学院分配到县医院任药师的顾正文（女）调往六枝工作。

是年，县医院计有职工名 93 名，其中正式干部 85 名（包括县卫校校长范世雄、教师付掐、会计匡朝甫），以工代干人员 8 名。

1980 年元月 19 日，县计划委员会批准县医院工人谢大学退休，通知招收其子谢永年到县医院工作（试用）。

3 月 13 日，县革委通知"1979 年新招职工录用"，王广琼、杨清英、张道琴、熊建修、童素芬、谢春梅、杨卫建、张顺琼、贾效梅、杜霞被录用到县医院工作，为普工；17 日，县卫生局通知县医院职工王顺礼调巴铃区卫生院工作；崔玉怀调大山区卫生院工作。

6 月 15 日，县人事局通知，县医院职工姚贵友 1958 年因请假超假受到记大过处分，因其前夫 1957 年被错划为右派受到株连，1962 年 9 月 3 日退职，要求组织对其工作问题给予复议，经县委 1980 年 6 月 12 日会议研究决定：撤销处分，收回工作，恢复工资（卫生技术 16 级）。姚回到县医院工作。

7 月 21 日，县计划委员会介绍县农机厂工人李健调到县医院工作。

11 月 6 日，付掐回县医院工作。

1981 年 2 月 20 日，县革委批准县医院徐德志、匡朝甫退休；21 日，县计划委员会下文通知招收徐德志之女到县医院徐贵华到县医院工作，为试用工人（匡朝甫子女招收到其他单位工作）。

6 月 4 日，包华美从大山区卫生院调入县医院中医科工作；屠晓萍从屯脚区医院调入县医院工作。

7 月 21 日，谭振鑫由兴义地区落水冲农场调回县医院工作。

8 月 13 日，县医院余兴惠调城关区卫生院工作，熊建琴调入县医院工作；14 日城关区医院杨桂兰调入县医院工作；21 日，县革委批准县医院伍义学退休，县计划委员会通知招收其子伍志全到县医院，为试用工人。

9 月 16 日，雨樟区卫生院黄幼麟调入县医院工作。

11 月 19 日，县医院严也军、顾永祥调贵阳地质医院工作，离开县医院。

是年，1970 年毕业于四川医科大学分配到县医院任医师的李祥龙调往四川工作；1970 年毕业于四川医科大学分配到县医院任医师的张楠华（女）调往四川工作；1970 年毕业于贵阳医学院分配到县医院任医师的顾永祥调往贵阳工作；1968 年毕业于贵阳卫校分配到县医院任护士的严也军调往贵阳工作；1964 年毕业于四川医科大学分配到县医院任药师的陈沐芳调往四川工作；1957 年毕业于贵阳卫校分配到县医院任医士的刘克会调往贵阳工作。

1982 年 4 月 9 日，县委组织部下文称"经县委常务 1982 年 4 月 5 日会议研究决定：辛允田同志任县卫生局副局长。"辛允田离开县医院。

10 月 5 日，县人事局下文分配贵阳中医学院毕业的滕志敏、省工业管理学校毕业的邵卫燕到县医院工作；15 日，县人民政府下文正式分配张永林继续在县医院工作，定为行政 19 级（张于 1977 年 2 月 10 日因犯有关错误被县革委给予开除留用处分）；20 日，县卫生局下文通知黄秀琼从大山区卫生院调入县医院工作；29 日，县卫生院下文通知巴铃区卫生院岑永红、潘家庄区卫生院白美香、屯脚区卫生院凌泽秀调入县医院工作。

12 月 1 日，县卫生局下文调县医院厉子成、滕志敏到城关区卫生院工作；27 日，县卫生局下文调出县医院熊建琴。

是年，1970 年毕业于上海第一医学院分配到县医院任医师的贺圣球调往遵义工作；1970 年毕业于四川医学院分配到县医院任医师的康纪瑞调往四川工作；1951 年毕业于哈尔滨医科大学分配到县医院任主治医师的付韬调往沈阳工作。

是年，县医院在 1981 年计有职工 120 名的基础上，由学校分配进入县医院 4 名，从城镇招收 1 名，外单位调入 5 名，调出 5 名，退休 1 名，计有职工 124 名，其中管理人员 8 名，卫生技术人员 90 名，工勤人员 26 名。

1983 年元月 17 日，县卫生局介绍退伍军人隆廷辉安排到县医院工作，任普工；介绍张明晶、张兴宇招工到县医院工作，任普工。

2 月 20 日，县卫生局介绍遵义医学院毕业的张博佑、王文莉分配到县医院工作，任见习医生。

5 月 7 日，县卫生局介绍原屯脚医院护士石玉红调县医院工作，任护士；26 日，介绍原雨樟区卫生院主治医师周惠英到县医院工作。

8 月 30 日，县卫生局介绍安顺卫校毕业的陶树光、兴义卫校毕业的张京梅分配到县医院分别从事放射和妇医工作。

9 月 14 日，县卫生局介绍中专毕业生杨启国分配到县医院工作，任会计；16 日，介绍贵阳医学院医学系毕业的李明、刘斌分配到县医院从事医务工作。

12 月 8 日，县人事局下文调出县医院职工付韬到辽宁省辽阳市安排工作。

是年，县医院计有职工 129 名，其中高级卫生技术人员 34 名，中级卫生技术人员 44 名，初级卫生技术人员 15 名（中医科医生及药工人员 10 名），行政管理人员 10 名，工勤人员 26 名。是年在外进修学习及外单位借调人员计 15 名，实际在院工作人员 114 名。

1984 年 12 月 14 日，县人事局通知贺集荫调河南省郑州市工作，离开县医院。

1985 年 2 月 26 日，周伟调入县医院工作。

3 月 11 日，县医院贺成富调出；18 日，杨桂兰调出；25 日，邵卫艳调出。

6 月 22 日，县劳动人事局通知县医院吴焕珍退休；28 日通知张永林退休；29 日通知王明英退休。

7 月 20 日，县医院周新娣调河北省石家庄市工作。

8 月 19 日，晏祖鸿、杨金生、殷富昌分配到县医院工作。

11 月 21 日，县医院周伟调江苏省武进县工作。

12 月 4 日，县医院张博佑调出；20 日，刘爱玲调入县医院工作；25 日，姚映竹调贵州柴油机厂工作。

是年，国家实行机关事业单位工作人员工资改革（简称两工改，增加工龄、护龄或教龄工资），县院参加工资改革的在册人员有 116 名，具体是：汪克礽（院长）、隆朝海（党支部书记）、滕才和（副院长）、周方荣、贺集荫、梁启权、袁仕芬、匡毕华、杨玉兰、曾庆鹤、石玉红、徐常梅、林桂兰、王开礼、哈文德、屠晓萍、洪专强、包华美、哈文德、周伟、周惠英、朱贤华、田连生、范彩霞、黎雪华、王登国、曹玉枝、张维英、徐玲、全心竟、杨秀英、王正义、陶树光、杜霞、杨丽华、张顺琼、熊建修、杨卫建、刘萍、李明惠、王芝敏、周锦芳、赵国芬、崔玉怀、周培昌、娄必应、吴良佐、姚映竹、龚贤章、童素芬、李贵华、张道乾、屠声逊、王家璞、熊正娥、李素珍、陈文新、张贞信、张家英、杨启国、周佐禹、刘斌、沈光洁、王广琼、李国芬、杨清文、李健、杨清英、岑永红、凌泽秀、张道琼、罗英琴、王文莉、张博佑、蔡荣英、白美香、黄明飞、赵露熙、毛昌珍、周大琼、吕明秀、喻贞华、曾红、匡朝录、贾效梅、杨学翠、周万春、屠志敏、陆忠朴、黄幼麟、陈作飞、姚贵友、隆廷辉、宋永华、钟贵云、夏录礼、姜登业、徐贵华、张兴宇、张玉柱、王克军、黄明英、焦明凤、谢春梅、谢永年、伍志权、杨国英、李家芬、谢远舒、程文兴、叶群芬、张邦简、何厚珍、张逢浙。

1986 年元月 1 日，县复原退伍军人安置办公室安置退伍军人张仁锋到县医院工作；10 日，王选琼调入县医院工作。

2 月 15 日，县医院蒋先碧调往黔西南州医院工作。

5 月 3 日，县医院范彩霞调往上海市工作。

8 月 25 日，县卫生局介绍湖北宜昌卫校毕业的李金平、黔南卫校毕业的赵玉美分配到县医院工作。

9 月 23 日，县劳动人事局通知县医院姚贵友退休。

10 月 15 日，县卫生局介绍熊邦秀由县城关医院调入县医院工作。

11 月 18 日，县医院周芳荣调往贵州省农科院、贾效梅调往省内平坝化肥厂工作。

是年，县医院计有职工 118 名。其中，行政领导班子有党支部书记 1 名，行政院长 1 名，副院长 2 名，总护士长 1 名；高级技术人员 25 名，中级技术人员 53 名，初级技术人员 8 名；其余为工勤、管理人员。

1987 年 3 月 20 日，县医院杨清英调出。

4 月 13 日，马应祥、幸蓉从巴铃卫生院调入县医院工作。

5 月 25 日，龚华平从大山卫生院调入县医院工作。

7 月 1 日，罗时全从屯脚卫生院调入县医院工作。

8 月 3 日，县卫生局介绍王群从雨樟卫生院调入县医院工作；5 日，介绍贵阳医学院毕业的王啸宇分配到县医院工作；15 日，介绍兴义卫校毕业的许绍琼、陈文萍、李兴碧分配到县医院工作；17 日，介绍霍秀君从潘家庄卫生院调入县医院工作；18 日，县劳动人事局通知县医院杨秀英退休；26 日，县医院徐玲、喻贞华调出；31 日，熊江明分配到县医院工作。

9 月 4 日，刘江分配到县医院工作。

10 月 3 日，县医院杨玉兰调出。

11 月 26 日，陈永珍从屯脚卫生院调入县医院工作。

12 月 7 日，县劳动人事局通知县医院姚贵友退休。

是年，县医院有职工 125 名，其中，卫生技术人员 96 名，行政、工勤人员 29 名。

1988 年元月 22 日，县卫生科介绍解放军 29 医院检验师王正华转业安排到县医院工作。

2 月 1 日，县卫生局介绍潘家庄卫生院医士张亚雄、巴铃区医院医士黄昌贵调县医院工作；4 日，介绍雨樟区卫生院会计郑昌贤调到县医院工作。

3 月 31 日，县卫生局介绍赫章县人民医院主管护师陈瑞馨调到县医院工作。

9 月 28 日，县卫生局介绍郑春荣卫校毕业分配到县医院工作。

10 月 10 日，县计划委员会下文分配遵义医学院医疗系毕业的时黔宇、曾嘉丽，贵阳中医学院毕业的周光伟、方波，兴义卫校毕业的吴丽茗、毕节卫校毕业的夏德晖，黔南卫校毕业的郑春荣到县医院工作；12 日，县政府任命县医院滕才和为县计划生育委员会副主任兼计划生育指导站站长，滕调离县医院。

是年，县医院计有职工 133 名，其中新增加国家分配的大学生 4 名，中专生 2 名，外单位调入 6 名。133 名职工中有行政、后勤人员 29 名，卫生技术人员 104 名。

1989 年 8 月 23 日，县卫生局介绍遵义医学院医疗系毕业生孔令荣到县医院工作。

10 月 19 日，县劳动局下发"兴劳人干退字（1989）26 号"文件，通知县医院张邦简退休。

是年，县医院计有职工 132 名，其中卫生技术人员 108 名，行政，后勤人员 24 名，计划外用临时工 3 名。

1990年3月13日，县卫生局介绍主治医师谢远胜由贵州省天柱县医院调入县医院工作；熊建德调入县医院从事财务工作。

是年，县医院有职工135名，其中卫生技术人员114名，行政、后勤人员21名，计划外用临时工3名。

1991年4月16日，县卫生局介绍退伍军人张盛莉、贾忠勋、王波安排到县医院工作。

5月30日，县医院方波调县中医院。

10月30日，县计划委员会，县教育局，县大中专毕业生分配办公室联合下文，分配贵阳医学院毕业的吴雯慧、汪明贵，黔东南卫校毕业的吴建梅到县医院工作。

是年，县医院领导班子有院长1名，副院长1名，党支部书记1名，总护士长1名，护士长4名，科室主任5名，职工138名。其中，卫生技术人员113名，行政管理人员7名，工勤人员18名。卫生技术人员（有行政职务者除外）中，有西医师31名：副主任医师3名，主治医师10名，医师18名；有中医师6名：主治医师3名，医师3名；有护理人员48名：主管护师2名，护师25名，护士21名；有其他技术人员药剂8名（中、西药各4名），化验7名，放射5名。

1992年元月18日，县人事局下文批准县医院吴良佐退休。

7月20日，县人事局下文批准县医院王开礼退休。

9月2日，县人事局下文通知，刘萍、陈奎忠调入县医院工作；17日，县计划委员会、县教育局联合下文分配217名大、中专毕（结）业生的工作，安顺卫校毕业的袁宇分配到县医院工作。

12月31日，李国顺调离县医院。

1993年3月9日，县劳动局下文同意县医院吕明秀（工人）退休；31日，县委组织部下文同意县医院谢远舒（副主任医师，县政协第七届委员会副主席）退休。

11月24日，县人事局下文通知巴铃中心卫生院哈文兰调入县医院。

是年，县境按照国家规定实行机构改革，建镇并乡撤区（简称建并撤），将原全县6区1镇42个人民公社的行政区划建为16个乡（镇），卫生机构、人员有所变化。县医院计有职工128名，其中，卫生技术人员102名，行政管理人员8名，工勤人员18名，具体是：汪克礽、周大琼、黄明飞、熊正娥、叶群芬、赵玉美、陈文萍、夏德晖、李金平、郑昌贤、靳忠兰、王朝阳、杨金生、马应祥、张兴宇、隆廷辉、张明晶、杨启国、沈光洁、林桂兰、李国芬、王芝敏、杨学翠、毛昌珍、王登国、娄必应、王正华、罗时全、张贞信、王家珍、屠晓萍、熊建修、张顺琼、谢春梅、童素芬、周培昌、包华美、夏宗泽、屠声逊、陈瑞馨、蔡洪美、黄昌贵、王克军、哈文德、刘爱玲、凌泽秀、张家英、杨丽华、宋永华、刘萍、蔡荣英、黄幼麟、龚贤章、梁启权、曾庆鹤、谢远胜、张亚雄、刘斌、王文闻、岑志勇、曾红、李健、杨卫建、李家芬、唐家翠、吴文惠、吴建梅、汪明贵、曹尔洪、熊邦秀、魏淑英、白宁红、陈奎忠、刘萍、袁宇、徐文龙、王正义、岑永红、白美香、龚华平、王琼、黄秀琼、崔玉怀、何厚珍、时黔宇、曾加丽、周邦伟、孔令荣、许绍琼、李兴碧、郑春荣、吴丽茗、陶树光、陈永珍、霍秀君、徐贵华、石玉红、王选琼、幸蓉、晏祖鸿、殷富昌、谢永年、贾忠勋、王波、张盛莉、李贵华、隆晓娅、伍志权、滕承懿、袁仕芬、钟贵云、夏禄礼、杨国美、姜登业、周锦芳、杜霞、杨清文、周万春、熊建德、田连生、匡毕华、余永富、匡朝录、吴桂芝、张仁锋、张玉柱。

1994年人员没有变化。

1995年5月24日，县医院王文闻、岑志勇调出；26日，哈文兰由巴铃医院、张宇由屯脚医院调入县医院工作。

7月6日，王正义调出。

8月7日，熊建琴由县防疫站调入县医院工作。

10月5日，县人事劳动局以"兴人劳干转字（1995）2号"文件，通知县境81名1994届大中专毕业生转正定级，县医院王敏转正；14日，以"兴人劳干退字（1995）11号"文件，通知县医院毛昌珍、夏宗泽、娄必应、周培昌、王芝敏、张贞信退休。

是年，县医院有职工118名，其中，卫生技术人员98名，行政管理、工勤人员20名。

1996年3月20日，县医院职工宋永华申请留职停薪1年被批准。

3月25日，县人事劳动局以"兴人劳干聘字（1996）1号"文件，聘用田连生、隆晓娅、张仁锋、张盛莉、匡毕华、匡朝录、杨国英、张玉柱等到县医院工作；30日县医院职工徐文龙办理留职停薪1年的手续。

4月18日，县人事劳工局文件以"兴人劳干聘字（1996）3号"文件，聘用丁化为县医院干部；22日，县人事劳工局下文通知隆晓峡从巴铃镇医院调入县医院工作；26日，县退伍军人安置办介绍退伍军人夏永江安置到县医院工作。

6月4日，县人事劳工局下文通知孙林江从雨樟调入县医院工作。

8月27日，县人事劳工局下文通知吴淑新从县防疫站调入县医院工作。

9月10日，县人事劳工局下文通知王洪刚从县中医院调入县医院工作。

10月8日，县卫生局通知遵义医学院毕业的肖兴斌、车骏分配到县医院工作。

是年，县医院始对职工进行年终工作考核，120名职工中王家珍、沈光洁等43人考核结果为称职，肖兴斌、徐文龙等7人未定或未参加考核，王敏、时黔宇因造成医疗差错事故考核为不称职；其余68人的考核结果为合格。

1997年3月5日，县人事劳动局通知县医院杨丽华、杨清文退休。

6月16日，县人事劳动局通知白宁菊由巴铃镇医院调入县医院工作。

11月5日，县人事劳动局以"兴人劳干调字（1997）75号"文件通知王显雁由白德镇医院调入县医院工作。

是年，县医院计有职工120名。张亚雄、刘爱玲、徐文龙、王群、李贵华、办理停薪留职手续，时间为1年。

1998年2月10日，县医院宋永华、曾庆鹤提前退休。

3月24日，县医院沈光洁、周万春退休。

5月6日，县人事劳动局通知谢光珍、周宁分别从县魔芋办、梨树坪林场调入县医院工作；7日，王家慧从巴铃镇卫生院调入县医院工作；21日，王元华、保安菊、王成英从雨樟镇医院调入县医院工作。

6月25日，县医院凌泽秀、熊正娥退休。

8月11日，马志春、方艳分别从百德镇、新龙场镇卫生院调入县医院工作；26日，潘进美从巴铃镇卫生院调入县医院工作；27日，刘彦利从潘家庄镇卫生院调入县医院工作。

9月14日，刘爱玲、王家珍退休；21日，县人事劳动局通知李艳从下山镇医院调入县医院工作；29日，县医院叶琼芬退休。

10月16日，马德辉从雨樟镇卫生院调入县医院工作。

11月13日，县医院李贵华、王群、徐文龙、滕承懿办理停薪留职手续；25日，敖学斌从百德镇卫生院调入县医院工作。

12月2日，县医院张家英退休。

是年，县医院对专业技术人员进行考核，黄幼麟、王正华等10人的考核结果为优秀，龚华平、周大琼等85人的考核结果为合格，敖学斌、曾红、徐文龙、张亚雄、王群或借调或办理停薪留职手术未参加考核。

是年，县医院年末有职工 118 人，其中卫生技术人员 98 名，工勤管理人员 20 名。

1999 年元月 4 日，县劳动人事局通知杨明伦从百德镇中心卫生院调入县医院工作；8 日，下文通知曾红调州人民医院工作。

3 月 25 日，县医院同意职工王群、李贵华、徐文龙继续停薪留职。

4 月 1 日，县劳动人事局通知沈光秀从龙场镇中心卫生院调入县医院工作；30 日，县劳动人事局通知岑曲春从屯脚镇中心卫生院调入县医院工作。

5 月 4 日，县劳动人事局通知汪丽从县计生局调入县医院工作。

6 月 11 日，县劳动人事局通知王萍从鲁础营乡中心卫生院调入县医院工作。

6 月 14 日，县医院研究决定同意曾嘉丽的辞职请求，从 1999 年 6 月 1 日起停发工资。

9 月 9 日，县人事劳动局介绍李磊从雨樟镇中心卫生院调入县医院工作；29 日，霍克晴从雨樟镇中心卫生院调入县医院工作。

11 月 3 日，县劳动人事局通知张韬从雨樟镇中心卫生院调入县医院工作。

二、21 世纪部分年份的建设

2000 年元月 3 日，县人事劳动局通知马群英从晴隆调到县医院工作；16 日，县人事劳动局、教育局联合下文分配贵阳中医学院刘桂桃、田维才、汪明化、黔南医专赵久艳、州电大李瑾到县医院工作。

3 月 3 日，县人事劳动局通知王正荃从新龙场镇卫生院调到县医院工作；25 日，县医院熊建德退休。

6 月 29 日，县人事劳动局通知罗光敏从百德镇卫生院调到县医院工作。

8 月 15 日，县医院李国芬、张顺琼、周锦芳、童素芬、黄秀琼、龚贤章退休；23 日，县人事劳动局通知成都军区空军后勤部曲靖农场随军转业随调家属周远敏到县医院工作；25 日，县医院匡朝录、杜霞、姜登业退休。

9 月 21 日，县人事劳动局通知罗艳从巴铃镇卫生院调到县医院工作；22 日，夏永江、李贵华办理继续停薪留职手续。

10 月 10 日，县医院梁启权退休。

是年年底，县医院有在册职工 115 名。

2001 年 3 月 22 日，县人事劳动局通知毛光丽从下山镇卫生院调入县医院工作；县人事劳动局以"兴人劳干退字（2001）05 号"文件，通知县医院周大琼、余永富、田连生、吴淑新、魏淑英、徐文龙、岑永红、崔玉怀退休。

6 月 6 日，县医院何厚珍、白美香、滕承懿退休；14 日，县人事劳动局、教育局通知聘用大学毕业生刘宽秀到县医院工作；18 日，县人事劳动局通知龙光菊从李关乡卫生院调入县医院工作；15 日，县医院王群退休。

9 月 17 日，县人事劳动局通知罗光会、肖毅、杨同滟、宋国志分别从百德镇、巴铃镇卫生院及县中医院调入县医院工作。

12 月 17 日，州卫校毕业生陈显丹、陈华春被县大中专毕业生就业办公室暂定到县医院就业；19 日黔南医专毕业生孟凡杰、张永周，遵义医学院毕业生潘天丽、李林琼，贵阳卫校毕业生李万玉、安顺卫校毕业生赵正林、被县大中专毕业生就业办公室暂定到县医院就业。

2002 年 3 月 26 日，县人事劳动和社会保障局通知余开红、陆汝玉分别从百德镇卫生院、屯脚镇卫生院调入县医院工作；27日，县人事劳动和社会保障局通知胡常莹、刘祖慧分别从雨樟卫生院、县中医院调入县医院工作。

4月5日，县人事劳动局干部股介绍雨樟卫生院李道琼到县医院工作。

5月15日，遵义医学院吴洪兵、何雪姣，被县医院录用。

6月6日，县复员退伍军人安置办公室将龚伟安置到县医院工作。

8月5日，黔南医专毕业的周凤英受聘到县医院工作。

9月10日，县医院聘请大、中专毕业生肖峰、张修宇等10人及本科毕业生吴洪兵、孙恒荣、刘洪到院工作。

是年，县医院聘请毛兰、周泽鲜、周凤英、蒋正泽等19人到院工作。

2003年元月1日，兴义卫校毕业的杨才恒受聘到县医院工作。

3月21日，县医院试用护士杨才恒、肖德莉试用期满，护理部向县医院申请与2人签订聘用合同；26日，县医院聘兴义卫生学校毕业的肖德莉到院工作。

5月1日，吴洪兵、孙恒荣、刘洪试用期满，与县医院签订聘用合同；23日，县医院录用遵义医学院毕业的汤正现到县医院工作。

6月9日，县人事劳动和社会保障局同意接收遵义医学院毕业生汤正现、贵阳医学院毕业生夏宇到县医院工作。

7月1日，县医院卫校毕业的尹廷爽受聘到县医院工作。

9月22日，白品刚受聘到县医院任救护车驾驶员。

11月1日，赵正林、陈华春、孟凡杰、李林琼、潘天丽、李万玉、张永周、陈显丹试用期满，与县医院签订聘用合同。

2004年元月10日，县人事劳动和社会保障局下文调出县医院谭福丽。

2月23日，县人事劳动局和社会保障局下文聘用王军、谷学秀、赵久发、周义到县医院工作。

11月8日，县人事劳动局和社会保障局下文聘用吴超到县医院工作；10日聘用毕业生（本科）彭凤杨到县医院工作。

12月31日，县医院聘用王军、汤正现、夏宇、谷学秀、赵久发、周义到院工作。

2006年10月20日，县医院聘贵阳医学院毕业生王兴江、李万林，贵阳中医学院毕业生张杰到院工作。

是年，县医院有正式职工133名，临时职工21名。

2007年2月28日，县人事劳动和社会保障局下文收回被判缓刑的夏某某到在院工作；批复同意县医院安排被判缓刑的龚某某的临时工作。

9月10日，县人事劳动和社会保障局下文聘用30名卫生技术人员，陈乐生、孙熙莲、李文刚、李典美、谢云被聘到县医院工作。

11月5日，县人事劳动和社会保障局下文聘用游启志到县医院工作。

2008年1月10日，县人事劳动和社会保障局以"兴人劳社通（2008）2号"文件通知熊丹妮、张睿到县医院聘用；24日，县医院吴丽茗调出。

8月30日，县卫生局下文通知陈金燕从雨樟卫生院调到县医院工作，聘任为县医院医师。

9月1日，县医院同意刘金辞职。

11月15日，县人事劳动和社会保障局、县卫生局以"人劳社通字（2009）31号"文件，通知聘用22名专业技术人员，张恩瑞、谭林旺、肖鸿中、彭飞、王万祥、何贵生、杨守政、王荣严、李俊巧、张吉富被招聘到县医院工作；是日，县人才交流服务中心介绍王荣严、肖鸿中、张吉富、彭飞、谭林旺、王万祥、杨守政、何贵生、张恩瑞到县医院工作。

2009年5月20日，经护理部组织考试合格，县医院决定聘用熊祥菁、彭丽、徐南书、钟红丹、周玉情、何坤俊沙6人到县医院工作，是日予以公示。

6月27日，县人事劳动和社会保障局下文为曾嘉丽等129人与县医院签订的劳动合同手续鉴证。

7月31日，县医院解除与黄贵丽的劳务合同关系。

11月16日，县医院聘用的李俊巧、肖鸿中等10人试用期满，签订聘用合同。

2010年3月17日，县医院陈国灿自动离职；31日，刘金兰等9人试用期满，转为正式聘用。

4月9日，县医院刘佳自动离职；23日，县医院通过考试招聘14名护士。

5月6日，县医院聘请杨宇等14人到院工作；18日，县医院聘请王朝梅到院工作。

6月2日，县人力资源和社会保障局下文聘用282名事业单位人员，刘金、刘进波、白金娇、胡中柱、李树强、翁显贵、卢玉燕、谭诗钊、吴成念、俞琴、颜会、杨刚、戴盛红、孔德兴、曾庆美、胡健、唐先勇被聘到县医院工作。

7月12日，县医院正式聘用邱兰炜、袁朝文。

8月13日，县医院聘用韦云敏等12人到院工作；18日，袁忠云等7人试用期满，转为正式聘用。

9月1日，龙永学辞职；6日，李加秀试用期满，转为正式聘用；24日，舒伯松试用期满，转为正式聘用。

11月3日，王本炎、孙高试用期满，转为正式聘用。

12月24日，县医院聘用赵贤菊到院工作。

是年，县医院申请县政府同意招聘医护人员310人，实际招聘了264人。

2011年元月14日，县医院聘用王玲、赵贤菊、黄联艳到院工作；18日，县医院自聘人员杨敏等10人聘用合同到期不再聘用离开县医院；19日，县医院自聘人员杨丽等12人聘用合同到期不再聘用离开县医院。

6月2日，县委办公室、县人民政府办公室以"县办同（2011）39号"文件通知，印发《兴仁县中医院人员整合分流工作实施方案》，该方案称：为整合优势资源，形成规模效益，确保县人民医院创建"二甲"成功，经县委、县人民政府研究决定将县中医院现有卫生资源与县人民医院进行整合。将县中医院现有在编人员70名分流到县医院40名（原中医院院区出售给私人）；18日，县医院同意聘用职工孙高，同意在编职工张艳、桂蝶辞职；

8月18日，雷启贵、郝每等9名职工离开县医院由县卫生局协调另行安排工作；23日，县人力资源和社会保障局以"仁人才聘（2011）5号"文件聘用胡健、唐先勇等17人到县医院工作。

11月2日，县人力资源和社会保障局以"兴人社鉴（2011）76号"文件为周国亮、何坤秀等18名人员的聘用合同鉴证；20日，县医院聘用赵海燕到院上班，工资为800元每月；21日，县人力资源和社会保障局以"兴人社鉴（2011）99号"文件为王成英、李兴碧等52名人员的聘用合同鉴证；23日，县医院解除与赵久艳、李树强（辞职读研）、严大勇等17个2011年4月新招进的人员的工作关系。

12月30日，县医院聘用张路等7人为"120"接线员。

是年，原县中医院体制改变（国家医院改变为私有医院），院内在编（国家体制内）人员合并到县医院安排工作。

2012年元月9日，县医院夏德晖、韩显会、杨贞美、夏露华、叶芳、蒋泽书、雷启贵、郝梅、王礼碧调出县医院；19日，张恩瑞、杨钰红、张红梅、王玲辞职。

2月14日，根据有关文件规定，县医院有编制560名，其中事业编制545名，工勤编制15名，实有 403 名，其中事业人员 395 名，工勤 8 名，县医院报告县机构编制委员会，要求补充事业人员 100 名，工勤人员 3 名；27 日，县医院解除与张恩瑞、杨钰红、张洪梅、莫黎平四人的工作关系；同日，赵久艳、李树强分别于 2009 年、2011 年考取研究生辞职；县医院决定 2011 年 4 月招聘的人员严大勇等 19 人离职，不再收回工作。

3 月 7 日，张恩瑞要求回院工作，经 3 月 8 日院长办公会研究决定同意；招聘电工陈兵、孔德力、陈昌金三人到县医院工作，月工资 700 元；上挂学习人员殷豪、尹明刚、王明乾 4 人的工资，自上挂之日起在原单位领取 80% 的财政工资，医院补发 20% 的财政工资；县医院解除与岑家根、李伟春的聘用合同；27 日，县人力资源和社会保障局下文同意县医院收回原被判处缓刑，缓刑期满的龚某某到县医院工作；19 日，县医院解除与岑家根签订的聘用合同；20 日，县医院聘用李庆凤、徐珍到县医院工作，试用期为 3 个月，月工资为 700 元。

4 月 9 日，县医院黄昌贵、曹尔洪、王克军、张亚雄、谢永年、张玉柱、隆廷辉、龙光菊退休；13 日，县医院黄昌贵、曹尔洪、王克军、张亚雄、谢永年、张玉柱、隆廷辉、龙光菊退休。

5 月 3 日，县医院聘用韩芝江、覃海燕、李贤洪、王益玲、张永致到财务科、审计科等科室工作。月工资为 600—800 元不等；14 日，县医院聘用郑金波，月工资为 700 元；29 日，县医院决定原院长龚华平自 2012 年 6 月 1 日回县医院专家门诊上班；返聘黄昌贵到县医院门诊部上班，月工资为 2500 元；20 日，县医院聘用的邱兰炜、宋静、袁朝文的工资调整为每月 700 元，新聘田金富、彭龙琴、梁恩高、夏定洁、杜毅月工资为 700 元；王兴霖、易宇、余丽月工资为 800 元；30 日，县医院陈洪江、保丽、卢敏、罗梅试用期满转正。

7 月 9 日，县医院为邓华志等 229 名新进人员办理转正工资审批手术。

8 月 6 日，县医院招聘郭睿、胡军、金华丽、郑茗予、张书韬、杨绪美、付国跃、邓艳丹、蔡红春到县医院试用，试用期为 3 个月；10 日，县医院招聘牟红、杨连娇、马芸到院试用，试用期为 6 个月；新聘马芸、杨莲娇到院从事护理工作。

9 月 27 日，县医院聘用王芝艳，试用期为 3 个月。

10 月 19 日，原聘护士王毓秀、罗厚燕离职。

11 月 7 日，民建乡卫生院匡华明、下山镇卫生院马兴伟、大山乡卫生院夏姗、潘家庄镇卫生院张虎调入县医院工作；13 日，县医院自聘人员付国跃自动离职。

12 月 18 日，县医院自聘人员孔德力自动离职。

是年，县医院开展的人事工作是：1. 自主招聘办公室、财务、后勤、调度、检验、计算机等人员共 37 人，公益性岗位转入 2 人，组织面试、考核、聘用等工作，工作一段时间后辞职 7 人；2. 自 2012 年 7 月开始，按照县人事部门安排，对在职职工进行第二轮的聘用申报工作，共有 371 人聘用到不同岗位，其中专业技术人员高级 5 人、中级 62 人、初级 292 人，管理岗位 4 人，技术工人岗位 7 人，普工岗位 1 人，至 11 月完成；3. 12 月 19 日到遵义医学院进行毕业生招聘工作，共有 19 名学生投档；4. 对取得职业资格人员，及时完成资格的注册工作，使其能够及时依法执业；5. 及时完成医院人员机构编制管理工作，至 2012 年 12 月 31 日，在册职工为 390 人。

2013 年 2 月 15 日，县医院聘用林华、彭显梅、谭梅、余朝梅、杨丽娟、郑秀荣、马茗丽、周远姣到院工作，月工资 600 元至 800 元；19 日，县医院曾嘉丽提前退休；26 日，县医院聘用安顺职院 2013 届影像学专业专科毕业生杨萧、杨瑞津到院工作，试用期 3 个月，月工资为 1000 元，外加保健津贴 100 元；28 日，县医院雷启贵、龚华平提前退休；30 日，县医院与何舒解除聘用合同关系；31 日，县人力资源和社会保障局为县医院匡华明等人的聘用合同作鉴证。

3 月 14 日，县医院聘用李烈艳、赵富胜到院工作，试用期为 3 个月，月工资为 700 元。

4月2日，县人力资源和社会保障局聘用廖德江、王富明等等14人到县医院工作；5日，陈诚调入县医院工作；19日，县人力资源和社会保障局通知苏燕回县医院工作，延长试用期一年；25日，县医院聘用杨萧、杨瑞津、李佳、曹亚蕾、徐崇高到院工作，试用期为3个月，月工资1000元至1200元。

5月16日，县医院聘用苟小丹、唐莉、张荣瑜到院工作，试用期为3个月，月工资1000元至1200元。

6月4日，田明益、殷豪、叶远斌、罗文军、李正富、王明乾、余平分别从鲁础营乡政府、李关乡政府、百德镇政府、下山镇政府、屯脚镇政府调入县医院工作；5日，郑超、艾开祥分别从巴铃镇政府、回龙镇政府调入县医院工作；20日，县医院祝宣心、吴成念、袁凤、覃曲辞职；11日，县医院聘用陈云、龙艳、李成瑶、陈菲、李列阳到院工作，月工资1000元至1200元；6月20日，县医院聘用人员曹亚蕾等6人辞职。

7月5日，县人力资源和社会保障局通知张旭燕从义龙新区雨樟镇任命政府调入县医院工作；19日，县医院聘用人员谭梅辞职；25日，县人力资源和社会保障局同意县医院杨青、詹井坤、赵久艳的辞职申请，与三人解除聘用关系；县人力资源和社会保障局为县医院田维才、宋国志等51人的聘用合同作鉴证；26日，县医院聘唐旸旸、谢其其（未到任）、陆梅、张婷婷、桂婷婷、田茂梦、张秀、熊忠敏、王馨莹、黄金莉、刘毕英、钟晶、张艳到院工作。

是年，县医院开展的人事建设工作，一是完成在职职工2012年度报表及职工年度考核工作。全院2012年12月底在册职工390人，参加考核384人（其中专业技术人员370人，管理人员6人，工勤人员8人、新调入2人），经考核评议，按照考核标准，评出优秀等次45人，合格等次338人；院领导6人由组织部门考核；孔令荣获评优秀等次，其他五名副院长获评称职等次。同时评选出医院"爱岗敬业标兵"10人，"十佳医务工作者"10人，"敢于管理人员"10人。二是完成人员聘用管理。2013年1—12月，经本院发布招聘信息及临时聘用等共招聘、医师、护士、财务等专业人员29名，经试用期考核合格，签订聘用合同人员25人，试用期未满离职人员8人。经县人事部门招考进入14人，考调进入10人。参加贵阳医学院、遵义医学院的毕业生就业推荐会各一次，接到毕业生推荐表60余份，四月参加贵州省人才第一届博览会，按照政府相关要求，接到学生投档资料67份。经学校毕业进入我院就业人员6人。在职新调入人员6人完成岗位聘用合同鉴证工作。在职人员书面申请辞职10人，报经卫生局、人力资源和社会保障批准解除聘用合同7人。到2013年12月30日，县医院在职职工401人，其中专业技术人员388人，管理人员5人，工勤人员8人。自聘用人员77人（签订合同73人，试用期4人）。清洁工、保卫、搬运工等31人。三是完成在职人员职务聘用。2013年3月，经县人事部门下文通知，县医院2012年度经参加国家职称考试、副高级职称推荐评选获得副高级职称3人，中级职称11人，初级职称（师）44人，已于7月22日经人事局审批下文聘用。新调人员具备聘用资格的匡华明等六人于5月31人下文聘用；2013年新考调人员14人中罗文军等6名具备聘用资格的人员10月24日下文聘用；具备中级资格但因计算机未通过人员在计算机通过后于11月20日报卫生局审批下聘用文件。四是完成其他工作。7月份写出需补充事业人员编制报告编委和人社局补充我院事业人员编制，经批准招考85人，经考试、体检等合格人员，完成考察50人报人社局待下文聘用；7月份组织新考调入人员参与工业强省战略的学习和考试；8月份邀请离退休老同志等到医院参与院志的编写修改工作，收集部分工作、学习、活动等老照片；9月份在编委机构实名制管理系统内完成医院在职职工的相片编传工作；每季在卫生部医院人力资源报表中完成在职人员的信息修改更新；新聘护士执业注册10人。

编注：是年年底在册人员可参见第一章。

第二节　医技建设

　　"医技"指的是医疗技术,本志所记医技人员不单指从事影像、检验、各种电子设备操控的技术人员,还包括医疗、护理技术人员在内;此外,根据县医院的历史情况:20世纪80年代以前的卫生技术与行政级别是联系在一起的,职工转正定级不单是定的行政级别,也包含了技术级别在内,所以,为叙述方便,职工转正定级情况在此一并书写。

　　医院所从事的职业关系到人的生命安全,故而其队伍的道德操守、技术水准要求都高。县医院人员的医疗技术等级,从来都要通过考试或考核,达到国家行业规定标准后,方由有关部门予以认定(20世纪80年代始发给任职资格证书)。有技术职称需有岗位聘用,聘用后享受该技术职称的待遇,未聘用者不享受同级职称待遇。

一、20世纪部分年份的建设

　　"兴仁专区中心卫生院"改建为"兴仁县人民政府卫生院"后,1953年6月18日,兴义专署人生科、卫生科核定县卫生院技术人员等级(相当于今之技术职称、级别),具体情况是:王瑛:21级,5等;蔡鸿志:22级,5等;蒋兴华:23级,6等;陈澜芬:23级,6等;杨正一:23级,6等;宋其琳:23级,6等;杨洪辉:25级,6等;李有显:25级,6等;周兴菊:26级,6等;邵宗琴:26级,6等;韦正份:25级,6等;贺发元:26级,6等;杨再华:22级,6等;白仕才:26级,6等;白仕辉:26级,6等;梁明儒:24级,6等;谢素芳:23级,6等;张其景:25级,6等;吴焕珍:25级,6等;姜碧芬:19级,5等;朱公涛:19级,5等;王瑛贤:17级,4等。有一名不是卫生技术人员未定级。

　　7月31日,县人民委员会(简称县人委,即今县人民政府)以"兴人卫联字530号"文通知同意县卫生院王天培从6月份起按24级供给制改为工资;黄诗学为28级;匡朝甫为25级,从6月份起供给(管制期间不再补给)。医生吴性初原支450000元(旧币),改评定为四等17级,230分;助理员陈秀琳原支250000元,改评定为六等23级,130分;助理员张邦简原支250000元,改评定为六等24级,115分。

　　1954年3月29日,县人委下文明确县医院人员的职务、职称。王端玉:副院长;吴性初:医疗预防组组长,医师;殷永玉:卫生防疫组组长,护士;谭振鑫:医师;姜碧芬、王瑛、帅永兰:助产士;赵普兰:护士;蔡洪志、蒋兴华:药剂员;陈春华、陈秀琳、张邦简:护理员;李友显:化验技术员;宋其林、陈龙:防疫员;杨再华:防疫练习生;杨洪辉:护理练习生;匡朝甫:会计;徐理学:统计员(时县防疫站与县医院未分开,为一个单位)。

　　8月9日,县人委下文更正县医院蒋兴华原药剂员职称为练习生,匡朝甫原会计职务为勤杂员。

　　11月2日,县委组织部所下文分配工作文件丁重衡任县医院任药剂士、姚贵友任医士。

　　1956年8月,县工资改革委员会核定县医院部分职工工资级别(工作级别除行政、后勤人员外其他人员是与技术情况联系的):副院长王端玉为13级,炊事员徐贵清为9级,医师吴性初为12级、谭振鑫为13级,医士姚贵友为16级,药剂士丁重衡为15级,药剂员张邦简为18级,化验员李友显为18级,护士白芳洁为17级,护理员杨洪辉、王天钦为19级,助产士姜碧芬为15级,会计匡朝辅为17级,统计员陈诗才为19级。1957年8月28日,县人民委员会接受药剂士夏宗泽到县医院工作,按照省人事局(1957)局福人字第201号通知"中等专业学校毕业生临时工资标准",计发月工资 32 元。

10 月 8 日，县人委卫生科通知县医院张经德定级为卫生技术 20 级，月工资 28 元。

1958 年 6 月 18 日分配到县医院任医生工作军队转业军官雷陪华为 22 级、月工资 48.5 元；张兆卿为 21 级、月工资 54 元。

是月，县卫生科通知县医院，原军队转业到县医院工作的白芳洁重新定级为 17 级。

1959 年，县医院医技人员计有医师 1 名，中医师 2 名，医士 10 名，助产士 3 名，护士 4 名，护理员 1 名，中药员 1 名，西药员 3 名，化验员 2 名。

1960 年，全院医技人员有中医师 4 名，中药人员 2 名，学徒 5 名；有西医医师 2 名；西医医士 7 名，护士 4 名，助产士 2 名，药剂士 2 名，检验士 1 名；药剂员 1 名，检验员 1 名，其他技术员 8 名，具体情况见附表。

附表：

1960年高级卫生人员登记表

表 5-1　　　　　　　　　　　　　　　　　　　　　　　　　　　　　　单位：技术级

姓　名	性　别	年　龄	民　族	籍　贯	职务（师）	级　别	文化程度	参加工作时间（年）	入党、团时间（年）
王　新	男	31	汉	山东	院长	行19	速中	1942	1951入党
张文学	男	30	汉	河南	副院长	14	初中	1945	1947入党
宋如渊	男	57	汉	四川	中医	14	初中	1956	-
杨露甘	男	61	汉	四川	中医	15	大学	1956	-
曾学古	男	57	汉	四川	中医	12	初中	1956	-
姜明周	男	41	汉	兴仁	中医	15	高中	1956	-
屈庆学	男	31	汉	辽宁	西医	13	高中	1948	1953入党
帅永兰	女	25	汉	贵州	西医	16	大学	1953	-

注：表列内容中，"级别"除标明者外均为技术级别。

1960年中级卫生人员登记表

表 5-2　　　　　　　　　　　　　　　　　　　　　　　　　　　　　　单位：技术级

姓　名	性　别	年　龄	民　族	籍　贯	职务	级　别	文化程度	参加工作时间（年）	入党、团时间（年）
张兆卿	男	30	汉	山东	医士	14	大学	1948	1950入党
冯安陆	男	24	汉	浙江	医士	17	高中	1956	1959入党
熊　林	女	24	汉	贵州	医士	17	高中	1956	1960入党
丁华文	男	21	汉	贵州	医士	18	高中	1957	1952入团
吴性初	男	61	汉	安徽	医士	12	高中	1953	-
夏宗泽	男	23	汉	贵州	药剂	18	高中	1957	1955入团

续上表

姓　名	性　别	年　龄	民　族	籍　贯	职　务	级　别	文化程度	参加工作时间（年）	入党、团时间（年）
严自强	男	25	汉	云南	药剂	17	高中	1955	1954入团
岑瑞芳	女	25	布衣	贵州	护士	19	初中	1952	1956入团
吴焕珍	女	25	汉	贵州	护士	19	高中	1954	1954入团
昌吉文	女	22	壮	广西	护士	19	高中	1959	－
罗宗琼	女	25	汉	贵州	护士	19	高中	1958	1956入团
王登国	男	20	苗	贵州	护士	－	高中	1960	－
曹秉翠	女	22	汉	贵州	助产	18	高中	1957	1959入党
姚贵友	女	26	汉	四川	医士		高中	1954	－
雷陪华	女	26	汉	湖北	医士	16	高中	1949	1951入团
程国柱	男	30	汉	四川	医士	15	高中	1951	三青团员
刘洪敬	男	22	侗	广西	医士	－	高中	1959	
陈光远	男	22	汉	广西	医士	－	高中	1959	1959入团
王德贵	男	23	汉	织金	医士	－	高中	1958	－

注：表列内容中学历一栏的"高中"，实际有的是为"中专"，两种学历是同等的。

1960年初级卫生及其他人员登记表

表5-3　　　　　　　　　　　　　　　　　　　　　　　　　　　单位：技术级

姓　名	性　别	年　龄	民　族	籍　贯	职　务（员）	级　别	文化程度	参加工作时间（年）	入党、团时间（年）
张帮简	女	28	汉	兴仁	药剂	18	初中	1953	国民党员
陈昌荣	女	24	汉	安龙	护理	18	初小	1951	1959入党
匡朝甫	男	38	汉	兴仁	会计	行24	初中	1949	国民党员
王兴成	男	26	汉	兴仁	保管	行26	高小	1956	1950入党
卢启志	男	26	汉	兴仁	护理	20	高小	1954	1954入党
许连山	男	74	汉	贵州	药剂	18	高小	1956	－
贺文龙	男	30	汉	安龙	学徒	－	高小	1959	
王开礼	男	22	布衣	兴仁	学徒	21	高中	1956	1958入团
李仕华	男	16	汉	兴仁	学徒	－	高小	1959	－
余绍和	男	46	汉	四川	药剂		初小	1956	
马兴昌	男	23	回	云南	护理		高小	1959	1956入党
罗英琴	女	18	汉	兴仁	护理		高小	1959	
匡丽华	女	17	汉	兴仁	护理	－	高小	1959	

续上表

姓　　名	性　别	年　龄	民　族	籍　贯	职务（员）	级　别	文化程度	参加工作时间（年）	入党、团时间（年）
郑心其	女	17	苗	兴仁	护理	－	高小	1959	－
张维甫	男	21	汉	兴仁	护理	－	高小	1959	－
周启荣	男	25	汉	兴仁	勤杂	－	初小	1956	
梁恩扬	男	22	汉	兴仁	勤杂	－	文盲	1958	
刘开明	男	20	汉	兴仁	炊事	－	初小	1959	
曾祥玉	男	18	汉	四川	学徒	－	高小	1960	
王世虎	男	21	布衣	兴仁	挂号	－	高小	1960	
张应书	男	17	回	兴仁	挂号	－	高小	1959	
刘学芬	女	30	汉	兴仁	洗衣	－	文盲	1959	
张治芬	女	30	汉	兴仁	勤杂	－	文盲	1960	

1961年元月19日，县人事科下文通知县医院，马兴昌为正式干部，定为27级，月工资26元。

2月2日，县人事科通知县医院：1959年分配县医院工作的吴世学、昌吉文、代炳炎、刘洪敬见习期满，给予转正定级，定为行政25级，月工资32.5元。

12月14日，省卫生厅下发"（1961）卫医字第37号"文件，要求开展医院人员、床位、大型医疗设备和技术力量的调查，县医院人员、床位、技术力量调查表显示：县医院计有业务（外科）院长1名；住院医师外科、妇产科各1名；中医科医师：4名；西医医士内科7名，儿科1名；有内科护士5名，有内科助理员7名（其中6名为长期试用）；技士有放射科1名；药剂士有西药房2名；药剂员有西药房1名、中药房2名；检验士有内科1名；检验员有内科1名。床位：内科37张，外科34张，儿科10张；

是年，县医院医技人员有医生5名，医士9名，护士长2名，护士14名，药剂士2名，助产士2名，检验士2名，透视技师2名，中医师3名，中药人员2名，护理员16名，化验员2名，药剂员2名。

1962年10月27日，县人事科、卫生科联合通知县医院职工徐玲、张逢浙、徐常梅、潘洪芬转正，定为卫生技术19级。

12月15日，县人事科、卫生科联合通知县医院隆朝海等转正定级，隆朝海定为卫生技术15级，曹秉翠定为卫生技术17级，王开礼定为卫生技术19级；县人事科介绍张道乾从贵阳动力厂调入县医院工作。

是年，县医院医技人员有医师：辛允田、隆朝海、谢远舒、刘钦敬、吴性初、汪克礽、李时琴、刘文萍、杨琼芝。医士：刘洪敬、潘洪芬、刘克会、冯安陆、赵景芬、曾庆唐。检验士：张逢浙。中医师：曾学古、杨露甘、宋如渊、姜明周。中医学徒：赵露熙、焦明凤、陈昌信、王开礼。中药剂员：余绍和、许连山。西药剂员：张邦简、马润霞、昌吉文。药剂士：徐玲、夏宗泽。护士：徐常梅、黎雪华、罗宗琼、罗佩珍、王登国、赵国芬、吴焕珍、昌吉文。护理员：兰顺芬、肖昌兰、张维英、皮成芳、熊建琴、全心竟。

1963年11月6日，由贵阳医学院医疗系（1962年10月五年制）毕业分配到县医院工作的谢远舒、汪克礽获得转正定级；9日，县人民委员会卫生科通知："各单位职工升（定）级人员（名单），经县委审查完毕，现发给你们，希立即向职工宣布。工资按三类地区执行，手续按财政局文件办理，从 8 月份开始补发。"据此，县医院获得升级增资的人员有：屈庆学、刘涛、隆朝海、周佐禹、周坤尧、刘钦敬、冯安陆、刘洪进、翁承凤、马芳儒、夏宗泽、昌吉文、黎雪华、王登国、杨露甘、姜明周。获得转正增资的人员有全心竟；获得定级增资不转正的人员有皮成芳、张维甫、张维英、肖昌兰、熊建琴、张贞信、刘开明、田云、许连山、兰顺芬、张少荣、罗仕芬；获得只增资 2 元的人员有卢文珍、陈诗韬。

1964 年元月，卫生科通知县医院罗佩珍转正定为卫生技术 19 级。

12 月 21 日，县人事科、卫生科通知县医院原助产士曹秉翠 1960 年 3 月送省卫生干部进修学校进修，1961 年 6 月毕业回院工作，根据上级指示，将其原小儿科职务改为小儿科医士。

是年，县医院医技人员有历年国家分配的大中专毕业生 24 名，高级技术人员 7 名。

1965 年 2 月 27 日，县卫生科通知县医院刘文藻、李维琅由原卫生 16 级调为卫生 15 级。

11 月 17 日，卫生科以"（1965）兴卫字第 25 号"文件，即《关于大、中专毕业生转正定级的通知》，通知县医院药师陈沐芳、医师成树人、检验士夏正礼、护士朱贤华、董惠霞转正，师定为卫生 15 级，士定为卫生 19 级。

1966 年 2 月 26 日，县卫生科下文通知县医院中医学徒焦明凤、赵露熙学徒 3 年时间已满，经报县人为批准定为卫生技术 20 级。

3 月 28 日，县人委人事科下文通知县医院马润霞转正定为卫生 21 级。

6 月 10 日，县人委人事科下文通知县医院中医学徒杨琼芝定为卫生技术 20 级，定级不转正。

8 月 8 日，卫生科通知县医院沈光洁定为卫生行政 21 级，定级不转正。

12 月 24 日卫生科通知县医院王开礼定为中级卫生人员，为卫生技术 19 级。

1970 年，县医院有医技人员人员 57 名（包括副院长屈庆学）。

1972 年，县医院进行"两工改"（两种工资改革），分配到县医院工作的中专生转正定为卫生技术 19 级的人员有姚应竹、刘云芬、汪延琴、徐巧芬喻贞华、吴子英、李玉珍、李国跃；定为卫生技术 20 级的人员有李祖琪；张旭会转正，定为行政 25 级、周坤尧的行政 24 级调为行政 23 级。原 21 级调为 19 级的人员有肖爱珍、马润霞、张维英；原 20 级调为 18 级的人员有王天钦、周芳荣、黄仕学、全心竟；原 19 级调为 17 级的人员有吴焕珍、王开礼、翁承凤、余绍和；吴玉学、王芝敏工人 8 级调为 7 级。原 20 级调为 19 级的人员有焦明凤、杨琼芝；原 19 级调为 18 级的有罗忠琼；原 18 级调为 17 级的有李素珍、张邦简。两工改人员陈文兴、王顺理转正，定为卫生技术 20 级、张贞信转正定为卫生技术 19 级、李时琼转正定为卫生技术 20 级；临时工改为固定工，定为工人 8 级的有李贵良、陈作飞、王明英、沈光洁、汤素芬、杨学翠、周兴会；张旭新改为工人 7 级。

1976 年 10 月 22 日，县革委通知县医院赵晓萍转正定级。

是年，县医院医技人员有医生 27 名（1 名停职反省，1 名在家休养），其中中医 7 名，西医 20 名。西医人员中有 2 名系院革委副主任。护士 22 名，其中 4 名为以工代护人员；门诊 3 名，病房 15 名，手术室、供应室合计 4 名。

1977 年 6 月 30 日，县革委下文通知 1975 年底分配安排的毕业生转正定级，县医院曾庆鹤、梁启权、李家芬、李西渊转正，定为卫生技术 19 级。

1977 年 18 日，县革委科教办公室同意县医院徐常梅由护士改为医士，并要求今后有进修机会优先照顾其进修。

10 月 23 日，县革委下文通知中专毕业生转正定级，县医院崔玉怀、叶琼芬、梁仕荣、何厚珍、屠治敏转正，定为卫生技术 19 级。

1978年3月1日，县革委为表达华（国峰）主席和党中央对全国广大职工的关怀，下文为县医院屈庆学、隆朝海、汪克礽、伍玉学、辛允田、龚贤章、周芳荣等55名职工增资，月增1.5元至11.3元。

10月8日，县医院李利厚、曾红等转正。

1979年3月22日，县革委通知县医院周大琼、黄明飞、熊正娥转正，定为卫生技术19级。

4月5日，县计划委员会通知给成绩特别突出的职工升级，县医院全心竟由卫生技术18及升为17级，月增资5元；李祥龙由卫生技术15级升为14级，月增资5元。

1980年5月10日，县计划委员会通知"职工转正定级"，县医院匡朝录、田连生、余永富、曾红、黄明英转正，定为机关工人8级。

8月2日，县人事局通知"1969年至1875年7月期间军队复原干部改办转业"，县医院李应选、娄必应改为军队转业干部。10月10日，县计划委员会通知县医院徐德志、隆朝海、汪克礽、范世雄、张美云、洪专强等50名职工升级增资，全部升高1级，月增资5元至7.5元。

10月16日，县卫生局下文通知"职称晋升"，县医院由初级职称晋升为中级职称的人员有：张邦简、屠声逊、罗英琴、全心竟、沈光洁、林桂兰。

11月17日，县计划委员会通知县医院职工辛允田升级增资，升高1级，月增资2.3元。

12月18日，县人事局通知为分配工作的大学毕业生定级，县医院哈文德、周兴娣定为卫生技术16级。

1981年元月2日，兴义地区卫生局下文明确县医院王登国为内科医师；12日，兴义地区卫生局下文明确县医院屈庆学、汪克礽晋升为外科主治医师、谢远舒晋升为儿科主治医师、付掐晋升为内科主治医师；26日，县计划委员会下文通知县医院姜登业、周锦方转正。

3月7日，县计划委员会下文通知县医院谢永年转正。

6月6日，县人事局下文"提高中等专业学校毕业生工资"，县医院周大琼、何厚珍、梁仕荣、曾庆鹤、黄明飞、熊正娥等16名职工工资由原来的月35.5元提高到月标准工资40元，副食品补贴不变，提高部分从1980年11月份补发；6月26日，县计划委员会下文通知县医院王广琼、张顺琼、杜霞、谢春梅等9名人员转正。

10月5日，兴义地区卫生局下文明确县医院夏宗泽、黎雪华晋升为药剂师，吴焕珍、罗佩贞、朱贤华、王家璞、赵国芬晋升为护理师，范世雄、张永林、周陪昌、姚贵友晋升为内科医师；徐常梅晋升为儿科医师，屠声逊晋升为放射医师；22日，县计划委员会下文通知县医院王克军转正。

11月20日，兴义地区卫生局下文明确县医院李惠兰晋升为妇产科医师。

1982年3月18日，兴义地区卫生局下文明确县医院辛允田的技术职称为内科主治医师。

3月23日，县卫生局下文明确县医院王开礼、赵露熙、焦明凤的技术职称为中级医士；27日县卫生局下文通知县医院工人周锦芳、姜登业转正定级。

4月7日，县调资办、卫生局联合下文为县医院谭振鑫、屈庆学、周大琼（女）等81名干部、职工升级调整工资，最高的增资月11元，最低的增资5元；25日为县医院汪克礽、滕才和、李明惠（女）等3名职工靠级，月增资7元。

5月10日，县调资办、卫生局联合下文为县医院职工黄幼麟升级，月增资6.5元；12日县劳动局下文通知县医院王广琼、张顺琼、杨卫建、熊建修、杨清英、童素芬谢春梅转正，定为卫生技术18级；哈文俊、邱锦林、赵宪波转正，不定级；18日，县劳动局下文通知县医院张道琼、杜霞、徐贵华、匡毕华、贾效梅、张玉柱、谢永年转正，张道琼、杜霞定级，其余4位延期1年后视表现再定级；明确县医院张贞信、张维英、熊建琴、王芝敏的技术职称为中级医士。

6月14日，县调资办、卫生局联合下文为县医院工人杨清文升级，月增资7元；24日，县人事局下文同意县医院谭振鑫退休（同时安排其子谭少和顶替在其他单位工作）。

10月16日，县调资办、卫生局联合下文为县医院职工夏宗泽再升一级，月增资4元；23日下文为县医院职工焦明凤、赵露熙、朱贤华、周芳荣、罗英琼再升一级，月增资5.5元。

9月11日县劳动局下文通知县医院工人伍志全转正。

12月9日，地区卫生局下文晋升张兆卿为主管医师，14日，黔西南自治州卫生局下文批准县医院滕才和的技术职称晋升为外科主治医师；贺集荫、谢长德、周惠英的晋升职称晋升为内科主治院师；23日，县卫生局下文批准县医院李国芬的技术职称晋升为中级护士。

是年，县医院计有医技人员90名。

1983年3月15日，县劳动局下文通知县医院张玉柱、匡毕华、贾效梅转正，定为机关工人8级；26日，下文通知县医院徐贵华、李贵华转正，徐贵华定为机关工人8级，李贵华待定。

4月11日，县卫生局通知县医院聂益民、李应选、洪专强、王正义等18名职工升级增资，月增5至13元资；16日，县卫生局通知县医院赵国芬姚贵友、王登国等15名职工补齐级差增资，月增资1至5.5元；20日，县劳动局下文通知县医院谢永年、姜等业转正，定位机关工人8级。

6月10日，县卫生局通知县医院谢远舒、隆朝海、李素珍等6名职工升级增资，月增6至9元；20日，县计划委员会下文通知县医院张道琼、王广琼杜霞等9名职工转正；25日，县调资办通知县医院熊建琴、王芝敏、沈光洁再升一级，月增资5.5元。

9月5日，县人事局下文通知县医院陶树光、张京梅转正，定为卫生技术17级。

是年，县医院计有高级卫生技术人员34名，中级卫生技术人员44名，初级卫生技术人员15名（中医科医生及药工人员10名）。

1984年元月27日，县劳动局下文通知县医院职工伍志全、隆廷辉、张博佑等6人转正定级。

10月6日，县教育局、劳动局联合下文通知1983毕业分配全县各部门工作的112大、中专生转正定级，县医院夏德茂、石玉红、杨启国、刘斌转正，分别定为卫生18级、15级、行政24级等。

1985年11月16日，县人事局通知县医院张明晶转正定级。

是年，县医院医技人员计有主治医师5名，医师15名，护理师2名，护士及护理员41名，中医中药人员12名，其他医技（指医疗、护理技术人员外的影像、检验、电子设备B超机、CT机等操控人员。下同）16名。

1986年元月11日，县卫生局通知县医院隆晓娅、滕承懿转正定级。

是年，县医院计有高级技术人员25名，中级技术人员53名，初级技术人员8名。

1987年3月5日，县医院隆晓娅、滕承懿转正定级。

6月2日，县卫生局通知县医院为隆朝海、姚贵友、王登国、屠声逊增加1级工作，月增8元至9元。

9月12日县卫生局通知县医院为毛昌珍、周万春、袁仕芬、张邦简增加1级工作，月增6元至8元。

12月，县医院根据"仁财字（1987）第28号"文件，发放职工奖励工资20元至80元。

是年县医院计有卫生技术人员96名。

1988年5月17日，县委知识分子工作领导小组办公室下文通知，给县医院王克军、谢春梅、童素芬等8名职工发放知识分子津贴，每月6元。

7月23日，县政府下文任命全县各部门54名人员的高、中级专业技术职务，县医院汪克初、谢远舒被任命为副主任医师，包华美、徐常梅、蔡荣英、屠声逊、洪专强、哈文德、黄幼麟、隆朝海、滕才和被任命为主治医师，夏宗泽被任命为主管药师，赵国芬、陈瑞馨被任命为主管护师。

8月4日，县政府下文任命全县各部门143名人员的初级专业技术职务，县医院龚贤章、陶树光、徐文龙、曾庆鹤、丁家喻被任命为医师，李健被任命为医士，梁启权被任命为检验师，林桂兰、杨国英被任命为药剂师，徐贵华、曾红、张兴宇被任命为药剂士，罗英琴、张贞信、张维英、沈光洁、王芝敏、全心竟、黄明飞、白美香、霍秀君、屠晓萍、杨丽华、李国芬、王群、叶琼芬、凌泽秀、崔玉怀、熊正娥、刘萍、何厚珍、屠治敏、黄秀琼、岑永红、张家英、李明惠、王家珍被任命为护理师，田连生、袁仕芬、黄明英被任命为护理士；28日，滕才和被任命为副主任医师；王正义、刘爱玲、焦明凤、王开礼、赵露熙、周培昌、王文丽为主治医师。

11月10日，县教育局下文给予八七届毕业分配工作的大、中专学生转正，县医院获得转正的人员有陈文萍、李兴碧、熊江明、许绍琼、王啸宇。

12月20日，县政府下文任命全县各部门103名人员的初级专业技术职务，县医院熊邦秀、刘斌、岑志勇、王文闻被任命为医师；周大琼、张顺琴、李家芬等14人被任命为护士，王克军、杨长河被任命为医士。

是年，县医院计有卫生技术人员104名。

1989年7月25日，县政府下发（1989）25号文件，任命县医院隆朝海为副主任医师。

9月20日，县委组织部、县劳动局下文通知县医院李金平、李家芬、张仁锋、郑昌贤晋升一般行政职务（科员）；29日，县医院陆忠朴晋升为副主任科员。

10月14日，县劳动局、教育局联合下文，通知分配县境工作的八八届大、中专毕业、结业生转正，县医院获得工作转正的有1988年兴义卫校毕业分配的吴丽茗。

12月11日，县医院方波、时黔宇、周光伟、郑春荣、夏德晖工作转正。

是年，县医院计有卫生技术人员108名。

1990年10月15日，县劳动局、教育局联合下文通知县境1989届大、中专毕业分配工作的192名人员转正定级，县医院孔令荣获得转正。

是年，县医院有卫生技术人员114名。

1991年10月28日，县人事局下文通知"1990届177名大、中专毕（结）业生转正定级"，县医院王朝阳转正定级；29日，县医院曾嘉丽转正定级。

是年，县医院计有卫生技术人员113名。

1992年4月8日，县政府鉴于龚华平计划外生育处罚期已满，任命其为县医院外科主治医师；29日，县政府以"仁府通（1992）15号"文件，通知任命县境469名人员的专业技术职务，县医院孔令荣、时黔宇、曾嘉丽、周光伟被任命为医师；张仁锋、谢永年被任命为医士；夏德晖被任命为麻防士；吴丽茗、靳忠兰、许绍琼、陈文萍、郑春荣、李兴碧被任命为护士。

1993年11月26日，县卫生局以"兴卫字（1993）03号"文件，任命县境262名人员的高、中、初级专业技术职务，县医院汪克礽被任命为外科副主任医师，谢远胜、哈文德、周培昌、蔡荣英、王正义、黄幼麟、屠声逊、包华美、龚华平被任命为主治医师；孔令荣、蔡洪美、王文闻、王登国、周光伟、王朝阳、熊邦秀、吴雯惠、曹尔洪、龚贤章、黄昌贵、岑志勇、时黔宇、曾嘉丽、陶树光、罗时全、曾庆鹤、张亚雄被任命为医师；夏宗泽被任命为主管药师；汪明贵、林桂兰、杨国英被任命为药剂师；王正华、梁启权、娄必应被任命为检验师；陈瑞馨被任命为主管护师；沈光洁、张贞信、霍秀君、张家英、岑永红、黄秀琼、何厚珍、崔玉怀、叶琼芬、熊正娥、刘萍、黄明飞、杨丽华、凌泽秀、屠晓萍、王家珍、李国芬、白美香、王芝敏被任命为护师；任命周大琼、王选琴、刘江、徐文龙等44人的护士、医士、药剂士、检验士等职务。

12月25日，县卫生局以"兴卫字（1993）第5号"文件，任命县境87名人员的专业技术职务，县医院周大琼、白宁红、张玉柱、唐家翠等17人被任命为护师、医师、药剂师等职务；29日，县医院王正华被任命为主管检验师；岑志勇、刘斌、王文闻被任命为主治医师。

是年，县医院计有卫生技术人员102名。

1995年2月25日，县职称改革工作领导小组办公室以"兴职改办字（1995）14号"文件，晋升县境11名卫生人员的专业技术职务任职资格，县医院刘江晋升为口腔医师；靳忠兰、李兴碧、许绍琼、陈文萍晋升为护理师；12月13日以"兴职改办字（1995）48号"文件，晋升县境27名卫生人员的专业技术职务任职资格，县医院张仁锋、夏德晖、田连生、曾红、李健、王克军、晋升为医师；吴丽茗、郑春荣、袁仕芬晋升为护理师；26日，县医院王敏晋升为医士；30日，县卫生局对上述人员的技术职务进行了重复任命。

4月10日，县卫生局下文任命靳忠兰、李兴碧、陈文萍、许绍琼为县医院护理师，刘江为医师。

12月30日，县卫生局下文任命张仁锋、夏德晖、田连生、曾红、李健、王克军为县医院医师，吴丽茗、郑春荣、袁仕芬为县医院护理师，王敏为县医院医士。

是年，县医院计有卫生技术人员98名。

1996年3月28日，县职称改革工作领导小组以"兴职改办（1996）1号"文件，通知县医院何厚珍、熊正娥、杨丽华、叶琼芬、王家珍为主管护师。

11月25日，县职称改革工作领导小组下文晋升赵玉美为县医院检验师、匡朝录晋升为医师。

12月3日，县卫生局下文任命张宇、童素芬、隆晓娅为县医院护理师；26日，县职称改革工作领导小组以"兴职改办（1996）19号"文件，通知晋升卫生系列触及专业技术职务任职资格，县医院张宇、童素芬、隆晓娅晋升为护理师，赵玉美晋升为检验师、匡朝录晋升为医师。

是年，县医院计有卫生技术人员98名。其中高级1名、中级13名、初级84名。

1997年7月11日，县职称改革工作领导小组以"兴职改办字（1997）7号"文件，通知县医院曾嘉丽、蔡红美晋升为主治医师；黄秀琼、岑永红晋升为主管护师。

10月30日，县医院车骏、肖兴斌转正定级。

11月5日，通知县医院吴建梅、谢永年晋升为医师；余永富晋升为中医师；白宁菊为护士、杨金生为检验士。

12月22日，县卫生局下文任命吴建梅、余永富、谢永年为县医院医师，白宁菊为县医院护士，杨金生为县医院检验士。

1998年4月13日，经省人事厅审核同意，县职改办通知县医院黄幼麟符合儿科副主任医师任职资格；曹尔洪、时黔宇符合主治医师资格；张家英、黄明飞、白美香符合主管护师资格。

7月10日，县卫生局任命黄幼麟为县医院儿科副主任医师。

是年，县医院有卫生技术人员98名。

1999年元月20日，县卫生局下文任命王敏为县医院医师、王显雁为县医院护师。

8月25日，县卫生局以"兴卫字（1999）14号"文件，任命龚华平为县医院外科副主任医师、蔡荣英为县医院内科副主任医师。

9月4日，县卫生局以"兴卫字（1999）15号"文件任命孔令荣为县医院外科主治医师、熊邦秀为县医院妇产科主治医师、霍秀君为县医院主管护理师。

12月30日，县卫生局下文任命马德晖、王成英为县医院护理师、潘进美为县医院医师。

是年，县医院对126名正式职工进行年终考核，何厚珍、杨金生、王元华、幸荣、张顺琼、杨卫建、王洪刚、熊建德、黄幼麟考核结果为优秀，其余117名考核结果为合格。

二、21 世纪部分年份的建设

2000 年 11 月 29 日，县卫生局任命县医院周光伟、吴文惠为主治医师，王洪刚为主管药师。

12 月 20 日，县卫生局聘任周光伟、吴文惠为县医院主治医师，王洪刚为县医院主管药师，任命县医院罗光敏、岑曲春、杨明伦、贺克晴、敖学斌为医师。

2001 年 8 月 30 日，县卫生局下文任命黄昌贵为县医院主治医师、夏德茂为主管医师、王选琴、石玉红、谢春梅、杨卫建为主管护理师。

2003 年 3 月 1 日，县人事劳动和社会保障局下文明确 312 人的技术等级，县医院周宁为初级汽车驾驶工，汪丽、李艳、周远敏为中级收费工，夏永江为中级电工，龚伟为初级医技工；18 日，县卫生局下文任命沈光秀、王家会为县医院护理师；任命陈奎忠为县医院主管技师，晏祖鸿为主管药师，许绍琼为主管护师。

6 月 4 日，县人事劳动和社会保障局、县卫生局联合下文通知唐家翠获得国家级中级任职资格；方艳、保安菊获得国家级初级任职资格；王朝阳、汪明贵、郑春荣、陈文萍、陈永珍获得省级中级任职资格；王正荃、毛光丽获得省级初级任职资格。

2003 年 9 月 23 日，县卫生局下文任命唐家翠为主管药师，陈文萍、陈永珍、郑春荣为主管护师；同日，县卫生局下文任命方艳、王正荃、马志春、毛光丽为护理师，保安菊为西药师。

10 月 27 日，县知识分子工作办公室批复县医院张盛莉享受知识分子补助津贴每月 6 元。

2004 年 8 月 20 日，县卫生局任命白宁菊为县医院护理师、杨同艳为西药师；张宇、幸蓉、吴丽茗为主管护师。

2004 年 12 月，县医院职工孔令荣、曾嘉丽评审通过副高级专业技术职务。

4 月 12 日，卫生局下文任命何德会、汪明华、袁宇、岑曲春、敖学斌、刘桂桃、宋国志、王顺灿、赵久发、夏宇、谷学秀、刘祖慧为县医院医师。赵久艳、杨仕国、张永周、余开红、杨明伦为县医院医士。

20 日，县人事劳动和社会保障局、卫生局联合下文，通知杨金生为县医院检验师。

5 月 16 日，县卫生局下文任命孔令荣、曾嘉丽为县医院副主任医师。

8 月 10 日，县医院车骏、孔令荣、宋国志等 15 人被县医院授予麻醉药品处方权。

12 月 3 日，县卫生局下文任命汪明贵为县医院主治医师。

2006 年 5 月 25 日，县卫生局下文任命张永周、汤正现、刘宽秀、周义、罗光敏、刘洪、游启志、吴洪兵为县医院医师。

9 月 27 日，县卫生局下文任命刘桂桃为县医院中医针灸主治医师、隆晓娅为主管护师。

11 月 15 日，县卫生局下文任命余开红为县医院放射师、陈华春为护士。

12 月 11 日，县医院吴文惠获副主任医师任职资格。

2007 年元月 16 日，政协黔西南州委员会通知：根据《中国人民政治协商会议章程》第四十一条规定，经政协第五届黔西南州委员会常务委员会第 22 次会议协商决定，县医院谢春梅任政协第六届黔西南州委员会委员。

5 月 8 日，县卫生局下文聘任王军为县医院医师、孟凡杰为县医院医士；15 日，县卫生局下文聘任吴文惠为县医院副主任医师。

6 月 25 日，县卫生局下文任命王敏、潘进美、宋国志、车骏为县医院主治医师，肖毅为主管药师、罗艳为药师、陈显丹为护士。

11 月 20 日，县人事会劳动和社会保障，县卫生局联合下文，任命 28 人的专业技术人之资格，县医院获得中级合格的人员有：王成英、王茂英、胡常莹、李兴碧、田维才、敖学斌、岑曲春、吴建梅；获得初级合格的人员：李万林、王萍、张恩凤；是日，县医院聘用田维才、敖学斌、岑曲春、吴建梅为主治医师，王成英、王茂英、胡常莹为主管护师。

2008年7月24日，县卫生局下文通知执业医师资格考试合格聘任刘彦利、李林琼为县医院执业医师，张韬为县医院执业助理医师。

2009年6月25日，州卫生局通知县医院尹廷爽为助产技术考核合格人员。

11月5日，县人事劳动和社会保障局、县卫生局以"人劳社通字（2009）31号"文件，通知县境22名专业技术考试合格人员任职资格，县医院中级合格人员有：陆汝玉、王家会为主管护理师，保安菊为主管药师，谷学秀为内科主治医师，王顺灿、赵久发为外科主治医师。初级合格人员有：张凤敏、刘佳、韦萍为护理师，马兴伟为检验师，赵正林为放射医士。

12月22日，县卫生局下文聘用具备中级专业技术任职资格的陆汝玉、王家会、王金鑫为县医院主管护理师，保安菊为主管药师，谷学秀、王顺灿、赵久发、熊倩为主治医师；25日，县医院聘用王顺灿为外科主治医师；赵久发为外科主治医师；谷学秀为内科主治医师；王家会为妇产科主管护师；陆汝玉为妇产科主管护师；保安菊为主管药师；29日，县医院聘用陆汝玉、王家会、王成英、李兴碧、保安菊、谷学秀王顺灿为中级专业技术职务。

2010年元月28日，县人事劳动和社会保障局下文通知县医院张恩瑞、谭林旺、肖鸿中、彭飞、王万祥、何贵生、杨守政、王荣严、李俊巧、张吉富转正定级。

2011年3月15日，县医院被州卫生局评审为助产职业评审合格机构；王敏、潘进美等11名职工通过助产考试考核成为合格人员。

4月19日，中共兴仁县委组织部根据有关规定公布2010年年度考核结果，县医院孔令荣评为"优秀"等次；吴文惠、车骏、吴兴碧评为"称职"等次；20日，县医院以"仁人才聘（2011）2号"文件聘用丁宪春、邓华志等250名专业技术人员。

6月10日，县人力资源和社会保障局、县卫生和食品监督管理局通知县医院吴兴碧、白宁菊等8人通过专业技术中级考试合格；郑传龙、卢敏等10人通过专业技术处级考试合格；20日，县人力资源和社会保障局下文确定聘用到县医院工作的249名人员的工资。

9月6日，县医院转发县人事劳动局以"仁人才聘（2011）5号"文件聘用王顺等275名专业技术人员到县医院工作。

10月27日，县卫生与食品药品监督管理局以"仁卫字（2011）87号"文件聘用县医院吴兴碧、刘洪等17名人员为十级技术人员、谢云、杨守政等34人为12级技术人员、骆礼贵、田燕燕等12人为13级技术人员。

11月1日，县医院根据县卫生和食品药品监督局"仁卫字（2011）87号"文件聘用吴兴碧等63人的技术岗位，级别为10至13级。

2012年2月16日，县卫生和食品药品监督管理局下发2011年度卫生专业技术资格考试暨护士职业资格考试合格人员的通知，县医院郑金波为检验士；陈显丹、雷顺莲、颜家晶、吴光丽、熊英碧、余忠美、刘萍为护理师；李万玉、何正敏为检验师；吴洪兵、周江林为内科中级职称；孙熙莲为妇产科中级职称；刘祖慧为儿科中级职称；汤正现为口腔颌面外科中级职称；刘宽秀为疾病控制中级职称、杨同艳为药学中级职称；李磊为外护中级职称；赵玉美为输血技术中级职称；屠治玉获得护士资格证；17日，县医院任命保安菊、肖毅为临床专职药师。

10月11日，郭睿取得执业医师资格，县医院按12级本科学历标准发放其工资；19日，县医院公示岗位聘用结果，孔令荣等371名人员继聘，尚清祥等16名人员未聘；28日，县人力资源和社会保障局以"兴人社事鉴（2012）27 号"文件，鉴证了县医院对李金平等 371 名人员的聘用。所聘用人员为县在编事业人员，由国家财政发放工资（县医院事业人员由县财政发放 60%，其余由县医院自筹）。同日，县卫生和食品药品监督管理局以"仁卫字（2012）137 号"文件，聘用了县医院李金平等 371 名人员的岗位。该文件称：根据兴仁县事业单位人事制度改革领导小组办公室批复系列岗位设置方案和聘用实施细则，经中共兴仁县卫生和食品药品监督管理局党组会议研究决定，同意聘用李金平等 371 名同志岗位，聘期为 2012 年 6 月 1 日至 2015 年 5 月 31 日。聘为专业技术 6 级的有孔令荣，7 级的有龚华平等 4 名，8 级的有王洪刚，9 级的有李金平等 28 名，10 级的有周旸等 38 名，11 级的有匡毕华等 36 名，12 级的有孟凡杰等 90 名，13 级的有孔德兴等 165 名；聘为高级技工的有伍志权、夏永江；中级技工的有汪丽等 5 名，普工的有李贵华。

12 月 27 日，县医院决定张恩瑞任内科总住院医师；黄光祥任普外科总住院医师；李文刚任急诊科、ICU 总住院医师；李大义任内骨外科总住院医师；白金娇任妇产科总住院医师；李祥任麻醉科总住院医师；县医院报告省卫生厅，田维才、刘桂桃、宋国志获得副主任医师拟任资格；19 日，贵州省人力资源和社会保障厅下文要求组织报送"贵州省医疗保险专家库"推荐人选，县医院推荐的专家有：孔令荣、车骏、潘进美、汪明贵、赵玉美、白宁菊、吴洪兵、宋国志；28 日，张丽从鲁础营卫生院、欧纹材从百德镇中心卫生院调入县医院工作；胡华、夏宇调出县医院。

是年年底，县医院按照"贵州省机关（事业单位）工作人员年度考核登记表"，对县医院 109 名干部职工进行年终考核，其中黄昌贵、车骏、曾嘉丽、孔令荣、贺克琴、郑春荣、殷富昌、王洪刚、王茂英、郑昌贤考核结果为优秀，其余为合格。

2013 年元月 15 日，县医院聘用匡华明、夏姗等 6 人专技岗位。

2 月 20 日，根据相关规定，县医院田维才、宋国志、刘桂桃、夏露取得卫生系列高级专业技术职务任职资格；潘开芬取得中级专业技术职务任职资格；县医院聘用宋国志等 56 名人员的卫生专业技术职务。副主任医师有宋国志、田维才、刘桂桃；中级职务的有匡毕华等 11 名，其余为丁宪春等 42 名护理师。

5 月 25 日，州卫生局通知县医院匡华明、李俊巧、张旭燕、陈丽娇、桑维霞、杨青通过考试合格，取得助产、结扎和终止妊娠技术资格；余春、吴光丽、张华焰、姚敦耀、贺元桃通过助产技术考试合格。

到 2013 年底，在岗的医护人员均有技术职称持证上岗。

第三节　队伍管理

县医院的职工队伍，历来都是按照制度进行管理，20 世纪 80 年代以前，以政治管理为主，进行批评、教育，甚至检讨、斗争；20 世纪 80 年代以后，随着国家改革开放的不断深入，市场经济的逐步建立，政治管理已经没有效果，人们的政治理想失去激情，处于集体无意识状态，各行各业的管理，只能以经济为主方能奏效。所以，县医院的管理转向，以经济管理为主。

一、20 世纪的管理

县医院对职工管理进行批评、处罚的历史记录始于 1953 年，50 年代至 70 年代以政治管理为主，言论过激或生活作风不检点，均会受到批评教育、批判斗争或开除工作籍甚至判刑入狱。80 年代至 90 年代逐步转入经济管理，违反国家有关法规如违反计划生育政策超生小孩，或违反有关纪律制度，均会受到扣发工资、罚款等处理。

二、21 世纪的管理

历史进入新的世纪后，县医院对于队伍的管理，全部以经济管理的方式开展，县医院通过职工广泛讨论、研究，制定了各方各面的管理制度，同时制定了若干执行制度的制度，从院长到一般职工，均严格按照所定制度执行，该批评教育的批评教育，该扣发工资、奖金、各种费用和罚款处理的，一律按制度如数处罚，从而使队伍管理井井有条，队伍日益发展壮大，为顺利开展医疗工作和其他各项工作拓展了广阔的空间。

第六章　医疗工作

民国时期的医疗工作，由于人员少，建院时只有4人，日诊病人5人至10人，还负责汇报疫情等，没有详细的史料记录，按照志书详尽略远的原则略去不书。

解放初期以至于以后一段时期，科室、病种均未像现在一样泾渭分明，只能尊重历史，按照门诊、住院、中医、护理、医疗辅助工作等几个方面秉笔而书。

第一节　门诊工作

县医院的门诊工作，20世纪是由照光、化验、药库、药房等辅助科室参与开展，以后随历史进程进步，科室工作精细分工，才由专业队伍单独开展。

一、20世纪部分年份的工作开展情况

1950年，县人民政府接管县卫生院后，是年开展的业务工作，除一般性的医疗业务外，遵照专区和县人民政府的安排，以防疫工作为主。卫生院的工作人员吃、住均在院，是年的《作息时间规定》是：早上6点起床；6点半至8点学习；8点半（病房9至10点、门诊至下午2点）早餐；下午5点半晚餐；6点至7点劳动或散步；7至9点整理院内事宜；9点半睡觉。星期日下午停止门诊，下午2至5时召开工作、生活检讨会。各项业务工作开展时间是：普通门诊：上午10时至下午2时；保健检查：每星期一次；每星期二、四下午2至5时；产后防预：每日下午2至5时；家庭防预：每日下午2至5时；学校卫生：每星期三、五下午2至5时；环境视察及卫生宣传：发动医务协会共同推动之；母亲会：每月15日下午3时；儿童会：每星期六下午3时；急诊：随叫随到；出诊：每日下午2至5时；防疫、接种：临时公布；巡回治疗：因人员过少，暂不推行。

是年元月《兴仁县医疗工作报告表》统计，是月诊治病人总计490名，其中男389名，女101名。外科64名（男54名，女10名），内科227名（男183名，女44名），妇产科7名，皮肤花柳科151名（男120名，女31名），眼科24名（男20名，女4名），耳鼻喉科11名（男11名，女2名），牙科6名（男3名，女3名）。

是年4月，县人民政府接管县卫生院后，改称为"兴仁专区中心卫生院"，是为今之黔西南布依族苗族自治州人民医院的前身，其工作情况不在本志记录范围。此后到1952年冬季卫生院改建（称）为县卫生院后，工作情况从1953年有记录。

有档案史料记录的各年（季度、月份）的门诊（包括出诊）工作情况是：

1953年，县卫生院进行整顿，按编制分设组（股），进行了人员分工，整顿和建立了必要的工作制度，解决了门诊、挂号拥挤问题，全年门诊共诊病人54399人次，是1951年的6倍。

1954年第二季度统计，门诊初诊2050人次，复诊4592人次，合计6642人次；急诊初诊113人次，复诊108人次，合计221人次；出诊初诊22人次，复诊20人次，合计42人次。

1955年7月，卫生院对上半年工作进行总结：称"根据1955年的工作计划，在1954年的基础上，以整顿、巩固、提高质量为方针，继续贯彻省第五届卫生行政会议和县第二次卫生工作会议决议的精神，从元月份起，通过学习和讨论，根据农村卫生工作紧密应结合生产和互助合作运动，以减少疾病、增进健康、服务生产的总原则，对卫生院现有人力作了新的安排，工作力度是把以扑灭疫情为主的巡回医疗列为第一位，卫生宣传工作列为第二位，门诊工作列为第三位，住院列为第四位。门诊工作：共完成初诊3614人，平均每天2377人，完成计划的103.3%，复诊6021人，平均每天39.6人，完成计划的76.15%。"

1956年档案只有财务检查、人事调动情况记录，没有业务工作记录。

1957年，县医院主送兴仁县委宣传部、兴仁县人民委员会卫生科的《1957年度全年工作总结报告》称："在1956年的基础上继续贯彻整顿、巩固、提高质量的方针开展工作……一、门诊：虽然因开展肃反、整风运动和搬迁院址减少了工作时间，但是工作量却没有降低，完成初诊8309人，复诊16810人次，急诊1471人次，出诊326人次，总计完成42383人次（包括中医完成数），是原计划的105.81%。"

1958年完成初诊10600人次，复诊26593人次，出诊501人次。

1959年，初诊人数为20033人，是1954年的9.6倍、1955年的5.54倍、（1956年无原始材料）1957年的2.42倍、1958年的1.69倍。复诊人数40637人，是1954年的9.27倍、1955年的6倍、1957年的4倍，比1958年提高5%。出诊3674人次，巡回医疗939人次，开设家庭病床140张。

1961年，在三面红旗的照耀下，贯彻卫生工作必须以农业为基础、调整、巩固、充实、提高的方针，在党的领导下，鼓足干劲、同心同德、克服困难，在生产救灾、安排生活的基础上，搞好以治病防病为中心的群众运动，积极保护劳动力，保证人民身体健康，争取农业大丰收，全年门诊诊疗病人53966人次。

1962年，县医院的门诊工作在原有基础上很大改进，整理了环境和秩序，粉墙、夯地，以舒适病人，全年诊疗病人总数43305人次，妇产科、外科、中医科工作成绩突出，经常到住院部会诊。

1961年、1962年门诊完成工作量比较表

表6-1 　　　　　　　　　　　　　　　　　　　　　　　　　　　　　　　　　　　单位：人次

科　别	1961年	1962年	比上年增	比上年减	备　注
内科	23149	10186	—	12963	急诊861
外科	5547	4880	—	669	出诊178
妇科	775	951	576	—	健康检查268
儿科	7576	6141	—	1435	—
中医科	17857	18367	513	—	—
总计	54501	40525	1089	15065	

1963 年，门诊治疗 53452 人次，其中内科 16405 人次，外科 2907 人次，儿科 9072 人次，妇科 388 人次，中医科 26480 人次，出诊 284 人次，急诊 816 人次，健康检查 673 人次；八、避孕节育工作：是年始有开展，派了两名医师到省学习，接受技术培训返院后，配合妇幼保健站等有关单位进行宣传，保健站举办了一次展览，县医院进行技术指导，开展技术工作，全年县医院进行输卵管结扎 3 例，人工流产 18 例，上避孕环 19 例。

1964 年完成工作量：门诊内科 17333 人次，外科 2502 人次，妇科 387 人次，儿科 9030 人次。

1965 年，门诊诊治 68052 人次（包括中医门诊 28717 人次）；完成输卵管结扎手术 6 例，人流 63 例，上环 13 例。

1966 年，"文革"运动开始后，工作开展情况无材料延续记录，有的年份有，有的年份无，且记录也不全面，是以突出政治为主。

1971 年，在开展农业学大寨、工业学大庆的政治运动中，县医院职工提出"白天加油干，夜晚加班干"的口号努力工作，统计 4 月 15 日至 11 月 15 日，全院完成门诊 65800 多人次。其中中医完成月平均 400 余人次，西医完成月平均 500 余人次，有的患者来自县外。

1974 年门诊诊疗为 61291 人次。

1975 年门诊诊疗 72585 人次，其中西医诊疗 33870 人次；急诊 841 人次，体检 878 人次；中医诊疗 37874 人次。总上班 340 天，第一季度上班不正常，经常停诊，11 月份召开农业学大寨会议以后才开始有所好转，每天有人上班，但还是不正常，像过去几年一样没有医疗计划，没有登记传染病，缺药缺物（如纱布、胶布、缝针等）。

1976 年坚持应诊制度，门诊人数大大增加，上半年为 40791 人次。

1980 年，元月至 10 月统计，门诊诊疗 61267 人次，其中中医诊疗 31188 人次，西医治疗 30079 人次。

1982 年，门诊诊治病人 56717 人次。

1983 年，门诊部实行 8 小时开诊，24 小时值班制度，每礼拜利用两早上抽 1 小时时间集中开展政治学习，主要学习党的十二大精神和《邓小平文选》，以武装思想，提高认识，明确方向，积极工作，改变服务态度，扩大服务项目，增加经济收入，全年共诊治病人 50886 人次，其中中医诊疗 27859 人次，西医治疗 23027 人次。门诊部设有急诊观察床 3 张，全年接收病人 456 人次住院治疗。全年开展健康检查 853 人次。

1985 年，县医院西医门诊设有诊断、化验、照光、摄片、药房、药库、制剂室和挂号室等共 32 人，有观察床 3 张，实行 8 小时开诊，24 小时值班制，每周星期五上午有 1 小时的政治学习时间，全年共诊治病人 48581 人次，观察病人 317 人次，平均每天看病 62 人，门诊的小科室多，人员分散，虽然不大好管理，但都能自觉的按自己的工作职责开展工作，治疗室开展手术如囊肿摘除术 3 人、眼科手术 7 人，其他手术共 33 人。

1986 年，门诊诊治病人 51841 人次。其中西医治疗 23780 人次（含急诊 1018 人次）。

1987 年，增设了外妇科门诊，开展"冷冻"治疗，"神灯"治疗，门诊共诊治病人 47954 人次。其中西医诊治 23412 人次（含急诊 1390 人次），西药配方 55690 张；外妇科作了人工流产、上（去）避孕环、包皮切除、息肉摘除等手术 333 例，冷冻治疗 122 人次，鱼肝油酸钠硬化治疗内痔 18 例。

1988 年，共接待门诊病人 43513 人次，其中中医接待 22961 人次（含新针法接待 920 人次），西医接待 20552 人次（含急诊 1254 人次），开展人流引产、刮宫、上（取）避孕环手术 330 例，牙科手术 270 例。

1989 年，完成门诊治疗 34457 人次。

1990 年，完成门诊治疗 38888 人次。

1991 年，完成门诊治疗 40496 人次，其中西医完成 20509 人次。

1993 年，完成门诊治疗 26419 人次，其中西医完成 15340 人次，急诊 167 人次，健康检查 165 人次。

1995 年，完成门诊治疗 21600 人次。

1996 年，完成门诊治疗 22045 人次。

1997 年，完成门诊治疗 16114 人次。

1998 年，完成门诊治疗 20318 人次。

1999 年，完成门诊治疗 19180 人次，其中西医完成 13284 人次。

二、21 世纪部分年份的工作开展情况

2000 年，完成门诊治疗 19208 人次。

2001 年，完成门诊治疗 21277 人次。

2002 年，完成门诊治疗 37685 人次。

2003 年，完成门诊治疗 49483 人次。

2004 年，完成门诊治疗 52930 人次。

2006 年，完成门诊治疗 57210 人次。

2007 年，全年接诊门诊病人 70000 余人次。

2008 年，接诊门诊病人 89105 人次。

2009 年，完成门诊治疗 63966 人次，急救组总出诊数为 1900 余次，救护车总行驶 18 余万公里。院感科全年共查阅出院病历 10478 份、院内感染人数 201 人、感染率为 1.92%，感染例次 206 人，感染例次率为 1.97%。全年手术病人 1690 人次，手术气口感染 9 例。院感知识培训 8 次，专职人员外出培训 3 次。

2010 年，接诊门诊病人 93000 余人次，其中，中医 14650 人次。

2011 年，接诊门诊病人数为 12 万人次，比上年增加二万余人次。

2012 年，接诊门诊病人共 136939 人次（包括中医接诊）。

2013 年，接诊门诊病人 166700 人次，留观病人 200340 人次，人数比上年有所增加。

第二节　住院工作

县医院住院工作在建院之初就有所开展，由于受各种条件的限制，没有明确科室分别，需要住院治疗的各科病人，均为住院部统一诊治。

一、20 世纪部分年份的工作开展情况

有档案史料记录的各年（季度、月份）的住院工作情况是：1953 年病房建立了护理规则，使用了封闭疗法，收治住院病人 428 人，与 1951 年等同。

1954 年第二季度统计，住院日数 371 床日。

1955 年 7 月，卫生院对上半年工作进行总结：称根据 1955 年的工作计划，在 1954 年的基础上，以整顿、巩固、提高质量为方针，继续贯彻省第五届卫生行政会议和县第二次卫生工作会议决议的精神，从元月份起，通过学习和讨论，根据农村卫生工作紧密应结合生产和互助合作运动，以

减少疾病、增进健康、服务生产的总原则，对卫生院现有人力作了新的安排，工作力度是把以扑灭疫情为主的巡回医疗列为第一位，卫生宣传工作列为第二位，门诊工作列为第三位，住院列为第四位。住院：共计开放病床15张，1至6月份共占用病床927天，平均每天5.1人，完成计划的127.5%。

1957年，县医院主送兴仁县委宣传部、兴仁县人民委员会卫生科的《1957年度全年工作总结报告》称：在1956年的基础上继续贯彻整顿、巩固、提高质量的方针开展工作……二、住院：全年完成3960床日，为原计划的82.4%；因原送贵阳进修的刘克会、转业军官杨惠田二同志到院工作，改进了工作制度：建立药房、病房管理制度，实行发药牌制度，进行四对（对药牌、姓名、医嘱、床位），执行交、接班及三级护理制。

1958年入院1285人，出院1237人，转院18人，难产26人，做手术51台，其中有肛门手术6例，骨折手术（上石膏）8次，难产手术26例，截肢手术1例，头颅手术2例。

1959年，收治病人1185人次，转院28人。有病床60张，是1956年的4倍，比1957年增加75%，比1958年增加64%。成立新疗法研究组，开展封闭疗法1006人次，作外科手术222例。

1960年，全年共收容病人1941名（包括中医科收容116名在内），其中内科955名，转院治疗16名，外科收容391名，儿科收容365名，妇科收容111名（除妇科外其余科室均有死亡，死亡率在1%左右，5%以上进行中西医结合治疗）。

1961年，在三面红旗的照耀下，贯彻卫生工作必须以农业为基础、调整、巩固、充实、提高的方针，在党的领导下，鼓足干劲、同心同德、克服困难，在生产救灾、安排生活的基础上，搞好以治病防病为中心的群众运动，积极保护劳动力，保证人民身体健康，争取农业大丰收。县医院开展的工作是：全年住院1508人次，实施手术370例。

1962年，全年住院部床日14690天，收住病人1466名，出院1420名，治愈1201名，好转221名，死亡19名。

1962年住院治疗情况统计表

表6-2　　　　　　　　　　　　　　　　　　　　　　　　　　　　　单位：名

科　别	原　有	入　院	出　院	治　愈	好　转	死　亡	现　有
内科	26	496	508	411	93	4	14
外科	9	279	286	256	28	2	2
妇科	1	138	138	127	11	－	1
儿科	8	452	453	376	64	13	7
中医科	2	55	56	31	25	－	1
总计	46	1420	1420	1201	221	19	25

说明："原有"是1962年前入院尚在住院治疗人数，"现有"指到1963年11月底尚在住院治疗人数。

1963年，收治病人内科：原有17名，新入院385名，出院392名。其中治愈241名，好转144名，死亡7名，尚有住院人数10名，住院占用病床4310天，出院占用病床3956天。外科：原有3名，新入院334名，出院323名。其中治愈222名，好转95名，死亡6名，尚有住院人数14名，住院占用病床3390天，出院占用病床2829天。儿科：原有6名，新入院483名，出院479名。其中治愈 263 名，好转 171 名，死亡 45 名，尚有住院人数 10 名，住院占用病床 4120 天，出院占用病床 4114 天。妇科：原有 2 名，新入院 164 名，出院 163 名。其中治愈 145 名，好转 18 名，死亡 1 名，尚有住院人数 3 名，住院占用病床 973 天，出院占用病床 757 天。总计，原有 28 名，新入院 1366 名，出院 1330 名。其中治愈 871 名，好转 401 名，死亡 59 名，尚有住院人数 37 名，住院占用病床 12883 天，出院占用病床 11656 天。全年共实施手术 240 例，其中大型手术 27 例、中型 33 例、小型 180 例。

1964 年，原有病人 50 名，新入院 1284 名，出院 1284 名，痊愈 725 名，好转 425 名，死亡 34 名，转院 1 名。其中，内科，原有病人 21 名，新入院 357 名，出院 362 名，痊愈 186 名，好转 152 名，死亡 9 名，转院 1 名；外科，原有病人 18 名，新入院 313 名，出院 321 名，痊愈 177 名，好转 130 名，死亡 2 名；妇科，原有病人 7 名，新入院 218 名，出院 222 名，痊愈 148 名，好转 71 名；儿科，原有病人 4 名，新入院 396 名，出院 214 名，痊愈 186 名，好转 142 名，死亡 23 名。

1965 年，收容住院病人 1964 人，治愈 1200 人，住院总床日 19691 天。

1966 年及以后几年因开展"文革"政治运动，无历史材料记录工作情况。

1969 年，县医院成功切除一重达 39 斤的卵巢肿瘤。

1970 年 4 月 19 日至 8 月 19 日，县医院住院病人情况是：内科 209 人，儿科 253 人，外科 105 人，妇产科 73 人，合计 640 人；疗效治愈 391 人，好转 170 人，未治愈 39 人，死亡 20 人，转院 20 人。

是年 9 月，县医院成功抢救了一肠破裂病人。

1971 年，在开展农业学大寨、工业学大庆的政治运动中，县医院职工提出"白天加油干，夜晚加班干"的口号努力工作，统计 4 月 15 日至 11 月 15 日，全院完成住院 1800 余人次。其中治愈或好转率达到 90%。攻克了治疗肠梗阻难关，保护了贫下中农子女的生命安全。

1975 年入院 1975 人次，出院 2309 人次。治愈 1446 人，好转 696 人，未愈 47 人，死亡 98 人（其中转院和逃跑的有 22 人）；出院者占用总床日 19826 天。从住院情况看，儿科周转率大，死亡率高，外科及妇产科手术多，内科住院时间长，用药多，欠款多，医生和总务室配合不好，导致外欠款无法收回。统计 4 月至 12 月的情况，内科入院 428 人，出院 563 人，住院天数为 6756 床日，有病历 335 人，无病历 228 人，治愈 329 人，未愈 12 人，死亡 12 人，转院 8 人，逃跑 2 人；儿科入院 638 人，出院 752 人，住院天数为 3668 床日，有病历 323 人，无病历 429 人，治愈 435 人，未愈 24 人，死亡 74 人转院 2 人，逃跑 1 人；妇外科入院 562 人，外科出院 425 人，住院天数为 4905 床日，有病历 298 人，无病历 127 人，治愈 310 人，好转 98 人，未愈 4 人，死亡 5 人，转院 8 人；妇产科出院 237 人，住院天数为 1777 床日，有病历 102 人，无病历 135 人，治愈 202 人，好转 22 人，未愈 1 人，死亡 1 人，转院 1 人。外科手术 97 人，妇产科手术 99 人。

1976 年，内儿科抢救中毒病人 25 名；妇外科不分白日昼夜，团结战斗，动手术抢救病人。

1980 年，元月至 10 月统计，接纳住院病人 2424 人次，其中，治愈 1212 人次，好转 777 人次，转院 231 人，死亡 76 人。进行各种手术 410 例。

1982 年收治住院病人 2663 名，治愈 1566 名，好转 859 名，未愈 182 名，死亡 56 名，出院病人占用总床日数 29055 床日。

1983 年住院工作分为内儿科和妇外科，全年共收住病人 3617 名，治愈率为 58.7%，好转率为 33.5%，死亡率为 2.6%，诊断符合率为 87%，出院者平均住院 9.6 日。其中内科收住病人 1298 名，儿科收住 966 名，传染病多，危重病人多，主要传染病为乙脑、伤寒、肝炎、痢疾、结核，占全部的 60%，有的乙脑病人昏迷长达 58 天；妇外科收住病人 1353 名（妇产科 532 名）。

1985 年的住院工作开展情况是：内儿科：设有住院病床 60 张，其中内科 42 张、儿科 18 张，每周利用星期二、四上午进行政治学习。内儿科病人多少传染性比较大的肝炎、肺结核、脑膜炎和急重的托说等，重危病人、抢救病人较多，输液量多，工作量大，全年共收治住院病人 4268 人次，抢救重危病人，由于输液人数多治疗工作量大，由皮管内用药的多导致没有时间多做基础护理和观察病人病历书写等原有的基础上有所提高，诊断符合率在 90%，治疗率在 69% 医护人员能主动抢救危重病人和中毒病人、抢救成功率达 80%。外妇科：设有病床 40 张，其中外科 28 张，妇产科 12 张，全年收治住院 1152 人，病人多时增设建议床十多张，外妇科病人来时较急，需要动员各方面的人员参加抢救，也需要医护人员的紧密配合，有时遇到车祸，一来就是十多个，工作量突然增加，但大家都能沉着应战，忙而不乱，全年共做手术 181 例，有时连续做几个手术，一夜忙到亮，是比较辛苦的，不仅要医治病人做思想工作，还要追缴病人的住院费，计划生育工作出来漏洞也由妇外科来补漏，做了 43 例计划生育手术，全年未出现医疗事故，保健站和城管医院在手术中遇到困难，处理不下，县医院立即去支援，帮助他们处理，挽救了病人的生命，妇外科的治疗室和办公室分开后，输液反应减少了，用蛋清治疗褥疮取得良好效果，术后无感染，达到一般愈合。

1986 年，全年入院病人原有 62 名，其中内科 23 名，外科 19 名，妇产科 9 名，儿科 11 名；新入院 3418 名，其中内科 1171 名，外科 776 名，妇产科 346 名，儿科 1125 名；出院合计 3383 名，治愈 2298 名，好转 709 名，未愈 133 名，死亡 82 名。

1987 年，全年入院病人原有 97 名，其中内科 27 名，外科 42 名，妇产科 11 名，儿科 17 名；新入院 3431 名，其中内科 1125 名，外科 863 名，妇产科 501 名，儿科 936 名；出院合计 3082 名，治愈 2099 名，好转 801 名，未愈 136 名，死亡 66 名，其他 323 名，开展各种手术 245 例。

1988 年，全年入院病人原有 123 名，其中内科 32 名，外科 64 名，妇产科 8 名，儿科 19 名；新入院 3757 名，其中内科 1020 名，外科 926 名，妇产科 472 名，儿科 939 名；出院合计 3397 名，治愈 2095 名，好转 766 名，未愈 120 名，死亡 60 名，开展各种手术 256 例。

1989 年，完成病人住院出院 3134 名，手术 207 例、计划生育（男、女扎）手术 279 例，病床使用率为 77.37%，治疗有效率为 91.2%，死亡率为 2.1%。

1990 年，完成病人住院出院 3360 名，开展手术 129 例实际开发床位 110 张，40150 床日，病床使用率为 73.94%，治疗有效率为 92.37%，死亡率为 2.24%。

1991 年，外妇科开设病床 50 张、内儿科开设病床 60 张，病床使用率为 74.5%，全年入院治疗 3412 人，出院 3349 人，开展病人手术 225 例，计划生育手术 386 人次，治愈率 64.53%，好转率 27.5%，死亡率 2.24%。

1993 年，开设病床 110 张，其中内科 42 张，外科 32 张，妇产科 18 张，小儿科 18 张；住院病人原有 68 人，是年入院 2938 人，出院 2847 人，其中治愈 2010 人，好转 669 人，未愈 113 人，死亡 55 人，年末有病人 68 名，年末占用总床日数为 23557 日，出院者占用总床日为 22172 日。

1995 年，收治住院病人 3141 人，开展手术 281 例，经治疗，治愈率为 68%，好转率为 24.6%、死亡率为 2.72% 病床使用率为 62%。

1996 年，开设病床 100 张，收治病人 3060 人次，治疗出院 3073 人，治愈率为 66.33%，好转率为 26.39%，死亡率为 2.11%，开展手术 250 例。

1997 年，入院 2670 人，出院 2648 人，治愈率 89.2%，病死率为 2.3%，完成手术 302 例，计划生育手术 56 例。

1998 年，入院 3509 人，出院 3482 人，治愈率为 90.71%、病死率为 2.87%，手术 321 例。

1999 年，原有住院病人 67 名，其中内科 3 名，外科 53 名，妇产科 3 名，儿科 8 名，新入院 3494 名，开展外科手术 288 例，其中有普通外科手术 80 例、骨伤外科手术 80 例、脑外科手术 10 例、余为泌尿外科手术,抢救大型车祸2起、瓦斯爆炸伤4起,抢救中毒病人31例、心血管疾病71例,出院3471名,治愈1583名,好转1466名,未愈224名,死亡74名,其他(妇科)124名。

二、21世纪部分年份的工作开展情况

2000年,收治住院病人3472人,治愈出院3419人,治疗率为92.17%,死亡率为1.68%。完成手术316例。

2001年,收治住院病人3344人,经治疗出院3298人,手术室开展各种手术319例,治疗有效率为88.86%,病死率为2.17%,病床使用率为3.77%,出院者平均住院日为6.12天。

2002年,收治住院病人4143人次,出院4166人,治疗有效率为89.09%,病死率为1.75%,病床使用率为66.12%,出院者平均住院日为6.28天。

2003年,收治住院病人4530人次,出院4513人,治疗有效率为86.55%,病死率为1.66%,出院者平均住院日为6.54天。

2004年,收治住院病人4998人,出院4990人,治疗有效率为83.3%,病死率为1.63%。完成妇产科手术238例。

2006年,收治住院病人5705人次,完成妇产科手术完成手术317例,1其他手术12例。

2007年,收治住院病人7900人,其中治疗有效率93.3%,病死率为0.78%,开放床位140张,病床使用率92.8%,病床周转次数为56次,平均病床工作日为338.7天,平均住院日6天。

2008年10月27日,县医院邀请州医院儿科主任徐理芬副主任医师、州医院心内科主任张月琼副主任医师、州医院急诊科主任金宝灿副主任医师参与儿科铁树果中毒患儿会诊,县医院有孔令荣、车骏副、吴文惠、李金平(办公室主任)、曾嘉丽(医务科主任、副主任医师)、谢春梅(护理部主任)、谢永年(儿科主任)、方艳(护士长)、白宁菊、岑曲春、李典美、胡健参加进行会诊,会诊讨论记录载:谢永年汇报病史:于2008年10月23日18点30分我院儿科收治误服铁树果中毒患儿12例,该批患儿主要表现为呕吐、腹痛。入院有食铁树果病史,我科即采取洗胃导泻、保肝、利尿处理,并报分管副院长吴文惠,经处理后除两名患儿呕吐频繁转州医院治外,其余患儿病情平稳,继之我院给予住院查肝肾功能、三大常规、凝血功能、心电图、肝、胆双肾B超、心肌酶,结果显示该批患儿心肌酶高外。其余结果均正常,目前就这些情况向州医院三位老师请教。徐理芬:一般情况下,凡中毒患者心肌酶都可增高,目前该批患儿心肌酶轻度增高,无心率改变,无临床症状,结合心电图无异常,目前临床症状消失,心脏听诊无异常可出院。张月琼:心肌酶存在心、脑、肝、肾都有分布,主要看同工酶才有意义,该批患儿轻度增高无意义,心肌酶可明显增高,目前予复查心肌酶,结果有所下降及正常可出院。增高再找原因,结合患儿无临床症状,目前心肌酶升高不考虑心脏问题。金宝灿:1.病史确切、诊断明确。2.中毒机理不明确,考虑为生物毒性。3.处理原则正确,入院以消化道症状为主,目前症状消失,就目前心肌酶升高来看,大多数中毒患者心肌酶都会升高,大多数同工酶改变不大,病情况好转后可下降,复查结果正常结合临床症状消失可出院,对家属要求住院者,可不输液,口服肌苷片、维生素C片治疗。孔令荣:总结三位专家意见,目前患儿临床症状消失、心电图正常,肝、肾功能正常,予复查心肌酶,结果正常或下降者予出院,升高者继续观察治疗。

是年,县医院收治住院病人9462人,其中治疗有效率93.3%,病死率为0.78%,开放床位160张,病床使用率106.2%,病床周转次数为63.2次,平均病床工作日为358.7天,平均住院日5.8天,全年发生医疗护理差错3起,医疗纠纷1起。

2009年,收治住院病人2301人次,出院人数为2313人,治愈数为869人,转好数为100人,

未愈数为 46 人次，正常分娩 1299 人次，开放病床日数为 8395 张，平均开放病床数为 23 张，治愈率为 85.62%，好转率为 9.85%，未愈率为 4.53%，平均住院日 4.7 天，病床使用率为 137.32%。是年产科收治病人 1943 人次，手术为 611 例，剖宫产率为 31%，救治高危孕妇 355 人，绿色通道转入病人 125 人，转出病人 35 人。儿科收治入院病人 2831 人次，出院人数为 2824 人次，治愈 848 人，好转 1694 人，未愈 26 人，新生儿 1036 人，死亡 35 人，危重病人 2 人，平均住院日 4.1 天，病床使用率 134.04%，病床工作日 489.2 天。

2010 年，收治住院病人 10463 人，治疗有效率 91.86%，病死率为 0.96%，开放床位 210 张，病床使用率 130.22%，病床周转次数为 82.4 次，平均病床工作日为 475.3 天，平均住院日 6.25 天。

2011 年，收治住院病人数为 13000 人次，比上年有所增加。

2012 年 9 月 21 日至 10 月 18 日，县医院妇产科共有剖宫产手术病人 107 例，其中有 84 人已经出院，23 人在院，所有手术病人中发生手术切口愈合不良及感染 5 例。

此期间调查骨科手术病人共 70 人次，52 人出院，18 人在院，普外科手术病人 84 人，64 人出院，20 人在院，调查结果均无切口感染情况发生。监测可吸收缝合线及普通缝合线培养均合格。

从以上的感染病例看虽然只有 2 例是同一种细菌感染，但是都存在一个共同点，感染或裂开均发生在术后 6 天左右或拆线出院以后，结合院感日常监测中发现医生手卫生依从性特差，换药不带手套，换药前后不洗手及卫生手消毒，手卫生监测部分医生手上细菌严重超标，初步判断导致感染的原因可能在妇产科。但是也不放过任何一个可能污染的环节。要求妇产科加强各个环节的管理。

切口感染发生以后院感科及时上报分管院长周江林、吴文惠副院长及医务科，多次到妇产科与孙熙莲主任和妇产科其他医生进行交流查找原因。要求妇产科如果有增加病例必须及时如实上报，以免引起院内感染暴发。

针对妇产科切口感染的情况，2012 年 10 月 19 日，车骏、吴文惠、周江林三位副院长、医务科主任潘进美、院感科主任马德辉到妇产科召开全体医务人员紧急会议，讨论及通报妇产科切口感染的问题并及时查找导致感染的原因。要求加强管理，有效预防和控制手术切口感染的发生。

是年，共出院 17376 人，其中：内科 3201 人、骨外科 2248 人、普外科 2112 人、妇产科 4907 人、儿科 4162 人、急诊科 554 人、重症医学科 115 人、中医康复科 77 人。完成手术 2818 例，其中骨外（脑外）科 806 例（2010 年 592 例、2011 年 607 例），院外专家支持手术 3 例；普外（泌外）科 890 例（2010 年 597 例、2011 年 659 例），其中胆囊手术 141 例，经腹腔镜胆囊切除术 136 例，阑尾手术 280 例，经腹腔镜阑尾切除术 191 例，经膀胱镜前列腺电切术 2 例，经皮肾镜碎石取石术 3 例，经输尿管镜碎石取石术 37 例，院外专家支持手术 6 例；妇产科 1113 例（2010 年 749 例、2011 年 980 例），其中政策性限价 1014 例，限价率 91.11%；急诊科 9 例。比上年增加了 572 例，增长率 25.46%。

2013 年入院 18406 人次；出院 18369 人次；住院人数及出院人数均比上年有所增加。

第三节　中医工作

兴仁县境的中医工作，早在清代晚期就有所开展。

中华人民共和国建立后，1950 年至 1956 年由个体中医师自行开展，1956 年县中医联合诊所并入县医院后，县医院始开展中医工作。

一、20世纪部分年份工作开展情况

1956年10月，卫生科吸收中医联合诊所医师4名、药剂员1名到县医院设立中医科，为国家正式干部，曾学古为中医科负责人兼医师，宋如渊为医师，王永锡为药剂员，雇佣许连山为调剂员，指派杨露甘领导中医联合诊所，姜明周为巴铃区纳壁卫生所所长，雇佣余绍和、杨德滋为巡回药剂员，是年中医完成门诊17274人次。

1957年，县医院工作总结称称："在1956年的基础上继续贯彻整顿、巩固、提高质量的方针开展工作，中医科有医师2名，药房工作人员2名，学徒1名，中医人员年龄较高，态度和蔼，深受群众欢迎。"

1958年9月，县医院派出姜明周到贵阳中医进修学校学习，11月学习结束回县医院任医师；10月，防疫队职工王开礼申请到学习中医获得批准，出师后在县医院中医科看病。

是年，中医创造了经验秘方3个；开展了中西结合工作，这项工作的内容是要求在三个月内，中医师学会看体温表、掌握化验血、大小便、痰等四大常规的正常值；在半年内西医师掌握一定中药的性质、用途；加强中西医会诊，互相学习，取长补短，首开县境中西医结合治疗的先河。

是年，完成中医门诊诊治21300人次，参加巡回医疗630人次。

1959年12月，县卫生科批准李仕藻、王万芬、曾祥玉到县医院学习中医，在1960年的献方大会上隆重拜师后，是年12月下放回家。

是年，县医院开展的中西医合流（结合）工作，是为了坚决贯彻国家"土洋并举，中西合流"的方针，组织全院职工学习上级有关文件，在取得正确认识的基础上，采取投师访问、中医师授课、会诊、献方等方式，组织西医学习中医，培养新生力量，充分发挥中草药的作用。通过一年来的努力，大部分西医师在中医先生的指导下，均学会以望、闻、问、切的方式诊断一般的病症，开中药方子20至30个；开展了学习针灸运动后，西医师都能找准30至50个人体穴位，采用针灸、按摩、梅花针治疗疾病。

是年，县医院开设了中医理疗室，全年行针3930人次，治愈哑巴7例，大量采用中草药，用青皮煎剂代替了合霉素，用白头翁煎剂代替了依米汀，减轻了患者经济负担；为解决疑难病症的治疗，全年中西医合流会诊36次，用中药治愈阑尾炎2例，用乌梅茛加减治愈胆道蛔虫3例、结核性脑脊髓膜炎1例，叉烧骨折1例，麻疹100余例，病毒性肺炎20例。中医师全年共献出药方190余个，其中曾学古献出最多，还献出了九代不外传的保命丹、神仙丸等贵重药方。为了更好的继承祖国的医学遗产，全年选出3名年轻西医人员当中医学徒，订立了包教包会的师徒合同。

1960年3月17日，县召开第二次种草医药代表大会，周具尧老先生等外出采风访闲献出中医秘方，张信等献出珍藏手抄本载秘方98个，会议共收到群众所献秘方4364个。

是年，县医院的中医学徒三年教学计划安排，从1960年4月起到1963年3月止，培训课程有政治常识、中医历史、中药学病因学，病理学，诊断学，伤寒论，温病学，内、妇、儿科学，针灸，实习等。分别由王新、张文学以及蒋松山、曾学古、宋如渊、姜明周等授课。

是年县医院开展中医门诊、住院（有病床14张）工作，收容病人116名。

1961年，中医门诊诊疗17792人次，住院是配合西医进行，收容病人116名。中西医结合用乌梅汤治愈曾住院3月之久无效的病人1例，实行定额诊断，每小时不超过4人，降低了复诊率。中医先生带徒除开已经出师的外，尚有1名明年出师，老中医们跋山涉水挖药40多斤，在"三病"多发时期献出秘方制成糠麸饼等药膏药丸供应近邻的几个区支援了灭病工作。

1962年12月，卫生科批准赵露熙、焦明凤、陈昌信学习中医、批准杨琼芝学习中药，雇用李

时琴学习配方，均举行了拜师，订立师徒合同。中医学徒学习时间为 3 年，曾学古带妇、儿科，杨露甘带生理、内科，宋如渊带诊断、温病，姜明周带针灸、中药、伤寒。

是年，县医院有中医师 4 名，中药剂员 2 名，学徒 5 名（其中已出师 1 名，在职学习 1 名），年龄最大为 75 岁，最小为 18 岁，全年中医门诊 18367 人次，占全年总数的 40.5%，中西医综合治疗卓有成效，邪热蒙窍、哭笑不止、癫痫、高血压等疑难杂症西医久治不愈，经中医会诊治愈，中医科受到许多病人的感谢信。带徒弟工作，有系统的教学计划，开始诊断学、生理学等课程。是年培养合格出师 1 人，从 7 月份起新带 2 人，7 月以后又自动来学 2 人，医院一并进行培养，为社会造就中医人才。

1963 年，全年全院共诊疗病人总数 43305 人次，其中中医科诊疗病人 24522 人次。县医院从 2 月份起取消了排队挂号，实行随到随治，中医科工作成绩突出，中医师经常到住院部会诊。配合西医治好了破伤风、大吐学等疑难病数例；中医人员利用休息日上山采挖柴胡、地首皮、蒲公英等药物 200 多斤；老中医带徒弟 4 名，按照全国统一的中医中级教材授课，出师 1 名在院任中医师。

1964 年中医科诊疗病人 53631 人次，坚持 10 小时工作制，方便了病人。同时开展针灸治疗，对一些圣经系统疾病如风湿性关节炎等的治疗，疗效很好，受到群众欢迎；配合西医诊治疑难病大吐血、破伤风等也取得疗效。加强了药库管理，全年整理药库 12 次，使得药物虫蛀霉烂比过去减少，制药强调按法炮制以提高药物质量，配方强调集中精力，做到药准秤准，克服了过去随手抓药的毛病，通过主管部门和有关单位检查，及时纠正药价偏差的现象，统一执行国家牌价，还咯用假日休息时采挖柴胡、地青皮、蒲公英等药物 200 多斤，在继承工作方面目前已带有学徒 4 人，是应用全国统一的中医中级教材、方法是理论与实践相结合，已完成了中医生理、诊断、针灸等科目。现正讲授着药物、伤寒论，还采用饭后或休息时间登门拜访老医师，吸取或的经验、针灸学已能结合实际应用于临床上，同时还组织中医师讨论本地常见病多发病的规律及防治措施、做好疑难病症会诊病历的工作，总之使中医工作更好地为病人服务。

1965 年 7 月 8 日统计，为了备战工作需要，中医科进行中药装箱 50 余箱，随时可以启用；完成中医门诊 28717 人次。

是年，为贯彻落实毛主席的"6·26"指示，中医科派出人员配合西医到街上摆摊为农民看病，有时遇到开会或其他情况，中医师 1 人在街上顶班；全年进行中药炮制，炮制机片保证了配方需要；中医带徒工作取得成绩，学徒焦明凤刻苦钻研，使用师傅传授的针灸疗法，治愈中风、口眼歪斜病人 4 例。学徒有 2 人满师，办理了出师手续。

1971 年，在开展农业学大寨、工业学大庆的政治运动中，县医院职工提出"白天加油干，夜晚加班干"的口号努力工作，统计 4 月 15 日至 11 月 15 日，全院完成门诊 65800 多人次。其中中医完成月平均 400 余人次，有的患者来自县外。全年共采集中药材 100 多种 3000 多斤，其中常用的有 30 多种；用新针疗法治愈小儿麻痹症 7 例；收集到民间验方 10 余种。

1972 年，县医院要求中医科要尽力推广新针疗法；每星期抽一天时间轮换上山采药，每月集体上山采药一次；采回的药材试制成功后，制成合剂、丸散推广使用。

1980 年 11 月 4 日，根据上级有关文件精神，为祖国"四化"（国家提出的工业、农业、国防、科技现代化）培养年轻一代，解决中医后继乏人的问题，县医院批准院中医科职工李健在职拜院中医师王开礼为师学习中医，订立了师徒合同。该合同的条款是：1. 跟师学习合同时间为 3 年，期间双方不得强调任何借口不教不学；2. 学习内容以贵阳中医学院教材为主，理论与临床实践相结合；3. 双方做到尊师爱徒。徒弟尊敬师傅，刻苦学习；师傅不保守，耐心教徒；4. 跟师学习期满，经师傅认可，报上级有关部门考核合格后，报请主管部门办理中级中医士手续。

11 月 29 日，县医院向县卫生局呈报学中医师徒合同。

1981 年 2 月 21 日，县卫生局下文同意县医院李健拜王开礼为师在职学习中医，并同意为其师徒合同备案。

1983 年，中医科有医生、药工计 9 名，全年共诊治病人 27859 人次。药工是手工切药，满足了临床需要。药房只有 2 人拣药，每天平均拣药 100 多付。

1985 年，中医科有医生和药工人员 12 个，一人长期在外学习，全年共诊治中医患者 25934 人次，平均每天应诊 208 人，总收入 68806.19 元，针灸 435 人次，中药加工有两人都是手工操作，全年加工 6850 市斤，能保证临床的需要，中医门诊还负责住院患者附带吃中药的看病人饭，一年炮制中药 400 多斤，中医的社会效益较高，年终盘点有 32625.17 元的中药。

1986 年，县医院有中医师 1 名，中医士 4 名，中药剂员 4 名，完成门诊治疗 28133 人次，其中采用新针疗法治疗 209 人次。

1987 年，县医院引进理疗仪器"神灯"，完成中医门诊治疗 24542 人次，其中采用新针疗法治疗 977 人次，神灯理疗 504 人次。

1988 年，中医门诊接待病人 22961 人次，开出中药配方 22961 张，开展理疗 150 人次。

1990 年，完成门诊治疗 19531 人次，其中新针疗法 830 人次。

1991 年，完成门诊治疗 19987 人次，其中新针疗法 629 人次。

1993 年，完成门诊治疗 10912 人次。

1997 年，完成门诊治疗 7265 人次。

1999 年，中医科开展了针灸、超短波理疗，完成门诊治疗 5897 名，实现业务收入 24044 元，其中理疗收入 2000 余元。

二、21 世纪部分年份工作开展情况

2007 年，全年接诊门诊病人 14650 人次。

2008 年，全年接诊门诊病人 14650 人次。

2009 年，中药房共发药 16629 人次，总金额为 788723.3 元；中医门诊量为 8805 人次，收入金额为 336545.5 元；中医理疗 1146 人次，收入金额为 39501 元。

2011 年 4 月 1 日，中医康复理疗科住院病房正式成立，县医院开展的中医业务有电针、艾灸、拔罐、刮痧、推拿、颈腰椎牵引、磁疗、中频治疗、红外线治疗、贴敷治疗、穴位注射、内服中药等治疗及护理，并开展具有专科特色的护理工作。

2012 年，中医科开展的业务有电针、艾灸、拔罐、颈腰椎牵引、磁疗、中频治疗、穴位注射、内服中药等治疗。是年县医院中医科的总结称："在深化体制医疗改革的 2012 年，以县医院制定的核心制度为指引，锐意创新，奋发图强，开展新技术、新项目，培养人才，在院领导的大力支持下，圆满完成了 2012 年度制定的各项工作：1. 思想政治方面，坚持不懈的学习科学发展观，进一步提高了科室的思想政治意识，增强科室工作人员的凝聚力和向心力。2. 医德医风方面，注重提高医护人员的思想品德、道德修养，反复学习了医院的各种文件及规章制度，学习《医务人员医德规范》以及医务人员'十不准'，紧密围绕'服务'的基本理念，鼓励服务创新，为患者提供热情周到、便捷高效的服务，坚决杜绝医疗行业不正之风，增强医务人员的工作责任之心，切实提高医疗服务质量。工作人员形象的好坏直接影响到我科及医院在广大患者心中的形象，加强医德医风建设和岗位职业道德的学习，强调医疗安全提高医疗质量，全年实现患者'零'投诉。3. 业务素质方面，继续沿着'突出中医特色，发挥优势，以专科专病建设为重点，以完善综合服务功能为目标'的业

务发展思路，把我科的特色项目建设得更加具有优势。优良的医疗技术和优质的医疗服务是我院乃至我科生存和发展的原动力，优良的科学技术和先进的管理理念能推动科室向科学化、规范化的方向发展。严谨有序的医疗秩序能够确保医疗质量的安全。我科围绕着强化本科室的学科建设，营造和谐的医患关系为中心，在思想上转变思路，在专业上拓展新项目，继续将针灸治疗项目延展的更加宽广，治疗常见病多发病，如中风后遗症、关节炎、肩周炎及软组织损伤，共实施了 6000 多人次，得到了患者和家属的一致好评。4. 业务工作，收治住院病人入院 74 人，出院 69 人；煎药 610 人，电针治 6053 人，微波治疗 7308 人，中频治疗 6367 人，牵引治疗 2467 人，艾灸治疗 1470 人，拔罐治疗 26 人，推拿治疗 3 人，刮痧治疗 2 人。"

2013 年开展的业务有穴位注射、电针、颈腰椎牵引、中频脉冲电治疗、微波治疗、刮痧、拔罐、艾灸及中药煎药等治疗，全年共收治住院病人 215 人次，出院 205 人次。

第四节 护理工作

护理工作是医疗工作不可或缺的，县医院自建立始，即有护理工作的开展，惜大多年份均没有专门的总结或记录，但是没有记录不等于没有工作的开展，护理工作的辛苦人所共知，同时护理工作的崇高，亦为人所敬仰，"医者父母心"，大多由护理工作所体现。

一、20 世纪部分年份开展的工作

1962 年的护理工作，因人手不够，护士基本上没有节假日休息，在护士病假事假多的情况下，院领导、医生、化验士、药剂士、秘书、中医学徒、出纳等都参加值班做护士工作。全年做到了病人随叫随到，送水、送饭、端便盆，任劳任怨；冬天洗衣员忙不过来，肖昌兰、王登国、张维甫、张维英、赵国芬全体出动洗衣，保证了工作开展，全年无任何事故发生。

1965 年 8 月 26 日，县医院召开护士座谈会，会议内容一是找出护理工作存在的问题原因，研究解决的办法；二是对护理工作进行分组，门诊部一个组，内儿科一个组，妇外科一个组；三是研究如何提高护理质量，保证危重病人的护理问题。

1983 年，护理工作做到了"三查七对"，病床头交班，注射器和针头用高压消毒，肝炎病人做到一针一管，无菌观念增强，通过护理人员的努力，密切了医患关系。

1985 年，门诊护理开展中小换药、清洁灌肠、清创缝合、导尿等 1522 人。

1986 年，县医院有护理工作人员 38 名，设有治疗室、普通病房和隔离病房。是年的护理工作，改变了过去只管打针发药的状况，执行了新的班次，护理工作者不因吃饭耽误时间影响工作，是年贵阳医学院附属医院派员到县医院支持工作，县医院护士在贵医附院护士长的帮助下，开展临床护理和基础护理，建立了班次工作制度和操作规程，工作情况有记录，被服有人管理，病房清洁卫生状况得到改观。通过工休谈话制度的执行，护理人员改善服务态度，利用工休时间与病员谈话、沟通，对重病和长期住院的病人进行褥疮护理，遇到重危或中毒抢救病人，积极配合医师抢救，构建了和谐的氛围、关系，使县医院的护理工作逐步走上正规化的轨道。是年，全年开展换药 1580 人次，静脉注射 385 人次，肌肉注射 33965 人次，住院输液 1 万余人次，肌肉注射 54000 多人次。此外，外妇科还利用旧棉絮、旧床单改制垫子 42 床，提供给病人用，方便了病人，同时也给县医院节约就经费开支。是年，县医院的护理工作经州卫生检查团检查评比，从过去的全州倒数第一一跃而居正数第一，得到上级好评。

1987 年，护理工作开展门诊肌肉注射 29753 人次，静脉注射 1304 人次，各种换药、清创缝合、固定等手术 2192 人次。

1988 年，县医院全体护理工作人员认真学习业务，随时组织疑难病症讨论，以提高业务水平，建立了班组制度，操作规程，被服、痰盂等有专人保管，各项工作均有记录，治疗方面，改善了服务态度，提高了无菌观念，病人一人一具注射器，3 棵棉签消毒，器械定期用紫外线消毒，治疗室严格了交、接班，坚持 7 查 7 对，严格执行医嘱，护理工作质量提高，全年完成门诊肌肉注射 29958 人次，静脉注射 1938 人次，各种换药、清创缝合、固定手术 1659 人次。

1998 年县医院护理部及全体护理元坚持党的"四项"基本原则，做了大量工作，4 月份由院领导、护理部组织全院护士开展护理基础业务考核，促进了业务水平的提高，对三测单的绘制、交接报告的书写作了修正，组织全院护士长对各科的护理表格及病房环境卫生进行了交叉检查，使当年的护理工作得到了提高。

1999 年的护理工作，县医院总结载："1. 工作中从未发现不穿工作服、不带工作帽上岗的现象，改变了以往衣冠不整的现象；2. 对病人做到白问不烦，与病人交谈做到轻言细语、服务周到、举止大方。如儿科老护士催玉怀帮助患儿处理大小便，给家长送吃食，休息时也到病房观察病情安慰家长；3. 为提高护理人员的业务水平制定了业务学习、技术操作、培训计划，每月月底开办一次业务讲座，由护士长、护理技术骨干轮流讲课，内容有：怎样做一个合格的护理人员；护理工作中在临床工作中的地位；无菌技术操作；高热病人的物理降温处理等，授课后进行了考试，98% 的人员考试分数在 90 分以上。"

是年，在护理工作方面，院护理部定期召开各科护士长会议，研讨护理工作中存在的困难和问题，开展护理知识的培训与讲座，互相交流工作经验，使护理人员在护理理论与技术上都有一定的提高，重视无菌观念，严格技术操作与各项查对制度及护理档案的书写，仪表端庄、服务态度教以前有根本的转变，认真搞好晨间护理，耐心听取病员的意见，主动为病员作护理知识的宣传，争取病员的积极配合治疗，早日康复。

二、21 世纪部分年份开展的工作

2007 年，护理部经上半年调整充实后，在院领导关心支持下，紧紧围绕"内强素质，外塑形象"的原则有序开展，全体护理人员思想意识，业务技能有进一步提高"白衣天使"的形象在患者及其家属的心目中得到强化，初步收到预期效果：（一）抓建章立制、严操作规则。借鉴外地经验，结合本院实际，及时制定出台 134 个护理制度，规定程序、预案、流程，涵盖外科、内科、儿科、妇产科、手术室和消毒室等科室，组织护理人员进行护士岗位技能竞赛，组织编写了《护理手册》和《护理操作常规规范》发放各科室，护理人员人手一册。（二）重视再教育，狠抓业务培训。制定了护士培训教育计划，并逐月推进，共举办培训 5 期，参加培训 350 人次，主要内容为：1. 内强素质，做优秀护士；2. 无菌技术操作要领；3. 导尿术；4. 鼻饲法；5. 静脉留置针；6. 静脉输液法；（三）严格执行制度。为确保护理记录、责令整改等规章制度落实到位，护理部先后组织四次护理查房。（四）创新与思维方式。开展患者满意度调研，为加强护患交流与沟通，构和谐护患关系，九月中旬，开展对患者满意度调研工作，到内科、儿科、外科、妇产科、门诊五个科室发放调查问卷表 48 份，要求患者及家属对护理工作质量与服务态度进行满意度测评。收到调查问卷表 46 份，满意率达 75% 以上。（五）积极配合医院举行招聘考试。11 月按院领导的要求，举行了护士招聘考试，严格执行相关考试规则，未出现舞弊现象，顺利完成了招聘任务。

是年，县医院制定了《分诊服务台护士职责》：1. 服从门诊部护士长领导，做好服务工作，提前30分钟到岗。2. 认真听取患者的主诉，详细询问其主要不适，正确指导患者就诊，帮助患者选择合适的医生，并做好咨询服务工作。3. 熟悉医院各科室的分布位置，义务护送患者入院，并帮助患者办理入院手续。4. 做好健康宣传材料的发放和保管。5. 了解常见病、多发病的临床表现，做好健康宣教。6. 掌握常见化验正常值，为患者提供正确信息。7. 掌握常用特殊检查的目的、临床意义、适应证、禁忌证及检查前的注意事项。8. 负责轮椅和担架车的借用，要及时收回，妥善保管，确保性能良好。9. 负责一次性口杯的发放，做好饮水桶的管理，保证水源的供应。10. 打扫和维持大厅的卫生，确保工作环境清洁卫生。并维持好门诊大厅就诊秩序。

2008年全年完成住院病人9462人的护理工作，其中病危病人2078人；一级护理6806天，急诊3096人次，抢救危重病人3030人次，留观15158人，执行输液90345人次，输血986人次，各种注射270135人次，大小手术护理2511人次，基础护理36725人次，各种治疗145188人次。

2009年2月11日，县医院制定护理培训计划，该"计划"内容是：（一）培训为每季度一次，培训时间由主讲人定。第一季度讲"导尿术"，由供应室护士长幸蓉主讲，并组织观看相关影碟；第二季度讲"心肺复苏"，由内科主管护师陈文萍主讲，并组织观看相关影碟；第三季度讲"静脉穿刺"，由妇产科护士长张宇主讲，并组织观看相关影碟；第四季度讲"心电监护仪操作"；由外科护士长王成英主讲，并组织观看相关影碟。（二）措施保障：1. 对上述培训内容进行理论和操作考试，理论考试一季度一次，临床操作考试每季度培训结束后，由各科护士长在本科完成护士操作考试，护理部不定期抽考。2. 考试成绩与年终奖金挂钩。

3月9日至10日，县医院在院内大会议室举行了《医院感染安全与消毒灭菌》、《医疗护理服务流程与环节质量安全管理》、《导尿术》等护理工作业务培训，要求全院不值班的护理工作人员全部参加，规定无故不参加受训者按旷工处理。

2010年3月，县医院召开优质护理工程动员大会，传达工作实施方案。

是年，县医院开展的护理工作，一是认真落实各项规章制度，重视护理安全管理，重申护理各项核心制度，加大对护理核心制度执行情况的监督检查力度。要求每月科室对护理安全进行全面检查，护理部日常下科室抽查，每季度进行全面检查一次，对各科室存在的问题积极进行意见反馈并限期整改。二是提高护理人员的业务素质：1. 定期组织全院护士业务学习，科内每月业务学习1次，遇有专家讲学，积极组织大家听讲，全年护理部组织护士业务学习共4次。对5年工龄以下护理工作者进行了培训，培训期次及时间是：2010年举办培训会12期，分别于各月上旬举行，培训内容及方式：1月上旬的培训内容为"心肺复苏"，由创外科护士长沈光秀作理论辅导，并组织观看相关影碟；2月上旬的培训内容为"导尿术"，由急诊科护士长王成英作理论辅导，并组织观看相关影碟；3月上旬的培训内容为"体温、脉搏、呼吸、血压测量法"，由普外科护士长张恩凤作理论辅导，并组织观看相关影碟；4月上旬的培训内容为"吸痰法"，由儿科护士长方艳作理论辅导，并组织观看相关影碟；5月上旬的培训内容为"静脉输液法"，由手术室护士长郑春荣作理论辅导，并组织观看相关影碟；6月上旬的培训内容为"心电监护仪使用"，由内科护士长陈文萍作理论辅导，并组织观看相关影碟。7月上旬的培训内容为"皮肤护理"，由主管护理师隆晓娅作理论辅导，并组织观看相关影碟；8月上旬的培训内容为"灌肠法"，由主管护理师胡常莹作理论辅导，并组织观看相关影碟；9月上旬的培训内容为"口腔护理"，由主管护理师李兴碧作理论辅导，并组织观看相关影碟。10月上旬的培训内容为"输血法操作程序"，由主管护理师王家会同志作理论辅导，并组织观看相关影碟；11月上旬的培训内容为"冰袋的应用操作"，由主管护理师王选琼作理论辅导，并组织观看相关影碟，12月上旬的培训内容为"无菌技术操作程序"，由主管护理师张宇作理论辅导，并组织观看相关影碟。2. 组织全院护理人员三基理论考试 4 次，三基考试合格率达 80%。3. 坚持护理业务查房：护理部每月轮流在六个科室进行护理业务查房，对健康指导、护理措施进行探讨，以达到提高业务素质的目的。4. 全年选派护理骨干及管理人员参加多种形式的专科知识及技术培训班人数达 20 人次。5. 鼓励在职护理人员参加护理大专及本科学习，现专科毕业护士 47 人，提高了整体水平。三是加强监督管理保障护理安全：1. 护理部定期督促检查护理工作，重点加强了节前安全检查，增强护理人员防范意识，杜绝事故隐患，规范了毒麻药品的管理，做到了专柜专人管理，抢救车内药品做到了"四定"：专人管理、定点放置、定量、定数，班班交接，有记录。抢救设备及时维修、保养、保证功能状态备用。2. 坚持护士长夜查房，督促检查护理人员在岗及岗位职责履行情况，及时发现护理工作中存在的偏差，及时给予纠正处理，对工作中的不足做出针对性、实效性改进措施，以确保护理质量及护理安全。3. 深入科室督促护士长每日工作安排。重点查新入、转入、手术前、手术后、危重和生活不能自理、有发生医疗纠纷潜在危险的病人，督促检查护理工作的落实，加强环节质量控制，减少了护理缺陷的发生。4. 组织了见习期护士进行岗前培训，通过培训，使她们树立法律意识、质量意识、安全意识，在岗位中认真遵守各项规章制度及操作规程，履行好白衣天使的神圣职责。更好地为医院建设贡献力量。四是规范护理文件书写，强化护理法制意识，护理部严格按照贵州省护理文件书写规范要求，制定了医院护理文件书写实施细则，采取集中讲座、分病区学习等形式进行培训，使护理人员更加明确了护理文件书写的意义，规范了护士的行为，提高了护理质量；在组织讲座时，还结合我院书写护理文件的实际情况，进行了总结和分析，提出了相应对策。五是加强了质量管理监控力度：1. 护理部按照护理文件书写规范，及时修订完善了各种护理文件质控标准，由二名护士长专门负责检查护理文书。2. 加强了消毒供应室无菌物品的洗涤、消毒存放、下收下送工作管理，保证了消毒物品的质量和医疗护理安全。3. 加强了医院感染控制管理，组织了护士长及全院护理人员学习新消毒技术规范、医院感染管理规范，通过每月质量检查和护士长夜查房，对护理人员消毒执行情况进行了检查考核，重点加强了一次性无菌物品、无菌技术、卫生学、洗手、环境卫生学、消毒监测的管理。六是提升服务质量，塑造医院形象：1. 规范护理人员着装、要求文明用语，接听电话规范，让护理人员以端装、和蔼、亲切、大方的形象和饱满的精神面貌投入工作中，用文明礼貌的语言热情接待病人，为病人提供满意的服务。2. 继续加强主动服务意识，贯彻"以病人为中心"的思想，让护理人员改变思想，提高认识，及时满足病人的要求，不断改善服务态度，提升护理服务质量，注重护患沟通，从单纯的责任制护理转换到了以人性化护理为中心的整体护理。七是提高护士长管理水平：1. 要求护士长根据科室情况订出适合的年计划、季安排、月计划、周重点进行督促实施，并监测实施效果；2. 坚持护士长例会制度：每月召开护士长例会二次，内容为：总结上月工作中存在的优缺点，并提出相应的整改措施，向各护士长反馈护理质控检查情况，安排下月工作重点。八是加强护理人员医德医风建设：1. 继续开展健康教育，对住院病人发放满意度调查表（定期或不定期测评），满意度调查结果均在 90% 以上，并对满意度调查中存在的问题提出了整改措施。2. 每月科室定期召开工休座谈会一次，征求病人意见，对病人提出的要求给予最大程度的满足。3. 完成了本年度实习护士 23 多人的岗前培训，通过培训，使她们树立法律意识、质量意识、安全意识，在岗位中认真遵守各项规章制度及操作规程，履行好白衣天使的神圣职责。4. 为充分调动、培养护理人员的积极性、参与性，"5·12"护士节举办了十佳护士表彰活动。九是开展护理教学科研，7 月份接收州职业技术学院实习生 21 人，组织召开实习生座谈会 1 次，组织全院性护理实习生业务学习 4 次。全年完成的护理工作，各科室累计输液 21073 人次，输血 486 人次，肌肉注射 10315 人次，皮试 15400 人次，静脉采血 12075 人次，手术 1938 人次，特一级护理 115 人次，抢救 85 人次，灌肠 105 人次，口腔护理 450 人次，导尿 1180 人次，吸氧 11208 人次，雾化吸入 1800 人次，静脉留置 3348 人次，胃肠减压 218 人次，心电监护 1125 人次，各种引流 201 人次，会阴冲洗 2898 人次，小儿头皮静脉 4248 人次，洗胃 45 人次。

2011 年以后，县医院有关护士招聘、工作调整、培训考试等均由护理部组织，报院批准同意开展。是年至 2013 年，每季度均进行护理工作三基本知识培训、考试，并对科室成绩进行奖惩。

2012 年，全年各科室累计输液 63802 次，静脉输血 624 次，肌肉注射 39435 次，静脉采血 31878 次，皮试 15116 次，手术 2814 人次，特级、一级护理 24976 人次，抢救 880 人次，口腔护理 6720 人次，导尿 2422 人次，吸氧 12345 人次，静脉留置 16212 人次，心电监护 10520 人次，会阴冲洗 25746 人次，平产接生 3513 人次，洗胃 1319 人次。检验科完成生化检查 47005 人次、血细胞分析 28258 人次、凝血功能 13012 人次、妇科筛查 736 人次、微生物 6162 人次、病理活检 728 人次、体液细胞 44 人次、宫颈细胞 89 人次。输血科：输悬浮红细胞 1547u、全血 3800ml、血浆 29800ml，全血、成分输血适应症正确率 93%、输血不良反应发生率 0.1%，输血感染传染病率 0%，成分输血率 98.8%，符合国家二甲医院的标准。

2013 年 5 月 12 日，县医院为纪念"5·12"国家护士节，由护理部组织开展纪念活动，全院护士每人发给护士鞋 1 双、头花 1 朵，临床工作的护士加发慰问费 100 元；邀请党政办公室、院领导、工会、妇委会及科室领导参加联合活动。

是年，县医院选派护理管理人员参加贵州护理协会举办的护理管理人员上岗培训 4 人次，参加短期学习 55 人次；选派手术室护理人员 2 人参加手术室专科培训、急诊科护理人员参加急诊专科培训 2 人、重症医学科护理人员参加专科培训 2 人、内科派 3 名护理人员参加肿瘤和血透专科培训；院内组织护理技能培训 11 次，并对培训内容进行抽考，合格率 95.7%；组织护理理论考试四次，考试合格率 77.8%；全院护理人员积极配合医院圆满地完成高考体检、事业人员招考体检、教师招考体检、富士康企业招工体检、抢救鲁础营中学及民建乡儿童食物中毒等政治任务 12 次；全年开展护理质量检查 4 次，其中：基础护理 99.6%；危重、一级护理 98.32%；急救药品 98.97%；护理文书书写（在架 98.57，运行 98.82）98.69%；病房管理 97.67%；消毒隔离 97.45%；特殊科室 96.8%；优质护理病房满意度 93.25%，普通病房满意度 94.52%；常规器械消毒灭菌合格率 100%；无护理事故发生。全年护理工作全院累计完成输液 83802 次，静脉输血 1135 人次，肌肉注射 39435 次，静脉采血 31878 次，皮试 15116 次，配合手术 3199 台次，特级护理 274 人次，一级护理 11310 人次，抢救 1154 人次，口腔护理 5026 人次，导尿 2649 人次，吸氧 12345 人次，静脉留置 2422 人次，心电监护 10520 人次，会阴冲洗 3237 人次，平产接生 3237 人次。

第五节　辅助工作

县医院为开展医疗工作内设的放射、检验、药房、后勤、总务等科室所开展的工作是为医疗辅助工作。

一、20 世纪开展的工作

20 世纪前期，县医院的医疗辅助科室划分并不泾渭分明，大都归入门诊系统。

1955 年的药政工作：甲、分性分类保管，自元月份起处方一律改用中文。乙、对药房药品、材料进行了清点，准备于 7 月份起开始诚行药品基金管理制度。

1957 年，县医院主送兴仁县委宣传部、兴仁县人民委员会卫生科的《1957 年度全年工作总结报告》称：在 1956 年的基础上继续贯彻整顿、巩固、提高质量的方针开展工作……四、化验：新增了部分药品和器械，工作逐步开展起来：肝功能、肾功能及肥达外裴氏反映等；血常规化验提高了技术，原来需要 1 小时作一个，提高技术后只需要 2 分钟就能作一个。此外，还为防疫站培养了一名化验人员。五、新置高压消毒器一具，部分注射器及针头，改变了煮沸消毒的原始方法，消毒更加严密。六、药政工作：新置了药库调剂台一张，严格了药品管理，使贵重药品消耗量有所下降。七、财务工作：基本符合年预算，只是因新迁院址，开支搬迁费和安装电话等突破了预算。在县委四级干部上公布了各区乡欠医疗款人员名单，在基层干部的帮助下，派员催收回欠款 100 余元。"

1958 年的门诊总结载："挂号室由 1 人负责，工作量大，并无怨言，账目差错少；中、西药房药品保管良好，没有发现霉烂、风化、潮湿等情况，保证了供应；将治疗室、内外科室（包括发出、五官等）合并为一室开展工作，提高了工作效率；总务工作由 1 人负责，人少事多，深夜苦干，毫无怨言，严格执行财经制度，使暂付款在年内全部结清；检验工作跟上了需要，增加了卡他卡试验、血小板计数、快速染色法等特殊化验，共计化验 3012 人次，缩短了病人候诊时间。"

1961 年，在三面红旗的照耀下，贯彻卫生工作必须以农业为基础、调整、巩固、充实、提高的方针，在党的领导下，鼓足干劲、同心同德、克服困难，在生产救灾、安排生活的基础上，搞好以治病防病为中心的群众运动，积极保护劳动力，保证人民身体健康，争取农业大丰收。县医院开展的工作是：全年抽调专人成立制药厂，为城关、屯脚、巴铃等区加工、制造了大批灭病药物，并多次组织人力下乡帮助灭病。

是年，通过整风运动，提高了思想觉悟，改进了医疗作风；开展创医疗质量好、服务态度好、实事求是好、政治品德好、病人反映好的创五好活动，安装了兴仁历史上第一台 X 光机，安装了发电机，派到省、专区进修儿科、X 光机的同志陆续返院，上级分配来院医士 2 名、药剂士 1 名、化验士 1 名，充实了技术力量；设备安装了 50 毫安 X 光机、电疗机、紫外线、红外线经络测定仪、干燥箱、五个千瓦发电机，全年开展透视 708 人次，化验 5043 人次。

1962 年开展的辅助工作，检验由于设备、人员缺乏，只是以一般常规检查为主，起到了医疗辅助作用；药剂室完成全年药品、器械的采购保管，保证了医疗工作的需要。夏宗泽、张维甫、张逢浙自己动手搬运药物，为国家节约费用；药房负责了大量的药剂配置，全年共烤制蒸馏水 863900 毫升，配制清凉剂 260000 毫升，巴氏合剂 40000 毫升，止咳合剂 30000 毫升，颠茄合剂 35000 毫升，0.75% 碘酊 25000 毫升，器械消毒液 5000 毫升，大黄龙胆合剂 2300 毫升，癣药水 1500 毫升，3% 红汞 10500 毫升，3% 龙胆紫 9000 毫升，卢甘石洗剂 8500 毫升，10% 奴夫卡因注射液 2500 毫升，0.25% 奴夫卡因注射液 42500 毫升，0.9 盐水 359600 毫升，汽水 3500 毫升，1% 麻黄素 3500 毫升，5% 红蛋白银 1500 毫升，5% 碘甘油 1000 毫升，0.5% 硫酸锌 500 毫升；放射线、理疗室自己动手，在全院同志的帮助下完成 X 光机从门诊搬到住院部、完成院内 84 盏照明灯内外线安装，在汽车三场工人同志的帮助下，架通了医院到汽车三场发电机房的专线，解决了医院的用电；营养室总务人员经常与业务人员联系，征求病人意见，满足病人要求，改变了过去不分病情轻重平均分配的做法，按照医生的吩咐保证重点，照顾一般，变换菜饭花样，还加工一些盘菜出售，对行动不便的病人还送饭到病房，对经济困难者先给饭吃后补手续，保证了临床工作的顺利开展；财经工作计划完成收入 85586 元，实际完成 101214.18 元；计划总支 85586 元，实际支出 84886.16 元；生活福利食堂养猪种菜，有肥猪 3 头，收棒瓜 300 余斤，其他蔬菜未统计，对病人、老人、产妇呈报上级发给供应证定期供应糖、肉、蛋等副食品。对困难职工进行补助，全年补助 6 人，金额 205 元。医院创办储金会，该会经常保有资金五六百元，以解决临时有经济困难又不能借公款的职工。

1963年，县医院强调总务工作的后勤保障作用，将搞好病人生活和职工生活为主要任务，随着供应形势的好转，公休人员的要求也相应地提高了，凡国家供应的糖、油、肉、蛋菜物质，坚决地保证用在病人身上，逐步的改进了烹调技术，对重病和行动不便的病人实行送到床边，冬天保证吃上热菜热饭，不论病情如何全部实行送到床边，还不定期加卖盘菜方便病人，为加强生产以总务人员为主的成立生产队，养猪种菜，全年收包谷300斤、黄豆150斤、茄子南瓜等1000多斤，此外对业务用物质的组织供应也跟上去，支援了业务的开展；西药房在组织计划供应药物上还是较及时的，除正常的配方外全年共配制了各种制剂972600毫升。软膏1600克，且注意了防鼠、防潮、防火，讲究安全减少积压。检验全年共完成3737人次，多于一般常规，因试药不全采运困难等故特殊检验为开展起来；X光透视完成1242人次，理疗60人次，照片125人次，保证了医疗任务的完成；财经工作本着节约办院原则，坚持了严格的财经制度，全年收入136806.51元，支出122470元；存在问题是外欠账过多，没有及时清收。

1965年，辅助科室透视493人次，照片5人次，检验7206人次，理疗65人次；药房配制各种制剂1120多万毫升，软膏5521克；财务总收入143193.88元，其中业务收入101371.39元，比1964年增加11009.03元，上级补助39200元，比上年减少14600元，上年结余2622.88元，比上年减少17154.63元。财务总支出129418元，比1964年减少28455元。全年收支两抵结余13775.88元；清理外欠账共清出1962年至1965年外欠账计1.7万多元，县卫生科拨给1万元作为贫下中农免费，其余继续催收；总务室职工继续种菜养猪，办好医院食堂。

1971年药剂室配制的液体满足了临床需要；后勤总务工作为突出无产阶级政治，狠抓了阶级斗争，在本科室工作的反革命分子刘克会一旦不老实就召开批斗会，全年在科室召开2次，邀请其他科室参加召开2次，在病员中召开2次，合计召开6次进行批评斗争；保持清洁，经常打扫病房，在病房卖饭票，宣传毛泽东思想，缺水时把被服等挑到河里去洗，伙房组、洗衣组、发电房都积极工作，保证了医疗工作的正常开展。此外除老弱病残者外，都积极参加下乡劳动。

1975年，配剂室全年配制液体多少没有具有材料，但是全年全院共计完成各种手术196例，配剂室保障了液体的正常供应。照光室虽然只有技术人员一名，但坚持了正常的上班，解决了病人就地胸透和照片困难，同时还做了钡餐、钡灌肠，全年共照片465人，胸透271人，钡餐、钡灌肠50人，体检878人。化验室工作情况没有统计资料，但基本上完成了全年工作。洗衣室、保管室只有职工2名，工作任务重，完成较好，通过努力，使工作环境比1973年、1974年有所好转，清洁了许多。

是年存在的问题较多，属于医疗辅助工作方面的，主要有缺药缺物（如纱布、胶布、缝针等），中西药房没有建立药品存、消账目，没有报表和盘存，一年购进多少，用去多少，尚存多少，情况一概不知。到1975年年底中药房盘点有20473.88元的药品，西药房没有进行盘点。财经管理不严，财务混乱等。

1976年上半年配剂室配制液体3016瓶；财务收支元至2月份业务收入14603.59元，业务支出34169.41元；3月份业务收入13201.39元，支出18475.25元；4月份收入7730.95元，支出11200.81元；5月份收入7372.5元，支出16321.23元；6月份收入11372.35元，支出9216.2元；7月份收入13619.97元，支出15726.27元；8月份收入13357.35元，支出21754.02元；9月份收入13642.45元，支出10269.14元；10月份收入8220.27元，支出19840.73元；11月份收入12227.76元，支出3794.47元；12月份收入21170.18元，支出20618.29元。

1983年，照光室全年照片2688人次，比1982年增加了一陪多，透视2700人次，与1982年等同。化验室长期只有两人上班，既要应付门诊病人，又要到住院病房采血，遇到急诊，深更半夜也要起床配血，有时还要亲自去找人来输血，工作辛苦，但都是任劳任怨的。药库药房账目清楚，采购及时，制剂室全年配制大型输液液体 2400 瓶，为医院增收 2000 多元人民币。

1985 年，X 光室，化验室不但负责门诊、住院的工作，还帮助县保健站的化验和透视，X 光室新开展肾造影、输卵管碘油造影、胆囊造影等一些新项目，全年共透视 2814 人次，摄片 1850 人次；生化室的工作比去年好一些，化验的项目也多，共检验 22368 人次；化验室抽血的量较多，经常晚上起来加班，做了大量的工作都有记录，全年用血量为 114600cc，制剂室全年配制大输液 3480 瓶；药库房的保管工作做得较好，账目清楚，年终盘点药品价值 31266.50 元，全年购药 102314.72 元，领出 95221.82 元，科室领 11628.60 元。

1986 年，县医院开展的医疗辅助工作是：1. 医技：化验：县医院是年新构建一批医疗器械和试剂、药品，改进了肝功能 GPT、肾功能尿素氮、肌肝、胆固醇、血糖、淀粉酶、血清 ctca 的原有检验方法，建立了新的检验规程，从而使检验结果快而准确，为临床工作提供了可靠的医治依据。全年共开展普通化验 23658 人次，生化 1512 人次，输血 9 万余毫升。X 光：因机器光度不够，开展照光少，摄片多，全年摄片 4837 张。供应室：满足了全年各科所用棉签、液体、手术包供应，全年开展输液瓶消毒 1 万余次，换药碗及空针消毒 1000 余次。2. 药剂：为了执行国家《药品法》，加强药政、药品管理，是年县医院成立了药剂科，添置了部分中、西药柜、铁箱，炮制了部分中药，组织药品供应，购药有计划，经常检查药库药房，淘汰、处理伪劣和过期药品，处理了大量的中、西配方药品。总务后勤：保证了物质供应，按时发放了职工工资、按考勤情况发放了保健津贴和劳务费。记账室派专人催收住院费，使外欠账下降，全年外欠仅 800.2 元；统计室按省建文明医院的要求进行统计，开展统计分析和抽样调查，核算药品加成率，为药品管理提供了依据；物质库房严格执行验收、保管制度，领物由各科负责人签字方发放；修理组自行安装妇外科部分的水电，开展了一些零星的修理，保证了医疗合生活用水电。是年组织建立了医院食堂，方便了病人及家属。

1987 年，检验科开展生化检查 1559 人次；放射科摄片 2504 张，透视 1564 人次；全年业务收入 404995 元。

1988 年，辅助工作供应室保证了全部物质供应；药剂室认真执行国家药品管理规定，对贵重药品，毒、麻药品，剧限药品设有专柜保存，专人保管司发，近年由于部分药品紧缺，药剂人员积极多方联系，尽量保证药品的临床需要，对所有药品均定期进行盘点清理，计算出切合实际的药品加存率添加药品。后勤总务工作，总务可包括财务、统计、物质库。财务工作严格按照根据采集制度执行，工作和各种费用的发放，实行现金支付，按时编制财务报表上报，统计工作按时到各科室收集材料，分类编制报表上报，并负责保管病历档案，基本达到统计工作要求。县医院的总务工作还包括院内的水电安装、修理、开水供应等，均保证了工作需要和病人需要。

1989 年，辅助工作完成照光 3176 人次，照片 1400 人次。

1990 年，辅助工作完成照光 1683 人次，照片 3368 人次，化验 5662 人次，特检 38 人次，输血 315 人次，血沉 182 人次；财务工作每门诊人次收费 6.03 元，每床日收费 15.58 元，全年业务总收入为 715042.07 元，其中西医 330.422 元，中医 126006.88 元，总支出 63464994 元，收支相抵，结余 80392.13 元。

1991 年，放射透视完成 2138 人次，摄片 2992 人次，特检 28 人次，临床检验 10300 人次，输血 285 人次，生化检验 1881 人次；财务工作每门诊人次收费 6.49 元，每床日收费 17.8 元，全年业务总收入 729900 元，其中西医 605.900 元，中医 124000 元，总支出 63464994 元，收支相抵，结余 80392.13 元。

1995 年照片 3437 人次；财经工作完成业务收入 151.3 万元，其中门诊收入 34.4 万元，住院收入 116.9 万元。

1996 年，完成照片 3210 人次。

1997 年放射科照片 3480 张、B 超室作 B 超检查 1300 人次、心电图室检查 302 人次、胃镜检查 118 人次、全年完成业务总收入 203 万元。

1998 年，照光室摄片 5174 张，业务总收入 310 万元。

1999 年的后勤工作，病案统计方面做到每份病历认真检查，检查病历首页、病程记录、手术记录、死亡记录等项目，并装订病历卡片，登记造册，后勤管理方面听从领导安排吃苦在前享受在后。

是年，照光室摄片 5400 人次，透视 4200 人次，全年完成业务总收入 315 万元。

二、21 世纪开展的工作

2000 年，放射科摄片 5617 人次，透视 3960 人次。

2001 年，放射科摄片 4726 人次，透视 3560 人次；全年完成业务收入 376 万元。

2002 年，完成总收入 634 万元，其中中医疗收入 308 万元、药品收入 291 万元，其他收入 35 万元；手术室完成手术 401 例，其中外科 242 例、妇产科 159 例、气管内插管全麻 34 例、硬膜外麻醉 293 例、静脉麻醉 29 例、其他 45 例。彩超开机 59 天，检查病人 185 人次；CT 检查 1323 人次，B 超检查 3992 人次，胃镜检查 460 人次，X 光检查 7680 人次，门诊心电检查 498 人次，脑电检查 251 人次，颈腰痛专科治疗 1180 人次，生化检查 9000 人次，血常规 5500 人次，尿常规 3600 人次，输血 321 人次，全血 4470ml，成分血 220 单位，血浆 11050ml，细菌培养 300 人次，五官科治疗 3612 人。

2003 年完成 CT 检查 983 人次，彩超 1898 人次，放射科摄片 11634 人次，手术是开展各项手术 490 例（外科手术 244 例、妇产科 246 例）。全年共完成业务收入 773.3 万元。

2004 年，放射科摄片 12300 人次，透视 3000 人次，CT 检查 2200 人次、彩超检查 1376 人次，B 超检查 5760 人次，手术是开展手术 568 例。全年完成业务总收入 900 万元。

2006 年，完成放射科摄片 11652 人次，透视 4000 人次；CT 检查 3280 人次，B 超检查 9000 人次，胃镜检查 900 人次，手术室开展手术 733 例，检验科完成血常规检查 10000 人次，尿常规检查 4000 人次，生化检查 11000 人次，输血病人 840 人次，输全血 36000ml，成分血 720 单位。

2007 年，完成 CT 检查 3980 人次，B 超检查 14400 人次，普放摄片 13800 人次，透视 5800 人次，胃镜检查 990 人次，检验科生化检查 18000 人次，临检 11000 人次，输血 986 人次，麻醉科、手术室完成手术 1280 人次（外科 801 人次、妇产科 472 人次、内科微创 7 人次）。

2008 年，完成 CT 检查 3980 人次，B 超检查 14400 人次，普放摄片 13800 人次，透视 5800 人次，胃镜检查 990 人次，检验科生化检查 18000 人次，临检 11000 人次，输血 986 人次，麻醉科、手术室完成手术 1425 人次（外科 751 人次、妇产科 670 人次、内科微创 4 人次）。

2009 年完成生化各类检查共 21782 人次，其中内科 4069 人次，外科 3639 人次，妇产科 3062 人次，儿科 792 人次，门诊 7710 人次，血常规 25511 人次，凝血功能检查 4884 人次，筛查 4196 人次，尿液常规 9156 人次，粪便常规 4500 人次，微生物 99 人次。检验科全年总收入 2429832 元，总支出 771028.83 元，结余 1658803.2 元。B 超接诊 20028 例、CT 接诊 8016 例，放射接诊 25186 人次，其中透视 2600 余人次。口腔五官科完成五官 5287 门诊人次、口腔 3825 门诊人次；口腔科拔牙除各种残根残冠 350 例，拔出各种阻生智齿 225 例，畸形活动矫正 2 例固定 2 例；完成各种牙体、牙髓病治疗 250 例，完成各种牙体缺失缺损固定烤瓷 77 例，纳米镀金边烤牙 3 颗等。麻醉科全年共完成麻醉收入 599308.34 元，完成麻醉 1690 人次。

2011 年，县医院辅助科室注重同临床一线科室的沟通和交流，积极地参加了室间质评和室内质评活动。检验科在原开展项目的基础上新开展了化学发光免疫法检测 T、T，胰岛素等，适应了临床诊断与治疗的需要；放射科引进东软 16 排 CT 机，提高了临床诊断符合率；放射科、CT 室规范了每周五上午的集体读片制度；病理室新增免疫组化技术，提高了临床诊断符合率，在 CT 引导下穿刺活检，对疾病的早期诊断及鉴别诊断提供了可靠依据；胃镜室开展了直视下胃、肠息肉套扎术，减轻患者的痛苦，同时节约了费用；信息科在元月中旬，经过创外科和妇产科的试点无较大问题后，在全院启用了电子病历，在提高病历质量的同时，降低了临床医生的重复工作量，辅助医务科进行全院病历质量控制，建立了全院医疗质量管理监控系统，在这两周内对新招的 200 多名医师与护士进行了计算机基础与 HIS 系统全天培训达到合格，4 月份到 6 月份期间，协同智通公司的人员逐步启用了 PACS 与 LIS 系统，计启用 PACS 的 B 超机 3 台，LIS 的生化和血常规机 2 台。

此外，其他医技科室也分别开展了相关新技术、新项目，取得了良好的经济效益与社会效益。

2012 年，完成 B 超检查 59234 人次，CR 检查 35000 人次，CT 检查 14994 人次。

2013 年的辅助工作：重症医学科（ICU 室）组织业务学习 48 次，各种技能培训 48 次，病例讨论 38 次，选派人员参加省级培训，学术交流等 5 次，科室组织三基知识，专业知识考试，技能考试 12 次，大力发展新业务、新技术，如心肺复苏术，电除颤，电复律术、经口气管插管术、无创机械通气、有创机械通气技术、中心静脉置管术、中心静脉压监测、血气分析及胸、腹腔置管引流术等。全年共收治急危重症患者 228 人次，其中，脑出血 63 人次，脑梗死病人 45 人次，严重多发性复合伤 11 人次，严重颅脑外伤患者 29 人次，各种心脏病并心衰 32 人次，合并重症肺炎 12 人次，合并呼吸衰竭 ARDS15 人次，上消化道大出血并失血性休克 13 人次，合并多器官功能衰竭 18 人次，急性农药等中毒 3 人次，合并脓毒血症感染性休克 3 人次，合并急性肾衰、肝衰、肝性脑病 5 人次，合并严重电解质、酸碱平衡紊乱 16 人次，糖尿病酮症酸中毒 9 人次，急性心肌梗死 13 人次，大量心包积液 1 人次，重症胰腺炎 9 人次，抢救成功率 96.8%。参加院内会诊 94 次，参与院内抢救 15 人次，到相关科室进行气管插管、中心静脉置管 20 余人次，有力地支持了相关科室业务的开展。加强院感知识的培训，严格控制呼吸机相关性肺炎、导管相关性血型感染、导尿管相关性感染等，院感发生率控制在 0.08%。

消毒供应室进行灭菌器、低温等离子体灭菌器、手术器械清洗机、超声波清洗机等设备、质量检查及保养。机器出现故障立即请设备科或厂家工程师进行处理；无菌物品灭菌效果质量监测检查及控制；完成本年业务学习 25 次、考试 12 次、技能培训 12 次、技能考核 12 次；完成实习生讲课 26 次、实习生离科考试 10 次；B—D 试验每天一次共完成 388 次均合格，有记录；高压锅生物监测每周一次，共 59 次均合格，低温等离子灭菌生物监测每锅监测，共 291 次均合格，有记录；每锅工艺监测、化学监测，合格有记录；每周排班表交护理部；灭菌物品质量控制检查合格，合格率 100%；每月完成绩效统计工作交护理部；每月完成工作量统计工作交护理部；每月完成各科室领用一次性物品及无菌物品统计工作交财务科；每月完成满意度调查工作；每月空气监测 1 次合格有记录；完成各科无菌物品领用统计表；每月工作总结，完成上级领导安排的工作；完成每月考勤、做好人力资源调配工作并把人员调配表上交财务科；本年度高压灭菌锅次 914 锅，低温等离子灭菌锅次 531 锅；下收、下送及灭菌物品为：灭菌手术器械包 4333 个，手术衣洗手衣 3316 包，腔镜器械 6935 包，口腔器械包 3073 个，清创包 4570 个，烧伤包 2760 个，产包 3261 个，人流包 693 个，清宫包 365 个，引产包 68 个，产钳 38 套，胎吸 45 个，活检包 88 个，开口器压舌板 133 套，换药碗 12735 个，治疗巾 2246 包，牵引包 152 个，呼吸机管道 186 套，气管切开包 38 套，擦手巾 549 盒，洗手刷 396 盒，碘伏巾 117 盒，碘伏缸 4455 包，缝合针银针 1666 盒，镊子筒等 1824 包。纱布 366 包，棉球 342 包，棉垫 74 包，凡士林纱布 182 块。湿化瓶 20996 个，压脉带 2020 包。

麻醉手术室完成手术 3244 例，其中骨外（脑外）科 974 例（2010 年 592 例、2011 年 607 例、2012 年 806 例）；普外（泌外）科 1032 例，其中胆囊手术 171 例，经腹腔镜胆囊切除术 169 例，阑尾手术 354 例，经腹腔镜阑尾切除术 341 例，充填式无张力疝修补术 77 例，经腹腔镜小儿疝修补术 18 例，经膀胱镜前列腺电切术 6 例，经皮肾镜碎石取石术 9 例，经输尿管镜碎石取石术 91 例；妇产科 1238 例其中政策性限价 1109 例，限价率 89.58%。比上年增加了 435 例，增长率 15.49%。全年术后镇痛 1007 例，术后镇痛率 31.04%。全年共完成麻醉 3287 例，院外支持 2 例，其中全麻 1265 例，占总麻醉量的 38.48%、腰硬联合麻醉 1692 例，占总麻醉量的 51.48%、硬膜外麻醉 38 例，占总麻醉量的 1.16%、神经阻滞麻醉 246 例，占总麻醉量的 7.48%，局部浸润麻醉 46 例，占总麻醉量的 1.4%。协助开展无痛胃镜 902 例，无意外病例。

输血检验科完成生化组合检验 63285 人次，血常规检验 48693 人次，凝血、筛查检验 18077 人次，大小便常规检验 28240 人次，培养 + 药敏实验 1947 人次及一些特殊检测等。

药剂科共领用药品 19933259.46 元（零价金额），西药房完成销售药品 18315637.02 元；中药房完成销售药品 1252858.56 元；药房主要对门诊就诊病人及住院病人进行药品的调剂，严格执行处方调配工作流程，为患者审方、调配、核对、发药，严格执行"四查十对"，保证处方调剂质量。影像（CT）科全年完成检查 21548 人次，日平均检查 59 人。

超声科重点开展腹部超声、产科超声和浅表器官超声检查，新开展了腔内超声检查全年检查了 40454 人次。

放射科全年共投照 CR39000 人次，透视 5000 人次，特检 320 例。

信息科规范传染病疫情报告管理，主动临测：每天对各临床科室定时收集传染病疫情信息，及时网络直报，每月作上、中、下旬传染病漏报临测和计免针对性疾病及食源性异常疾病临测。每天对不明原因发热病人及不明原因肺炎病人进行监测。全年无甲类传染病的发生，网络直报传染病 1151 例，其中报告乙类传染病 577 例、丙类传染病 241 例、其他类传染病 181 例，我院及疾控中心订正了 152 例为其他疾病，其中甲肝 2 例、乙肝 62 例、丙肝 25 例、肺结核 286 例、菌痢 44 例、腮腺炎 71 例、水痘 171 例，结核性胸膜炎 6 例，梅毒 92 例，狂犬病 6 例，伤寒 13 例，其他感染性腹泻 18 例，急性出血性结膜炎 4 例，淋病 41 例，手足口病 141 例，风疹 3 例，凝似麻疹 7 例、疑似乙脑 1 例、新生儿破伤风 1 例、尖锐湿疣 1 例、AFP1 例。全年督查内科出院登记人次，儿科出院登记人次，内儿科门诊日志人次，合计督查 64739 人，均无传染病漏报，报告即时率为 100%。收治肺炎病例 1017 例，5 岁以下儿童死亡 24 例（其中肺炎病例 2 例、新生儿死亡 8 例）。计划免疫全年出生儿童 3769 人，平产 2721 人，剖宫产 950 人，乙肝疫苗首针接种 3641 人，接种率 96.60%，及时率 100%，双胎 13 人，死胎 11 个、无死产及孕产妇死亡。

院感科共监测手术 2101 台次，发现手术部位感染 17 例，其中剖宫产手术感染 14 例，妇科手术感染 2 例，骨科手术切口感染 1 例，是开放性骨折手术病人，属于 II 类切口。

病案室全年完成 18369 份病历的收集、编码、病案统计、质检、归档上架工作，归档率 100%；统计门诊就诊人数共 167055 人次，封存病历 5 份。

第七章　综合业务

县医院的综合业务，包括行政业务、财务管理、后勤保障等各方面为保证事业发展、医务开展的工作。民国时期的综合业务工作简单、事少，可参阅有关章节，本章不再赘述。

第一节　政务工作

县医院的行政事务工作，20世纪50年代由县卫生科或党支部组织开展，以后的工作由院务工作委员会或院长、副院长及有关科室领导组织开展。

一、20世纪部分年份开展的工作

1955年，县医院开展了1954年年底在册干部职工年终鉴定，3月6日召开鉴定会，由院长钱陪明（卫生科科长兼任）、副院长王端玉主持。王端玉先作年终鉴定报告，指出鉴定的目的一是为了更进一步加强团结，二是改进领导与被领导的关系，三是提高干部的思想水平。鉴定的注意事项一是每个人都要抱认真负责的态度开展批评与自我批评，自己的缺点要大胆暴露，优点也不能包庇，对别人也是一样，要实事求是，不能对自己宽，对别人严，用自己的长处去比别人的短处，既要防止成绩是自己的，责任是别人的，又要防止开展批评时怕得罪人的倾向和人不犯我我不犯人与打击报复的态度；二是要注意解除思想顾虑，做领导的敢于在群众面前承认自己的错误不会降低威信，做群众的怕谈自己的错误会让同志和领导看不起会影响入团入党，要把这次鉴定看成是一次组织试验、一个天平，称一下无产阶级的质量有多少；三是要避免开后门的现象，如说一个缺点又要说出是因为这样那样的原因；四是要防止打断别人的发言，提意见应有原则性，不要纠缠一些细小的问题，要区分原则与非原则的问题。开展鉴定的步骤先是全院一起酝酿，个人准备发言提纲，小组提出鉴定意见，然后再集中进行鉴定。钱陪明作补充：1954年院的工作是提高了一步，表现在死亡率减低，门诊数增加，公医组的同志跋山涉水，保证了农业生产，都是显著的成绩，是党的正确领导和同志们学习党的总路线政治觉悟提高的结果，但是也有缺点，希望认识到这次鉴定是为以后的工作打好基础。卫生科参会的李继琳副科长补充：这次鉴定是肯定成绩，找出缺点加以改正，不是检讨会和政治运动。

会后，自3月7日至26日，县医院对干部、职工开展鉴定，先是进行自我检查，提出自己的优点、缺点，再宣读小组鉴定意见，然后进行补充发言，开展批评。最后得出鉴定意见。这次鉴定有原始会议记录者：

王端玉：鉴定意见是同意自我鉴定。优点：能钻研业务；深入药房、库房指导工作，掌握贵重药品；掌握财经制度比较好；提意见干脆；能了解掌握院内基本思想情况。缺点：工作推卸责任；讲老战友感情导致管理松懈。

钱陪明：小组补充意见有37条。优点：工作负责任，能带病工作，深入疫区开展检查；能坚持请示制度，请示及时。缺点：有单纯的业务观点，思想情况掌握不够；对个别干部从印象出发，不一样对待；对院的制度遵守不够，如未经门诊挂号直接动眼科手术。

李继琳：小组补充意见有61条。优点：工作负责任，思想、方法好，对学习抓得紧，能处理一些问题；请示报告及时，在防治工作中能联系好其他部门；能支持下级搞好工作，接受建议如各单位领物必须造计划。缺点：涉及个人利益的问题处理不当，如自己的爱人出产妇死亡的责任事故处理不及时；在同志面前夸耀自己，打击别人，有时谩骂自己的领导；思想领导不够，对院内几个同志的团结问题未作解决；以身作则、遵守生活制度不够。

以上3人的鉴定进行了12天，耗时40余小时。

3月18日继续开展鉴定，被鉴定的人有：

李有显：小组提出补充意见计有29条。优点：钻研业务，如学习使用了血片的快速染色法及厚片的染色法。缺点：思想斗争展不开，不愿提意见；有自满情绪，如把自己搞的化验结果给医生，医生辨识不正确时就看不起医生；工作不细致，如化验病人的白血球，写65%，使医生不明白结果。

姜碧芬：小组提出补充意见计有49条。优点：钻研业务，病人少时能抓紧学习；能帮助同志，如对手术室的同志进行帮助；执行药品制度，按病情给药。缺点：嫉妒别人，如另外一医士来院后怕领导不重视自己就讲这个新来医士的嫉妒话；团结同志不够，进行讽刺打击；思想斗争展不开，对同志有意见不能提出，对自己的缺点不能开展斗争；工作责任心不强，如有一产妇来院检查不先给予检查而是自己先吃东西。

3月22日晚继续开展鉴定，被鉴定的人有：

蔡洪志：小组提出补充意见计有26条。优点：肯干工作能吃苦，如牺牲休息时间给公医组配药；互帮互助好，如帮助病房换药；能及时改正自己的缺点。缺点：学习钻研不够，不自己想办法只是叫苦；批评与自我批评展不开；有骄傲情绪，嫉妒别人，谈论是非；盲目追求政治，对领导阳奉阴违，有自由主义作风。

姚贵友：小组提出补充意见计有9条。优点：能向领导反映情况和意见；业务上有时能帮助别人。缺点：工作不负责任；接受意见不虚心；个人问题（恋爱）影响工作。

丁重衡：经会议讨论后总结优点：工作踏实肯干；工作能找窍门如改进器械。缺点：爱和同志吵嘴；工作不够细心；互助心不强。

陈秀琳：经会议讨论后总结优点：工作踏实，责任心强，能吃苦；学习业务虚心。缺点：服务观点不明确，如怕收危重病人住院，怕死亡率高了领导说自己没有成绩；自己的要求达不到就不满意。

黎时华：经会议讨论后总结优点：掌握领发制度好，该发的就发，不该发的一律不发。缺点：对政治学习不重视，有时迟到。

经过鉴定，开展批评与自我批评，加强了内部团结，改善了关系，改进了作风。

5月，县医院组织传达了专署卫生会议精神，增强了责任心，改进了制度，便利了远道农民就诊。

1956年，县医院根据上级要求于2月15日召开知识分子座谈会，会上有丁重衡、李友显、周佐禹、王瑛、杨露甘等人发了言，认识到社会主义建设需要知识分子，对知识分子要尊重。

1958年，在社会主义总路线灯塔的光辉照耀下，在上级党委的正确领导和大力支持下，全院开展了整风运动，工作中出现了不少先进人物与实例，使工作效率提高了很多倍，很多同志夜以继日的不怕艰辛困难的忘我劳动，改变了若干不合理的制度，从而加强了一切为伤病员服务的风气和观点，也改善了服务态度。

1959 年，县医院的总结称：在 1958 年"大跃进"取得伟大胜利的基础上，党又提出 1959 年要来一个更大更好更全面的跃进，县医院以党支部委核心，全力以赴，信心百倍，鼓足冲天干劲完成了全年的工作。党的工作主要是开展政治学习，组织学习了《社会主义教程》、"整顿医疗作风"、"全国一盘棋"、"增持节约"及"反对右倾机会主义"等有关文件，党的八届八中全会报告等。在思想前进的基础上，绝大多数同志都能协助领导搞好工作，随时向党组织汇报情况和反映群众的意见、要求。这方面表现最好的有屈庆学、张文学、冯安陆、曹柄翠、张兆卿、吴焕珍、程国柱、岑瑞芬、匡朝辅等。政治学习一般安排在下午 2 时至 5 时，由王新主持，学习内容是县委统一安排的。

10 月 18 日，县医院组织学习了国家卫生部制定的医务人员职责，对照单位情况进行了讨论。

1960 年 2 月 11 日，县医院召开春节座谈会，决定成立安全检查组，由王新、张兆卿、屈庆学、周佐禹、王渊负责；决定防疫队的一切工作实行包干；决定成立消防队，队长丁华文、副队长邓兴荣，指导员屈庆学，副指导员夏宗泽，夏负责编成小组，检查消防工具，严防楼上失火；成立保密检查组，组长王新、副组长屈庆学，组员周佐禹、张兆卿；决定俱乐部由屈庆学负责，学习组由王新、邓兴荣、周佐禹、冯安陆负责；文体组由昌吉文、吴焕珍、丁华文负责，生活组由岑帅负责。

9 月 12 日，县医院召开会议，传达上级党委关于粮食整顿问题的新规定，机关干部每月供应粮食 25 斤，要求理解这次粮食压缩的重大意义；27 日，传达上级关于保粮保钢的指示，要大力支援农业生产，大种蔬菜，吃饭进行饭菜搭配，粗细搭配，干稀搭配，不能有丝毫抵触。

是年，县医院门诊部下半年工作总结称："在以院党支部为核心的坚强领导下和在院首长的直接领导下，门诊部全体职工在思想和干劲上都不断得到提高，尤其自开展病员之家（由医生每人对病人做一件好事着手，组织病人抢救小组，医护人员无偿献血）及综合快速疗法之后，同志们的干劲更加足了，思想更明确了，我们的服务对象由于党支部经常不断的巩固检查各种制度和同志们的主观努力，因而在人少事多的情况下也顺利地完成了 1960 年党交给的光荣任务。当年完成初诊、复诊、出诊、体检、化验、理疗等共计 1583 人次，开展家庭病床 18 人次（在病人家设立病床），王开礼、袁自强、余少和、罗忠琼、宋正申、张邦简等表现出色。"

是年，县医院以《赶先进争上游勤俭办院》为题，对县医院工作进行总结，该总结称："我院全体职工自 3 月 19 号在比武大会上听取了潘书记和母县长的报告及总支委员会的指示、各兄弟单位的发言后，受了很大鼓舞和启发，使我们头脑更加清醒，认识更加明确。1960 年取得的成绩是：1. 为了大力支持春耕生产，掀起了大除四害、大讲卫生、大灭疾病的运动，除了自制插秧机一台外，还组建了三个防疫小组到基层开展防治工作，保证了劳动大军的出勤率。张院长带一组到长耳营，程国柱、王渊各率一个组分别到落水冲农场、牛场、者相扑灭疫情，有力控制了疾病的流行。2. 进一步的改善服务态度，扩大了服务台，为我院在人少事多的情况下做到了 24 个小时负责制和医生登到门，医药送上户，不分昼夜和路远，病人随叫随到，一个月我们出诊 60 人次，巡回 63 人次，开设家庭病床 18 张，完成了 1094 床天的治疗任务和门诊 3763 人次的治疗工作，治愈率达 92.38%，共完成了大中手术 31 人次，无化脓情况。3. 大力地开展了物理疗法，除用针灸治疗外，还大量用了蜡疗泥疗等共治疗 96 人次，治疗率达 95%（治疗了多年经过药物治疗无效的神经麻痹及肋间神经患者 2 人），还增设了电烤箱，通电梅花针，电动压舌板等，大大地方便了病人，减轻了人民的负担。4. 大闹技术革新，做到了缺啥革啥，人人搞创造、个个闹发明，一月来共革新 64 种，其中有最需要的输氧器，动脉血压测定器，干燥箱、电烤箱等重大的医疗仪器，节约了财富，积累了资金。5. 开设了中医病床15张，用中药治好了疑难病症4例，中药选种110多种，已下种的有9种，同时献出秘而不传的具有奇效的中耳炎处方和子宫脱出之处方等，共贡献737个处方，荣获了献方运动中的红旗，并召开了拜师大会，交换了师徒合同，指定了包教包学的三年计划。6. 在不影响临床工作的情况下，抽调了9人担任卫校的教学工作，他们都是连夜备课，毫无怨言，经过考试成绩达80分以上。7. 大抓生活管理工作，指派有关人负责，解决了病人和卫校的生活，已种菜4种，种葵花蓖麻4万棵。8. 反浪费搞节约，在少花钱办大事，不花钱也办事的原则下，我们一个月共节约了纱布、棉花、自制药物和病房办公费共511元，为了保证不浪费一点一滴，我们建立了废品箱和废品登记簿，做到了见物就拣，见物就收的新风尚。9. 提高了医疗质量，建立了'五统、十查、三色、五定、七对'等制度，消灭差错事故，开展了无痛科室运动。10. 制定了经济公开，民主管理制。大搞群众理财，树立了人人当家、个个管理的主人翁思想，我们凡是财经预算，药物购买，经济收入等重大采集工作，都是通过了职工大会讨论决议，支部批准而后行，有力的杜绝了重购重领和领导各自办理、群众抢先要钱的不良作风，完成了913.7元的收入任务。11. 我们坚决执行降低收费标准的指示，自3月份已经开始了门诊降低15%，住院降低20%的收费标准，大大减轻了人民的负担。12. 由于开展了良好的服务态度友好月，大大地改进了服务态度，我们一个月来共收到了表扬大字报、信件和意见共26条，大大地赞扬了我院的服务态度，在群众中留下了良好的印象。13. 为了迅速的提高我院全体职工的政治觉悟有和业务水平，坚持了每日三小时的学习制，并指定专人上课，除值班的外无一人无故缺课，同时刊出学习简报13期。共购政治书籍207册。14. 为了大力的抢救垂危病人，我院职工献给病人鲜血950毫升。夺回了患者的生命，恢复了健康。投入了社会主义建设。15. 我们积极投入了美化城市和美化病房工作，同志们都是连续夜战，除完成了自己的任务外，还抽人给公社写标语等。我们之所以取得以上成绩正是因为：1. 紧紧依靠党的领导。坚决听党的话，党指向哪里我们就奔向哪里，不折不扣。2. 支部分工明确，采取了分兵把守，党团员带头，部门领导负责，充分发挥骨干分子的力量，抓两头带中间，及时发现问题，及时研究分析，及时处理解决。3. 根据不同时间，提出不同的政治口号，如提出刻苦钻研、排除万难、提高质量飞向前。又如在大闹技术革新中提出大破迷信、技术革新、再接再厉、再创奇迹，还有在保持光荣时我们又提出党的领导第一条，干劲冲天志气高，再创奇迹显英豪，红旗永在我院飘。在除四害中，我们又提出全院总动员，干劲冲破天，四害齐除尽，瘟神送西天，人人增年寿，幸福万万年。在迎接中央群英大会的召开时，又提出创造奇迹进北京。在比武会时我们又提出了干劲冲天志气勇，跃进台上逞英雄，英雄林中显身手，誓夺全县第一名等口号。大大鼓舞了全院职工的斗志和干劲。4. 召开积极分子座谈会，落后分子座谈会、中医座谈会、全院职工大会等一系列的座谈会，凡事都与群众商量，充分的发挥全体职工的主观能动作用，有力地推动了工作。5. 树标兵、插红旗，开展了月评先进季评奖的红旗竞赛运动，现在已评出了11名先进工作者，都分别记功配奖，年终颁发和张贴光荣榜，并开展了流动红旗竞赛运动，旗上写了英雄林中显身手，跃进台上比高低的字样，鼓舞了大家超、赶、比、帮的共产主义风格，现在8个干劲小组，谁也不甘心掉队。6. 开展了堵漏洞，找节源的运动，为清点物资，反铺张浪费，以及贯彻求实求质的竞赛运动，严格了领取制度及民主评判的办法，增设了总务专管全院的衣物等杜绝了遗失现象。7. 贯彻了土洋并举，两条腿走路的方针，用了自制仪器、药品和土单方治疗疾病，这也是勤俭办院的主要一环。8. 大抓思想工作，广泛的深入群众了解思想情况，用谈心、交友的方式帮助解决个别人的糊涂意识，使之轻装前进。总之，赶先进、争上游、勤俭办院这朵'鲜花'正在我院盛开。"

是年，县医院组织开展增产节约运动，收集青霉素瓶子4500个，节约35元，葡萄糖瓶子411个节约41.1元，包药纸35刀节约35元（废纸代替），收集中药渣26斤节约19.2元，棉签18万根节约 4.5 元，棉球八磅节约 18 元，纱布块 12 磅节约 60 元，酒精 12 磅节约 7.2 元，电池 18 对节约 0.36 元，甘油瓶子 200 个节约 4 元，药袋 300 个节约 1.5 元，玻璃纸 5 张节约 3.24 元，绷带 168 条节约 20.4 元，中药 90 副节约 27 元，胶水 25 瓶节约 13 元，搬运费节约 6 元。

1961 年元月 6 日，县医院抽出部分医护人员与卫校学员组建成 12 个灭病工作组分赴潘家庄、巴铃等公社开展灭病工作，所提出的人员名单获得县卫生科通过，即日下乡开展工作。

4 月 17 日，院委会组织召开中、西药房、化验座谈会，研究健全各种制度，解决药房、化验如何配合问题。

是年，县医院按照上级要求，与农村同步组织开展了反贪污、反浪费、反官僚主义的"三反"运动，以会议的形式逐科室、逐人进行对照检查，开展批评，处理。最后没有揭露出重大问题。

是年，县医院在三面红旗的照耀下，贯彻卫生工作必须以农业为基础、调整、巩固、充实、提高的方针，在党的领导下，鼓足干劲、同心同德、克服困难，在生产救灾、安排生活的基础上，搞好以治病防病为中心的群众运动，积极保护劳动力，保证人民身体健康，争取农业大丰收。通过整风运动，提高了思想觉悟，改进了医疗作风；开展创医疗质量好、服务态度好、实事求是好、政治品德好、病人反映好的创五好活动，提高了医疗质量：疾病治愈率达到 73%，比 1960 年的 68% 提高了五个百分点，门诊抢救低血糖症及肠原性疳症 30 多例，住院部攻克了许多疑难病、创造了治愈小儿麻痹症、灰白质炎等奇迹。

1962 年元月 17 日，县医院召开院委会会议，传达贯彻县的卫生行政工作会议精神；研究植树造林、财务清理等问题。

2 月 2 日，院委会会议研究了关于职工请春节、申请补助棉花、布票等问题。决定将现有的棉花 15.5 斤、布票 5.3 丈补助给梁恩扬、周启荣、杨洪辉每日布票 6 尺，棉花 1 斤；补助张维甫布票 4 尺；余绍和布票 7 尺，棉花 1 斤；张维英布票 6 尺，棉花 1 斤；3 日，县医院召开职工会议，对春节假进行安排，决定停止一切学习，批准离家近的员工回家过节，不回家的在院过节，由总务室安排 30 晚上吃八宝饭，每人半斤，吃 5 个菜：回锅肉、鱼、鸭子、洋萝卜、豆腐肉片汤；初一早上吃面条，晚上吃馒头；初二早上吃油糯米饭，晚上吃包子；16 日，县医院召开职工会议，选举院务委员会成员，通过举手表决方式，选出程德华、屈庆学、刘钦敬、昌吉文、曾学古、夏宗泽、周佐禹、徐德志、张逢浙等 9 人为委员，具体分工是：主任委员：程德华，副主任委员：屈庆学，生活委员：刘钦敬，福利委员：曾学古，财经委员：夏宗泽，监察委员：周佐禹，生活委员：徐德志，张逢浙、昌吉文临时安排任务；28 日，为了自力更生改善生活，县医院决定耕种自有土地，成立了以程德华、屈庆学为首的生产大队。

3 月 14 日，业务会议研究了医院整顿、农业生产问题。

4 月 2 日，县医院召开职工会议，传达中央关于"增持节约，精兵简政，稳定市场、稳定社会"的 12 条指示和地委电话会议精神。

4 月 22 日，县医院召开职工会议，公布预算执行、清产核资情况，介绍新到职副院长周新斋。

5 月 28 日，县医院职工会议传达省委关于对 1958 年以来受过斗争、处分的干部进修甄别的指示，要求以中央的《六十条》政策作为界限化解敌我矛盾。1958 年以来，县医院遭到斗争的干部计有张兆卿、王德贵、贺文龙、杨福全、雷陪华、匡朝甫、罗忠琼等 7 名（在本院开展斗争被斗的计有 11 人，4 人为外单位人员）；受过处分的有钱陪明、赵元绍、屈庆学、姚贵友、王天钦、陈光远、胡同兴、李素珍、王祖芳、邓长秀、刘修吉、姜碧芬等 12 名。

是年，县医院根据中央"调整、巩固、充实、提高"的八字方针和省委批转省卫生厅"关于我省当前卫生工作的任务"开展工作，依照省卫生行政工作会议和 1961 年省委批转的省卫生厅党组关于"各级医院在1962年上半年进行一次较全面的整院工作"精神，经过为时半年的整顿，在原有基础上制定了院委会组织章程、管理制度、工作职责。

1963年11月4日，县医院召开院委会，研究了国家分配到县医院工作的大中专毕业生赵景芬、谢远舒、汪克礽、赵国芬、罗佩珍的转正定级，冯安陆、张邦简的晋级；决定每星期开展4小时的政治学习，6小时的业务学习；还研究了如何执行各种制度的问题。

11月28日召开院务委员会扩大会，对学习问题及有关同志之间的团结（孙某某打人）、总务工作等进行了研究。

是年，县医院的总结称：在党委的正确领导下，在上级主管部门的具体指导下，全体职工紧密团结在党支部和院委会的周围，认真贯彻党的政策，通过各个时期和社会主义教育学习，并根据卫生部"关于改进医院工作若干问题的意见"进行了学习（特别是8月开展的"五反"运动学习）对全体职工教育最大，思想觉悟得到不断提高，为农业生产服务、为病人服务的思想更加明确，技术力量和物质设备不断充实加强，各项制度建设在原有基础上得到进一步的贯彻和补充，顺利地完成了全年的任务，经过整院后阶段的学习后接着进行社会主义教育和开展学习雷锋学习活动，8月份开始进行"五反"运动学习，通过一系列学习，对国内外形势有了较为明确的认识，特别是对全国人民经济已开始好转和阶级斗争方面更加深刻的理解，提高了思想觉悟。3月份，县气车三场房屋倒塌，事故造成13名人员受伤，县医院及时开展抢救致使13名伤员无一死亡。马家屯公社失火受灾职工主动募集衣物、钱粮支援灾区，为抢救病人职工11人主动献血3300毫升。

1964年元月22日，县医院提出1964年的工作计划、任务。工作任务是：继续贯彻党的八届十中全会精神，进一步树立医院为政治服务，为生产服务，为人民服务的观点，千方百计提高医疗质量，开展门诊、避孕节育指导，执行三严（严格、严密、严肃）指导，加强医院管理。

3月13日，县医院组织对李维琅、张逢浙等19名职工进行了工作鉴定；20日，院委会会议内容一是研究职工评比意见，二是改选院务委员会：党支部提名在原有9名委员的基础上增加4名，成员是刘涛、周新斋、屈庆学、刘钦敬、曾学古、张逢浙、隆朝海、辛允田、王登国、冯安陆、徐德志、夏宗泽、周佐禹。决定在此13人中选出院和科室领导为常务委员，交职工大会选举通过；25日，县医院住院部干部鉴定领导小组对汪克礽、刘文藻、罗佩珍等25名职工进行了鉴定。

4月8日，县卫生科召开会议，县医院副院长刘涛出席。有关县医院的内容一是对刘涛、屈庆学进行了干部鉴定；二是决定县医院干部6名进修学习，决定下放干部3名到农村医院帮助工作，下放1名进行劳动锻炼。

5月2日，院委会会议研究有关评比问题，决定报手术供应室及门诊部的刘钦敬、周坤尧、罗忠琼、张邦简，住院部的隆朝海、谢远舒、王登国、张维甫、夏宗泽、汪克礽、屈庆学，中医科的曾学古、杨露甘、姜明周，总务室的徐德志、王向前、翁承凤参加全省的评比。

8月，县医院出现不守纪律，服务态度差，差错事故多的情况，院务工作按照县政府领导（县长）的指示进行整顿，由自我检查和群众提出存在问题，逐人逐事研究解决办法。

10月29日，院委会会议研究过冬准备、药品调价、备战等工作。

11月14日，县医院召开会议，传达省、县卫生行政工作会议精神，提出具体的贯彻意见：1.每周一至周三晚上学习毛主席著作2小时，每周合计6小时；星期四、五晚上为业务学习；星期六下午过党、团组织生活；星期天晚上过民主生活。2.按照县委的指示，即日起开展学习王杰宣传周活动，学习一定时间后选出学习尖子报县委。3.没有"毛选"（毛泽东著作选本）甲、乙种本的，起码要备有单行本，支部要进行抽查。4.通过开展比、学、赶、帮活动，树立县医院的样板人物。5.做好准备开办卫生学校，招生50名，学制为3年，春节期间开学。

是年，县医院工作总结称：在总路线大跃进、人民公社、三面红旗的光辉照耀下，县医院围绕党在各个历史时期的中心工作完成了防疫治病的任务，于5月26日始，开展了以社会主义教育为中心的整顿工作，在肯定成绩的基础上，开展了以摆问题为主揭发县医院职工的思想问题：1. 一些资产阶级知识分子攻击社会主义制度；2. 阶级观点模糊，政治嗅觉不灵敏，看不到阶级敌人的破坏，被坏人拉下水，如1963年"五反"运动，县缝纫社的职工罗某某（原土匪连长，劳改释放犯）装病住院逃避运动，县医院有关人员特地给罗一间房子，允许他将缝纫机搬来医院干工作，赚取工价二百余元，有群众说县人民医院成了防空洞；3. 服务态度不好，医疗操作事故不断发生，整院中揭发出因麻醉过量死亡1人，手术感染死亡1人，手术感染和处理不当延期愈合3人，误诊开刀3人，发错药20起，打错针打漏针26起，拣错拣漏中药38起；4. 组织观念不强；5. 职工不安心工作的现状较为严重，已暴露的就有11人；6. 财务管理不力，购药缺乏计划性，整院中查出今年年底存在失效的药品库存。揭发出以上问题后，大家都吃了一惊，认识到这些问题不仅有碍医院的发展，对党的工作也不利。存在这些问题的原因：一是党支部对党中央和毛主席关于阶级矛盾和阶级斗争的指示学习不够；二是对中央又红又专、"红透专深"的指示没有从思想上得到认识；三是对各项规章制度执行不力。经过三个多月的思想整顿，广大职工的社会主义思想觉悟有了进一步提高，县医院加强了几个方面的工作：1. 高举毛泽东思想红旗，进一步学习主席著作，学习解放军的"三八作风""四个第一"，学习哈尔滨医院、621医院、大庆石油会战的自力更生、奋发图强的革命精神，以实现领导革命化和医务人员革命化；2. 在党支部的绝对领导下对职工贯彻以阶级斗争为纲的思想政治教育工作，组织医护人员投入阶级斗争、生产斗争和科学实验三大革命运动，培养一支又红又专的革命队伍；3. 树立一切为病人、为生产服务的思想；4. 严格执行各项规章制度，实现了领导、技术、群众三结合，培养样板、树立旗帜，掀起了比、学、赶、帮的高潮；5. 从农村实际出发，开展学术活动，提高对农村常见病多发病的诊疗水平。

1965年3月15日，县医院召开会议，传达中共贵州省委批转省监察委员会"关于贵州省流动医院和遵义专区医院有关人员在抢救伤员中见死不救的处理意见的报告"，要求职工提高医德修养，宣布成立县医院住院部由屈庆学、王登国、刘克惠、张维甫、张逢浙、张旭新、张维英、夏宗泽、帅永兰组成的抢救小组，一旦有医疗险情出现，抢救小组立即开展工作。

3月22日，县医院在全院职工大会上布置进行"三摆"活动，先摆单位、科室，后才摆个人（自己和他人）。县医院党支部按照县委的指示，组织职工参加县召开的大会，听取了县委书记的报告后，在组织学习《人民日报》社论和外地评比经验的有关材料后，才展开三摆评比。首先是务虚，讨论酝酿，认识三摆提高觉悟、增强团结、改进工作的重要意义。通过一个星期的学习转入务实，由浅入深，步步深入，发言越来越积极，越摆越想摆，摆得红在脸上，喜在心头，改进在工作上。典型的有总务室，通过三摆后工作积极性进一步被激发，徐事务长表示除办好工休伙食外，还要进一步管好庄稼地，不用买饲料，喂肥现有的两头猪，充实食堂家底。之后他们杀鸡留下毛，扎鸡毛掸子供医院用，用煤更节约，开水送得更勤，病房、花园环境更加干净了。这次开展的三摆，一是对成绩、进步、经验丝毫都不放过，全部摆出来，摆同志们在本单位的表现，也摆在单位以外的表现，摆时间近的，也摆远的；二是发言有准备，摆时不冷场；三是科室、个人一个一个地来，力求摆深摆透，但留有余地，让大家补充；四是互相摆与自己摆结合，向党和人民汇报。从总体情况看，门诊部、中医科摆的进度较快，场面热烈活跃；住院部和总务室迟缓一些，但是都按规定时间完成了任务。

4月7日，县医院召开院务扩大会议，研究决定的事项有：恢复使用疾病证明印章；恢复使用门诊发票和收据收费专用印章；降低农村医疗对象部分收费标准；中医试行运用三联单，不挂号；

关于今后的工作，一是要尊重专区派来协助工作的外科、妇产科医师，虚心向人家学习；二是门诊公费医疗处方过大，要扭转，公费医疗不能超支；三是门诊值班要严格上下班制度；四是门诊病历要写清主诉，不能写得太简单；五是总务室的整改计划订出后要严格执行；六是护理工作要订出计划，按计划开展工作。

5月17日，院务会议落实毛主席"备战备荒为人民"的指示，研究备战问题。决定根据当前的形势和任务，以战斗姿态来开展工作，一是准备院内院外开展医疗工作的两套人马，一旦有需要，两套人马一起开展工作；二是贮备能收容500名伤员的物质准备，要有7个手术包，三是贮备石膏、绷带和治疗烧伤用的棉垫，化验室要准备简便的验血设备。

6月8日，县医院召开院务扩大会议，内容一是研究开展备战工作的学习问题，决定学习毛主席的《论持久战》、《抗日战争胜利后的时局和我们的方针》、《与美国记者斯特朗的谈话》、《丢掉幻想，准备战斗》等四篇著作；二是研究有关日常业务工作；三是传达1965年的工作计划和通报本年的计划执行情况。

11日，县医院召开职工大会，进行备战动员，要求认清国际形势：美帝国主义发动战争，在越南增兵至10个师，陈毅外长已经向全世界宣布，越南与我国唇齿相依，我们将尽一切可能全力以赴支援越南。因此我们要作好备战的准备。

17日，县医院召开职工会议，听取兵役局（今人武部）同志所做的防空知识报告，决定备战人员坚持每天早上跑步锻炼，从礼拜五开始进行战伤业务学习。

7月8日，院务会议贯彻县三级干部会议精神，对备战工作开展情况进行检查。

19日，县医院召开民兵干部会议，此前按要求已经成立了民兵组织，要求民兵班、排长按照县备战指挥部的要求带领民兵开展野战外伤急救、投弹、射击、跑步、游泳等训练。决定参加投弹、射击人员为周新斋、屈庆学、张道乾、徐玲、夏宗泽、张旭新、刘涛、张维英、赵景芬、陈沐芳、谢远舒；参加抢救包扎人员为屈庆学、王登国、张逢浙、夏宗泽、徐玲、张维英、朱贤华、成树人、谢远舒。

9月，县医院根据上级有关文件要求，紧密联系县医院的情况，开展"四清"运动，所采取的形式是召开会议，互相提有关经济、业务方面的意见。

9月中旬，兴义专区卫生局常局长到县境，传达党中央、毛主席6月26日对全国卫生工作的指示（简称"6·26指示"）精神，毛主席批评了卫生工作重城市轻农村的方向性错误，指示要为农村培养卫生人员，改善工作条件，降低药价，方便农民看病，发出"把医疗卫生工作的重点放到农村去"的伟大号召。县接着召开卫生行政工作会议，进一步贯彻毛主席的指示。为了响应毛主席的伟大号召，县医院立即调整工作部署，把工作重点向农村、农民转移，所开展是工作是：1. 逢赶场天在街上设摊看病，零售成药不收挂号费，方便赶场的农民就医买药。12月11日起自12月底，中医、西医共设摊14场次，诊治2516人，每张处方平均才收0.19元，既便宜又能解决问题，深受农民欢迎。张逢浙、陈沐芳、曾学古、杨琼芝表现积极，受到县委领导口头表扬。2. 改变对农民的态度，过去嫌弃农民脏，啰唆，所以检查不仔细，用药不考虑经济负担的情况得到改变，处处为农民着想形成风气。3.11月30日抽出9名同志组成医疗队到巴铃，任务一是帮助区医院全面开展卫生工作，使之逐步成为所在地区的医疗技术中心；二是建立健全该区的基层卫生组织，对卫生人员进行培养，使卫生技术扎根农村；三是对当地常见病进行研究，制定防治措施；四是指导开展卫生运动和计划生育工作。医疗队在巴铃开展巡回医疗巡诊384人次、手术抢救病人10例、作身体检查130名。其他检查50名；编写讲义，用了10多天的时间培训各公社抽出不脱产的卫生员206名。第一批巡回医疗时间为4个月，计划此后作为制度定下来，一批一批的抽员轮换开展。四是继续提倡勤俭办院，爱护公物的风气继续增长，职工动手修整了一间合符规格的制剂室，西药房职工清洗油漆翻新了药柜，配合护士组回收药瓶、碎布、废机油出卖，计上缴财政 109.24 元，组织棉花、棉签、纱布、绑带回收洗涤消毒后再利用，中医师徒抽空上山采挖中草药无偿提供给医院用等，做得好的有徐琳、吴焕珍、曾学古、王开礼、肖爱珍。

1966 年 2 月 10 日，县医院召开职工大会，口头总结 1965 年的工作，总结学习毛主席著作的情况，王登国传达地委学习毛主席著作积极分子会议精神。要求今后学习毛主席著作要带着问题学，经常学，虚心学。同时通报了春节后全院的工作情况。

是年，院务工作主要是开展学习，贯彻落实省委有关学习毛主席著作，用毛泽东思想改造自己的世界观等精神，很少研究行政业务。此后县医院的政务工作被政治运动取代，没有具体的记录。

1974 年 11 月 9 日，县医院对院民兵组织人员进行登记，有民兵 11 名。其中贺成富、张旭新为基干民兵，张道乾、李应选、伍玉学、汤素珍（女）、谢大学、陈文兴、钟桂云（女）、王明英（女）、徐德志为普通民兵。

1976 年 9 月 22 日，县委组织部通知县医院党支部，称"县委决定请贫下中农代表杨光国、马龙香、陈正德来你单位帮助工作"，贫下中农代表到县医院参与开展政治工作。

1978 年 10 月 9 日，县医院按照县的安排落实备战工作，组建"战时卫生队"，组成人员是：屈庆学、隆朝海、李祥龙、屠声逊、龚贤章、梁启权、张逢浙、李西渊、徐玲、夏宗泽、娄必应、周大琼、屠治敏、叶琼芬、杨丽华。

1980 年，县医院遵照华国锋主席"坚持走中西医结合的道路，创造我国的新医学、新药学，为提高人民的健康水平而奋斗"的光辉题词，认真学习党的十一届五中全会公报和文件，学习邓小平副主席关于目前形势和任务的重要讲话。政务工作主要是根据实际情况，配齐科室领导，借鉴外地的经验，加强制度管理，经济管理，明确了岗位责任制。在门诊增设了观察床两张，实行 24 小时值班制，在抓好药品管理的同时，开展液体配制，增加了收入。由于加强了经济管理，使外欠账与去年同期相比减少了 7.52 倍（1979 年元月至 10 月外欠 14655.61 元，1980 年元月至 10 月外欠 1946.76 元）。

1982 年，党中央公开信及（1982）11 号文件指出："提倡一对夫妇只生一个孩子，这是一项关系到四个现代化建设的速度和前途，关系到子孙后代的健康和幸福，符合全国人民长远利益和当前利益的重大措施。"11 月 10 日，县医院职工哈文德夫妇办理了独生子女证，县计划生育办公室审核同意办证，并根据贵州省政府（1980）51 号文件规定，规定由其夫妻双方单位各发给奖金 50 元；从办证之日起，每月发给保健费 4 元（夫妻双方单位各发给 2 元），发到小孩满 14 周岁；产假延长到半年；同时落实其他各项优待。

12 月 25 日，县医院职工凌泽秀办理独生子女证，获得有关奖励、优待。

1983 年，县医院的工作总结称：党的十二大制定了全面开创社会主义现代化建设新局面的纲领，为卫生工作指明了前进的方向，提出了开创卫生工作调整、改革、整顿、提高的方针，我院根据上级指示精神，从今年 3 月份起开始实践探索卫生制度的改革和经济管理。通过调整，加强了领导班子，建立健全各项规章制度和职工岗位责任制、考勤制，改变了过去吃"大锅饭"、"一刀切"、"不核算"的现象，实行分科核算，分科管理，分为内儿科、妇外科、中医科、门诊部、总务科 5 个科室，5 科室为 5 个核算单位，实行按劳分配的原则。一年来，在全院职工的积极努力下，改善服务态度，增加服务项目，提高医护质量，治疗和抢救了不少病人，为社会做出了一定贡献。我院自 1979 年以来就实行了经济管理，但仅限于财会结账、过账，对控制外欠款、减少经济外流起到了一定作用。但对各科室的收支没有核算，支出大，浪费多，收益少，管理不善，吃"大锅饭"干好干坏一个样，职工工作互相推诿，请假的人多，缺乏应有的积极性和责任感。党的十二大明确了改革方向，我们从二月份起调整了院领导班子，以经济管理为主进行各项改革，通过科室负责同志反复讨论，制定了各项确实可行的规章制度，建立健全了职工岗位责任制明确工作责任，分科进行管理、核算，月底和季度发放保健津贴和奖金时，兑现按劳分配，多劳多得原则，全年共发放奖金10300元，职工平均89元，最高每人每季度40元，最低的1分没有，普遍提高了职工出勤率。

1985年，院务以院长责任制为中心开展，由院长组织各科负责人、护士长参加管理全院行政、业务、后勤物资供应等方面的工作。每周召开院办公会议一次，学习政治和上级有关文件，研究本院工作的具体业务，制定和检查各项规章制度执行情况，掌握全院的收支、确定购置药品及重大物资、统计全院职工的出勤、请假情况，根据出勤情况发放知识分子的生活补贴和保健津贴，确定季度奖金的发放，按劳分配，提成兑现，对外联系等。全年出勤39504天（学习的5人不计在内），请假3289天（包括病、事、探视、婚、丧、产、独生子女、农忙等），缺勤率为8%。全年召开院办公会38次，并有记录。对外联系多次，给职工调资两次。与盘县制药厂联系购置出厂价药品为医院节约三千多元。总务电工查出违反用电违章者，为医院增收节支做了大量的工作。由于各项工作管理较严，不该开支的绝不开支，使得医院积累了一定的资金，平时银行存款在20万元左右，年终结算全年收入56045.50元，支出35765.77元。

是年，县医院设有病床100张，门诊观察床3张，增加简易病床20张至30张。

1986年，自年初贯彻州卫生工作会议精神后，县医院开始狠抓两个文明（物质文明和精神文明）建设，按照县文明办制定的100条标准，建章立制，在贵阳医学院附属医院派员帮助下，逐步建立了工作制定、业务操作规程，开展政治、业务学习，对职工进行"五讲四美三热爱"和医德医风教育，整修院内水泥地面2千余平方米，粉刷墙壁，油漆护栏，新修厕所、职工宿舍，对外科病房进行改建，购置装备等。迅速改变了县医院环境脏、乱、差的状况，业务工作质量有所提高，取得了一定的社会和经济效益。

1987年，县医院出资请来贵阳医学院附属医院有经验的医师、护士长指导临床和医护工作，介绍先进的管理经验，上业务课，讲解一些疑难病症的诊断和治疗方法，计上课30节；帮助临床护理工作建立操作规程，组织医师阅片，使县医院医护人员开阔了视野，增强了业务能力。

9月3日，县医院成立职称改革考评小组，组长为滕才和，副组长为隆朝海、屠声逊，成员有哈文德、李金平等。

1988年，县医院在上级党、政组织和业务主管部门的领导下，以提高社会效益为卫生改革的最高原则，坚持救死扶伤，质量第一，信誉第一，患者第一，把经济效益和社会效益有机结合，围绕开展医德医风教育，改善服务态度，提高服务质量开展工作，使得院容院貌有所改观，医疗、行政管理、财务统计等各项工作都取得了一定成绩。

1989年2月27日，县医院召开办公会议，内容一是由洪专强传达县委（1989）1号文件；二是安排县计划生育工作突击期间县医院专为计划生育开展的工作：成立了由洪专强、隆朝海、汪克礽、屠声逊组成的领导小组；明确手术结扎由隆朝海、汪克礽负责；门诊部由洪专强负责；西药房和化验室在此期间要安排人值夜班；三是研究提出县医院开展计划生育的工作纪律：1. 县计划生育工作突击期间（3月1日至4月30日），职工不准请假，也不安排休假（节育对象手术后休假除外），特殊情况需请假的要书面说明原因并报县卫生局审批；2. 全体职工应积极支持计划生育工作，服从调配，对工作不负责任造成事故者，给予处分；工作努力者给予表彰或嘉奖；3. 承担计划生育手术的科室，要同时保证正常医务工作的开展。

对以上纪律，又提出补充规定：1. 坚决贯彻执行县委1号文件，做好"1孩上环，2孩结扎，超怀补救"工作，任何人不得开口子；2. 按文件规定清理出来的计划生育手术对象，必须于 3 月 20 日前完成手术，否则按文件规定进行处理，并扣发其所在科室负责人（正、副主任，护士长）工资；3. 县医院给予作结扎手术的职工补助营养费 30 元，并按规定时间安排休息；4. 突击期间做好手术服务工作，计划生育手术随到随做，手术加班费由原来的每小时 0.3 元提高到 0.5 元，夜班费提高到 1 元；6. 违反 1 号文件规定的给予党纪政纪处分，情节严重、影响恶劣的给予法纪处理。

5 月 10 日，县政府调整县地方病防治领导小组，县医院汪克礽、洪专强为成员。

6 月 28 日，县成立医疗事故技术鉴定委员会，县医院洪专强、汪克礽为副主任委员，谢远舒、隆朝海黄幼麟、包华美、屠声逊、张贞信、夏宗泽、王正华为委员。

11 月 18 日，县医院制定工作职责计 5 条。

是年，县医院的医疗工作由于受社会经济思潮的影响，个体从医多，群众认为医院也像公司、企业一样搞承包，医院看病不如个体，私人诊所程序少，方便等，开展工作存在诸多困难，但是在县人民政府及业务主管部门的领导下，县医院坚持勤俭办院，文明办院，全心全意为人民服务的宗旨，还是顺利完成了全年任务。

1990 年，在县医院党支部的领导下，加强了经济核算，在医疗设备落后的情况下，坚持社会效益为主，与个体开业者竞争，全面掌握各医药公司价格信息，采取对渠道进货方法，杜绝了高出高进现象，改变了群众对县医院药价高的看法，减轻了患者的经济负担。

1991 年，县医院认真贯彻党的六中全会《决定》，开展了优质服务、整顿医疗秩序等活动，进一步深化改革，医疗、护理质量有所提高，医德医风、服务态度有所改进，从而密切了与群众的关系。在以社会效益为主的前提下检查勤俭办院，以责、权、利相结合的大科室结算方法，刺激了广大职工的积极性，住院部坚持 24 小时医疗护理服务，门诊部坚持 8 小时医疗护理服务及 24 小时急诊值班服务，组织有应急配套队伍，抢救突发事件造成的伤员，通过全院干部职工的努力，圆满完成了工作任务。

是年，县医院决定于 1992 年重新设置内部科室：医务科，主任 1 名，工作人员 2 至 3 名；护理部，总护士长 1 名，工作人员 2 至 3 名；后勤财务科，主任、会计、出纳各 1 名及其他人员数名；办公室，秘书 1 名；病案统计室，人员 2 名；防保科，人员 2 名。

是年，县医院组建民兵预备役组织，哈文德任副队长，登记人员有哈文德、李金平、龚华平等 32 名。

1992 年，2 月 28 日，省卫生厅下文要求填报医院基本情况，县医院按照表列内容，填报了 1991 年有表中项目内容的具体情况：一、医院名称：兴仁县人民医院；地址：市荷路 147 号；邮政编码：562300。二、实际开发床位数：110 张，其中编制床位 100 张。三、职工总数：138 人；卫生技术人员总数：113 人，其中副主任医师：3 人，主治医师：16 人，医师 40 人（以上包括医、护、药、技人员）。四、医院占地面积：9360 平方米。五、医院建筑总面积：6570 平方米，其中，业务用房：2740 平方米，生活用房：3830 平方米。六、隶属关系：县属。七、医院分类：综合。八、医院分科：内儿科、外妇科；医技科室：放射科、检验科；门诊科室：内儿科、外妇科、中医科、治疗室。（九至十一县医院无内容）十二、医疗设备，县级医院五千元以上的医疗设备名称、型号及数量：200mAX 光机一台，1979 年开始使用。十三、1991 年门诊总人次：44000 人；出院总人次：3402 人，住院病人平均住院：7.2 天，业务总收入：78.6 万元。十四、全院固定资产总值：104 万元，其中，医疗设备：3 万元。十五、学术论文级科研成果：……省厅级一项。十六、是否被授予文明医院或先进集体单位称号，请注明授予称号的单位和时间：1990 年 5 月，被兴仁县人民政府授予 1989 年卫生工作先进单位。十七、医院级党政领导成员名单：汪克礽，男，56 岁，汉族，院长，外科副主任医师；隆朝海，男，59岁，汉族，党支部书记，外科副主任医师；屠声逊，男，57岁，汉族，副院长，放射主治医师。

1995年，县医院开展的院务工作，政治思想方面，党支部、工会积极组织职工学习党的十四届四中全会精神，开展向孔繁森克己奉公的公仆精神学习的活动，使职工对党在新的历史时期的路线、方针、政策有了一定的认识，提高了思想觉悟。组织、劳动纪律方面，充实了科室劳动班子，成立了由院长、党支部书记、总护士长为主院管理委员会，制定各项管理制度，进行严格管理，在部分医师调出或退休造成人员短缺，国家实行每周5日工作制，延长了职工休息日的情况下，完成了全年工作。

1996年，在上级党委政府及主管部门的领导下，县医院认真组织职工学习党和国家的政策、方针及政府有关卫生工作文件精神的及有关加强社会主义精神文明建设文件，结合市场经济大潮中，医疗服务市场中所出现的丑恶现象，加强行业道德教育，以白求恩精神为榜样，加强精神文明建设，纠正以医谋私、乱收费等行业不正之风，坚持发展良好的医法传统，反对拜金主义，树立良好的医院形象，提高医院的信誉和知名度，创造机遇，增强社会竞争力，鼓鼓舞职工士气，树立信心，坚定信念，使医院更有生命力和竞争力，更好地位人民大众的健康而做出自己的努力。

1997年9月20日，县医院成立职业道德建设领导小组，组长为包华美，成员有龚华平、哈文德、黄幼麟、李金平、黄秀琼。

10月11日，县医院召开院务会议，决定分科室并明确科室负责人、护士长。

12月10日，县医院医疗事故鉴定小组因患者陈某某（女）在县医院做终止妊娠手术，县医院在医疗中造成严重差错作出鉴定处理，由县医院支付：1. 患者一次性经济补偿600元，2. 支付患者医疗费2975元，3. 医疗鉴定费500元。

是年，县医院设置有内科、外科、妇产科、儿科、中医科、放射科、检验科、药剂科、总务科、门诊部、护理部、院办公室等科室，开发病床100张。县医院开展的院务工作有：领导班子改建，制定计划目标管理制度，于9月成立了"纠正医德医风办公室"及"职业道德建设领导小组"，聘请了11名社会义务监督员，对县医院的医疗护理服务工作进行监督；改善工作环境和就医环境治理了脏、乱、差；逐步完成和配备了部分医疗设备；采取走出去请进来的方法，拓宽视野，开创医院新局面。10月下旬，组织全院科室主任、护士长到兴义市人民医院参观学习。

1998年县医院抓了以湖南医科大学编著的"三基训练"为教材的业务学习，并制定了对初级人员半年一次的业务考试制度，以促使专业人员认真看书学习，全年共考试两次，达到预期目的，1999年要求到中级职称人员。各临床科室利用休息时间组织业务讲座和经验交流，谈心得体会。护理部抓了护理人员对三测单绘制标准，无菌技术操作，搅拌报告书写规范等基础护理工作，同伙各种形式的学习，使县医院大部分职工同意了思想认识，看到了县医院目前所面临的形式和困难，今后工作的目标，使县医院各方面的工作较以前有很大程度的提高。

1999年，县人民政府纠风（纠正行业不正之风）办、县物价局、工商局、卫生局、技术质量监督局联合印发《全县纠正医药购销中不正之风工作的实施意见》，县境使开展纠风工作。9月20日，县医院填报了《纠正医药购销中不正之风自查情况登记表》，表载：简述本单位药品、器械、试剂、医用物资从计划到采购的程序栏，县医院填报的内容是：1. 药品、试剂、医用物资等由药剂科、药库管理人员提出计划经全院药事管理组织审核批准；2. 器械是根据临床各科工作需要补缺；3. 上述物资都必须通过院领导集体研究讨论后才予购买。简述本单位大型医用设备购置程序栏，县医院填报的内容是：经院委会讨论通过订立计划、型号、生产厂家，通过与多个公司联系了解机器性能、优缺点，通过集体讲价，在价格均公道的情况下购置、预付款30%，安装调试使用3个月后无其他质量问题付清全款。本单位执行经有关部门批准的行政事业性收费项目栏县医院填报共 62 项，本单位药品进货主渠道进药量栏县医院填报数是 80%，药品作价差率为 15—17%，有无发现私收回扣栏县医院填报为无，本单位有无发现科室或个人收取药品生产经营者发放的"临床促销费、开单费、处方费、科研观察费"等形式的回扣栏，县医院填报为无；其余栏目均填报为无。

6 月 29 日，县医院成立药事管理委员会，夏德茂任主任、成员有龚华平、黄幼麟、李金平、吴丽茗、郑昌贤、晏祖鸿、张兴宇；同日成立行风、职业道德建设领导小组，组长为龚华平；副组长为黄幼麟；成员有黄昌贵、龚贤章、吴丽茗。

10 月 15 日，县医院开展了纠正医药购销中不正之风的自查，自查情况是 1. 本单位无在非法经营者或"三证"不全者手中采购药品、器械、试剂、设备、医用物资情况；2. 供货单位为：贵州省医药集团有限公司等；3. 本单位药品进货主渠道：贵州省医药集团有限公司、黔西南州天地药业公司。

12 月 16 日，县医院因违反有关规定收费被县物价局以"仁价处字（1999）02 号"行政处罚决定书责令整改，并没收违法所得 94993.06 元。

二、21 世纪部分年份开展的工作

2000 年 3 月 22 日，县医院成立医疗护理质量管理委员会，主任为黄幼麟；副主任为张亚雄、吴丽茗；成员有孔令荣、王元华等；同日成立计划目标管理小组，组长为龚华平，副组长为夏德茂、李金平，成员有黄昌贵、龚贤章等。

4 月，贵州省委省政府确定对全省卫生医疗单位进行行风评议。30 日，县政府纠正行业不正之风办公室以"县纠办（2000）02 号"文件印发《关于对全县医疗卫生系统开展民主评议行风工作的实施意见》，要求在全县开展民主评议医疗卫生系统行风工作。

5 月 10 日，县医院成立消防安全领导小组，龚华平为组长，夏德茂、隆庭辉为副组长，成员有贾忠勋、伍志权等。17 日，县医院因无偿支援百德镇中心卫生院 X 光机 1 台，受到县卫生局表彰。18 日，县医院制定《创建安全文明社区工作实施方案》，开展美化县医院环境、提高职工素质、杜绝违法违纪现象发生的工作。

6 月 14 日，县医院成立民主评议行风工作领导小组，组长为龚华平；副组长为黄幼麟；成员有夏德茂、张亚雄、吴丽茗；办公室主任为张亚雄。

7 月 28 日，县医院《兴仁县人民医院民主评议行风自查自纠报告》载：我院行业风气存在的问题：1. 个别医务人员服务态度差，对病人缺乏同情心和责任心，生、冷、硬的现象偶有发生。2. 为单纯追求医疗设置的使用率和经济效益，某些检查项目（如胃镜、脑电图）存在开单费提存的情况。3. 个别科室为追求科室经济效益，存在增加收费项目的情况，以致增加了病人的经济负担。4. 个别手术科室尚有接受病人家属吃请的现象。5. 在公费医疗上，开人情方，大处方的不正之风仍未完全杜绝。6. 财务管理还存在管理不到位，导致出现收费工作人员玩忽职守，挪用公款的情况，虽经严肃处理，仍然造成了一定的不良影响。7. 对需中午或晚上手术的急诊病人，相关科室借此超规定收取手术加班费，加重了病人的经济负担。县医院开展民主评议行风的具体工作：1. 宣传动员，使行风评议工作深入全院职工之心。在 6 月 5 日县卫生系统民主评议行风的工作会议后，我院及时召开了该项工作动员大会，会上，院长龚华平作了专题动员报告，并组织学习了省卫生厅及县纠风办的有关文件，要求各科室会后认真组织学习，以此为契机，抓好本科室行风建设工作。与此同时，我院纠风办及各科室利用墙报专刊，进一步加大对医德医风的宣传教育力度，让职工对照有关规定进行自查自纠，并使纠行风、树新风工作置于群众监督之中。2. 聘请社会各界人士担任义务监督员，以便对医院的各项工作提供社会监督。在 6 月 15 日的座谈会上，谢远胜、顾恩伦等 7 名义务监督员，充分履行自己的职责，为我院行风建设工作提出了许多宝贵的意见和建议，我们将逐步加以付诸实施。3. 为更好地全面掌握医务人员的医德医风情况，切实解决群众反映强烈的热点、难点问题，在院的各科室设立了举报箱，鼓励职工互相监督，同时自觉接受患者及家属的监督。4. 制定切实可行的措施，实现未整先改，针对我院在自查中发现的问题，院领导班子经过认真反复的研讨，制定了相应的措施和办法，着重抓好以下几方面的工作，一是认真贯彻执行《执业医师法》、《药品管理法》、《医疗机构管理条例》等有关法律法规，所有医务人员做到持证上岗，毒麻药品由药剂科主任王洪刚实行专人专柜管理，严格控制此类药品的处方量。二是为方便患者，简化就诊手续，我院已在 1999 年就取消挂号环节，患者可直接就医，此举得到群众的充分肯定。三是严格执行省卫生厅，省物价局规定的诊疗收费标准，并实行上墙公开，大大地增加了诊疗收费的透明度，杜绝个别科室乱收费的现象，与此同时，把对收费标准的执行情况纳入各科室考核内容，切实兑现奖惩。四是为规范药品采购工作，增大药品及医疗设备采购的透明度，给职工一个明白，我院于 1999 年 6 月 29 日成立了由副院长夏德茂任组长，龚华平、黄幼麟、李金平、吴丽茗、郑昌贤、晏祖鸿、张兴宇 6 位成员的药事管理委员会。规定药品采购必须首先由药品库房保管员拟定采购计划，提交药事管理委员会审定采购；对医疗设备采购实行院委会成员（共 6 人）及设备使用科室与供货方面对面进行价格谈判，双方达成协议后再按合同购买。不论是药品或是医疗设备，均严格执行先使用后付款，严把质量关。因此，三年来在药品及设备采购过程中没有给医院造成丝毫损失。五是为促进行风及职工道德建设，1999 年元月成立了由院长龚华平为组长，副院长黄幼麟、夏德茂为副组长，护理部主任吴丽茗及支部委员龚贤章、黄昌贵等 6 人组成的行风及职业道德建设领导小组，狠抓职业道德及行风建设，通过努力，使全院职工转变了思想，改善了服务态度，医德医风有一定程度好转。六是团结协作，充分发挥各科室负责人的领导作用。三年来，医院领导班子识大体、顾大局，一切以集体利益为重，不计较个人得失，为各科室领导做出了表率。为加强科室管理，提高医疗、护理质量，我们大胆启用了一批年轻技术骨干担任科主任、护士长、他（她）们敢于管理，大胆工作，使所在科室工作有明显起色，特是成立了护理部和医务科等行政职能科室后，狠抓了好医疗护理质量，规范了各种医疗文献记录，质量得到了普遍提高。七是积极响应省、州、县各级政府号召，主动送医药下乡。今年 4—7 月，我院为方便广大山区患者，组织了内、外、妇、儿、中医等科室共 20 多人到百德、下山两镇开展下乡义诊活动。共诊疗病人达 600 例，受到了当地政府及群众的好评。今年三月，根据省卫生厅有关文件精神及县卫生局的要求，我院与百德镇中心卫生院正式结为对口帮扶医院，对该院进行技术及经济帮扶，我院已向该院赠送 200MAX 光机一台。今后我院将逐步加大对百德中心卫生院的帮扶力度。八是为提高医疗护理质量，自开展纠风工作尤其是行风评议工作以来，内、外、护、儿四个临床科室加强了晨间护理工作，开展病案讨论等 60 次，其中科室讲座 54 次，全院性大型讲座 6 次，广泛实行技术交流，实行三级查房制度。服务态度，服务质量明显好转。6 月下旬，我院组织一次病人满意度的问卷调查，发放问卷 67 份，收回 66 份，满意率为 91%。九是为激励职工认真学习业务知识，5 月中旬，组织了一次专业技术人员业务考试，参考人员共 86 人，及格率为 98%，拟于 8 月下旬举行一次全院职工参加的医德医风教考试。此外，为提高医务工作人员的业务素质，从 1998 年，我院相继派出 14 名具有初中级专业技术人员到省内外医院进修学习，今年下半年，将要派出二名医生到贵阳医学院神经内科、腹部外科进修。十是为提高医院在未来市场竞争中的能力，从 1997 年至今我院已自筹资金 90 万元用于增加硬件设备，今年拟投资 10 万元购置血细胞分析仪，此设备将在 8 月底以前投入。十一是救死扶伤，发扬革命的人道主义精神。虽然在市场经济条件下，认钱不认人的事情时有发生。但从起码的职业道德上来讲，我院近年来对一些突发事件造成的人员伤亡的救护工作，始终以人道主义为重，把救人放在首位，虽然如今尚有近10万元医药费欠账未能收回，但却取得了广大群众的信任和赞誉。今年四月以来，收到患者送的"医患一家"锦旗一面，感谢信一封及登报表扬。值得一提的是，我院已拒收病人及家属所送所送礼包700多元。5.严肃查处败坏行业风气的不良行为，纠正行业不正之风，重点在查，关键在纠，查而不纠，或纠得不彻底，那么行业不正之风反则日甚。今年，通过自查，发现了一些问题，如部分检查项目存在着医生开单费、个别医务人员责任心不强，对病人生、冷、硬现象偶有发生，缺乏同情心，对病人没有真正做到一视同仁，个别手术室仍接受患者吃请，有的科室开大处方，人情等方面问题，特别是今年七月我们在加强财务管理工作中发现两名财务人员违反财务制度，玩忽职守，我院及时进行了清查核实，经院委会研究决定对两名财务人员做出调离原工作岗位，院内行政警告处分，年终考核不合格，取消2000年下半年全部奖金的处理。对其他存在的一些问题，我院正在制定相应的措施，通过强化管理，使之逐步规范。行风建设，是一项长期而艰巨的工作，它涉及社会风气，涉及具体的每个人的政治文化素质，涉及管理制度的完善等，非一朝一夕就能解决。因此，通过前一段的自查，发现的这些问题，下一步我们将认真分析，对症下药，认真整改，特别是对职工政治思想教育方面，要加大力度，严格要求，为把我院建设成为一个服务优良，技术精湛，社会满意的文明行业而努力，让政府放心，人民群众满意。

是年，县医院开展的政务工作除开专题的行风建设外，还开展了如下工作：

1.认真贯彻执行《执业医师法》、《医疗机构管理条例》、《药品管理法》等有关法律法规，全院所有工作人员持证上岗，毒麻药品实行专人专柜管理，严格控制该类药品处方量，建立毒麻药品专用卡制度，各级各类人员岗位职责与2000年目标管理制度。

2.简化就诊手续，取消挂号环节，缩短患者在医院就诊时间，在门诊、住院各科室将一些常见病、多发病、病因及预防措施组织上墙报，让患者在就诊时受到健康知识教育得到群众好评。

3.为加强科室管理，提高医疗、护理质量，制定了相应的管理制度，启用一批年轻技术骨干担任科主任、护士长，通过大胆管理，积极探索，使各科工作有了明显起色；规范了各种医疗文献的记录，医疗质量得到普遍提高。

4.在州、县扶贫办的大力支持下，宁波市首批驻黔西南州医疗队（4名人员）到我院进行对口帮扶工作，工作45天，开展讲课39次，其中全院性大课5次，参加内、外、妇、儿科危重病人抢救50多次；开展了膀胱镜检查，逆行肾盂造影，尿道造影等新技术项目有效地提高了我院医务人员的理论与实际水平。

2001年7月2日，县医院因价值15001元19个品种的药品被盗，向县公安局报案。

8月1日，县医院参照《中华人民共和国律师法》的规定，为维护自身的合法权益，聘请县法律援助中心担任常年法律顾问，县法律援助中心接受聘请，指派陈喜扩、周仕金担任常年法律顾问。

9月20日，县医院成立职称结构领导小组，组长为龚华平、副组长为黄幼麟、组员为张亚雄、吴丽茗。

是年，县医院制定《兴仁县人民医院管理制度》该制度包括考勤、医德医风建设、临床医护工作、考试考核、人事管理、财务管理等18项规定。

2002年1月27日，县医院因违反《贵州省行政事业性收费管理条例》被县物价局没收违法所得305454元，罚款10万元。

是年，为了将单位的业务工作推向法制化、正规化管理，聘请四通律师事务所律师担任县医院常年法律顾问。

是年，在医德医风建设上，坚持以病人为中心，把爱心、耐心、细心、责任心奉献给患者，杜绝对病人"生、冷、硬、顶、推"等现象的发生，医护人员做到仔细观察病情变化，耐心解释，热情服务，体贴病人，与病人进行广泛的接触、谈心等，增加相互了解，融洽医患关系，经我院两次病人满意度调查，满意率在90%以上，真正代表广大人民群众的根本利益。

2003年元月6日，县医院成立政务公开领导小组，组长为龚华平，成员有夏德茂等4人，办公室由李金平负责处理日常事务。

5月10日，县医院成立行风建设工作领导小组，组长为龚华平，副组长为夏德茂；成员有李金平、车骏、曾嘉丽等19名。

6月10日，县医院继续聘请四通律师事务所律师为常年法律顾问，年酬金3500元。

7月28日，县医院成立医院感染管理委员会，组长为黄幼麟，副组长为夏德晖、吴丽茗，成员有张亚雄、车骏等13人。

10月6日，县医院成立急救小组，夏德晖任组长，每月补助电话费30元，急救小组驾驶员每月亦补助电话费30元。

是年，县医院开展的院务工作除常规工作外开展了非典型性肺炎的防治工作，"非典"于是年年初在全球爆发，爆发后不断在许国多家和国内20多个省、市流行并进一步蔓延，4月县成立防治工作领导小组，县医院成立救治小组、抢救小组，安装了专用电话，24小时值班，有疑似病例报告及时出车监护、隔离、观察、治疗，先后投资38万多元开设隔离病房、发热门诊，购置抢救治疗防护设备、药品，一次性医疗用品等，县境虽未发生确诊病例却使县医院医务工作者接受了一次临战前的考验，有5名职工分别得到省、州、县的表彰。

2004年，县医院成立脊灰防治工作领导小组，其人员组成是：组长：黄幼麟；副组长：夏德晖；成员：黄昌贵等3人。

12月10日，县医院总结全年工作，院务工作主要抓了提高医疗护理质量工作，采取的方法是：每周由院领导分头到各科室参加早会和查房，提出治疗指导意见；由医务科每周到科室检查医疗文书档案，处理医疗纠纷等；护理部提高业务水平强化理论基础，印发护士常规、手术前后治疗事项、健康教育、出院指导，组织认真学习，使得全院护理人员的整体素质有所提高；防保科、院感科组织对"传染性非典型肺炎防治管理办法"，SARS相关诊疗、防护知识，"人禽流感的预防诊疗方案"，医院感染控制知识等的学习和培训，全年上网直报传染病例1448人次，AFP监测病例报告5例，定期查漏补缺，降低漏报率，配合疾控中心按时强化接种脊灰疫苗450人次，抽调2名护理人员参加全县强化麻疹疫苗的接种，城关镇片区共接种9000余人次，加强对各科室环境及物品、器械的监测管理，一次性医疗用品，消毒用品的管理，对使用后的一次性医疗用品及时集中处理，建立登记。组织专业技术人员进行每年2次的业务知识考试，考试内容以各专业执业考试书为准，对两次考试均不及格者予取消年度奖金。抓好医务人员的继续在教育，不断提高诊疗水平，本年度外派进修4人，27人参加省内外交流和短期培训。自7月起，从各临床科室抽出3名医生、3名护士及2名驾驶员组成急救组，专职从事院前急救工作，实行24小时轮流排班制，接到急救电话及时保证出车急救。按照上级部门的安排，做好了对巴铃、百德镇卫生院的帮扶工作，县医院根据需求赠送换代手术床一台机，病床20张，并开展业务指导工作。根据国家对省级医院传染病区建设安排及州计划局、卫生局，县人民政府、卫生局的安排，完成传染病区的设计、地勘、招标等施工前准备工作。

2005年3月1日，县医院成立产科急救中心领导小组，龚华平为组长，曾嘉丽为副组长，宋国志、孔令荣等9人为成员。

6月24日，县医院成立突发事件应急医疗小组，龚华平为组长，黄幼麟为副组长，夏德茂、吴文惠、孔令荣9人为成员。

7月7日，县医院成立医疗质量管理委员会，主任为龚华平，副主任为辛勇、黄幼麟，成员为吴文惠、孔令荣等10人。

8日，县医院成立毒麻精神药品管理委员会，夏德茂为主任，黄幼麟、王洪刚为副主任，孔令荣、车骏等9人为成员。

同日，县医院成立理疗事故与防范工作领导小组，辛勇为组长，吴文惠、吴丽茗为副组长，孔令荣、车骏等8人为成员。

11月30日，县医院成立防控、救治工作领导小组，辛勇任组长，夏德晖任副组长，吴文惠、车骏等7人为成员。

2006年10月26日，县医院因涉嫌违法使用未经注册的医疗器械"义齿"被县食品药品监督管理局没收违法所得3456元，罚款5000元；被县技术质量监督局罚款500元。

12月21日，县医院因违反价格法有关规定，被县物价局清退多收价款550253元，并要求以公告方式向缴费者公告清退，清退结果书面上报县物价检查所审核；30日，县医院工作总结提出：（一）继续开展"以病人为中心，以提高医疗服务质量为主题"的医院管理年活动。按照卫生部、省、州、县卫生主管部门的要求，2006年医院工作仍以继续开展"医院管理年"活动为主题，进一步提高医疗服务质量，坚定为人民健康服务的宗旨，提供优质、高效、安全、便捷的医疗服务，不断满足广大人民群众的就医需求：1. 依法执业，严格执行医疗卫生管理法律、法规和规章，组织职工学习《执业医师法》、《传染病防治法》、《医疗机构管理条例》、《医疗事故处理条例》、《医疗废物管理》、《全国医院工作条例》、《医院工作制度》、《中华人民共和国护士管理办法》等，建立健全各项规章制度，岗位职责，技术操作规程，严禁超范围执业，按照医务人员所取得的执业资格安排相应的医疗工作，严禁非专业技术人员从事各项诊疗活动。2. 组织建设按照医院管理需求，根据业务工作开展情况，设立了行政、医疗、护理、医技、药剂、后勤等科室和管理委员会，制定了相应的职责和工作制度，院长抓全院的管理，把各项管理工作分解到各职能二级科室，形成二级管理基本框架。3. 医疗、医技、药事、输血和护理管理建立健全医疗质量、药事、感染控制、输血和护理等管理组织，按照各个管理组织的职责分工，明确职能，履行职责。医疗质量管理委员会负责对全院各科医疗质量的控制、监督和检查工作；药事管理委员会对全院药品购销、药品安全实施管理与监督；输血管理委员会对输血科临床用血安全实施管理与监督；护理管理委员会对全院护理工作质量实施监督、检查和指导，规范护理技术操作；医务人员严格执行无菌技术操作，消毒隔离工作制度，手卫生规范等。4. 传染病管理组织医务人员学习传染病防治的法律、法规、规章和技术操作规范、常规、建立相应的组织机构和规章制度，有专门的人员负责传染病疫情的报告工作，在网络上直报。5. 环境与服务，全院各科室保持环境清洁、干净、全天有清洁工保洁，保证住院病房整洁，门诊输液室安置空调，大厅及候诊室前有休息椅，门诊大厅设导诊咨询分诊台，有饮水机及电视，方便患者就医与休息，营造轻松和谐的就医环境。在院内宣传栏、橱窗等进行医疗知识、医院简介、工作人员结构的宣传，为患者了解疾病诊疗知识提供方便。（二）医德医风建设：按照省卫生厅关于开展创建"医德医风示范医院"活动文件精神，紧密结合医院管理年活动的开展，"以弘扬白求恩精神，做白求恩式医务工作者"为主线，强化医德教育，完善规章制度，坚持谁主管谁负责的原则，加大监督检查力度，把医德医风教育作为一项长期的工程来抓，使全院所有医务人员牢固树立以人为本的观念和"以病人为中心"的服务理念，加强医患沟通，想患者所想，急患者所急，关爱、尊重和帮助病人，努力构建和谐的医患关系。1. 要求医务人员严格遵守"八个严禁"和"六个不准"的行业纪律，自觉抵制"红包"、回扣、开单提成，乱收费等行为。2. 加强医务人员的自我教育，自我约束、自我管理的自觉性，发扬优良传统和作风，增强职业责任感和荣誉感。

3. 加强法律法规知识的学习，规范诊疗行为和医务人员自我防范意识，使医务人员做到合理检查、因病施治、合理用药、防止滥检查、大处方等现象。4. 医务人员在进行诊疗活动中，使用通俗易懂的语言和礼貌用语，增强医患之间亲切感，缩小医患之间的距离。5. 制定院长接待和投诉制度，使患者能够直接向院长反映我们在工作中存在的问题，保证渠道通畅，处理及时。

2007年元月16日，县医院因违反价格法的有关规定，被县物价局给予没收违法所得404797元的处理。

2月26日，县医院根据上级要求在院内妇产科创建"爱婴医院"，提出方案。该方案前言指出：人类社会进入20世纪80年代，科学技术日新月异地发展，人们赞叹它给人类带来了前所未有的福音，又恐惧它给人类带来的灾难——自然的和谐遭到破坏，人的本性逐渐被异化，人工干预分娩，母乳代用品哺育婴儿在经济文化发达的国家和地区不再是一件新鲜事，并且作为一种时尚愈演愈烈，随之而来的是儿童的身体健康和生命安全，因喂养问题造成严重威胁，给许多家庭带来了极大困苦。因此，创建爱婴医院成为保护、促进、支持母乳喂养，提高母乳喂养率最积极有力的措施，我国从1992年就已经展开了大规模促进母乳喂养和创建爱婴行动的活动。我国首批爱婴医院的创建得到了国际社会的高度评价，受到了广大人民群众的热烈欢迎，也鼓舞和震动了广大医务工作者，越来越多的省市县医院都纷纷行动起来，投入创建爱婴医院的热潮中。

方案提出创建爱婴医院的启动程序是：首先在院内广泛动员，形成全院全员参与的局面，当地政府在创建爱婴医院活动中始终起着组织领导的作用，成立以分管县长为组长的创建爱婴医院领导小组，分管县长要对辖区内创建爱婴医院做出承诺，要在电视上、广播上或其他形式发表动员讲话，号召辖区所有单位广大人民群众积极参与到促进母乳喂养，创建爱婴医院活动中来，工商、经贸、物价、广电、计生、妇联等部门与卫生部门积极配合，形成上下互动，左右联手，保护促进，支持母乳喂养，形成爱婴爱母的轰轰烈烈的行动。同时通过各种形式的广泛宣传，卫生保健人员的强化培训，使促进母乳喂养，创建爱婴医院知识不断深入人心，形成人人关心，人人参与的好势头。

提出的实施步骤是：1. 管理组织：成立爱婴医院领导小组，分管县长任组长，卫生局长或分管副局长任副组长，保健站站长、医院院长等任成员。医院成立领导小组，领导小组由院长或分管院长任组长，院办主任任副组长，护理部主任、产儿科主任护士长为成员。技术指导小组由医务科长任组长，护理部主任产科主任任副组长，儿科主任、产儿科护士长、保健科长为成员。健康教育宣传小组由医务科科任组长，产儿科主任、护士长为成员。后勤保障小组由总务后勤科长任组长，财务科长和相应后勤人员任成员组成。2. 促进母乳喂养规定及培训：促进母乳喂养包括：早接触、早开奶、早吸吮（三早），24小时母婴同室，按需哺乳，想吃就喂；坚持6个月纯母乳喂养；取消婴儿室，砸烂奶瓶；开奶前不喂食；使母亲掌握正确的喂奶姿势及体位；教会母亲熟练掌握挤奶的方法，帮助母亲树立母乳喂养的自信心。通过培训帮助，产科服务机构实行促进母乳喂养成功的十点措施，为产科制度改革提供理论知识，以促使其成为爱婴机构。培训对象为产科、儿科、保健科医生、助产士、护士以及内科、护理部、院办及其他医务人员。培训内容是实行促使母乳喂养成功十点措施的理论知识和临床技巧，以使医务人员就如何开展母乳喂养达成共识，提高母乳喂养率。只有医务人员熟练掌握有关母乳喂养知识，才能有效地传达给孕妇和母亲，使母亲正确及时认识母乳喂养的有关知识，熟练掌握母乳喂养有关技巧及相关知识。3. 产儿科建设：产儿科建设和质量是创建爱婴医院的基础和根本，爱婴医院创建是否成功，效果如何，首先看产儿科建设是否得到加强，产儿科质量是否得到提高，我院是国家综合性医疗机构，产科经考核评审取得母婴保健技术执业许可。产儿科建设包括硬件建设和软件建设。硬件指房屋、设备和人员等，软件指制度、规范和病历文书资料等，产儿科建设的标准根据医疗保健机构的等级而定，目前共分三级，将按二级标准进行建设。

提出评审程序是：1. 自评：医疗保健机构创建爱婴医院达到一定标准时，使用卫生部统一印制的《自我评估表》进行自我评估，通过评估达到全球标准80%以上的把握度便可拟请初级评审。2. 初评：初级评审可以请县级，也可以请地级，不需逐级进行，通过初评认定达到全球标准80%以上的把握度，即可申报正式评审。3. 省级专家组评审：通过自评、初评程序后，由医疗保健机构向同级卫生行政部门写出书面申请，再由同级卫生行政部门向上一级卫生行政申报评审，评审报告必须是正式红头文件，同时附下一级评审报告和《自我评估表》。提出创建爱婴医院的影响是：创建爱婴医院后，服务条件得到改善，服务能力、服务质量得到提高，住院分娩人数增多，随着医院整体服务能力、服务水平提高，拉动医院门诊人次，住院人数，医院收入会有所增加，各种指标就是一面镜子，该提高的没有提高，该下降的没有下降，一定程度上可以说明爱婴医院创建不成功，应该寻找原因加以改进。

3月29日，县机构编制办公室核定县医院《事业单位法定代表人登记申请表》，登记县医院法定代表人为孔令荣。

4月1日，县医院制定突发事件应急预案，成立突发事件应急领导小组，组长为孔令荣，副组长为吴文惠、车骏、吴兴碧，成员有李金平、伍志权、白宁菊等16名；同时明确了领导小组的主要职责。

5日，县医院调整治理商业贿赂专项工作领导小组，调整后的人员组成是：组长：孔令荣；副组长：车骏、吴文惠、吴兴碧；成员：李金平等14人。同日又调整党风廉政建设和行业作风建设领导小组，调整后的人员组成是：组长：孔令荣；副组长：车骏、吴文惠、吴兴碧；成员：李金平等14人。同日还调整预防职务犯罪工作领导小组，调整后的人员组成是：组长：孔令荣；副组长：车骏、吴文惠、吴兴碧；成员：李金平等14人。

20日，县医院始开展院务公开工作，公布院务公开内容：（一）对外公开：1. 医务人员上岗佩带有本人姓名、职务、职称上岗证（各科固定位置有简介）。2. 医疗服务项目收费价格、药品价格（门诊大厅固定，价格变动适时更换）。3. 服务承诺（门诊大厅固定）。4. 问题咨询：疾病咨询找门诊医师或相关专科医师，遇特殊问题可到门诊四楼院办公室或相关人员咨询。5. 办事规定：（1）新型农村合作医疗就医规定见宣传栏；（2）服务行业体检办健康证：每周三、四办理。程序为：A、到门诊收费室缴费；B、到门诊四楼防保科领取体检表；C、到门诊二楼检验科抽血化验，到影像楼一楼放射科作透视；D、将体检表和相片、缴费收据交防保科；E、次周一到县卫生监督所领健康证；（3）驾驶员体检：本人在门诊收费室缴费后到二楼五官科体检（属年审的要出具驾驶证）；（4）残疾人证明：到门诊四楼医务科办理；程序：A、由本人写出申请到社区居委会或村委会出具证明，经院组织体检后达到残疾标准的出具证明，达不到标准的不予出具证明。B、体检前需要提供病人就医的客观资料、其他鉴定资料。C、体检由我院组织体检组医师进行，每月体检两次（即每月的最后一个星期五下午）；（5）单位职工体检：A、要求体检单位领导或委托办事人员到我院医务科联系，提供需要体检人员名单（姓名、性别、年龄）。B、按我院开展的项目，由需体检单位提出体检项目后确定收费标准，缴纳体检费用。C、商定体检时间安排。D、医务科在体检后一周内做出体检结论，通知体检单位领取体检结果。（二）每周一下午为院长接待日。（三）对内公开（每季度一次）：1. 单位内人事变动、职称晋升（工作人员）、考核、奖惩。2. 医疗药品、器械采购，万元以上设备采购。3. 每季度医院收、支情况，月收支情况。

7月10日，县医院因违反药品管理法的有关规定，被县食品药品监督管理局给予没收非法所得342元，罚款2705元，合计3047元处理。

9月3日，县医院与中国人民解放军第九四医院签订医疗对口支援工作协议书医疗对口支援工作协议书，该协议书称：为认真贯彻落实党中央实施西部大开发的战略部署，充分发挥军队医院人才、科技、设备等卫生资源在支援西部开发中的作用，根据国家卫生部、总后卫生部《关于继续开展军队医院对口支援西部（区、市）县医院工作的通知》决定，解放军第九四医院继续开展对口支援贵州省兴仁县人民医院工作，支援周期为4年。通过传、帮、带的方式使兴仁县人民医院在帮扶周期内力争全面达到"二级甲等医院"水平。经医院双方友好协商，确定建立医院对口支援关系，并达成协议：（一）甲方承担的责任和义务：1. 医疗支援：甲方每年选派2批，每批3名政治觉悟高，身体素质好的技术骨干前往乙方，时间1-2个月，主要进行医疗技术指导和业务帮带（如查房、会诊、手术、学术讲座等）。2. 智力支援：甲方每年接受乙方选派的不同专业进修人员2—6名，免收进修费、住宿费、工杂管理费，每人每月发给生活补贴150元。3. 设备支援：甲方根据自己能力结合乙方实际，赠送一些实用的设备支援乙方。（二）乙方承担的责任和义务：1. 医疗支援方面：乙方对甲方选派的每批医疗技术骨干在院期间有管理权，并与当地卫生行政部门联系，以保证甲方人员行医合法性。根据本院实际提供工作、生活方便和确保医疗队人员安全。2. 智力需求方面：乙方选派到甲方进修人员，要有计划培养，每年3月向甲方医务处（电话：0791-6406403，8848122）申报进修学习培训计划或在甲方支援工作周期内统一列入五年工作计划之中，并说明进修人员专业、人数和时间，以便甲方有计划的安排。3. 设备管理方面：乙方根据甲方提供的设备支援，应充分发挥作用，为全县伤病员服务。（三）科研协作：乙方根据当地实际或有科研课题可向甲方申报或联系，经甲方论证后，认为该课题有科学性、先进性和实用性时，双方进一步协商，共同协作，搞好科学研究工作。（四）本协议一式2份，双方签章后生效，有效期为四年。

6日，县医院因违反《价格违法行为刑事处罚规定》被县物价局没收违法所得97360元。

11月1日，县医院因违法医疗器械监督管理条例，被县食品药品监督管理局处以罚款5000元。

12日，县医院成立新型农村合作医疗领导小组，其人员组成是：组织：孔令荣；副组长：车骏、吴文惠、吴兴碧、郑昌贤；成员：杨启国等6人及门诊、住院收费室所有人员。

18日，县医院成立作风教育整顿活动领导小组，其人员组成是：组长：孔令荣；副组长：车骏、吴文惠、吴兴碧；成员：李金平等16人。

是年，县医院向社会公开的医院信息有（一）医院情况：1. 医院依法执业登记，医疗机构名称：兴仁县人民医院。地址：兴仁县城关镇环城南路52号。邮政编码：562300。所有制形式：国有。医疗机构级别：二级。法定代表人：孔令荣。登记号：4573515223225510151。诊疗科目：内科、外科、妇产科、儿科、预防保健科、耳鼻咽喉科、口腔科、麻醉科、医学检验科、医学影像科、中医科、疼痛科。批准发证机关：黔西南布依族苗族自治州卫生局。床位编制：160张。科室设置：医疗科室：内科、外科、妇产科、儿科、门诊、检验科、麻醉科、中医科、影像科、五官科、疼痛科、口腔科。职能科室：院办公室、医务科、护理部、防保科、院感科、财务科、药剂科、总务科、供应室。医院电话：办公室：6212124、6212946、6215125、6222268。护理部：6212145。医务科：6210370。财务室：6210293。保卫科：6212202。内科：6222511。外科：6222521。妇产科：6222531。儿科：6222541。急救电话：6217120。2. 诊疗技术准入：内科：开展内科常见病及多发病的治疗，内科危重患者的抢救及治疗。口服中毒病人的机械洗胃，脑出血病人颅内血肿微创清除术、心电图检查、心电监护、机械通气技术、雾化吸入治疗、胸腹腔积液的穿刺抽液、哮喘及OCPD的长期生理教育、糖尿病病人的治疗、心肌梗死病人、脑梗死病人的早期溶栓治疗等。外科：开展脊柱后路胸腰段手术，各种四肢骨折手术，胆总管探查，胆囊切除术、胃大部切除术各类常见普外手术，肾盂输尿管切开取石、前列腺摘除术、膀胱切开除术、颅内血肿清除术、颅骨缺损修补术、烧伤部分整形术。妇产科：开展子宫下段剖腹产手术，处理各种病理产科及平产接生，开展子宫全切，次全切除术，子宫肌瘤摘除术、卵巢囊肿摘除术、宫外孕手术及宫外孕自体血回输术、无痛人流、无痛分娩术、开展产前检查、产科咨询、孕妇健康教育及常见妇科病的诊疗。儿科：开展儿内科常见病及多发病的治疗，儿科急危重症病的抢救。口服中毒儿童病人的机械洗胃，新生儿黄疸病人的蓝光治疗。新生儿低体温、硬肿症病人的温箱保暖，辐射台复温治疗、胸腹腔积液病人的穿刺抽液并送检、雾化吸入治疗、呼吸道相关疾病、静脉留置针的应用，防止反复多次穿刺输液。中西医结合治疗儿童的秋季腹泻、黄疸等。儿童各种常见传染性疾病的诊治，并指导保健，指导儿童营养不良性疾病的保健、承担国家卫九项目及降消项目的相关疾病的诊治。3. 大型医用设备配置许可。院CT—C3000型全身X线断层扫描数字系统，经省卫生厅批准配置。4. 重点学科（室）的人员情况：影像楼前有院各主要专业技术人员简介。5. 承担教学任务：承担有遵义医学院，黔西南州职业技术学院，兴仁县职业高级中学等临床医学、护理专业（本科生、专科生、中专生）的临床实习，毕业实习等任务。6. 工作人员识别标志：医生、护理人员、行政管理人员、后勤人员上岗佩带有本人姓名、职务或职称的标牌、并在各科室有岗位人员一览表。（二）医院环境：1. 医院周边交通情况：医院坐落于兴仁县城关镇环城南路52号，在兴仁汽车站到兴义方向前约500米处，道路两侧有林业停车场、盐业公司停车场、土产公司停车场，前行兴义方向到榨子门有两条路可选择，前有个体侨兴加油站，至红井田有石油公司红井田加油站，前行上关兴高等级公路。2. 医院内部交通情况：医院大门入口有保安值班、电动门、大门两侧有院内布局图指示、门诊部楼、影像科楼、外妇科楼、内儿科楼标志醒目。医疗区与职工宿舍区分开，车辆停放有指定停车位置标志，指示标牌。3. 各科室位置、格局提示：门诊各科室在门诊大厅内有导医图、导医台、各楼层安全出口、绿色通道标牌指示、住院楼各科室有安全出口、绿色通道指示标牌。4. 应急避难：各幢楼层都有应急提示标牌、安全出口指示，双楼梯。（三）行风建设：1. 医德医风建设：门诊大厅有医务人员医德行为规范，宣传栏有八荣八耻内容，医院医德医风建设规定。2. 病人的权利和义务：病人有知情权（知道自己病情、用药、治疗措施的权利）、同意权（同意医生用药、采取何种治疗措施的权利）和协助医务人员对病情进行诊疗签字同意及配合治疗的义务。3. 社会捐赠：县医院于1999年接受宁波市扶贫捐赠25万元修建内儿科住院楼，2003年接受解放军九四医院捐赠30万元修建门诊综合楼。4. 医院服务投诉方式：投诉电话：6212124、6214946、6215125、6222268；投诉信箱：各科楼前的投诉举报箱。5. 上级部门投诉电话：县卫生局：6212061。除开上述内容外，县医院向患者公开的信息有：医院服务基本情况，专科、专业门诊，门诊、急诊（含节假日）服务时间，门、急诊主要服务流程，住院主要服务流程，非基本医疗服务项目（无痛人流、无痛分娩、镇痛、补片、进口钛板、烤瓷牙、合金牙、救护车使用费、院外专家会诊费），特殊人群优先措施，门诊服务咨询，健康教育咨询服务，病历复制服务。

向职工公开的医院信息有：医院重大事项决策，重要人事任免，重要项目及大型医用设备的购置，大额度资金使用情况，医疗质量管理方案，质量与安全信息，医院管理制度，诊疗常规，诊疗工作流程，护理技术规程及常规，应急管理，药事管理，药品耗材使用监控，财务管理，行风建设，廉政建设，职工权益，人事管理，分配管理等各种项目的情况。

2008年2月6日，因县境遭遇严重雪凝灾害，造成部分电力、交通中断，民生困难，县医院根据省卫生厅关于贯彻落实贵州省委2月4日常委扩大会议精神的紧急通知，组建巡回医疗组参与为抗雪凝灾害。

是日，县医院制发组建巡回医疗队的通知，该通知称："由于我县遭受严重的冰冻灾害，给广大人民群众生产生活造成极大损失，部分电力中断、交通中断、民生困难。随着第5轮强降温的到来，这场严峻自然灾害还将持续一段时间,灾情还在发展,形势依然严峻。根据《贵州省卫生厅关于贯彻落实2月4日省委常委(扩大)会议精神的紧急通知》黔卫发(2008)18号和我县的受灾情况及我院具体情况,现将我院组建巡回医疗组的有关事宜通知如下:一、巡回医疗组组成成员:我院将组建三个巡回医疗组。其中两组进行入村串户巡回医疗组,一组为待命组,其成员分别为:第一组:组长:车骏;成员:吴洪兵、潘天丽、王顺灿、王杰、刘佳。第二组:组长:吴兴碧;成员:张恩瑞、敖学斌、熊丹妮、丁化、王富燕。第三组:组长:孔令荣;成员:吴文惠、白宁菊、肖兴斌、罗光敏、谢永连、宋国志、靳忠兰。二、各组巡回医疗范围:第一组巡回:雨樟镇、鲁础营乡、下山镇、潘家庄镇、新龙场镇、屯脚镇、李关乡七个乡镇。第二组巡回:民建乡、巴铃镇、回龙镇、百德镇、新马场乡、田湾乡、大山乡七个乡镇。第三组为待命组兼巡回城关镇、四联乡。三、巡回医疗组工作任务和工作要求:参加此次巡回医疗组的所有人员必须本着高度的责任心和使命感,要顾全大局、要主动克服各种困难,必须服从调遣。在巡回医疗工作中要以灾区群众、一线电力抢修职工、交通、高管人员以及滞留旅客和遇险伤病员为主要服务对象,在工作中要坚持做到'不漏村不漏户',尤其对五保户等特别困难群众要做到不漏诊、不缺诊。在巡回医疗服务过程中严峻任何人向群众私自收取任何费用。待命组所有成员除在就近的两个乡镇进行巡回服务外,必须保持通信工具通畅,24小时处于待命状态,一旦县域内发生灾情立即赶赴受灾现场进行救灾抗灾。四、其他部门的工作:院总值班必须坚守工作岗位,对各巡回医疗组进行协调和调遣,并负责汇报工作;院办公室要做好各种资料的收集、统计和上报工作;总务科要为巡回医疗组提供充分的物资保障,解除后顾之忧;根据《贵州省卫生厅关于贯彻落实2月4日省委常委(扩大)会议精神的紧急通知》"黔卫发(2008)118号"文件要求,全省卫生系统在节假日期间不放假。"

26日,县医院成立特大雪凝灾害后卫生应急及传染病防治工作医疗救治小组,孔令荣为组长,车骏、吴文惠、吴兴碧为副组长,谢春梅、白宁菊等为成员。

3月2日,县医院为进一步加强临床药事管理,确保用药安全,调整"药物不良反应监测领导小组",调整后的人员组成,孔令荣为组长,车骏为副组长,吴文惠等22人为成员。

20日,县医院成立以孔令荣为组长,车骏、吴文惠、吴兴碧、宋国志为副组长,李金平、白宁菊等为成员的"创建爱婴医院"领导小组及以吴文惠为组长的技术指导小组、以匡毕华为组织的健康教育宣传小组;同时成立以吴文惠为组长,谢春梅、白宁菊为副组长,宋国志等为成员的"贯彻母乳喂养规定领导小组"。

25日,县医院召开职工大会,安排部署有关创建爱婴医院事宜。

5月1日,县境召开创建爱婴医院动员大会,县人民政府副县长王琴到会讲话,她说:通过兴仁县人民医院的不懈努力和准备,兴仁县创建爱婴医院的条件基本具备,今天,兴仁县创建爱婴医院活动正式拉开序幕,创建爱婴医院的目的是提高母乳喂养的成功率和喂养率,改善和促进妇女儿童的健康状况,提高人群的总体健康水平。其意义在于提高母乳喂养成功率,改善儿童和妇女的营养状况,降低儿童和妇女疾病、伤残、死亡发生率,预防非正常死亡、疾病和残疾的发生。增强妇女儿童对疾病的自我保护意识,提高自我保健能力。创爱的健康教育能够帮助妇女、儿童树立正确的健康观,改变不良健康行为和生活方式。创爱的健康教育能增强妇女儿童心理调节和社会适应能力。

王琴就创建爱婴医院的历史背景、创建爱婴医院基本概念及成就谈了看法,并对创建爱婴医院、促进母乳喂养的全球形式进行了展望:2002年在日内瓦召开了第55届世界卫生大会,讨论通过了"婴幼儿营养—WHA55.25"儿童期营养和《国际母乳代用品销售守则》实施进展情况—A55/14及"婴幼儿"、"婴幼儿喂养全球战略"—A55/15三个文件。三个文件分别指出世界仍有大量婴幼儿仍然接受不适应当喂养，且其营养状况、生长与发展、健康乃至生存因此受到损害。明确指出每年5岁以下儿童中1090万死亡的60%直接或间接地由营养不良造成，这些死亡中2/3以上通常与不适当的喂养方法有关，发生在生命的第一年。全世界在生命最初4个月期间进行纯母乳喂养的婴儿不超过35%。补充喂养通常开始过早或过迟，并且就营养而言，食品通常不适当和不安全。不良的喂养方法已对社会和经济发展构成威胁。是5岁以下儿童年龄组面临的实现和保持健康的最严重障碍之一。与此同时，传统的家庭和社区支持体系正在削弱，用于支持卫生，尤其是营养相关服务的资源正在减少，缺乏关于最佳喂养方法的准确信息，以及粮食无保障的农村和城市家庭数量正在增加。HIV大流行等诸多因素，进一步损害全世界婴幼儿的照护和喂养。这样，促进、保护和支持婴幼儿喂养对预防营养不良和确保儿童的健康生长和发育是至关重要的，母乳喂养是为婴儿健康生长与发育提供理想食品的一种无与伦比的方法。它也是生殖过程的一个有机组成部分，对母亲的健康也具有重要影响。现在全球提倡在生命的最初6个月应对婴儿进行纯母乳喂养以实现最佳生长、发育和健康。

此后，县医院在院内成功创建了爱婴医院。

7日，县医院为贯彻黔西南州肠道传染病手足口病防控工作会议精神，成立以吴文惠为组长，车骏、吴兴碧为副组长，谢春梅等为成员的"手足口病防控救治小组"。

20日，为加强医德医风建设，提高医务人员职业道德素质，做好医院医德考评制度档案的管理和归档工作，县医院成立医德医风考评领导小组，其人员组成是：组长：孔令荣；成员：吴文惠、车骏、吴兴碧、谢春梅、白宁菊、李金平、肖兴斌、罗光敏、谢永年、黄昌贵、张永周、汪明贵、陈奎忠、陶树光李道琼。领导小组下设办公室在医务科，吴文惠兼任主任，李道琼协助工作。

9月5日，县医院退休职工刘某某在解东路开私人诊所盗用县医院名称自制处方在诊所使用，县医院请示县卫生局卫生监督所对刘的侵权行为给予了处理。

16日，国家卫生部、财政部、食品药品监管局联合召开"三鹿"牌婴幼儿配方奶粉重大安全事故医疗救治工作电视电话会议，要求为"三鹿"问题奶粉患儿建立分层、分级、分区域的医疗救治原则，确保对患儿能够及时发现、及时诊治。县医院根据会议精神，制定了救治应急预案。

18日，县医院设立"内部审核、监察小组"，以保证财经纪律和各项规章制度的贯彻执行，保障县医院资产的安全完整。

12月，为纪念中国实现改革开放30年，黔西南州电视台以高考恢复为切入点，派出记者赴全国各地寻访三十年来黔西南通过高考送出去，如今学业和事业有成，活跃在各条战线的30位学子，凭借他们的口，以其人生轨迹和心路历程忆高考，谈改革，议开放，说巨变，讲成就，话金州，摄制了30集计450分钟的电视特别节目《金州之子话金州》，县院孔令荣作为30位有成就的学子之一，接受了采访。

是年，县医院在县委、县政府及主管局的正确领导下，以"三个代表"重要思想、科学发展观为指导，紧紧围绕"以病人为中心，以提高医疗质量为核心"作导向，以"大家靠医院生存，医院靠大家发展"为理念，以"自强、敬业、爱院、务实、奋进"为院训。坚持以人为本，逐渐推进科技兴院，人才强院战略，转变观念，以发展为主题，以结构调整、改革创新为动力，突出服务，突出质量，突出重点，突出特色，开拓创新，狠抓落实，团结协调全院干部职工，奋力拼搏，较好地完成了全年的工作任务，医院建设迈上了一个新的台阶，具体的开展的工作是：按照卫生部和卫生厅的"八个严禁"和"六个不准"的要求，完善医德医风考评制度，考评结果与医务人员的工资、职称晋升和评先评优挂钩，加大了对违规违纪行为的查处力度。杜绝了上班时玩游戏、玩基金、炒股票等现象，院风院容有了很大改变。建立了医疗服务信息公示制度及电子显示屏，在门诊、病房、药房、医技科室等醒目位置公示了医务人员身份、常用药品价格、主要医疗服务项目及收费标准、方便病人，接受患者及社会监督。医院每月进行一次服务质量调查、召开一次患者亲属座谈会，广泛了解病友及家属的要求和意见，自觉接受社会监督，医院聘请了6名义务监督员，每季度定期召开座谈会，并在醒目位置设立投诉箱、意见箱，公布投诉电话，只要病人及家属反映问题属实或提出的意见切实可行，医院便及时调查处理及组织整改。实行了院长问责制、医疗采购黑名单制度。将一名供CR片的供货商打入黑名单。

加强学科建设，逐步完善人才结构，根据医学技术发展方向和各科室的实际情况，充分发挥市场的调节作用，对部分学科进行结构性调整。积极开展医疗新技术新项目，提高医院技术水平。认真总结临床工作，采用报销版面费并给以奖励的办法，鼓励医务人员积极撰写医学论文。加强继续医学教育，努力提高医务人员业务素质，采取请进来，送出去的方式，40余人次参加各类短期培训，请上级对口帮扶医院（解放军九四医院、州医院）专家来院坐诊、会诊并开展新手术16人次。筹措资金，改善医院的硬件设施投资40余万元，购进麻醉机一台、心电监护仪6台、病床30张，全院内、外、妇、儿科及细菌室都配备了空气消毒机等设备。抓好综合治理工作，领导亲自或督促保卫科加强院内巡逻，防止偷盗3起，避免医患纠纷两起，提请公安机关行政拘留在妇产科扰乱医院正常工作秩序事件一起。加强对医疗废物的管理工作，根据《医疗废物管理条例》及有关规定，建立健全了医疗废物管理的规章制度，医疗废物的分类收集，统一在规定时间进行焚烧，杜绝了单位或个人买卖、丢弃医疗废物和回收利用医疗废物的现象，确保了医疗废物的安全、有序管理。

2009年2月25日，根据县卫生局批转仁府办明电（2009）关于启动兴仁县蓝色森林防火应急处置预案的紧急通知，县医院制定森林火灾救护应急预案，该预案规定了组织与领导、医疗救治、保障措施及5点要求等事宜。

7月9日，县医院为规范药品、设备、一次性耗材、物资的采购行为，成立"药品、设备、物资采购工作领导小组"，其组成人员是：组长：孔令荣；副组长：吴文惠、车骏、吴兴碧；成员：李金平、靳忠兰、郑昌贤、杨启国、晏祖鸿、伍志权；工会的谢春梅、黄昌贵、赵久发须有一人参加；设备使用科室主任、护士长、业务骨干须有一人参加。领导小组下设办公室，李金平兼任办公室主任。职责：负责药品、设备、一次性耗材、物资的采购计划的确定及向县有关部门报告；工程招标；具体药品、设备、一次性耗材、物资采购洽谈等工作。

同日，县医院对病历质控管理作出规定：1. 医院病历扣罚标准，根据医院住院病历质量检查评分表扣分标准，每1分扣5元，按分值相加累计扣款，出现超扣分值每处扣50元，未按格式书写扣每份20元，不按时书写首次病程录或住院病历每份各50元，医嘱开错或未签名每处扣10元，医嘱无执业医师签字每处扣10元，缺三大常规每项扣5元，体温单上无发病日期，术后天数及重要药品每处扣2元；2. 病历单项否决项目，①无入院记录或非执业医师书写入院记录无执业医师修正、签名，②无首次病程录或非执业医师书写（医院另有规定除外）或无诊断依据，鉴别诊断，诊疗计划之一者，③危重患者缺上级医师（或科主任）查房记录或请示、汇报记录，④缺抢救记录或未按病历书写规定记录，⑤病危通知书未发或特殊检查治疗无医患双方签字，知情同意书及病情告知书缺医患双方签名，⑥严重违反用药原则及剂量规定，⑦输血病例血型书写错误；无输血同意书；无输血记录单；无临床用血申请单；无临床用血不良反应回馈单；未按规定作筛查试验，⑧缺麻醉记录及麻醉小结（需执业医师签名）；手术记录；术后记录非执业医师书写，⑨产科及儿科新生儿性别记录错误，⑩发现不真实记录或病历内容缺失或误归档；3. 门诊病历：未书写每份扣20元，门诊日志漏登记每例扣5元，传染病例门诊日志登记不全每例扣10元，不合格处方每张扣5元，由此引发医疗纠纷按医院相关规定处理；4. 乙级、丙级不合格病历处罚规定，发现乙级病历每份扣科室 200 元，管床医生 50 元。发现丙级病历每份扣科室 500 元，管床医生 100 元。发现不合格病历每份扣科室 1000 元、管床医生 500 元。病历中出现单项否决项目定为不合格病历。患者出院后，由管床医生（一线或二线）7 天内到病案室整理，若遇特殊情况病案室通知必须立即到病案室整理，整理后交病案管理员，再经病管理员检查，如出现不合格病历，管床医生在 7 天内对病历进行重新整理，必须达到合格病历归档。病案室已归档的病历经医务科、医疗护理质量管理委员会或病案质量管理委员会抽查，发现不合格病历每份扣病案室 300 元。住院病人传染病卡登记不全、填写漏项或看不清每份扣填卡人 10 元；5. 相关（辅助）科室出现错误报告或漏报每次扣当班人员 50 元，未按规定时限处置急诊病例每次扣当班人员 100 元，出现危急值未及时通报相关科室当班有执业资格人员每次扣当班人员 50 元，血型报告错误每次扣当班人员 500 元，检查结果前后自相矛盾或与事实严重不符，每次扣当事人员 50 元，由此引发的医疗纠纷按医院相关规定处理。

8 月 10 日，县医院成立以孔令荣为组长；吴兴碧、陈奎忠为副组长；陶树光等 3 人为成员的"辐射安全管理工作领导小组"。

10 月 2 日，县医院调整"抗生素临床运用指导小组"，调整后的人员组成是：组长：孔令荣、成员：吴文惠等 16 人。

12 月 10 日，县医院对 2008 年至 2009 年发生的 4 起医疗事故及纠纷做出处理：孙某某：医疗事故，经到会成员充分发言讨论，同意州医学会鉴定结论，属责任事故，按医院规定进行处罚。科室承担 20%，个人承担 10%；金某医疗事故：同意州医学会鉴定结论，属责任事故，鉴于县医院医生熬某某不是脑外专业医生，病人系复合伤，对病情变化程度掌握不够，按医院规定减半处罚。科室承担 10%，个人承担 5%；王某某医疗纠纷：该患儿为输多巴胺加酚妥拉明的药物反应，儿科全体医务人员全力抢救，不属于医疗事故，儿科不承担任何责任；余某某医疗事故：该患儿到门诊就诊后，回家时间长达 7 小时，不知家属另作什么处理。州医学会鉴定认为 PV+ 地米用药不规范，清开灵用量过大，鉴定结果客观公正，医生刘某某在接诊及观察中是尽职尽责的，该事故定性为技术事故，门诊及个人不承担赔偿责任。

是年，医务科在病历抽查中检查出不合格病历 2 份，检查中各科室均能在规定时间内上缴出院病历。

2010 年元月 25 日，县医院聘请退休干部覃登涛等 6 人为社会监督员。

26 日，县医院成立急诊科，设置床位 10 张，并调整各科室床位数，内科 30 张、外科 60 张、妇产科 35 张、儿科 25 张、急诊科 10 张，总床位数 160 张。

2 月 5 日，县医院调整"抗生素临床运用临到小组"，调整后的人员组成是：组长：孔令荣、成员：吴文惠等 19 人。

6 日，县医院将大外科划分为普外科和创伤科，并调整各科室床位数，内科 30 张、创伤外科 40 张、普通外科 30 张、妇产科 25 张、儿科 25 张、急诊科 10 张，总数 160 张。

3 月 1 日，县医院根据省卫生厅下发的二级医院登记评审标准及县医院 2010 年工作目标要求安排，成立"创建二级甲等医院工作领导小组"，其人员组成是，组长：孔令荣；副组长：吴文惠、车骏、吴兴碧；成员：肖兴斌等 38 人，下设"二甲办"，由吴文惠兼任办公室主任，肖兴斌兼任办公室副主任，医务科其他人员为成员。

17 日，县医院根据省卫生厅下发的二级医院等级评审标准及 2010 年工作目标要求安排，提出力争在 2012 年内用两年至三年时间完成二甲医院创建工作并参加评审，并力争评审过关，制定工作方案及实施细则。具体细则实施步骤是：2010 年 2 月至 3 月为动员部署阶段，3 月至 12 月为质量梳理阶段，2011 年 12 月至 2012 年上半年为申请评审阶段。

同日，县医院调整"感染管理委员会"，调整后的人员组成为：主任：孔令荣；副主任：吴文惠、车俊、吴兴碧、马德辉；成员：肖兴斌等24人。

15日，县医院调整"贯彻母乳喂养规定领导小组"，调整后的人员组成是：组长：吴文惠；副组长：白宁菊、谢春梅；成员：宋国志等4人。

4月8日，县医院调整院长分工，调整后的情况是：孔令荣：分管办公室、财务科（含门诊收费、住院收费、医保办）、普外科、创伤外科、麻醉科、护理部；吴文惠：分管儿科、五官科、门诊部、中医科、医务科（医疗投诉）、二甲办、体检中心、教学、科研、病案统计；车骏：分管内科、急诊科、影像科、药剂科、总务科、妇产科、检验、工会、信访、院感科、防保科、消防、整脏治乱；吴兴碧：分管新院区各项建设工作。

20日，县成立"县人民医院16排螺旋CT机采购工作领导小组"，县政府副县长靳龙芳为组长，县医院院长孔令荣等为副组长，成员有县相关科局负责人。

5月12日，本日是国际护士节，县医院举行庆祝活动，表彰县医院自评的十佳护士。县卫生局局长邱锦林、副局长周启国参会。

28日，县医院调整"临床用血管理委员会"，调整后的人员组成是：主任：孔令荣；副主任：吴文惠、车俊、吴兴碧、赵玉美；成员：曾嘉丽、宋国志等12人。

同日，县医院调整"药事管理委员会"，调整后的人员组成是：主任：孔令荣；副主任：吴文惠、车俊、吴兴碧；成员：保安菊、白宁菊等9人。

同日，县医院调整"感染委员会"，调整后的人员组成主任为孔令荣；副主任为吴文惠等5人，成员为罗光敏等20人。

同日，县医院调整"廉价就医工作领导小组"，调整后的人员组成孔令荣为组长，吴文惠等3人为副组长，郑昌贤等10人为成员。

同日，县医院调整"产科急救中心抢救小组"，调整后的人员组成是：组长：车骏，副组长：曾嘉丽，成员：宋国志等8人。

同日，县医院调整"医疗事故防范工作领导小组"，调整后的人员组成是：组长：孔令荣，副组长：吴文惠等3人，成员：罗光敏等21人。

5月28日，县医院为了建立健全院、科二级质量管理组织，切实有效提高医疗质量，调整"医疗质量管理委员会"、各科"医疗护理管理质量小组"。医疗质量管理委员会的人员组成是：主任：孔令荣；副主任：吴文惠、车骏、吴兴碧；成员：谢春梅、罗光敏、肖兴斌、曾嘉丽、宋国志、谢永年、刘江、黄昌贵、白宁菊、陈奎忠、陶树光、汪明贵、保安菊。各科医疗护理质量管理小组的人员组成是：内科：组长：谷学秀，成员：陈文萍刘宽秀、陶翠兰；创科：组长：田维才；成员：沈光秀、游启志、李磊、夏丽嘉；普科：组长：敖学斌，成员：张恩风、王顺灿、王领；妇产科：组长：宋国志，成员：张宇、王敏、潘进美、卢敏；儿科：组长：谢永年，成员：方艳、何德会、陈丽；急诊科：组长：罗光敏，成员：王成英、吴洪兵、陈显丹；五官科：组长：刘江，成员：李林琼、吴建梅；供应室：组长：幸蓉，成员：石玉红；手术室：组长：张永周，成员：郑春荣、王选琴；检验科：组长：汪时贵，成员：赵玉美、殷富昌，中医科：组长：王朝阳，成员：哈文兰、徐贵华、张兴宇。

8月20日，县医院始开展"医疗质量万里行"活动，提出实施方案，该方案提出的指导思想和工作目标是为贯彻落实党的十七大的有关精神；活动范围及主题分别是全院各科室及"提高医疗质量，保障医疗安全"。组织管理：成立以孔令荣为组织的"万里行"活动领导小组；工作步骤：动员部署阶段、组织实施阶段、总结交流阶段；工作重点和方法：共计10项；工作方法计4项。

22日，县质量技术监督局调查发现，县医院使用未按周期强制检定合格的计量器具，违反了《贵州省计量监督管理条例》第 26 条的规定，被给予处罚：1. 责令整改，所有使用的计量器具经检定合格后方可使用；2. 罚款 5000 元。

10 月 21 日，县医院召开院务工作会议，组织学习《中国共产党第十七届中央委员会第五次全体会议公报》，提出县医院于 2012 年争创二等甲级医院，要落实好相关工作，建设医院文化。

23 日，县医院着手开展城东新区新院区建设工作，与有关公司商谈工程监理等相关事宜。

25 日，县医院召开办公会，研究修订《职工手册》，开展医院文化建设工作。

是日，县医院成立"专业技术职务评聘委员会"，其人员组成是：主任：孔令荣，副主任：吴文惠、车骏、吴兴碧，成员：曾嘉丽、宋国志等 33 人。

同日还成立了"医疗纠纷、差错、事故评定委员会"，其人员组成是：主任：孔令荣；副主任：吴文惠、车骏、吴兴碧；成员：曾嘉丽、宋国志等 26 人。

26 日，县医院 HIS 系统试运行成功，护士工作站新老系统切换顺利完成，各窗口科室及住院病房的收费过程工作全部由新系统操作。县医院制定新 HIS 系统启动实施方案及细则：一、总体方案：1. 对 2010 年 10 月 31 日不能办理出院的所有在院病人的费用，按如下办法进行切换：① 10 月 30 前办理入院的病人，采取新老系统分段结算办法；② 10 月 31 固零点至 10 月 31 日 24:00 前办理入院的病人，由住院收费室人员在新的 HIS 系统中办理入院手续，病人在上述时间段内产生的费用按如下方式处理：治疗、材料赞由病房护士站宣接在新 HIS 系统中过账，医技科室检查费，由相应检查科室在新 HIS 系统中进行下账，药品费由科室根据管床医生开具的处方到药房先借用，新的药房系统运行后，科室从护士站下账后药房从科室生成的取药大处方中扣除。③在院住院病人二次入院的基本信息，由住院收费室人员于 2010 年 10 月 31 日 24:00 时前完成新系统中的录入工作。2. 2010 年 10 月 30 日，库房暂停发放药品物资，由库管人员根据原 HIS 系统存量完成新 HIS 系统中药品材料的库存录入。3. 2010 年 10 月 31 日 20:00 前门诊病人治疗所需的药品，由药房人员在原 HIS 系统中进行划价发药。4. 新 HIS 系统的中、西药房存量，从 2010 年 10 月 31 日晚 8:00 开始录入，次日上午 8:00 前必须完成录入工作。5. 2010 年 10 月 31 日晚上午 8:00 到次日上 8:00 前的急门诊及新入院病人治疗所需药品，急诊科门诊留观病人由药房划价后用手工收费收据暂时办理交费手续，临床相关科室先到药房凭处方借药，待药房存量录入结束后，住院病人由护士站过账后从科室取药大处方中扣除，急诊留观病人由药房在新 HIS 系统中划价后由收费室重新补打发票。6. 新 HIS 系统的门诊挂号收费系统，从 2010 年 11 月 1 日零点开始启用运行。7. 为保证此次系统切换工作的顺利进行，全院职工必须全力以赴，服从院领导的整体调遣和安排，凡不服从调遣和安排者一律取消 10 月份奖金。二、具体实施细则：1. 2010 年 10 月 30 日前办理入院的所有在院病人的费用采取分段结算的办法：即管床医生不为病人办理出院手续，由财务科人员及智通技术人员协助住院收费室人员，将 10 月 30 固前产生的住院费用，先在原 HIS 系统中办理出院结算，再重新在新 HIS 系统中按原床位号办理入院，原 HIS 系统中结算应退金额记入新 HIS 系统病人预交款金额，病人出院时将病人 11 月 1 日后产生的费用，在新的 HIS 系统中重新办理一次出院结算。2. 2010 年 10 月 31 日，医保科暂停一天农合门诊统筹病人的报销核算，所有人员必须全力以赴，在 2010 年 I0 月 31 日 18:00 前必须完成当天在院结算病人老系统费用的报销核算。3. 对于 2010 年 10 月 31 日前入院，在 2010 年 10 月 31 日已办理过系统切换结算的病人，如果是享受医保报销的，病人出院后，医保科必须将新老 HIS 系统费用合并计算（两张发票）后进行核算登记汇总，并且只能按一次住院计算起付线。4. 2010 年 10 月 31 日，为使新的 HIS 系统能顺利实施运行，暂停办理所有病人的出院手续一天，如果需要在 2010 年 10 月 31 日办理出院手续的病人，只能提前或退后一天办理，请各临床科室医护人员务必向病人做好解释工作。另外，各临床科室医护人员，必须将本科室 10 月 31 日不能办理出院的在院病人在 10 月 31 日需要产生的药费、治疗费等费用项目提前到 10 月 30 日前过方取药。5. 各临床科室主任、护士长，必须在 2010 年 10 月 31 日安排人员将当天本科室因系统切换结算的在院病人基本情况（姓名、性别、年龄、家庭住址、入院科室）进行登记，并于下午 3:00 前报院信息科，以便办理新系统的二次入院手续。6. 新的 HIS 系统启动后，我院所有科室的治疗检查类项目必须按"黔价费 120031127 号文件"收费标准进行规范收费，任何科室不得另立收费项目。7. 从 2010 年 11 月 1 日起，各科医生开出的检验、检查申请单，必须根据院信息科提供的收费项目编码表，在申请单右上角注明所做检查的收费项目或统一编码，否则病人将无法交费。8. 从 2010 年 11 月 18 起，门、急诊、儿科医生开出的门诊留观病人治疗性处方，诸根据输液计划单，请注明应收取的治疗性费用项目或统一编码，否则收费室将无法收取治疗费。创外、普外、内科等科室医生开出的清创、治疗类到门诊交费的非住院病人处方，也需要注明收费项目或编码。9. 运行过程中出现的各种问题和故障，由院信息科工作人员协助智通公司技术人员及时解决。三、医院定于 2010 年 11 月 15 日开始启动医生工作站人员培训工作，于 2010 年 11 月 28 日完成培训考核，2010 年 12 月 1 日正式启动医生工作站；所有打字考核来过关的医生抓紧时间练习，要求 2010 年 11 月 15 日前必须考核过关，考核不过关者一律取消 2010 年 11 月份奖金。年终奖的处理按原规定执行。四、本细则从 2010 年 10 月 29 日起实施。

28 日，县医院提出要求：医生组务必于下月 15 日前电子打字过关，否则取消年终奖金，县医院病历书写将实行无纸化（存电子文档）；同时要求加快推进创"二甲"（二级甲等）医院相关工作，拟于 2011 年县医院进行自评，如结果理想，2011 年申办二甲医院。

同日，县医院向社会公开征集院徽、院旗图案及院训、院歌。

6 月 6 日，县医院成立投诉办。

31 日，县医院启用全新信息化管理系统，实现日常办公自动化，病历实现电子化

11 月 2 日，县医院在州电视台投放广告，面向全州招聘医护人员。

3 日，县医院设立感染科，与内科为同一班子，暂定刘洪任主任，试用期为一年。

4 日，县医院成立"创二甲医院实施督促小组"，其组成人员是：组长：孔令荣，副组长：吴文惠、车骏、肖兴斌，组员：郑昌贤、白宁菊、冉飞亚、犹春丽、卢敏。督促小组下设办公室，简称"二甲办"，负责开展日常事必工作。

11 日，护理部组织新聘护士考试；各科通知党员交纳党费。

15 日，县医院医生工作站启用，当晚各科相关人员到站接受培训；新电子管理系统打字操作考试原考成绩因有人作弊被取消重考，由提供电子设备的智通公司派员与县医院信息科人员监考。

12 月 9 日，县医院返聘退休人员蔡荣英为内科副主任医师。

10 日，县医院召开创"二甲"动员大会，县人民政府国防教育办公室主任何正敏、县卫生局局长邱锦林出席了会议。孔令荣的动员讲话深刻阐述了创建"二甲"医院，是为进一步推进医院标准化、科学化、规范化管理，全面增强医院整体功能、提升综合实力，具有重要的战略意义。会议就创"二甲"工作进行了全方位的安排部署，要求职工充分发扬艰苦奋斗的工作作风和开拓进取的创业精神，全身心投入到"二甲"创建工作中去，保证县医院顺利通过"二甲"评审。各科主任、护士长签订了创"二甲"工作目标责任状，以表示创建"二甲"医院的决心。何正敏、邱锦林讲话，表示对县医院创"二甲"医院大力支持。会后，县医院严格按照《贵州省二级综合医院等级评审标准》，组织开展创"二甲"工作。

15 日，根据创二甲工作需要，县医院调整二级班子成员：张宇由妇产科调任内科护士长；陈文萍由内科调任妇产科护士长；方艳由普外科调任五官科护士长；张恩凤由普外科调任五官科护士

长外派进修；卢汝玉任儿科护士长，试用三个月。

17日，县医院为创建二级甲等医院提出要求：一、各临床、医技科室务必安排科内具有执业资格的医护人员对病历进行审查并完善，并将病历检查人员排班表于本月20日交"二甲办"，检查期间"二甲办"将根据排班表进行考勤，对拒不参与完善病历质量的医生、护士，每次扣除当事人贰佰元奖金，罚款按月累计，扣奖金不足者扣除工资充抵。二、药剂科与各门诊医生务必全面审查归档门诊处方，检查完善不符合《处方管理办法》规定的处方。在处方审查过程中，若相关人员拒不参与完善处方质量，每张处方扣除当事人伍拾元奖金，罚款按月累计，扣奖金不足者扣除工资充抵。三、各科室通知打字考试不及格、无成绩的职工加强打字练习，自12月20日起，每周一、三、五下午15:00、16:00进行两场补考，至12月31日仍未通过考试的职工，扣除2010年一半年终奖。四、因各科室空调已经使用，除导医台、各科护士站可保留电暖炉外，各科于下周内将今年领用的电暖炉交回物资库。若今后在装有空调的行政科室、病房中发现有使用电暖炉现象，扣除科主任、护士长当月管理津贴。五、今后若有哪科医生、护士造成完全责任或负主要责任的医疗事故，除追究当事医生责任外，将当事科室主任就地免职；若有护士造成完全责任或负主要责任的医疗事故，除追究当事护士责任外，将当事科室护士长就地免职。24日，县医院召开第三届职工代表大会，确定年终奖金发放、修订第二版《职工手册》等事宜。

23日，县医院以县委、县政府名义在县境与兴义、贞丰接界处设置广告牌宣传创二甲医院工作；县医院与贵州新天地药业有限公司、永朝医用电子科技公司、南昌辉达医疗器械有限公司等续签2011年供货合同（县医院器械、药物采购以公开招标方式进行）。

是年，县医院开展的总体工作是：1. 健全和调整医院必备质量管理体系。根据考评标准，健全了"层次分明、职责清晰、功能到位"的必备医疗护理管理组织，完善了各委员会的工作制度，使各自的职责与权限范围进一步得到明晰。2. 完善了各项医疗制度并形成了严格的督查奖惩机制，实施了一系列保证医疗质量的措施和方法。落实并督促执行制定的《突发公共卫生事件应急处理预案》、《医疗纠纷防范预案》、《医疗纠纷处理预案》、《准入制度》、《手术分级制度》、《职工手册》、《各科诊疗规范及技术操作规范》、《护理技术操作规范》、《医德医风建设及管理制度》等一系列制度。3. 进一步规范和提高医疗护理文书的书写质量，认真贯彻落实卫生部的《病历书写基本规范（试行）》和县医院出台的《病历书写基本规范（试行）实施细则》，按照卫生部（2010）版病历检查标准，加强了对病历质量的检查工作：一是院领导医务科经常定期不定期抽查运行病历和门诊病历、归档病历，多次组织本院检查组督查病历质量，对不合格的病历通报批评，并给予经济处罚。二是要求各科主任对住院病历进行经常性的检查，及时纠正病历质量问题。三是医务科、病案室对归档病历进行终末质量抽查，每月对病历质量情况进行小结并通报全院。四是病案管理委员会加大了管理力度，针对病历质量存在的问题进行专题讨论，制定了整改措施，督促及时整改。4. 临床科室继续落实三级医师查房制度。进一步实施三级医师查房制度，实行了分管院长业务查房制度，加大了对医师查房制度落实情况的督查力度。5. 逐渐强调了进一步加强围手术期的管理。6. 加强了临床用血管理工作。为确保临床用血安全，医院加强了输血科的建设，进一步规范了临床取血、用血程序，在血库开展交叉配血试验，减少了病人用血的流程，提高了临床用血效率，完善了血库工作职能，严格执行配血和输血各项操作规程，杜绝了差错事故的发生。在严格掌握输血指征的前提下，积极提高成分输血率，改变了县医院成分输血率落后于全州平均水平的状况。

2011年元月24日，县医院印发《兴仁县人民医院创建二级甲等医院监察奖惩条例》：第一条，为使创建二级甲等医院工作顺利开展和实施，预防和纠正影响创建工作的各种消极行为和不作为现象，确保一次性顺利通过上级部门的评审验收，特制订本暂行条例。第二条，本条例适用于医院各职能科室、临床医技科室在上级组织评审之前和评审时的整个创建过程，即创建动员会召开至评审验收结束时。在此时间段内的一切有关创建评审工作均适用于本条例。第三条，创建评审工作是全院职工的共同责任和义务，要人人参与，共同努力。院长是创建工作的第一责任人，其他院领导为分管责任人，各科室主要负责人是本科室的直接责任人，全体职工均有参与义务，承担创建责任。第四条，医院二级甲等医院创建工作领导小组办公室（简称创建办），是本次创建评审工作的业务指导和督察部门，根据《评审标准》和我院制定的《创建二级甲等医院工作实施方案》的要求，对各科室的创建工作进行指导，定期督查，并组织实施模拟评审。第五条，督察工作的主要内容：1. 全院职工对相关评审标准的知晓情况；2. 创建工作各阶段的开展推进情况；3. 各科室对考核标准的执行，落实情况；4. 创建工作中存在问题的整改落实情况；5. 评审验收后，各科室扣分原因及有关责任。第六条，督察工作方式："创建办"按创建工作实施方案各阶段的工作任务目标，逐条、逐项对全院各科室的工作落实情况进行指导和督察，对在督察中发现的问题及时发出整改通知，提出明确的整改意见和整改时限。对在整改时限内未能进行整改或整改不到位的科室和个人，将情况汇报给创建领导小组，由领导小组责令限期督办，限期督办仍未能进行整改或整改不到位的科室和个人，将按本条例的相关规定提出处理意见，追究相关责任。第七条，有下列情形之一，经指出后没有按要求及时整改的，分别给予当事人通报批评或诫勉谈话，同一问题经两次以上（含两次）指出仍未整改的，视情节严重，分别给予科室负责人和当事人扣发奖金、职务津贴、取消年度评优评先资格、直至免职、降级及待岗处理：1. "创建办"及各专业组未能按创建工作实施方案要求分阶段推进，实施对全院各科室进行检查、指导、督导或在督察中发现问题未及时发出整改通知，或未能指出明确的整改意见和整改时限，造成工作延误，影响模拟评审或正式评审结果的，在正式评审验收时，未能认真、仔细组织迎检工作，造成工作失误导致严重后果的；2. 科室负责人未能及时组织本科室人员学习《贵州省二级综合医院评审标准》和创建工作实施方案等相关文件资料，导致对应知应会的相关知识不能熟练掌握，影响模拟评审或正式评审结果的；3. 科室负责人因管理不力，未能将评审标准相关项目分解到人，责任落实不到位，影响模拟评审或正式评审结果的；4. 科室负责人未能按进度要求对科室所承担的工作任务进行组织实施、检查指导、督促整改，造成工作不达标，影响模拟评审或正式评审结果的；5. 科室工作人员各项工作记录不详细，准备不全，在模拟评审或正式评审中达不到标准的，影响模拟评审或正式评审结果的；6. 科室出现丙级病历，影响模拟评审或正式评审结果的；7. 核心制度落实不到位，影响模拟评审或正式评审结果的；8. 工作人员不能按要求履行工作职责，消极懈怠，行动迟缓，未能按时完成目标任务，影响模拟评审或正式评审结果的；9. 不服从指挥，拒不接受工作任务或借故推诿，敷衍塞责，影响创建工作的；影响模拟评审或正式评审结果的；10. 科室或工作人员不接受督导整改意见，或未能按时整改到位，影响模拟评审或正式评审结果的；11. 其他影响评审工作的行为。第八条，各科室各部门要按照任务责任分解完成任务，无院方存在的客观因素，失分控制在5%以内，并根据失分情况分别做出不同处理，有下列情形之一的，视情节轻重，给予当事科室和当事人经济处罚和纪律处分：1. 在院内自行组织的模拟评审中丢失应得分的，给予当事科室下达限期整改通知并通报批评；2. 对在院内自行组织的模拟评审中丢失应得分，未在规定的期限内整改到位，导致州级专家模拟评审再度失分的处理：①丢失应得分总分（下同）的3%以内，当事人和科室负责人的当月奖金下浮20%；②丢失4%—5%，当事人和科室负责人当月奖金下浮50%；③丢失6%以上，扣除当事人和科室负责人当月奖金，扣除科室负责人岗位津贴并就地免职；3. 州卫生局正式评审（终评）中失分的处理：①丢失应得分总分（下同）的3%以内，当事人和科室负责人当月奖金下浮50%；②丢失4-5%，扣除当事人和科室负责人当月奖金，扣除科室负责人当月职务津贴；③丢失6%—10%，扣除当事人和科室负责人

2个月奖金，科室负责人停职或免职；4. 创建期间出现影响医疗安全和医院稳定的除按《医疗事故处理预案》有关规定处理外，另给予以下处理：①重大医疗纠纷，影响创建秩序，取消当事人当月奖金和科室负责人当月职务津贴。②医疗责任事故，当事人待岗3个月，降聘一级专业技术职务一年，免除科室负责人行政职务，视情节扣发2—6个月奖金。第九条，奖励，通过正式评审的奖励：1. 全员奖励：增发全体职工本年度一个月工资，丢失应得分总分10%以上的科室无奖励；2. 经创建领导小组认定后未丢失应得分的科室或部门，人均奖励1000元；3. 召开总结表彰大会，评选表彰先进个人20名，先进集体3个给予适当的物资奖励。第十条，本条例由医院创建二级甲等医院领导小组负责解释。第十一条，本条例2011年元月25日起执行。

2月14日，县医院创二甲医院工作按进度推进，二甲办着手组织编印《职工手册》、《病历书写基本规范》、《评审复习资料手册》等9本书。

15日，县医院要求各科室按照《兴仁县人民医院创"二甲"实施细则》，做好"二甲"评审自查工作。

17日，县医院为推进"创二甲"工作向县卫生和食品药品监督管理局请示聘请对口帮扶县医院的黔西南州人民医院，中高级技术人员18名，兴义市医院中高级人员9名解决县医院中高级技术人员不足等问题（县局于6月20日批复县医院的聘请外院专家报告）。

19日，县医院完成创"二甲"第一次评审自查工作，提出祥光整改意见。22日，为完善创"二甲"医院的相关工作，县医院自创"二甲"首次自评后，发现各科室均存在不同程度的问题，提出整改意见。

3月3日，县医院邀请兴义市医院专家到院对创"二甲"工作进行培训。

15日，县医院制定《外聘专家管理规定》：一、外聘专家的范围：（一）外聘专家是医院为提高医疗业务水平，解决业务急需，加强学科建设，并且医院在短期内又无法培养而聘请的各学科专家和顾问。临时来院进行学术交流、学术报告和举办各类讲座的专家不在其列。（二）外聘专家的范围一般限于临床、医技科室中业务技术紧缺、薄弱或重点发展的专业。二、外聘专家的聘期目标任务：（一）协助我院完成等级医院创建的资料准备，人力资源配备，技能操作培训等工作。（二）协助相关聘任科室完善新技术、新项目的开展。（三）协助重点学科的科研项目的准备。（四）完成聘任科室危重病人及疑难病人的抢救及查房。三、其他：（一）外聘专家聘任期限为一年，到期后如有必要可续聘。（二）外聘专家在帮扶我院的医院中聘任或我院的退休老同志中聘请。（三）聘任专家的待遇由双方医院协商解决。25日，经州卫生局批准，县医院与兴义市医院结为对口帮扶医院，聘任兴义市医院吴军等9名人员为县医院主任医师、副主任医师，帮助创建二级甲等医院。

30日，县医院同意王顺灿辞去二甲办主任职务，决定由吴文惠兼任二甲办主任，调彭明友、潘玖梅到该办负责日常工作。

31日，县医院确定今后院务工作会议调整为每月一次，医疗、护理质量工作会议由分管领导组长医生、护士组每周一次分别召开。

5月3日，县医院调整院长分工，调整后的情况是：孔令荣院长负责医院的全面管理工作，同时分管院办公室、人事科、护理部、审计科、信息科；吴文惠副院长：分管医务科、财务科、创建办、科教科、病案室、门诊部、儿科、中医康复理疗科、骨外科、普外科、五官科、重症医学科、麻醉科、体检科；车骏副院长：分管工会、设备科、院感科、防保科、投诉办、影像科、放射科、检验科、输血科、药剂科、总务科、保洁部、药库、物资库、120急救组、急诊科、内科、妇产科；吴兴碧副院长负责分管新院区建设工作。

18日，县医院请示县卫生局调整各科室床位数，同日县卫生局同意县医院实际开放床位数为

255 张（床位编制数为 400 张）。

6 月 13 日，县医院召开院务会，通报州院《兴仁县医院创"二甲医院"评估报告》，要求各科室进行整改，创二甲始进入倒计时。

7 月 20 日，县医院与兴义红利工贸有限公司签订医疗设备、器械采购合同，金额为 720008 元。26 日，县医院与北京护姿美服装有限公司签订采购护士服 316 套、医生服男 200 套、女 100 套的合同，金额为 35048 元。

31 日，县医院召开院务工作会，通报新院区建设工作：县政府规划在东湖街道办事处境内区无偿划拨土地 94 亩，县医院为办事处提供土地征用工作经费 120 万元，现已征用 75 亩，涉及搬迁人户 22 户，已迁 18 户；场地平整工作已完成，6 月份所有施工队伍将进入场地全面施工。7 月，县医院经上级主管部门批准购置 16 层螺旋 CT 机一台，价值 465 万元，原 2000 型平扫 CT 机按程序报县国资委报废。

8 月 19 日，县医院调整院长分工，调整后的情况是：孔令荣院长：负责全院的全面管理工作，同时分管院办公室、人事科、审计科、信息科。吴文惠副院长：分管医务科、儿科、内科、中医康复理疗科、科教科、病案室、创建办、体检科、财务科、院感科、防保科。车骏副院长：分管急诊科、120 急救组、重症医学科、门诊、担架队，同时负责筹建县紧急救援中心工作。甘明金副院长：分管总务科、设备科、物资库、保洁部、工会、投诉科、保卫科，负责医院党建工作及文化建设。周江林副院长：分管护理部、骨外科、普外科、五官科、麻醉科、妇产科、检验科、输血科、药剂科、药库、影像科。吴兴碧副院长、周光伟副院长：分管新院区建设工作。

9 月 14 日，县医院召开职工大会，为解决资金困难，决定向全院职工借款（月息 2%），并报经政府分管县长同意。

10 月 11 日，县医院根据县委、县人民政府《万名医生下基层，扎扎实实帮群众活动实施方案》的安排，成立了以孔令荣为组长，甘明金、吴文惠车骏为副组长的活动领导小组，组织医生下基层帮群众。

是年，县医院围绕"三好一满意"为主题的医院管理年活动，深入学习和贯彻《中华人民共和国执业医师法》、《医疗机构管理条例》、《医疗事故处理条例》、《处方管理办法》、《2010 病历书写基本规范》、《全国抗菌药物联合整治工作方案》、《2011 年"医疗质量万里行"活动方案》等法律法规。要求采取切实有效的措施，深入医疗质量内涵管理，注重医务人员整体素质培养和职业道德教育，进一步解放思想，更新观念，有力促进医疗、教学与科研工作，紧紧围绕创建等级医院活动，为医院的改革和持续发展做出了贡献。

8 月 20 日，州委副书记、县委书记廖飞，县委副书记、县长范华在全院职工大会上进行了创建"三级甲等"医院的动员。

2012 年元月 1 日，县医院在互联网开设的院网正式启动。

3 日，县医院调整院长工作分工，调整后的情况是：孔令荣院长：负责医院的全面管理工作，同时分管院办公室、人事科、审计科、财务科（包括医保科和物价科）工作；吴文惠副院长：分管医务科、内科、骨外科、普外科、妇产科、儿科、五官科、麻醉科、中医康复理疗科、科教科、病案室、创建办、体检科、急诊科、门诊部、120 急救组、重症医学科、看守所医务室工作；车骏副院长：分管信息科、总务科、设备科、物资库、保洁部、工会、投诉办、保卫科、担架队、医院网站，同时负责医院党建工作、文化建设、对外宣传和联络工作；周江林副院长：分管护理部、检验科、输血科、药剂科、药库、影像科（CT 室、放射科、B 超室、心电图室）、院感科、防保科工作；甘明金副院长、周光伟副院长：分管新院区建设工作，两人同时对图纸和工程进度负责。甘明金副院长负责新院区办公室和财务工作；周光伟副院长负责对外联络、工程质量和对外协调工作；吴兴碧副院长外出进修，暂时不参与工作分工。

9日，县医院对各管理委员会成员进行调整，调整后各委员会的人员组成是：一、医疗质量管理委员会：主任：孔令荣；副主任：吴文惠、车骏、甘明金；成员：吴兴碧、周江林、肖兴斌、潘进美、宋国志、吴洪兵、罗光敏、田维才、张永周、李林琼、黄昌贵、陈奎忠、汪明贵、保安菊、刘桂桃、杨明伦、刘洪、敖学斌、陶树光、王军。职责：（一）教育各级医务人员勤勉敬业，遵纪守法，恪守职业道德，强化质量意识，努力预防医疗事故的发生，促进医学科学的发展。（二）审校医院医疗、护理方面的规章制度，制定医疗、护理质量评审标准和奖惩制度。（三）管理及控制各科室诊疗、护理等医疗质量情况，对存在的薄弱环节，及时制定整改措施，以期不断提高医疗护理质量。（四）对重大医疗事故争议应及时进行讨论和处理，并及时总结经验教训，每季度全院通报一次。（五）对医院有关质量管理的体制变动，质量标准的制定和修改进行讨论并形成初步意见，提交院长办公会议审议。二、输血管理委员会：主任：孔令荣；副主任：周江林；成员：吴文惠、赵玉美、潘进美、白宁菊、罗光敏、田维才、马德辉、李林琼、车骏、沈光秀、敖学斌、刘桂桃、吴兴碧、肖兴斌、宋国志、刘洪、张永周、王军、汪明贵。职责：（一）副主任负责日常管理和监督工作。（二）负责向院领导提交工作计划和工作报告。（三）负责血液的质量管理与检测。（四）负责本院临床用血及临床输血技术操作规范的检查与监督。（五）负责对科室用血的技术指导工作。三、医院安全管理委员会：主任：孔令荣；副主任：吴文惠、车骏；成员：吴兴碧、周江林、甘明金、肖兴斌、潘进美、白宁菊、沈光秀、李金平、靳忠兰、龚伟、刘桂桃、陈永珍、王军、陆汝玉、杨卫建、罗光敏、王成英、宋国志、陈文萍、敖学斌、罗梅、张永周、郑春荣、田维才、吴秀、陶树光、汪明贵、赵玉美、李林琼、郑昌贤、杨启国、贾忠勋、匡毕华、幸蓉、陈奎忠、伍志权、保安菊、晏祖鸿。职责：（一）组织医务人员学习卫生管理法律、行政法律、部门规章和诊疗护理常规、规范。通过集中学习、考试和轮训的方式，提高医务人员对医疗事故的防范意识。（二）督促和协助各科室主动与患者沟通，积极主动征求病人及家属意见，通过各种形式建立起良好的医患互动关系。（三）监督和检查门诊及科室医疗事故防范措施的执行情况，制定医疗事故预案和处理措施。（四）指导、协助门诊和科室对无医疗缺陷医疗事故争议的处理、指导及参与有医疗缺陷的医疗事故争议的处理，包括协商和解、申请事故鉴定和诉讼。（五）及时总结通报医院医疗事故整改经验教训，制定医疗安全工作计划。（六）负责医院财务、安全保卫工作及其他突发事件的处理。四、病案管理委员会：组长：孔令荣；副组长：吴文惠、车骏、吴兴碧、龚伟；成员：肖兴斌、潘进美、白宁菊、沈光秀、刘洪、罗光敏、宋国志、田维才、敖学斌、吴洪兵、李林琼、刘桂桃、张永周、王军、保丽、王成英、陈文萍、吴秀、罗梅、陆汝玉、张宇、郑春荣。职责：（一）负责日常管理和监督工作。（二）负责医院门诊、住院病案资料的工作，密切配合临床教学和科研。（三）定期对病案管理工作进行督促、检查和指导，收集科室对病案管理工作的意见和建议。（四）根据有关材料讨论和确定疾病诊断和手术名称的统一命名，制定病案书写标准，及时提出对临床医师、护理人员写好、用好病案的要求。（五）组织各种形式的病案书写质量检查，评选优秀病案，交流书写和管理经验。（六）制订本院病案管理制度，审定全院医用表格的式样，并监督实施。（七）在临床医师和病案管理人员之间发挥桥梁作用，推进相互间的密切协作，促进病案书写和管理质量的不断提高。（八）定期听取病案管理工作情况的汇报，并向院长汇报。五、药事管理委员会：主任：孔令荣；副主任：周江林；成员：吴文惠、车骏、吴兴碧、保安菊、肖兴斌、潘进美、白宁菊、沈光秀、刘洪、罗光敏、宋国志、田维才、敖学斌、吴洪兵、李林琼、刘桂桃、张永周、王萍、郑昌贤、贺克晴、晏祖鸿。职责：（一）认真贯彻执行《药品管理法》的相关规定，按照《药品管理法》等有关法律法规制定本机构药事管理工作的规章制度。（二）确定本机构用药目录和处方手册。（三）审核本机构拟购药品或配制新制剂及新药上市后临床观察的申请。（四）制定本机构新药引进规则，建立新药引进评审专家库，随机抽取组成评委，负责对新药引进的评审工作。（五）定期检查分析本机构药物使用情况，组织评价本机构所用药物的临床疗效与安全性，严格监督执行药品不良反应检测及报告制度，并提出淘汰药品品种的意见。（六）组织检查毒、麻、精神及放射性等特殊药品的使用和管理情况，发现问题及时纠正。（七）组织药学教育、培训和监督、指导本机构临床各科室合理用药。六、医院感染管理委员会：组长：孔令荣；副组长：周江林、吴文惠、车骏、甘明金；成员：马德辉、肖兴斌、潘进美、白宁菊、沈光秀、刘洪、罗光敏、宋国志、田维才、敖学斌、吴洪兵、李林琼、刘桂桃、张永周、匡毕华、保安菊、伍志权、晏祖鸿、龚伟、陶树光、陈奎忠。秘书：张天莉。职责：（一）认真贯彻医院感染管理方面的法律法规及技术规范、标准，制定本医院预防和控制医院感染的规章制度、医院感染诊断标准并监督实施。（二）根据预防医院感染和卫生学要求，对本医院的建筑设计、重点科室建设的基本标、基本设施和工作流程进行审查并提出意见。（三）研究并确定本医院的医院感染管理工作计划，并对计划的实施进行考核和评价。（四）研究并确定本医院的医院感染重点部门、重点环节、重点流程、危险因素以及采取的干预措施，明确各有关部门、人员在预防和控制医院感染工作职工的责任。（五）研究并制定本医院发生医院感染暴发及出现不明原因传染性疾病或者特殊病原体感染病例等事件时的控制预案。（六）建立会议制度，定期研究、协调和解决有关医院感染管理方面的问题。（七）根据本医院病原体特点和耐药现状，配合药事管理委员会提出合理使用抗菌药物的指导意见。（八）其他有关医院感染管理的重要事宜。七、护理质量管理委员会：二级护理质量管理小组由护理部、护士长及院感组成全院护理质量管理小组：组长：白宁菊、沈光秀、王选琴；成员：王成英、陈文萍、陆汝玉、郑春荣、卢敏、杨卫建、张宇、幸蓉、方艳。一级护理质量管理小组由病房护士长及科室护理骨干组成病房护理质量管理小组。内科：张宇、罗文梅。骨外科：吴秀、朱万丽、张时珍。普外科：卢敏、方培兰、梁鑫。妇产科：陈文萍、尹庭爽、谢云平。手术室：郑春荣、杨敏、张立丹。儿科：陆汝玉、顾晓娟、瓦雪。急诊科：王成英、张明丽、保丽。供应室：幸蓉、石玉红。ICU：陈洪江、夏莉嘉、安艳。职责：（一）修改制定并完善各项护理服务标准。（二）确定每季度检查内容，并进行参加检查。（三）检查中发现问题及时反馈，同时提出相应的改进措施。（四）每季度将质量检查的综合情况反馈各病房护士长，以达到不断改进的写作目的。八、伦理委员会：主任：孔令荣；副主任：车骏、吴文惠、吴兴碧；委员：王萍、李金平、郑昌贤、杨启国、谢春梅、白宁菊、曾嘉丽、匡毕华、马德辉、靳忠兰、李道琼、伍志权、罗光敏、沈光秀、肖兴斌、王成英、宋国志、张宇、刘桂桃、方艳、刘江、陈奎忠、陶树光、龚伟、张永周、郑春荣、幸蓉、晏祖鸿、保安菊、田维才、敖学斌、吴洪兵。职责：（一）负责从伦理学角度审批在本院开展的涉及人体的心技术、新药物研究课题。（二）受理其他机构或学会委托的伦理审查项目。（三）受理本院各部门提交的有关伦理的审查项目。（四）提高县医院职工的伦理观念。（五）维护医患双方的权利。（六）制定医院有关保护患者知情权、隐私权、选择权的相关规定，并检查，督促在诊疗活动中的执行情况。（七）其他围绕本委员会宗旨及目标的事宜。

2月1日，县医院调整"贯彻母乳喂养规定领导小组"，调整后的人员组成是：组长：吴文惠，副组长：白宁菊、沈光秀、王选琴，成员：宋国志、陈文萍、谢永年、陆汝玉。

8日，为完善临床带教相关工作，确保带教质量，经科室推荐，县医院研究决定，任命临床工作经验丰富、专业技术职称较高的医护人员为临床带教老师。临床医生（含医技）带教老师为孔令荣、吴文惠、甘明金、周光伟、车骏、吴兴碧、周江林等67名；临床护理带教老师为杨卫建、王选琴、张宇、白宁菊等59名。

3月1日，县医院调整"廉政文化进医院活动领导小组"，调整后的人员组成是：组长：孔令荣，副组长：吴文惠、车骏、吴兴碧、周江林、周光伟、甘明金，成员有李金平、肖兴斌等10名。

2日，县医院调整"'小金库'专项治理工作领导小组"，调整后的人员组成是：组长：孔令荣，副组长：吴文惠、车骏、吴兴碧、周江林、周光伟、甘明金，成员有李金平、王萍等8名。

16日，县医院成立"爱婴医院复审工作领导小组"，复审领导小组的人员组成是：组长：孔令荣，副组长：吴文惠、吴兴碧、甘明金、宋国志，成员有车骏、周江林、伍志权、潘进美等16名。专业技术指导组的人员组成是：组长：吴文惠，副组长：曾嘉丽、宋国志、白宁菊、潘进美；成员有孔令荣等10名。后勤保障组的人员组成是：组长：车骏，副组长：伍志权，成员有郑昌贤等5名。健康教育宣传小组的人员组成是：组长：匡毕华，成员有靳忠兰、王选琴等8名。

26日，县医院成立"巴铃镇木桥小学食物中毒紧急救援医疗小组"，组长为孔令荣，成员为吴文惠等10名及儿科全体医务人员。后勤保障组组长为车骏，成员为伍志权等3名。

同日，县医院成立"'三好一满意'活动领导小组"，组长：孔令荣，副组长：车骏、吴文惠、吴兴碧、甘明金、周江林，成员为各职能部门负责人及各科室主任护士长。

27日，县医院成立"'六五'普法工作领导小组"，组长：孔令荣，成员：车骏、吴文惠、吴兴碧、甘明金、周江林及各职能部门和临床科室主任。领导小组下设办公室，王萍兼任主任。

同日，县医院创建无烟医院工作启动，是日始院内开始禁烟；县医院调整院长工作分工，调整后的情况是：孔令荣院长：负责医院的全面管理工作，同时分管院办公室、人事科、审计科、财务科（包括医保科和物价科）工作；吴文惠副院长：分管医务科、骨外科、普外科、妇产科、五官科、麻醉科、科教科、病案室、创建办、体检科、看守所医务室工作；车骏副院长：分管信息科、总务科、设备科、物资库、保洁部、工会、投诉办、保卫科、担架队、医院网站，同时负责医院党建工作、文化建设、对外宣传和联络工作；周江林副院长：分管检验科、输血科、药剂科、药库、影像科（CT室、放射科、B超室、心电图室）、院感科、防保科工作；甘明金副院长：分管内科、儿科、中医康复理疗科、急诊科、门诊部、120急救组、重症医学科工作；周光伟副院长：分管新院区建设工作；吴兴碧副院长：分管护理工作。

4月4日，县医院对护理质量控制管理组织进行了部分调整。

20日，县医院调"整治理商业贿赂专项工作领导小组"，调整后的人员组成组长为孔令荣，副组长为车骏等6名副院长，成员有李金平、王萍等14名。

是日，县医院调整"产科急救中心抢救小组"，调整后的人员组成是：组长：车骏，副组长：曾嘉丽，成员有宋国志等12名。

同日，县医院调整"药品不良反应检测小组"，调整后的人员组成是：组长：孔令荣，副组长：周江林、保安菊，成员有肖兴斌等24名。

5月12日，县医院举行"5·12"国际护士节表彰大会，对获奖者颁发了荣誉证书。

22日，县医院成立"环境建设年工作领导小组"，组长为孔令荣，成员为车骏、吴文惠等13名。

6月8日，县医院决定外出进修3个月以上（含3个月）人员的补助费用调整为每月600元；2012年6月以后新聘进县医院工作人员本科学历月工资800元，大专学历月工资700元，并规定新进人员在半年内不能独立上班、三年内不能取得相应的从业资格证者给予解聘。

11日，为保证院内培训质量杜绝不参加培训或在培训过程中早退现象发生，县医院决定对无故不参加院内培训（含早退）的人员，每次给予500元的经济处罚，从当事人当月工资中扣除。

是月，县医院的儿科、胃肠镜中心、泌尿外科、妇产科内科的设备进行集中公开招标，最终中信国际招标公司成为县医院中介代理招标公司，并于 7 月 5 日开标，同时邀请县政府采购办、县纪委、县卫生局等有关部门对开标工作进行监督。

7 月 15 日，省 HIV 实验检查小组到县医院检查工作，检查发现：检测仪器维护的质量控制制度不完善、资料袋关联性不强等，并提出了几点建议。

8 月 7 日，县医院成立以孔令荣为组长、车骏为副组长、李金萍、王萍等为成员的网络与信息安全工作领导小组。

9 月 5 日，县医院成立以孔令荣为组长，吴文惠、车骏、吴兴碧、甘明金、周江林、周光伟为副组长、李金平等为成员的人事聘用工资领导小组和考核考评小组，制定《事业人员岗位聘用事实方案》，规范人员聘用管理；

9 月 1 日，县医院实现门诊住院报销一条龙服务。

14 日，县医院授予保安菊等 115 名人员抗菌药物调剂资格或处方权限。

18 日，县医院调整"采购工作领导小组"，调整后的人员组成组长为孔令荣，副组长为车骏、吴兴碧等 5 人，成员为王萍、郑昌贤等 11 人及工会干部谢春梅、赵玉美。

21 日，县医院根据《中华人民共和国执业医师法》公布取得执业医师处方权的人员名单，公布的人员计有孔令荣、吴文惠、车骏等 100 名。

24 日，县医院对院长分工进行调整，调整后的情况是：孔令荣院长：负责医院的全面管理工作，同时分管院办公室、人事科、审计科、创建办工作；吴文惠副院长：分管医务科、内科、儿科、骨外科（脑外科）、普外科（泌尿外科）、妇产科、五官科、麻醉科、科教科、病案室、中医康复理疗科、急诊科、门诊部、120 急救组、重症医学科、体检科、看守所医务室工作；车骏副院长：分管信息科、总务科、设备科、物资库、保洁部、投诉办、保卫科、担架队、医院网站，同时负责医院党建工作、文化建设、对外宣传和联络工作；周江林副院长：分管财务科（包括医保科和物价科）、工会、检验科、输血科、药剂科、药库、影像科（CT 室、放射科、B 超室、心电图室、胃肠镜室）、院感科、防保科工作；周光伟副院长：分管新院区建设工作；甘明金副院长：分管新院区建设工作；吴兴碧副院长：分管护理工作；29 日，县医院授予周江林等 67 名医师麻醉药品和第一类精神药品处方权。

10 月 11 日，县医院决定采用征集遴选出的《爱的天使》作为院歌，征集到的杜鹃花图案为县医院院旗标志。

18 日，为做好新型冠状病毒、不明原因肺炎等疫情防范工作，县医院成立了以孔令荣为组长，车骏等为副组长，潘进美等为成员的应急救援工作领导小组。

11 月 5 日，县医院组织医务人员参加 2012 年冬季征兵工作体检培训会。

8 日至 14 日，县医院组织职工学习党的十八大精神，重温胡总书记报告，深刻领会党的十八大的精神实质，全力抓好医院的各项工作。

15 日，县医院决定给院歌《爱的天使》的作者孙华、院旗设计者孔德兴及院歌遴选入围作者赵文荣给及物质奖励，决定定制世界卫生组织徽旗、院旗各 10 面；决定从 12 月份起每个月第一星期的周一举行升旗仪式；

15 日，县医院调整"贯彻母乳喂养规定领导小组"，调整后的人员组成组长为周林江，副组长为白宁菊等 3 人，成员为孙熙莲等 5 人。

20 日，县医院调整"爱婴医院复审工作领导小组"，调整后的人员组成组长为孔令荣，副组长为周江林等 4 人，成员有车骏、王萍等 15 名。

是日，县调整"医疗机构评审委员会"成员，调整后县医院吴文惠、车骏、甘明金、周光伟为专家组组长，曾嘉丽、宋国志等为成员。

28日，县医院调整"创建等级医院工作领导小组"，调整后的人员组成组长为孔令荣，副组长为车骏、周江林等5人，成员为潘进美、白宁菊等52人。

是日，县成立"农村妇女宫颈癌、乳腺癌检查项目领导小组和技术专家指导组"，县医院周江林为技术专家指导组副组长。

12月10日，县医院举行2012年或在应急消防演习，在消防官兵的积极配合下，演习圆满完成。

18日，县医院调整院长工作分工，调整后的情况是：孔令荣院长：负责医院的全面管理工作，同时分管院办公室、人事科、审计科、创建办工作；车骏副院长：分管信息科、总务科、设备科、物资库、保洁部、投诉办、保卫科、担架队、医院网站，同时负责医院党建工作、文化建设、对外宣传和联络工作；周江林副院长：分管医务科、内科、儿科、骨外科（脑外科）、普外科（泌尿外科）、妇产科、五官科、麻醉科、科教科、病案室、中医康复理疗科、急诊科、门诊部、重症医学科、体检科、财务科（包括医保科和物价科）、工会、检验科、输血科、药剂科、药库、影像科（CT室、放射科、B超室、心电图室、胃肠镜室）工作。吴兴碧副院长：分管护理部、院感科、防保科、120急救组看守所医务室工作；周光伟副院长：分管新院区建设工作；甘明金副院长：分管新院区建设工作。

2013年元月10日，县医院成立以孔令荣为组长，车骏、吴兴碧、周江林为副组长，王萍、郑昌贤、杨启国李金平、晏祖鸿、伍志全、潘进美、白宁菊为成员的县医院资产清查和"吃空饷"问题专项工作领导小组，对县医院资产和"吃空饷"问题进行全面清查。

15日，县医院制定院长接待日制度，规定每月最后一周周二为院长接待日，处理需要院长处理的事务。

17日，县医院召开院务大会，总结2012年的工作，部署2013年的工作，练唱院歌。

28日，县医院召开院务扩大会，成立以孔令荣为组长的"改革领导小组"、"项目推进及搬迁领导小组"、"文化建设及信息计划建设领导小组"、"全成本核算及绩效考核领导小组"。

2月15日，县医院调整《人感染高致病性禽流感应急预案》，调整后的组织情况是：工作领导小组由孔令荣任组长，车骏等任副组长，王选琴等为成员，领导小组下设各组，防治办公室由王萍等负责；医疗组车骏为组长，周江林等为副组长，罗光敏等为成员；护理组白宁菊为组长，沈光秀等为副组长，张宇等为成员；专家组孔令荣为组长，车骏等为副组长，罗光敏等为成员；院前急救组吴兴碧为组长，张吉富等为副组长，成员为急救组所有人员；后勤组车骏为组长，伍志权等为副组长，夏永江等为成员；医护人员防护组由医疗组负责，同时明确了各组的职责。

3月14日，县医院召开院务扩大会，决定中层以上干部管理津贴的发放标准：一、每月管理津贴2000元人员名单：孔令荣；二、每月管理津贴1800元人员名单：车骏、吴兴碧、周江林、甘明金、周光伟；三、每月管理津贴1600元人员名单：王萍、潘进美、白宁菊、郑昌贤、杨启国、吴洪兵、曾刚、敖学斌、宋国志、王军、罗光敏、刘洪、张永周、龚伟；四、每月管理津贴1200元人员名单：李金平、沈光秀、王选琴、谢春梅、靳忠兰、匡毕华、马德辉、晏祖鸿、伍志权、孔德兴、潘玖敏、杨卫建、王成英、幸蓉、陈永珍、刘祖慧、刘桂桃、李林琼、汪明贵、赵玉美、保安菊、陈奎忠、陶树光、杨明伦、赵卓飞、卢敏、张宇、颜家晶、罗梅、尹廷爽、方培兰、陈洪江、杨敏、贾忠勋、令狐克祥；五、每月管理津贴800元人员名单：赵正林、李道琼、张仁锋、方艳。

22日，县医院召开院务扩大会决定：1. 聘员编修院志；2. 爱婴医院复审期间补助加班费每人50元；3. 补助B超室检查费每例0.8元。

4月1日，县医院召开院务扩大会，拟于2013年搬迁至新院区，初定妇产科、儿科、中医康复科不搬迁，门诊新、老院区同时运行，新院区设食堂，兼顾老院区上班职工派车送餐，新院区按照 700 至 800 张床位运行。

2 日，县医院根据《中共兴仁县纪委、兴仁县监察局派出纪工委监察分局监督联系部门（单位）工作联系制度》"县纪发（2013）1 号"精神，为扎实推进党风廉政建设和反腐败工作，决定反腐倡廉工作责任及分工，具体是：1. 党支部书记孔令荣对反腐倡廉负工作全面领导责任，为第一责任人；2. 党支部副书记车骏分管纪检监察工作；3. 院办公室具体负责纪检监察工作，院办公室工作员梁雪梅为具体联络人。

29 日，县医院根据院领导班子工作变动情况，经党政联席会研究决定，对院领导分管工作做调整：1. 孔令荣（院长）：负责医院的全面管理工作，同时分管院办公室、财务科（包括医保科和物价科）、审计科、创建办工作；2. 何正敏（党组书记）：分管党办、人事科、协调办、工会、保洁部、宣传科，同时负责医院党务工作、思想政治工作、医疗纠纷工作、行政劳动纪律、整脏治乱、文化建设、普法教育、对外宣传和联络工作，监督、督促重大事项的落实，负责协助新院区相关事务、审核所有资料票据并签字等工作；3. 车骏（副院长）：分管医务科、科教科、信息科、医院网站、总务科、体检科、病案室、骨外科（脑外科）、普外科（泌尿外科）、妇产科、麻醉科、影像科（CT室、放射科、B 超室、心电图室、胃肠镜室）、供应室、洗衣房、看守所医务室工作；4. 周江林（副院长）：分管护理部、妇委会、物资采购供应科、院感科、防保科、药剂科、物资库、检验科、输血科、内科、儿科、五官科、中医康复理疗科、急诊科、门诊部、重症医学科、120 急救组、调度室、担架队、保卫科工作；5. 周光伟（副院长）：分管新院区建设工作。

5 月 3 日，县医院组建资产管理小组，对医院资产进行清查。

7 日，县医院决定开展"5·12"护士节活动，在院内举行联欢；发给临床护士慰问金每人 100 元、一双鞋和一枝头花。

8 日，县医院召开党政联席扩大会议，明确新到任的党组书记何正敏的工作安排：上午在老院区办公，下午在新院区督促工程建设，协助周光伟副院长处理相关事务。

6 月 1 日，为了提高医疗质量管理水平，提高医院的核心竞争力，为患者提供优质、安全的医疗服务，经党政联席扩大会研究，决定调整各管理委员会。调整后的具体情况是：

医疗质量管理委员会：主任：孔令荣，副主任：车骏、周江林，成员：肖兴斌、潘进美、孟凡杰、刘洪、王敏、宋国志、吴洪兵、罗光敏、田维才、敖学斌、张永周、李林琼、刘祖慧、陈奎忠、陶树光、赵玉美、保安菊、刘桂桃、杨明伦、王军、王祥平、曾刚、马德辉、赵卓飞、令狐克祥、孔德兴、潘玖敏、胡安书、赵正林、王萍。

职责：1. 教育各级医务人员勤勉敬业，遵纪守法，恪守职业道德，强化质量意识，努力预防医疗事故的发生，促进医学科学的发展；2. 审校医院医疗、护理方面的规章制度，制定医疗、护理质量评审标准和奖惩制度；3. 管理及控制各科室诊疗、护理等医疗质量情况，对存在的薄弱环节，及时制定整改措施，以期不断提高医疗护理质量；4. 对重大医疗事故争议应及时进行讨论和处理，并及时总结经验教训，每季度全院通报一次；5. 对医院有关质量管理的体制变动，质量标准的制定和修改进行讨论并形成初步意见，提交院长办公会议审议。

输血管理委员会：主任：孔令荣；副主任：周江林、赵玉美；成员：车骏、肖兴斌、潘进美、孟凡杰、胡安书、白宁菊、沈光秀、宋国志、刘洪、罗光敏、田维才、敖学斌、张永周、王军、曾刚、马德辉、李林琼、刘桂桃、王祥平、刘祖慧、王敏、赵卓飞、令狐克祥、王选琴、卢敏。

职责：1. 认真贯彻临床用血管理相关法律、法规、规章、技术规范和标准，制订本院临床用血管理的规章制度并监督实施；2. 评估确定 1 临床用血的重点科室、关键环节和流程；3. 定期监测、分析和评估临床用血情况，开展临床用血质量评价工作，提高临床合理用血水平；4. 分析临床用血不良事件，提出处理和改进措施；5. 指导并推动开展自体输血等血液保护及输血新技术；6. 承担本院交办的有关临床用血的其他任务。

医院安全管理委员会：主任：孔令荣；副主任：车骏、周江林、何正敏；成员：肖兴斌、潘进美、孟凡杰、白宁菊、刘祖慧、沈光秀、李金平、靳忠兰、刘洪、陈洪江、曾刚、赵正林、刘桂桃、陈永珍、王军、方培兰、杨卫建、罗光敏、王成英、宋国志、王敏、敖学斌、罗梅、张永周、杨敏、田维才、颜家晶、晏祖鸿、钟丽晶、钟万兰、陶树光、赵玉美、王祥平、李林琼、郑昌贤、杨启国、贾忠勋、匡毕华、幸蓉、陈奎忠、伍志权、保安菊、令狐克祥、赵卓飞、卢敏、王选琴、王萍、张宇、方艳。

职责：1. 组织医务人员学习卫生管理法律、行政法律、部门规章和诊疗护理常规、规范，通过集中学习、考试和轮训的方式，提高医务人员对医疗事故的防范意识；2. 督促和协助各科室主动与患者沟通，积极主动征求病人及家属意见，通过各种形式建立起良好的医患互动关系；3. 监督和检查门诊及科室医疗事故防范措施的执行情况，制定医疗事故预案和处理措施；4. 指导、协助门诊和科室对无医疗缺陷医疗事故争议的处理、指导及参与有医疗缺陷的医疗事故争议的处理，包括协商和解、申请事故鉴定和诉讼；5. 及时总结通报医院医疗事故整改经验教训，制定医疗安全工作计划；6. 负责医院财务、安全保卫工作及其他突发事件的处理。

病案管理委员会：组长：孔令荣；副组长：车骏、赵正林；成员：肖兴斌、潘进美、孟凡杰、白宁菊、陈永珍、沈光秀刘洪、罗光敏、宋国志、田维才曾刚、王敏、敖学斌、吴洪兵、李林琼、刘桂桃、张永周、王军、赵卓飞、令狐克祥、王选琴、陈洪江、王成英、卢敏、颜家晶、罗梅、张宇、方培兰、杨敏、钟丽晶、钟万兰。

职责：1. 负责日常管理和监督工作；2. 负责医院门诊、住院病案资料的工作，密切配合临床教学和科研；3. 定期对病案管理工作进行督促、检查和指导，收集科室对病案管理工作的意见和建议；4. 根据有关材料讨论和确定疾病诊断和手术名称的统一命名，制定病案书写标准，及时提出对临床医师、护理人员写好、用好病案的要求；5. 组织各种形式的病案书写质量检查，评选优秀病案，交流书写和管理经验；6. 制订本院病案管理制度，审定全院医用表格的式样，并监督实施；7. 在1临床医师和病案管理人员之间发挥桥梁作用，推进相互间的密切协作，促进病案书写和管理质量的不断提高；8. 定期听取病案管理工作情况的汇报，并向院长汇报。

药事管理与药物治疗学委员会：主任：孔令荣；副主任：周江林、保安菊、潘进美；成员：车骏、肖兴斌、孟凡杰、白宁菊、沈光秀、曾刚、刘祖慧、令狐克祥、赵卓飞、赵玉美、田维才、晏祖鸿、刘洪、罗光敏、龚伟、宋国志、王敏、敖学斌、吴洪兵、王军、李林琼、刘桂桃、张永周、王萍、尹昌翠、郑昌贤、张兴宇、胡安书、张丽、王选琴。

职责：1. 认真贯彻执行《药品管理法》的相关规定，按照《药品管理法》等有关法律法规制定本机构药事管理工作的规章制度；2. 确定本机构用药目录和处方手册；3. 审核本机构拟购药品或配制新制剂吸新药上市后临床观察的申请；4. 制定本机构新药引进规则，建立新药引进评审专家库，随机抽取组成评委，负责对新药引进的评审工作；5. 定期检查分析本机构药物使用情况，组织评价本机构所用药物的临床疗效与安全性，严格监督执行药品不良反应检测及报告制度，并提出淘汰药品品种的意见；6. 组织检查毒、麻、精神及放射性等特殊药品的使用和管理情况，发现问题及时纠正；7. 组织药学教育、培训和监督、指导本机构临床各科室合理用药。

医院感染管理委员会：组长：孔令荣；副组长：周江林、车骏、马德辉；成员：肖兴斌、潘进美、孟凡杰、王军、幸蓉、白宁菊、沈光秀、刘洪、罗光敏、张仁锋、宋国志、田维才、敖学斌、吴洪兵、刘祖慧、李林琼、刘桂桃、张永周、匡毕华、赵玉美、保安菊、伍志权、晏祖鸿、赵正林、王祥平、陶树光、陈奎忠、曾刚、令狐克祥、赵卓飞、龚伟；秘书：马德辉。

职责：1. 认真贯彻医院感染管理方面的法律法规及技术规范、标准，制定本医院预防和控制医院感染的规章制度、医院感染诊断标准并监督实施；2. 根据预防医院感染和卫生学要求，对本医院的建筑设计、重点科室建设的基本标、基本设施和工作流程进行审查并提出意见；3. 研究并确定本医院的医院感染管理工作计划，并对计划的实施进行考核和评价；4. 研究并确定本医院的医院感染重点部门、重点环节、重点流程、危险因素以及采取的干预措施，明确各有关部门、人员在预防和控制医院感染工作职工的责任；5. 研究并制定本医院发生医院感染暴发及出现不明原因传染性疾病或者特殊病原体感染病例等事件时的控制预案；6. 建立会议制度，定期研究、协调和解决有关医院感染管理方面的问题；7. 根据本医院病原体特点和耐药现状，配合药事管理委员会提出合理使用抗菌药物的指导意见；8. 其他有关医院感染管理的重要事宜。

护理质量管理委员会：组长：周江林；副组长：白宁菊、沈光秀、王选琴；成员：王成英、卢敏、陈洪江、方培兰、幸蓉、方艳、颜家晶。

职责：1. 修改、制定并完善各项护理服务标准；2. 确定每季度检查内容，并进行参加检查；3. 检查中发现问题及时反馈，同时提出相应的改进措施；4. 每季度将质量检查的综合情况反馈各病房护士长，以达到不断改进的工作目的。

伦理委员会：主任：孔令荣；副主任：车骏、周江林、何正敏；委员：李金平、郑昌贤、杨启国、谢春梅、白宁菊、匡毕华、马德辉、孟凡杰、潘进美、靳忠兰、李道琼、伍志权、罗光敏、沈光秀、肖兴斌、王成英、宋国志、曾刚、张宇、刘桂桃、方艳、李林琼、吴洪兵、王萍、陈奎忠、陶树光、赵正林、张永周、杨敏、幸蓉、晏祖鸿、保安菊、田维才、敖学斌、王军、刘祖慧王选琴、令狐克祥、赵卓飞。

职责：1. 负责从伦理学角度审批在本院开展的涉及人体的新技术、新药物研究课题；2. 受理其他机构或学会委托的伦理审查项目；3. 受理本院各部门提交的有关伦理的审查项目；4. 提高我院职工的伦理观念；5. 维护医患双方的权利；6. 制定医院有关保护患者知情权、隐私权、选择权的相关规定，并检查，督促在诊疗活动中的执行情况；7. 其他围绕本委员会宗旨及目标的事宜。

4日，县医院决定向县广播电视台投放专家简介的图文广告，时间为2013年5月28起至2014年5月28日止，广告费6万元，每天4次，在新闻节目后播放。

11日，为切实提高职工生活质量与幸福指数，关心关注职工健康状况，县医院决定对全院在职职工进行健康体检，制定以孔令荣为组长，何正敏、车骏、周江林为副组长，各部门、科室主任及护士长为成员的工作领导小组，制定工作方案组织对职工进行分期分批体检。

18日，为全面提高医务人员对疑似食源性异常病例／异常健康事件的识别，县医院依据2010年国家《食源性疾病监测工作手册》，制发《疑似食源性异常病例／异常健康事件监测实施方案》，以求对该病例能做到早发现、早诊治，以避免健康危害，保护公众健康。

7月2日，县医院召开党政联席扩大会做出决定：1. 经盘点医院固定资产约60168335.33元，报废资产4448220.7元，财务科将报废的固定资产明细名称在院内公示三日无异议后，上报县国资办申请报废；2. 县财务挂账科目有县看守所拨款33.75万元，历年提取医疗风险金累计6402075.53元，决定只留取300万元作为医疗风险金，剩余的3402075.53元转为医院发展基金，其他款项97801元转为发展基金。

4日，县医院调整采购工作领导小组，调整后的人员组成孔令荣为组长，车骏、周江林、龚伟为副组长，何正敏、周光伟、王萍等为成员。

9日，县医院成立"务实为民，六比六争（比信仰，争当忠诚先锋；比学习，争当智能先锋；比业务，争当发展先锋；比实干，争当敬业先锋；比贡献，争当服务先锋；比形象，争当廉洁先锋）"主题活动领导小组，组长为孔令荣，副组长为何正敏、车骏、周江林、周光伟，成员有王萍、潘进美、白宁菊等。

9 日，县医院成立"六治六提（治庸强能，提升开拓力；治懒增速，提升执行力；治慢提效，提升竞争力；治散聚力，提升向心力；治浮正气，提升落实力；治腐昌廉，提升战斗力）"工作领导小组，组长为何正敏，副组长为孔令荣、车骏、周江林、周光伟，成员有王萍、潘进美、白宁菊等。

31 日，县医院设立心电图室，同时印发管理规定 8 条。

8 月 8 日，县医院召开党政联席扩大会，决定妇产科分娩限价收费：一、平产：1. 收费标准为 1500 元；2. 检验科过账 224 元（含定血型）；3. 剩余 1276 元由妇产科根据 2003 版物价收费标准过账。二、剖宫产：1. 剖宫产限价收费标准为 2600 元；2. 检验科过账 224 元（含定血型）；3. 麻醉科过账 1135 元（含手术费、麻醉费、材料费），上下浮动 10 元；4. 剩余 1241 元由妇产科根据 2003 版物价收费标准过账。三、妇产科按正常收费过账，试行半月，超额部分由财务科、信息科、审计科协调减账处理，所减金额从妇产科收费金额中砍出，其不合理之处由党政联席会议研究调整。关于总住院医津贴补助、夜班费发放等相关事宜：1. 补助总住院医 30 元／天，夜班费 50 元／个，此前关于总住院医津贴发放条款一律作废。2. 由何正敏书记不定时查岗，查岗对象为行政总值班、值班、二线班、护士长夜查房、各班次当班人员。3. 对脱岗人员给予处罚为 500 元／次，从 2013 年 7 月 1 日起执行，此处罚与员工手册相冲突的条款，以本规定为准。

9 月 24 日，县院成立以何正敏为组长，孔令荣等为副组长，王萍等为成员的"医院周边环境整治工作领导小组"，对医院周边环境进行整治。

30 日，县院成立以孔令荣为组长，车骏、周江林为副组长，潘进美、白宁菊等为成员的"手足口病监测工作领导小组"及"手足口病治疗工作专家组"，开展手足口病监测、防治工作。

10 月 1 日，县院成立以孔令荣为主任，车骏、周江林为副主任，马德辉、潘进美等我成员的"医疗废物管理委员会"；同时印发《兴仁县人民医院废物管理责任制度》，以加强医疗废物的安全管理工作。

11 月 18 日，县院成立"住院医师培训委员会"，孔令荣为主任，车骏为副主任，成员为各科室主任、副主任医师及相关主治医生，负责培训前 10 种疾病及常见急危重症抢救措施，制定培训方案及奖惩措施。

同日，县院成立"护士培训委员会"，孔令荣为主任，周江林为副主任，成员为护理部主任、副主任、片区护士长、各科护士长及主管护理师，负责培训前 10 种疾病及常见急危重症抢救措施，制定培训方案及奖惩措施。

同日，县院调整"二甲复审"及"三甲医院创建工作领导小组"，其人员组成是：组长：孔令荣；副组长：何正敏、车骏、周江林、周光伟；成员有王萍、李金平、潘进美等 13 人，同时明确了工作职责和下设了办公室。

21 日，县院调整"医德医风考评工作领导小组"，调整后的人员组成是：组长：孔令荣；副组长：何正敏等 4 人；成员：王萍等 41 人。领导小组下设办公室在党办，何正敏兼任主任，负责医德医风考评的日常工作。

22 日，县院调整"新院区项目工程推进工作领导小组"，调整后的人员组成是：组长：孔令荣；副组长：周光伟、何正敏；成员：郑昌贤、伍志权等，同时明确了相关职责。

12 月 4 日，县院修订《兴仁县人民医院病历质控管理规定》，重新明确了住院病历书写时限要求 8 个方面的规定。

是年，受理投诉 20 起，其中门诊 1 起，内科 2 起，急诊科 2 起，药房 1 起，收费 1 起，妇产科 1 起，保卫科 1 起，儿科 2 起，其中 9 起因病人情绪不佳至投诉，经疏导解释解决；协调解决了各科欠账费用 8 起，并协调医保局为缴不起医疗费用病人办理医保证 4 起，协调各乡镇领导解决病人困难户经费 6 起，协调交警队解决三无人员护理费 2 起，协调医生护士在工作中与病人家属矛盾 5 启；完成全院住院病人、门诊病人的满意度问卷调查并针对每一季度的病人不满意的地方进行整改和改进。到是年年底，县医院的政务工作，各项均照章管理，有条不紊。

第二节　财务管理

县医院的财务管理工作，虽然现存历史档案匮乏，不能获得逐年的情况可供书写，但是就现存的零星材料，亦可窥一斑以见全豹。

记账方法：1988 年前，全国卫系统统一以"收付记账法"作为医院会计记账方法，从 1988 年起，根据财政部、卫生部的要求，全国医院会计统一改成"借贷记法"记账。

会计制度：1988 年实行"借贷记账法"记账，同时，实行了新的会计制度，对会计科目，报表格式重新规定。1999 年，医院会计制度进行了部分修订，对部分会计科目进行了调整。2012 年，财政部、卫生部对医院会计制度作了重大调整，医院固定资产实行计提累计折旧，要求表中重大变动项目必须在附注中作说明。

会计报表：1988 年前，医院会计报表包括：资金平衡表、医疗收支明细表、药品收支明细表。1988 年至 2011 年，医院会计报表包括：资产负债表、收入支出总表、医疗收支明细表、药品收支明细表、基金变动情表。2012 年起，医院计会计表包括：资产负债表、收入费用总表、医疗收入费用明细表、医疗收入明细表、医疗成本及管理费用明细表、医院成本分析表、现金流量表。

做账模式：从建院至 2004 年，医院一直延续手工做账模式。2005 年，购进安装了医院专版的财务软件（金蝶），从此告别了传统的手工做账模式，使账目数据的准确性和规范性得到大大提高，同时简化了许多人工核算的复杂程序，节约了大量人力物力。

一、20 世纪部分年份的工作开展情况

历史以来，县医院财务工作的业务费收取，都不是无章可循的，每一项费用收取多少，均有依据，国家没有公布标准的时期或没有公布标准的项目，是遵照县人民政府的意见办理，国家有标准的一律照章办事，20 世纪 60 年代以前，县医院没有业务收入，全部靠政府拨款开支。

1953 年以前，县医院作为新生的人民政权机构正式挂牌后，各项医疗业务收费标准遵照有关规定执行，工作按照省、专区、县的有关规定开展，1953 年以后，县医院部分年份的财务工作情况是：

1953 年 6 月 20 日，贵州省人民政府财政厅、卫生厅联合下发了"关于各级医院、卫生院有关财务问题再加明确由"的财卫联（1953）字第 581 号通知，规定了各项医疗业务的收费项目。第一，对于普通群众的治疗收入，其中包括以下各项：甲、门诊应收各费。挂号费：包括初、复诊，产科挂号急诊费；治疗费：包括各种注射，电疗，导尿及子宫注射，组织疗法等费；手术费：包括人工气胸，拔牙，各科手术，绑带，配镜验光，换药材料等费；爱克斯光费：包括照片，胸部透视，钡餐胃肠透视照相等费；检验费：包括各种培养，各种反应，尿学等各种检查，胃液分析，免子实验，产前检查等费；体格检查：包括血尿及大小便检查在内；证明书费。乙、住院应收各费。住院

费：根据卫生厅统一规定，参照当地具体生活条件所拟定标准收费；住院治疗费；包括普通治疗，产科治疗，各种注射，换药，电疗，大小手术，平产与难产接生等；特别治疗费：包括阴道及子宫上药，阴道冲洗，直肠灌洗，松节油热敷，手术引产，酒精浴，熏气，热敷坐浴，洗胃，十二指肠引流米勒式管，溃疮治疗，眼底检查，直肠检查，鼻饲法，胸水腹水穿刺，脊柱穿刺等；地段接生费：包括日夜接生与婴儿住院费等；输血费。丙、药费收入：药品收费照成本酌加利润，唯不得超过20%。第二，对于参加公费医疗之国家机关工作人员的治疗，按照前项收费内容及规定之收费标准，由公费医疗医药费内拨入门诊，住院，检（化）验，治疗，手术，输血与医药等收入。第三，对于免费病人（包括贫苦市民、群众，贫苦烈军属，复员转业军人，少数民族）之治疗（编注：免费人员由区以上民政部门了解情况报县卫生院确定），按照第一项收费内容及规定之收费标准，由免费治疗医药费内拨入之一切门诊，住院，检（化）验，治疗，手术，输血与医药等收入。

根据这个规定、标准，县人民政府结合县境的实际情况，7月7日通知县医院：1. 省未通知前医疗医药款的结余，不能调剂作房屋修缮款，只能作学习研究准备款用；2. 小乡干部及农场编制队内的工人均应享受公费医疗，此外农场雇用之工人及造林站长工均不得享受公费医疗；3. 卫生院护理人员夜班营养补助可按每人每班1000元（旧币，下同。1955年2月县境停止使用旧币，改用新币。）补助，在业务收入中解决。

7月30日，县人民政府奉专区卫财字第185号通知："你县卫生院去年（1952年）专署卫生科拨下的干部药品，经过替群众看病后，收得药费收入以及包括有防疫药品、少数民族药品之结余款计人民币19715000元，除去在1952年支付而未在1952年及时作付出账之款子计人民币7857400元（包括在贵阳购买药品费用3598000元及向县财政科购买罚没药品费用4259400元）外，实应上缴结余款2857600元应即交县财政科上缴专区财政科。"特通知县卫生院将此结余款2857600元上缴县财政科，并立即执行。县医院按此通知要求执行后，于8月5日就有关收费问题向县提出报告，县政府于8月7日做出书面答复：1. 你院自6月11日起所执行的对住院病人除收住院费每日3000元外，又收其公什（杂）费每日1000元，因此事既无文件规定，你院又是执行了两个月再做报告的，故其是否合理，有待于请示上级后再作明确，但收效殊属不合，至于收支计划问题，可以追加或追减的办法来解决（以不突破预算数为原则）；2. 病号住院伙食补助，其差额部分可由你院取具病号本人证明，直接向财政科作报销，其报销办法为每月一次，于月终办理。其上一段时间支而未报者，于8月份凭据补报清楚，以后每月不得堆积不报；3. 公费医疗原收支计划不够开支时，可按照全部指标数作追加计划。针对住院病人除收住院费每日3000元外，又收其公什（杂）费每日1000元等问题，县医院于8月4日向上级报告了具体情况后，8月17日，省政府财政厅、卫生厅下发了"财卫联（1953）字第803号"文，该文件的具体内容是：

事由：关于你院请示各点覆望查照由。

受文者：兴仁县卫生院。

抄致：兴义专署、兴仁县府。

接兴仁县卫生院本年八月四日兴卫经字第五三号报告，所询各点兹覆如下：

1. 你院对住院病人既照省卫生厅规定收费标准每天收住院费3000元，在增收公杂费是不合理的，自文到之日起应即停收，已收者应作为住院费收入列入你元收支计划。

2. 供给制人员住院期间之伙食费差额，应由卫生院取具患者本人证明，径向同级财政机关按实报销，不必经由卫生科转报。你院六月份已垫付之十万元，应凭患者本人证明径向你县财政科具实报销。

3. 住院病人公杂费停收后，其公杂费开支，主要应由其住院费中解决。

4. 公费医疗报销办法，省已在拟订，你们可自九月份起在分配预算范围内按实报销，如有结余，可在下月继续使用。

贵州省人民政府卫生厅、贵州省人民政府财政厅启
一九五三年八月十七日
校对：文建中
监印：赵福元

8月24日，县人民政府以财行字第009号"为补充规定婴儿医药费的具体执行办法由"通知县医院，凡享受保育费的婴儿其医药费根据中央供给标准规定执行。9月15日，县府又以财卫联字第001号通知做出有关婴儿医药费问题的补充通知，县医院均遵照执行。

10月20日，县政府专门给县医院下发了"财人会字第013号"通知，除了抄发省财人联（1953）字第1006号联合通知和省府财行（1953）字第1107号"对执行中央人民政府政务院关于军队转业人员待遇的补充通知"通知（编注：中央的这个通知有关于军队转业干部家属待遇的规定。）外，特别说明"因你院王端玉院长系于本年7月1日以后转业在地方工作的，如未领得棉衣，应享受通知上的待遇，但在执行时，其经费应在你院'职工福利费'内开支。"根据这个通知，县医院按照省政府1950年9月2日"省民社（1950）申字第四号训令"规定明确了王端玉副院长及其家属的待遇：1. 该同志家属1人，经批准为随职家属；2. 家属每人每月生活费71分，妇女卫生费3分，医药费二万元，参加公费医疗；婴儿保育费65分，医药费二万元，参加公费医疗，生产费二十万元；3. 上项开支均职工福利费内开支，其生产费只作一次计算；4. 供给及家属待遇均从十月份起执行；5. 棉衣折价付给162325元。

由此可见，县医院的财务管理，严格按照省财政厅、卫生厅、县人民政府的规定执行，每用一分钱，都是有依有据的。

1955年，县医院执行的收费标准（元）是：挂号：初诊800、复诊400；急诊1500；出诊3000；静脉注射1000；肌肉注射400；导尿2000；子宫检查3000；子宫上药10000；阴道冲洗3000；小手术5000至1万；中手术5万至10万；换药甲等酌情、乙等3000、丙等1500、丁等500，三号绑带每个3000；眼耳口鼻治疗500至1500；灌肠3000；巡回医疗挂号一律400；最低处方300；松节油热敷300；酒精浴全部4000、局部2000；热敷坐浴2000洗胃1000；腰椎穿刺8000；输血手术20000；直肠检查4000；痔疮治疗6000；穿卢术60000；截止术60000；内、外旋转术30000；产后引出30000；普通封闭1000；腰椎封闭3000；肾脏脂肪10000；盐水注射2000；肛门检查2000；健康检查300；普通检查1000；特殊检查4000；借用热水袋每15天2000。

1959年，县调整卫生经费预算，原安排130000元，调整为82811元。防疫队19968元，保健站1149元，差额补助800元，第一、第二人民医院各400元，各区卫生院补助合计20000元，公费医疗费35334元，卫生事业费7360元，其中卫生学校840元，卫生宣传费400元，专业会议费200元，烈军属免费400元，贫苦人民免费800元，少数民族免费1000元，麻风病防治费3320元，新法接生员工资150元。是年元月至7月，县医院的经费收支情况是：收入（包括业务收入、政府差额补助及保健站经费）45687.61元，支出（包括工资、福利、药品、器械等）38923.62元。

1959年3月17日，县医院根据具体情况的发展变化，报告县政府要求调整各项业务收费标准，县政府于4月15日以"文卫（1959）字第48号"文件，称"目前我县卫生事业单位的收费标准颇不一致，与外县对比偏低的现象严重存在着，有的收费项目还不够成本费……我们特订立价格，已

报经县领导于4月14日批准，接通知后立即执行（原收费标准作废）……"

接此通知后，县医院按照县制定的收费标准（一册）进行收费。

8月29日，省卫生厅颁发了《贵州省卫生事业单位财务管理试行办法》（草案）和《贵州省卫生事业费开支便准》（初稿），县医院的财务管理、职工工资待遇等均严格按照省的规定执行。

1960年，县医院大搞群众理财、勤俭办院，彻底改变领导包办部门抢花钱的作风，为消灭疾病，保证广大人民的健康，县医院根据县委的号召，将医药费在原有的基础下降，制定了新的收费标准：初诊8分、复诊5分、出诊2角5分（出城出诊者按公里计算）。1. 封闭疗法：肾脂肪束封（单侧）7角、骨膜6角、四肢环封4角、病灶周围3角、皮内3角、鹰前1元、神经周围7角、颈交感周围1元5角、胸交感周围8角、静脉封闭4角、动脉封闭8角、眼底封闭（双侧）8角、球后缝补（一侧）5角、乳底封闭1元。2. 关节手术：关节穿刺术2元、骨下三分之一截止12元、胫排下三分之一截止15元、指骨截出1元2角、手指截出5元、跟骨牵引术4元、皮肤牵引术2元、短腿石膏6元、膝上石膏8元、髂部石膏16元、石膏背心16元、帽式石膏10元、上肢石膏8元。3. 软组织手术：脓肿切开（大中小）1元、乳房脓肿切开3元、良性肿瘤切除（一般）2元、瘫星状切开引流1元2角、扩创止血3元、胸腔引流术、胸异物摘除术4元、乳房切除15元。4. 腹部手术：剖腹探查术10元、斜疝修补6元、直疝修补7元、绞窄疝修补15元、肠吻合术18元、为十二指肠穿孔修补术15元、脾切除术25元、阑尾切除术15元、腑脏脓肿引流12元、痔核切除及注射2至5元、肛门周围脓肿切开引流3元2角、肛疮切除术6元。5. 泌尿外科：尿道扩张5元、色皮环切3元、尿道修补5至10元、耻骨上膀胱切开造度6元、睾丸鞘膜及束肿手术8元、副睾切除8元、精索曲张手术6元、输精管结扎4元。6. 骨科手术：骨骼失减压术4元、死骨切除术7元、肩关节移位4元、肘关节移位3元、髂关节移位（前后）6元、踝关节移位5元、腕关节移位4元、指关节移位1元。7. 拔牙：单纯龋洞填1元、下臼齿1元2角、上臼齿1元2角、门齿6角、犬齿6角。妇产科手术：人工剥离胎盘2元、阴道灌洗5角、会阴冲洗2角、切肢术3元、内倒转3元、外倒转1元5角臀位抽产术3元、产钳5元穿碌术5元、内脏挽出术5元、刮宫术3元、平产（白天2元）夜间2元5角、产前检查1角、阴道检查3角、剖腹结扎输卵管12元、剖腹产16元、引导结扎输卵管10元、卵巢囊肿切除术15元、子宫上药（药品除外）5角、头皮牵引术3元、剥膜引产1元、破膜引产5角、断头术5元、宫颈息肉切除2元、上避孕环5角、青蛙实验5角、人工流产3元。9. 五官科：兔唇修补5元、睑内翻术2元、睑外翻术2元、翼状胬肉2元、眼球摘除术18元、扁桃腺摘除术5元、气管切开5元、刎颈修补6元、下鼻甲封闭5角、上颌骨穿刺1元、大隐曲张术15元、鸡眼术5角、拔甲术8角、直肠息肉5元、肛门裂3元、胸腔穿刺1元、腹腔穿刺1元、胃肠减压2至5元、胆、膀胱结石摘除术18元、尸体解剖10元、麦粒肿1元、散粒肿2元、眼裂缩2元、泪腺切除1元5角、睑球粘连术1元5角、点状植皮3至5元、有蒂植皮4元、乳突封闭2角、球结膜下注射3角、腰麻2元、全麻4元、阴茎切除15元、睾丸切除10元、V切除1元、阴睾整复2元、骨髓腔穿刺8角、胆道解释摘除术25元、皮下输液3角、肌肉输液3角、鼻饲法5角、支气管滴入5角、洗胃1元2角、十二指肠引流1元、十二指肠液探取1元、胃液探取1元、十二指肠减压1元5角、结肠减压2元、灌肠2角、乙状结肠镜检1元5角、前列腺按摩1元、导尿3至5角、膀胱肛吸排液1元、胸腔减压1元、体检3角5分、婚前检查（化验除外）4角、脱肛4元5角、脊柱裂修补7元5角、肛门闭锁3至10元、阴道闭锁3至10元、肛周封闭5角、头皮点状封闭5角、肋间封闭4角、椎管内骶管内封闭2元、椎旁注射6角、自血溶血疗法3角、自尿疗法2角、组织疗法2角、氧气驱虫1元、书写1元、淋巴结穿刺5角、脾脏穿刺2元。

1961年，县医院全年业务收入90355.96元，完成计划的87.94%，自己动手安装机器、搬运药物、修理门窗等节约资金 2224 元，11、12 月份国家未给县医院拨款，开支全部由县医院承担。

1963 年、1964 年两年共支出职工工资 51450.12 元，国家拨款 46100 元，5350.12 元由业务收入开支。两年共结余资金 29517.31 元。

1965 年 4 月 7 日，县医院召开院务扩大会议，决定降低农村医疗对象部分收费标准：挂号费执行复诊卷，初诊 6 分，复诊 4 分，急诊 1 角 5 分，出诊（城内）2 角；注射费静脉注射 1 角，肌肉皮下注射 4 分，输盐水 3 角 5 分，输血、抽血两项合计收费 1 元；换药分大、中、小三型收费，缝合不能按针数计算，只能根据伤口情况参照换药分型计算；拔牙上麻药拔犬齿 3 角，拔臼齿 4 角；化验出凝血时间 5 分，常规 3 角；透视胸透 6 角。

1983 年，全院财务总收入为 284081.39 元，其中业务收入 279530.08 元，其他收入 4551.31 元；全年总支出 236179.96 元，收支两抵，年终结余 47901.43 元。年终盘点，中药房存药价值 18000 元、中药库房存药价值 31935.8 元、西药房存药价值 5000 元、西药库房存药价值 29876 元，上级拨款 30000 元，银行存款 97211.9 元。

1996 年，完成业务收入 173 万元，其中门诊收入 46 万元，住院收入 124 万元，其他收入 3 万元。

二、21 世纪部分年份的工作开展情况

2000 年，县医院完成业务总收入 356 万元。

2004 年完成业务收入 900 万元。

2005 年 12 月 5 日，县医院对单病种收费作出规定单病种收费的规定：1. 单病种包括：疝气、膀胱结石（手术取石）、单纯性阑尾炎、胆囊切除、单侧性卵巢囊肿摘除术五种疾病；2. 单病种必做的检查为：血常规、尿常规、出凝血时间，肝肾功能、血糖、筛查试验，胸透；3. 单病种的费用为：腹股沟斜疝：1000 元、膀胱结石（手术取石）：1000 元、单纯性阑尾炎：1000 元、胆囊切除：2000 元、单侧卵巢囊肿摘除术：1200 元；4. 以上五种疾病为正常情况下的费用，如由于特殊情况，如患者输血等所产生的费用不在此列；5. 各临床医生对单病种的病人要做到合理检查、合理用药，严禁乱用、滥用药物和各种不必要的检查；6. 如医务人员违反本规定造成单病种费用超支的，超支部分由科室及当事人承担。

2007 年 10 月 31 日，县医院根据"州府办发（2007）150 号"文件精神，结合实际对到县医院生产的所有产妇实行限价收费，各科收费标准是：平产接生：妇产科 500 元检验科：100 元合计 600 元。难产接生：妇产科 800 元检验科：100 元合计 900 元。剖腹产：妇产科 770 元检验科：100 元手术室 630 元（其中妇产科 300 元、手术室 330 元）合计 1500 元。该收费标准自 2007 年 11 月 1 日起执行。

2008 年 8 月 30 日，小医院做出产科限价收费规定：妇产科、麻醉科及化验室：根据兴仁县人民政府仁卫字（2008）73 号文件精神，为较好地完成"降消"项目工作的开展，提高孕产妇住院分娩，降低孕产妇死亡，消灭新生儿破伤风、根据省、州"降消"项目督导组对兴仁县检查情况提出的整改方案。对住院分娩的孕产妇严格实行限价收费，医院根据政府文件精神，经院务会研究决定，对在我院住院分娩孕产妇实行限价收费：一、限价时间：2008 年 9 月 1 日起执行。二、限价标准：县级医疗保健机构单纯平产接生不得超过 1000 元／人；单纯剖宫产不得超过 2300 元／人；三、以下情况按省物价规定标准收费：难产、产科并发症等及合并症异常孕产妇住院收费必须按省物价局下发的（2003）127 号文件规定的收费标准限价收费。四、各相关科室限价收费标准：1. 检验科限价收费 183.50 元／人，具体收费项目如下：肝功能（AL1、AST、ALP、总胆红素、直接胆红素、白蛋白、总蛋白、HBsAG、HAV-IgM、HCV-Ab）53.00 元，血常规 22.5 元，肾功能（BUN、Crea、UA）14.00 元，

血糖 4.00 元，凝血功能 42.50 元，筛查试验 39.00 元，尿常规 8.5 元。2. 麻醉科限价收费 950 元 / 人，其中传染病孕产妇手术加收一次性手术包一个。具体收费项目：麻醉费 280 元 / 人，麻醉中监测费 70 元 / 人，剖宫产手术费 500 元 / 人（一次性注射器 10ml×1、敷贴 9×25×1、肠线 3 个、一次性注射器 5ml×3、联合麻醉包 1 个、一次性吸引连接管 1 根、婴儿护脐 1 个、一次性婴儿吸痰器 1 个、橡胶手套 7#×5、一次性口罩帽子 5 付、静脉输液术中 2 次，共计 100 元 / 人）。3. 妇产科单纯平产限价收费 800.00 元 / 人，单纯剖宫产限价收费 1100.00 元 / 人，具体收费项目：①、入院当天应过账（新病人）：母胎监护 2 次、妇查 1 次、肛查 4 次、吸氧 2 次、一次性吸氧管 2 棵、健康咨询、建立健康档案、静脉采血 1 次、生化管 1 根、常规管 1 根、凝血管 1 根、84 消毒液 1 瓶、碘伏 1 瓶、副主任医师查房一次、产科 B 超 1 次；②接生过程中所产生的费用：平产接生、产后心电监护 2h，产包 2 个、新生儿吸痰管及吸痰护理、一次性口罩帽子 5 付、鞋套 10 对、6.5# 手套 10 对、肠线 1 棵、纱布棉球、5ml 注射器 1 具、1ml 注射器 1 具、10YoGS500ml×1 瓶，缩宫素 2 支；③住院每天药费、治疗费、护理费、材料费如下：一级护理、新生儿护理、静脉输液、静脉注射、会阴护理、注射器 30ml×2 具、Im×2 具、普通医生查房、新生儿脐绷带、医用棉签 1 把、6.5# 橡胶手套 1 对、输液管、药费、新生儿沐浴。备注：单纯平产及单纯剖宫产根据以上项目收费，限价病所过费用总账（单纯平产不超过 800.00 元 / 人，单纯剖宫产不超过 1100.00 元 / 人，未限价病人按以上项目正规过账）。五、超范围（例：单纯剖宫产 + 女扎术）的限价收费：超出手术范围部位的手术费不在限价范围，超出范围部位的手术费由患者另交到住院账上，其他收费不变。六、门诊处理费用。特殊缝合线、术后镇痛、救护车费及救护车医护人员出诊费、新生儿疾病筛查不列为限价收费，由医师开处方到门诊处理。

是年，县医院强化措施，进一步调整医院收入结构，控制药品收入比例，提高收入含金量，增加医院可持续发展能力及抗风险能力，使患者以最低的费用享受到最优质的服务。同时坚持合理检查、合理用药、合理治疗，纠正滥开检查、开大处方的行为，制定了以农村基本医疗药物为主的基本用药原则，在用药结构和用药范围上，对临床用药进行指导和控制，建立临床用药管理制度，严格控制进口、贵重药品的使用，使药品在医院总收入的比例降到 31%，有效控制了药品费用的不合理增长，较好地实现了医院经济"软着陆"，医院财力明显增强，职工待遇逐一步提高，医院经济状况逐步进入良性循环轨道，社会对医院价格的抱怨情结日渐趋于平缓，全年完成业务收入 1944 万元。

2009 年，据财务科总结载：全年完成收费 28 万人次，办理住院 1.1 万人次，医保报销 1.8 万人次。全年总收入为 32402606.27 元，其中：专项补助为 1200000.00 元，财政补助收入为 4404780.00 元，医疗收入为 19352665.85 元，药品收入为 6916840.61 元，其他收入为 328319.81；总支出 24902159.66 元，其中：医疗支出为 18923857.91 元，药品支出 5976869.97 元，其他支出为 1431.78 元；收支结余减去财政专项补助结余为 1598566.85 元。

2012 年，完成财务总收入 86026584 元。其中：财政补助收入 18753548 元，业务收入 66486275 万元（其中：住院收入 44054712 元、门诊收入 22431563 元），其他收入 786761.00 元。全院总支出 72640143 元，其中：医疗服务成本 45174028 元，管理费用 8329506 元，财政补助支出 18753548 元，其他支出 383061 元。全年实现纯结余 13386405 元。全年药品收入 15206991 元，药占比 22.87%；全年实现辅助检查收入 19751656 元，其中：化验收入 6241126 元、放射收入 3159525 元、CT 检查收入 6443627 元、B 超收入 3173210 元、心电检查收入 628616 元、肠胃镜检查收入 105552 元，辅助检查收入点业务收入比为 29.7%；全年反映医院经营情况的关键指标：资产负债率 49.69%（＜50%），流动比率 766.56%（＞100%），速动比率 749.11%（＞150%），流动资产收益率 16.93%（＞15%），支出收入比率 118.43%（＞115%），均在正常范围内；全年实现业务收入比上年增长 2697.6 万元，增长率为 68.27%。实现了历史性大跨越。

2013 年 4 月 11 日，为规范财务管理，避免未达账项的发生，保证医院资金的安全，进一步规范报表管理，县医院制定《收费室现金、报表管理制度》，该制度的内容是：1. 财务科每周一到周五上午安排专人负责将收费室应存款项收存银行。2. 各收费室所收款项必须做到日清月结，除夜班人员可将前一天下午 6 点至晚上 12 点所收款项推迟到次日早上 8 点扎账外，其他班次人员必须当日收款当日扎账，不按时扎账的，每延迟一天，给予当事人 200 元处罚，超过 3 天扎账的，经院财务科核实后报经院领导批准，是正式职工的，一律调离收费岗位，是聘用职工的，一律给予解聘处理。3. 当班人员每天下班时，必须将扎帐报表打印出来，并根据报表金额如实填写银行现金缴款单后，将报表、缴款单及应存现金一起转交给下一班次当班人员放入保险柜内临时存放，同时做好交接登记及签字手续，任何人不得私自将所收现金带回家中保存。4. 如出现当班人员下班不按上一条规定办理交接或下一班次人员不愿接收的，每次处予当事人 200 元罚款。5. 为保证收费室报表数据的真实准确，收费室人员收费时，必须将所收费用记入开单科室。办理收费业务时，选择科室必须准确，如出现不负责任乱选科室，随意将开单科室收入计入其他科室的，经财务科和信息科核实后，每笔处予当事人 20 元罚款。6. 收费室打印的报表，必须连同相应的缴款单一起按日装订完整，并做到字迹清楚，字迹模糊不清的报表必须重打。财务办公室每周二到收费室收取表一次，如发现报表装订不规范或出现字迹模糊不清的报表，每份处 50 元罚款。7. 收费室收取担架费时，不允许随意合并收费，必须按一个病人一张发票进行收费，如出现合并收费的，每发现一次处 50 元罚款。8. 本制度从 2013 年 4 月 12 日起执行，以前年度的制度内容与本制度有冲突的，以本制度为准，请收费室人员务必遵照执行。

5 月 10 日，县医院根据党政会议决定，对门诊已交费病人办理退药退费作出规定，具体内容是：1. 无论病人是退还部分药品还是整张处方退药，药房人员必须按病人原交费发药处方办理整张处方退药。2. 如果病人只退还部分药品的，已用药品由诊治医生重新开处方给病人到收费室办理交费手续。3. 具体退药退费流程为：病人将药品退回药房—药房当班人员确认退回药的名称、规格、数量—药房当班人员根据原处方办理退药手续—药房当班人员在交费发票绿色联写明退药事由及系统生成的退药处方号—药房当班人员将病人原交赞发票绿色联连同原发药处方一起交给病人到收费室办理退费手续—病人将原处方及原发票红、绿联一起交给门诊收费室当班人员办理退费手续—收费室当班人员对病人提供的退费依据进行核对—收费室当班人员办理退费手续—病人收到退费后在红色发票联上注明"已退费××元"字样，同时签名并写明退费日期及联系电话，如果病人无法签名的，由收费人员代签后交病人盖手印确认—门诊收费室人员每月 5 日前各自将上月办理的退药费发票红、绿联；办理退费扣。印的负数发票红、绿联及处方整理汇总装订—资料交审计科审计。4. 办理部分药品退药退费前，药房当班人员必须告知病人，到诊治医生处将已用药品重新开具处方并交费后方能办理，如果因药房当班人员把关不严给医院造成的损失，由药房当班人员自己负责。5. 病人到药房窗口办理退药手续时，当班人员应对病人退回药品的名称、生产厂家、规格、数量认真核实，发现与发药处方不相符或其他院外同名品药品，一律拒绝办理，如因当班人员把关不严而导致药品数量短少的，由当班人员负责赔偿该张处方的合计金额；因把关不严导致其他非我院采购药品进入药房的，处予当班人员该张处方金额 10 倍的罚款。6. 药房当班人员将病人退回药品核对、验收确认无误后，应在病人原交费发票取药联（绿色联）上写明"退回药品已核验收，请收费室给予办理退款"字样，同时注明退药处方号。7. 收费室人员办理退费时应认真审核病人提供的退费资料是否齐全、药房人员是否签字确认后方能办理退费，如因把关不严造成资料不全或药房人员未签字确认而办理的退费，由收费室人员自己赔偿。如果出现无任何资料而办理的退费事项，一经核实，处予收费室人员所退金额 10 倍处罚。8. 诊治医生接到病人申请，应该优先给予开具已使用药物处方，给病人办理交费手续，推诿让病人久等造成病人举报的，处以经治医生该处方金额的罚款。9. 病房、收费窗口当班人员，对于正常退费病人应给予优先办理。

9 月 9 日，县院制定"2013 年元至 6 月奖励性绩效工作发放办法"，规范了绩效工资的发放标准。

10 月 17 日，县院调整各科室药占比，调整后的标准是：骨外科：25%；普外科：27%；妇产科：5%；儿科：15%；内科：35%；五官科：15%；急诊科：18%；麻醉科：11%；LCU30%；中医科：27%；门诊部：30%。同时规定各科室药占比每上升 1%，就处罚科主任当月职务津贴 10%，科室奖金下浮 2%。

2013 年，截至 12 月 31 日止，全院实际完成业务收入 86667713 元，比预算目超额完成 24 万元。其中：药品收入 19374418 元，药占比为 22.35%。平均每月完成 722 万元，已完成的业务收入中：门诊收入为 30124941 元，住院收入为 56542772 元。各科收入指标完成情况：骨外科 7637449元（含麻醉科划入的手术费 1023012 元）、普外科 7068439 元（含麻醉科划入的手术费 957351 元）、妇产科 10037648 元（含麻醉科划入的手术费 521690 元）、儿科 5304827 元、内科 11184258 元、急诊科 11607179 元、重症医学科（ICU）6819693 元、麻醉科 8414533 元、中医科 2657712 元、五官科 1521206 元、门诊 12920893 元、检验科 9671421 元、放射科 3749822 元、CT 室 9478226 元、B 超室 4226292 元、体检中心 591435 元、胃肠镜室 344885 元。业务成本支出发放给全院职工的薪酬及福利共 30940870 元，其中正式职工 40% 工资 7270000 元（含奖励性绩 40%）、40% 公积金 1143000 元、医疗保险 451000 元（单位承担部分）；聘用制职工工资 1000000 元、五种保险 290000 元；清洁、保卫、担架、搬运人员工资合计 500000 元；管理津贴 832600 元；保健、夜班费 1505000 元；1-12 月发放奖金 11800000 元（不包括年终奖）；公休假补助 1513800 元；节假日加班补助 2706800 元（元旦、清明等假日）；年终奖 1928670 元。

由以上情况可见，县医院的财务管理工作，历史以来均照章办事，工作随历史的脚步越来越精细，越来越科学、合理，甚至无懈可击。

第三节　后勤工作

后勤工作是为保证县医院各项业务顺利开展所做的工作，包括职工福利、食堂管理等项。

一、20 世纪部分年份的工作开展情况

1961 年，县医院通过整风，开展增产节约运动，自力更生、发展生产，开挖了水井，美化（植树）了院景，养猪种菜，改善职工生活，为贯彻以农业为基础的方针，县医院有由县委调给的可用耕地除开退还给城郊管理区 3 亩外还有 10 多亩，当年耕种 6 亩，收获苞谷 250 斤、红苕 840 斤、蔬菜 2000 斤。喂养生猪 3 头，又组织职工上山挖蕨菜根制造代食品，改善了职工生活，伙食标准从原来的每月 9 元降到了 7 元。对困难职工由党支部进行资金补助，全年补助 10 名，资金 265 元，同时划给土地耕种；派员挑回煤炭 7800 斤，以成本价供应给职工；院领导在过节时亲自下厨房替换炊事员，让炊事员休息，又为 7 对全年举办了婚礼。

是年兴仁、贞丰分县时，县医院工作繁忙，人少事多，但是医疗业务因全院职工未休节假日和星期天，保证了工作的正常开展。

1962年，为节约资金，职工不计报酬为县医院开挖水井，安装机器，带病工作。

1963年12月27日,院委会议研究了年终干部福利补助、元旦节前开展院内环境卫生工作等问题。决定补助宋如渊、徐琳、庆庆学、余绍和、张维甫各30元；周佐禹、周坤尧、杨露甘各20元；姜明周、王开礼各15元。

1964年元月7日，县医院召开院委会议，总结1963年的工作，研究1964年的工作计划和8床棉絮的无偿分配。1964年棉絮计有大的6床，决定分配给徐琳、隆朝海、姜明周、刘钦敬、王向前、周佐禹使用，2床小的留给生头一个小孩的两个职工。

1965年5月31日，院务会议决定补助张旭新、田云、刘洪敬、王芝敏、保国芬各裤子1条，补助周佐禹、王向前、吴明芬匡再典各衣服1件，得到补助的人员有的是临时工。

1966年元月12日，县医院召开后勤工作会议，研究春节生活安排问题。春节期间，在县医院长期搭伙食的职工有王开礼、杨琼芝、徐玲、夏正礼、陈沐芳、夏宗泽、张逢浙、王登国、朱贤华、董惠霞、王芝敏、汪克礽等十多人，加上机动值班人员合计有20余人，会议决定三十晚上摆3桌，6菜1汤；初一早上吃汤圆，以后每餐2菜1汤吃到初三。长期搭伙食的每人交币1元，非长期搭伙食的除交币1元外，交伙食票吃到初三下午，不交伙食票的每餐交币1角。

1973年3月30日，县医院报告县革委民政卫生局为接触传染病人的医护人员13名每月发放补助费6元。

1981年7月20日，县卫生局通知县医院执行卫生津贴，对从事放射、中药炮制、化验、洗衣等工作的人员发放津贴，每月数元至11元。

1983年3月13日，县卫生局县委通知县医院发放卫生津贴，专职放射人员月津贴11元，按10张床位发一份为11元，1982年底县医院开放103张床位计发121元，中药人员月津贴6元，化验、配制、洗衣等科室人员月津贴5至8元。

5月5日,县政府下文批复县医院关于发放奖金的报告,同意县医院按职工平均工作额计发放1.5个月的奖金。

1985年的总务后勤工作（共计19人）：负责全院的财会、统计、物资采购供应、保管、清洁、水、电线路的维修等工作，每天坚持考勤，星期五早上学习政治，时间为1个小时，物资采购均通过库房入账，然后有各科负责人领出使用，按月结算各种支出账，工资和保健津贴按时发放各科及职工宿舍的水，电发生故障，由后勤人员检修，维护水电线路的正常运行，有的重体力劳动都由工人做，自己动手修理钢丝床29张，为分科标记刷漆47块，为医院节约了1000多元，修理病房门窗，按日检查，抄录职工贺各科用水用电，发现违章用电4家，及时通知医院罚款，统计发现比较准确做分析报告，为临床和法律提供依据，起到了一定的作用，得到地区检查团的好评，严格把守过账关，全年外欠款只有376.42元，比1984年下降58%，洗衣房自从安装洗衣机后，被服供应没有问题，清洁工人由病房管理，还有不足之处，开水工业比较困难，因无锅炉用锑锅烧水，供应不上，病人用热水也困难，有待下一步解决，伙食团办不起来，煮饭无人吃也是问题。

1998年4月22日，经院委会讨论通过，根据县医院实际情况及工作安排部署，决定从1998年4月始，全院奖励工资提成比例作调整，调整后执行的比例如下表。

各科室奖励工资提成比例表

表 7-1　　　　　　　　　　　　　　　　　　　　　　　　　　　　　单位：%

科　室	比　例	科　室	比　例
内科	27.5	检验科	35
普外	25	中医	45
骨科	25	西药	8
妇产科	40	财会结账	平均 90
儿科	47.5	挂号	平均 90
门诊	45	院办	平均 110
放射	27.5	供应室	平均 80
手术室	35	总务科	平均 70

8月31日，经院委会党支部研究决定，给下列科室人员补助岗位津贴，内科、外一二科、儿科、妇产科主任、护士长每人每月30元；门诊部主任每月20元；院办护理部每人每月30元；放射、检验、中医、药剂、供应、总务、麻醉等科室主任每人每月20元。

二、21 世纪部分年份的工作开展情况

2000年，县医院药品采购与医疗设备采购方面，为了给职工一个明白，成立了药事管理委员会，规定药品采购必须经药品管理员拟订采购计划，提交药事管理委员会审定后，签订采购合同进行采购，严格禁止任何个人私自采购药品。对医疗设备的采购，实行院委会成员和设备使用科室与供货方集体谈判，双方达成协议后签订合同，严格执行先使用一段时间后付款办法，严把质量关。一年来，未给医院造成损失；在财务管理上方面，实行药品价格与医疗收费价格公开，接受患者监督，逐步推行一日清单制，给患者一个明白，严格收费管理，尽量减少病人欠费，严肃财经纪律对违反财务管理制度与私自收取病人费用者严格按规定予以处罚，并给予相应的行政处分。

2003年6月30日，县医院制定工作人员加班费规定，该规定称："为加强对我院工作人员加班费的管理，严禁任何个人乱开加班费的行为，对我院工作人员确需加班工作给予一定的加班补助，特作如下规定，望全院各科遵照执行：一、手术科室确需加班手术，其手术加班费按当台手术手术费的10%提取给加班人员，夜间（下午5:30至次日上午8:00时前）及节假日的加班费按当台手术手术费的20%提取给加班人员。二、麻醉人员加班费从麻醉费中提取4%，夜间及节假日提取8%。三、非手术加班费：每天加班（半个工作日内），10.00元/次，全天加班或夜间加班，20.00元/次。四、各科室人员不得另开加班费处方记入病人费用账，否则按乱开加班费处理。五、以上加班费计入科室支出。六、本规定自2003年7月1日起执行。"

7月31日，县医院调整职务津贴，调整后的情况是：龚华平、黄幼麟、夏德茂每人每月100元；李金平、吴丽茗、夏德晖、张亚雄、郑昌贤每人每月80元。

8月15日，为加强对工作人员加班费的管理，严禁乱开加班费的行为，县医院规定：一、手术科室确需加班手术，其手术加班费按当台手术手术费的10070提取给加班人员（舍手术室麻师、护士）：夜间（下午5:30至次日上午8:00日前）及节假日的加班费按当台手术手术费的20%提取给加班人员（含手术室麻师、护士）：此外、将麻醉费的4%（夜间及节假固按8%）提取划入手术

加班费；当班人员只享受，50％加班费。二、手术加班费由手术科室主任根据手术处方进行登记审查批准，手术室不再另统计加班费，以上加班费计入手术科室支出。三、非手术加班费：白天加班（半个工作日内），10.00 元／次，全天加班或夜间加班，20.00 元／次。四、各科室人员不得另开加班费处方记入病人费用账，否则按乱开加班费处理。

9 月 15 日，县医院制定工作人员加班费补充规定：一、救护车驾驶员白天出车县城内及距县城 10 公里内接送病人不享受出车补助费，超过 10 公里按 10 元一次计发，夜间（10 点以后至次日 8 电前）及节假日接送病人按每次出车一次 20 元补助费计发，省外及贵阳按 50 每天计发。二、救护组人员院内急救按距县城 10 公里内 10 元每次发放补助，10 公里以外及夜间、节假日按 20 元每次计发，省外及贵阳按 50 元每天计发。三、外、妇科手术室加班补助费分别按（手术费不含麻醉费）白天 10％，夜间及节假日 15％提取后，70％为手术医师加班补助费，另 30％为手术室加班费。四、X 光下复位、异物取出术按 20 元每人次计发。五、费手术加班费，白天加班半个工作日按 10 元计发，全天及夜间、节假日加班费按 20 元计发，不足半个工作日按 5 元每次计发。六、所有加班费计入各科室支出。

2004 年元月 29 日，县医院确定科室奖金比例，按收入结余计算，内科 24％、外科 19％、妇产科 27％、儿科 43％、放射科 16％、检验科 10％、中医科 40％、门诊 30％，按全院平均计算，药剂科 80％、B 超室 6％、彩超室 5％、CT 室 5％、供应室 60％、财务室 80％、后勤 55％、院职能科室 95％、院长室 100％、麻醉科按外妇科平均的 80％奖给。3 月 20 日，县医院确定孔令荣、车骏、王家会等人的电话费补助，每月补助 30 至 100 元。

7 月 19 日，县医院调整李金平等 5 人的职务津贴，每人每月 80 至 90 元。

10 月 15 日，县医院确定科室人员奖金分配比例，科主任按科室平均数的 130％计发；副主任、护士长按科室平均数的 115％计发；执业医师、护士按科室平均数的 100％计发；执业助理医师按科室平均数的 85％计发；未取得职称人员按科室平均数的 70％计发。

11 月 16 日，县医院确定烤火费发放科室，使用取暖炉的科室不发，内、外、妇、儿、供应室、门诊护士组按 2004 年 11 月实有人数统计，每人发给 40 元计发，超支不补，节约归己，补助内、外、儿三科门诊补助烤火费 300 元，保卫科计发 180 元。

2008 年 5 月 13 日，县医院决定对在外进修的医务人员给予经济补助，具体情况是：在解放军 94 医院（南昌）进修 6 个月的吴洪兵、游启志、郑传龙、杨刚、杨名伦补助 1440 元；在解放军九四医院（南昌）进修 3 个月的王成英、李光凤、雷顺莲、陈华春补助 720 元；在贵阳医学院附属医院进修 12 个月的夏宇、王军，进修 6 个月的刘宽秀、赵久艳补助 900 元；在黔西南州人民医院进修 3 个月的马志春、罗梅、杨敏补助 450 元。

12 月 22 日，县医院马德辉监测到消毒液不合格退回供应商，给予奖励 50 元；在突发事件处理中，积极完成政府制定任务的白宁菊等 6 人给予一定奖励；放射科工作人员射线补助调整为每人每月 150 元。

2009 年 3 月 9 日，县医院召开院长办公扩大会议，决定调整各种费用补贴标准：1. 电话费补助：30 元／人·月，用于全院职工上班、加班联系，全天 24 小时不得关机（或告诉科室人员其他联系方式），发现关机（或在 10 分钟内打电话 3 次及以上不接的）的取消全年电话补助。夏永江电话费 50 元／月。苟斌电话费及加班补助 150 元／月，不得另开加班费。2. 传染补贴：30 元／人·月，用于职工上班期间传染病防治补助，当月请假 5 天及以上的取消当月补助。3. 院长、科主任、护士长职务津贴、电话费：院长、副院长职务津贴 100 元／月，电话费 200 元／月，（孔院长电话费实报实销）；科主任、护士长职务津贴：大科 80 元／月，小科 50 元／月；电话费：行政科主任 50 元／月，大科主任、护士长 50 元 / 月，小科主任、护士长 30 元 / 月，外科主任 100 元 / 月，郑昌贤电话费 100 元 / 月。4. 夜班费：总值班（20 元 / 晚）、科室值班无执业资格者（5 元 / 晚）、科室二线班（10 元 / 晚）、守班（30 元 / 晚）。5. 加班费：20 元 / 次。6. 手术加班提成：按当台手术费（白天 10%、晚上 15%）提成给手术人员，70% 给手术医师，30% 给手术室麻师、护士，不得另开加班费。7. 手术费：80% 归手术科室收入，20% 归手术室收入。8.B 超检查补助：按每检查一人给予 B 超室 0.5 元补助，有病员检查必须检查完才能下班，不得另开加班费。9.CT 检查补助：按每检查一人给予 CT 室 3 元补助，有病员检查必须检查完才能下班，不得另开加班费。10. 胃镜检查补助：按每检查一人给予胃镜室 10 元补助，有病员检查必须检查完才能下班，不得另开加班费。11. 驾驶员电话费：50 元 / 月。12. 放射下复位补助：20 元 / 人次，一般情况不得超过 4 人。13. 聘用收费员、驾驶员、网络维护员、急救组聘用人员、药房聘用人员每月发放奖金 280 元。14. 放射科、CT 室射线防护费：150 元 / 人，月。用于职工上班期间射线防护补助，不再另领取传染补贴。15. 急救组人员接送病人补助：到贵阳、昆明 200 元 / 次包干使用，不再另报销住宿、伙食补助；10 日，县医院决定每月补助职工电话费 30 元，院领导和科室主任、护士长每月补助 30 至 200 元，夜班费 5 至 30 元每晚，加班费每次 20 元及手术、检查、放射等相应的补助。

4 月 20 日，县医院根据州卫字（2009）64 号文件精神，做出有关收费限价标准：单纯平产接生不得超过 800 元（人）；剖宫产不得超过 1800 元（人），难产接生不得超过 1200 元（人）；检验科限价收费 130 元（人）；麻醉科限价收费 780 元（人）；妇产科平产限价收费 670 元（人），剖宫产限价收费 890 元（人），难产限价收费 1070 元（人）。

5 月 20 日，县医院调整聘用人员张恩凤、白睿等 11 人的工资，调整为每月 600 至 800 元

8 月 20 日，县人大常委会以"仁常发（2009）30 号"文件，决定同意县人民政府向银行贷款 6800 万元用于县医院规划建设。

12 月 24 日，县医院决定发放职务津贴院长每月 1200 元、副院长 1100 元、职能科室主任、副主任及护士长等每月 200 至 900 元。

是年的后勤工作，西药库完成 9900818.54 元的药品、卫生耗材及器械与设备等的验收入库工作，全年共发出及退还供货方药品、耗材等合计 9520576 元。2012 年完成的后勤工作，供应室：进行灭菌器、低温等离子体灭菌器、手术器械清洗机、超声波清洗机等设备、质量检查及保养。无菌物品灭菌效果质量监测检查及控制；完成本年业务学习 6 次、考试 3 次、技能培训 4 次、技能考核 3 次。完成实习生讲课 9 次、实习生离科考试 3 次；B—D 试验每天一次共完成 92 次均合格，有记录；高压锅生物监测每周一次，共 13 次均合格，低温等离子灭菌生物监测每锅监测，共 106 次均合格，有记录；每锅工艺监测、化学监测，合格有记录；完成护理部安排的每周甘特图及每周排班表交护理部；灭菌物品质量控制检查合格，合格率 100%；每月完成绩效统计工作交护理部；每月完成工作量统计工作交护理部；每月完成各科室领用一次性物品及无菌物品统计工作交财务科；11. 每月完成满意度调查工作；每月空气监测 1 次合格有记录；完成各科无菌物品领用统计表；每月工作总结，完成上级领导安排的工作。总务科：水电：检查、维修更换处理 960 次，停电共给 228 小时；卫生：巡查 958 次，督促 306 次；机械、医疗设备：维修处理 216 次，统计报废物件 101 件；武今维修处理 528 次；污水运行，加药处理 24 次；车辆督促管理 234 次；楼顶花园检查 84 次；消防、安全隐患检查 52 次，处理隐患 28 次。防保科督查传染病 1122 例，督查内儿科出院登记 5102 人次，内儿科门诊日止 25257 人次，全年漏报 5 例，报告率为 99.55%，及时率为 98.66%；全年首接种 1964 人，接种率为 97.66%。病案室住院病人归档病案数 10516 人次，查对病历共 10316 份，对患者鉴定、诉讼等复印病历 534 人次共 1537 份，院内借阅学习、查对等病历 4531 份，配合农合等单位抽查病

了 153 份，配合纠纷查对病历 12 份，交医学鉴定封存病历 3 份。未出现病案丢失及损毁现象。

2010 年 1 月 29 日，县医院决定发放休假未休加班工资，发放年终奖每年 3400 元，春节加班补助费每天 200 元，聘用人员及退休人员发春节补助 100 至 200 元。

5 月 6 日，县医院决定自 2012 年 4 月 1 日起，上班人员岗位传染补贴调整为每人每月 100 元。

7 月 15 日，县财政局为县医院向县农行贷款 5000 万元，由财政贴息做出承诺。

10 月 15 日，县医院按照县人事劳动和社会保障局的有关规定，对聘用制人员参加社会保险事宜作出规定：1. 医院自聘人员所参加的保险有"养老"、"医疗"、"失业"、"工伤"、"生育"等五种保险，其中："工伤"、"生育"两种保险由医院负责全额缴纳，个人不承担任何费用。2.2010 年保险缴费基数为 1413 元，由于今年基数的提高，2008 年、2009 年已参保的聘用制人员 2010 年每月个人应缴保险费为 255.47 元，2010 年原每月每人扣缴保险费为 234.60 元，按现标准每月每人应补缴 20.87 元，2010 年 1—10 月每人共应补缴 208.70 元，从 11 月工资中连同 11 月当月应缴数一次性扣缴。3. 凡在 2010 年 9 月 30 前已跟我院签订正式聘用合同的医院自聘人员，2009 年前未参保，如果 2010 年愿意参保的（含 2010 年新聘人员已签正式聘用合的），请于 2010 年 10 月 22 日前将本人有效身份证复印件及 1 寸标准相片 1 张交到院财务室郑昌贤处（今年上半年已交的人员不再补交）。4.2010 年新参保的医院自聘人员，必须于 2010 年 10 月 22 前将 1 至 10 月个人应缴金额 2554.70 元一次性交到院财务室。5. 如果到 10 月 22. 日仍未交身份证复印件、相片及未补缴清 1 至 10 月份个人应缴金额的，一律视为放弃本年度保险处理。6. 本年度放弃参加保险的医院自聘人员，如果原来签订合同时未注明的，必须到院办必室将举入合同童新签字注明。7.2010 年分入我院由政府统一招考录用人员，请在 2010 年 10 月 18 日前将有效身份证复印件及 1 张及 1 寸标准相片交到财务室郑昌贤处办理相关保险手续，逾期不交的，本年度不再补办。

12 月 17 日，县人大常委会以"仁常发（2010）36 号"文件，决定同意县人民政府向银行贷款 4510 万元用于县医院建设；25 日，县医院根据州卫生局文件调整农村孕产妇住院分娩补助资金支付方式：平产限价 1000 元（降消补助 400 元、农合补助 600），难产限价 1500 元（降消补助 400 元、农合补助 1100），剖宫产限价 2000 元（降消补助 400 元、农合补助 1600）。

是年，完成业务收入 3368102 元。

2011 年 2 月 19 日，县医院为进一步规范外出培训、进修人员费用报销制度，提高外出人员的学习积极性，对外出培训、进修等费用的报销制度作了调整：1. 凡外出学习者，若能顺利取得相关资质或证件，返院一个月内，可按规定报销相关费用；超出一个月不再报销；2. 全院职工参加同一类型学习的次数不超过两次，学习后未取得相关资质或证件者不能报销相关费用。若第二次通过学习取得相关资质或证件，可以报销第一次未通过该培训所产生的相关费用；若第二次培训仍未取得相关资质或证件，不再给予该职工培训机会，且不报销任何费用；3. 费用报销标准参照兴仁县人民政府财政局《关于印发〈兴仁县国家机关和事业单位差旅费管理办法〉的通知》"仁财行（2009）1 号"文件的相关规定执行。

3 月 15 日，县医院取消部分收费项目，治疗检查类取消了健康咨询、新生儿沐浴等 27 项收费；材料类取消了一次性盆、碗、勺、电极片等 32 项收费。

4 月 5 日，县医院将清洁工的工资从每月 800 元上调到每月 900 元。

6 月 20 日，县人力资源和社会保障局确定县医院邓华志等 249 名职工的工资标准，根据学历、岗位等级等的不同，工资从 1161 元至 2011 元不等。

2012 年元月 18 日，县医院决定对总住院医师发放岗位津贴每月 800 元，由医院和科室各承担一半，值班津贴（夜班费），每晚 20 元。

　　10月24日，新院区场地平整工程被审计出多计工程量、多付工程款53965元，经与工程承包方达成协议，从其工程尾款中扣回县医院。

　　2013年元月9日，县医院印发《2012年责任状兑现奖励金发放办法》，规定：1.2012年满勤人员（含正式职工、自聘人员、借调人员）责任状兑现奖励按4015元发放；2.清洁工、保卫人员每人发100元；中途被县医院解聘、自动辞职的人员一律不发；受政府考聘安排离院的医院自聘人员、调离人员、脱产读书人员、服兵役的人员，按实际在县医院出勤的天数计发（按4015除以365天后乘以出勤天数）。中途退休人员按实际到县医院上班的出勤天数计发；3.2012年内请假的（除工伤请假及政治任务的工假以外的所有假项），每天扣11元；4.2012年1月1日后进入县医院的自聘人员，按实际出勤天数计发（按合同签订的进院试用之日起计算出勤天数）；5.本年度进入县医院的借调人员，从进院之日起计算出勤天数；6.财务办公室统计的职工出勤天数按院办公室每月统计的考勤情况进行汇总，本年度进入县医院的新聘人员、借调人员，进院日期以人事科提供的数据为准。

　　3月14日，县医院调整聘用人员工资标准及高层次人才津贴，1.聘用人员工资标准调整为：中专800元／月，大专1000元／月，本科1200元／月，从2013年4月1日起执行；2.各类高层次人才津贴发放标准参照《中共黔西南州委办公室黔西南州人民政府办公室关于印发〈黔西南州高层次人才津贴实施办法（暂行）的通知〉"州党办法（2012）1号"执行，人才津贴由我院财务专项列支，从2012年1月1日起执行。

　　15日，经院长办公扩大会议研究决定，奖金发放比例：1.科主任和护士长的奖金按照科室应拿奖金人员医护比：1:2的人头奖总和的平均奖，科主任按照130%标准发放、护士长按照120%标准发放；2.各科室医护奖金比例差额不能超过33%。

　　28日，县医院根据宋国志、田维才、刘桂桃技术职务变动情况，将其通讯补助费调整为月40元。

　　4月10日，县医院对2012年度有关人员进行奖励：敢于管理善于管理的车骏等10人各获得奖金600元；爱岗敬业标本王维建等10人各获得奖金600元；十佳医务工作者屠燕等10人各获得奖金600元。

　　24日，县医院决定：门诊各科室（包括急诊科、妇产科门诊、中医科门诊）每诊查一位病人提取40%给诊查医师作为医事服务费，但下班不把病人诊查完毕或存在推诿现象的，取消当事人当月全部医事服务费用。CT、放射、B超、胃肠镜、检验等项检查，可以提取适当费用作为医事服务费。门急诊病人按1%比例提取，其余科室按2%比例提取。如出现拒绝为病人做检查的，处以当事人该检查费用金额10倍罚款。应该检查当班医师不开单的，住院医师按20元／项处罚，门诊医师按10元／项处罚。不该做某项检查当班医师开了单的，经调查属实，住院医师按20元／项处罚；门诊医师按10元／项处罚。妇产科门诊人流术、清宫术、母胎监护按10%提取作为医事服务费，妇产科病房新生儿沐浴按10%提取作为医事服务费。儿科中午和晚上留观病人，需输液治疗留观的分别发放医师和护士医事服务费各5元。如果推诿病人的则按医院规章制度执行。收治住院病人医事服务费每位医师每日收治病人基数为1个，满足基数后每例发放医师和护士医事服务费各10元，以病案室统计数据为准。门急诊医师诊治过程中，可以收住院的病人却未开具入院通知单的，取消当月所有医事服务费；对开单签名不规范（经三人以上确认不清楚）的医师，取消当月所有医事服务费。麻醉科每台手术提取10%医事服务费，其中医师占7%、护士占3%。医事服务费比例为临床＞医技＞行政后勤。从2013年5月1日起，试点科室按新的绩效分配方案发放。

　　5月9日，县医院决定普通医师绩效：一、门诊坐诊医师绩效：1.普通医师绩效：提取40%挂号费诊查费给坐诊医师，60%计入科室。2.专家医师绩效：提取80%挂号费给坐诊医师，20%计入医院。

3. 专家组绩效：主任医师提取 100%；副主任医师提取 80%；主治医师提取 60%。二、专家坐诊补助：主任医师为 100 元／次；副主任医师为 80 元／次；主治医师为 60 元／次。

6月5日，县医院印发《同工同酬人员工资标准》，中级职称者岗位工资 680 元，新级工资 181 元，边疆补助 260 元，基础性绩效工资 1530 元，改革性津贴 795 元，合计 3446 元；助理级职称者月工资合计 2789 元。本标准自 6 月起执行。

7日，县医院决定自聘中级职称人员月工资标准为 3446 元；助理级职称人员月工资标准为 2789 元；决定何正敏（院党委书记）按副院长经济待遇发放，岗位津贴为月 1800 元，电话费为月 230 元；孟凡杰等 5 人岗位津贴为月 1200 元；检验科、妇产科二线值班人员夜班费为 20 元／个；急诊科、儿科护士夜班费按每班按 3 人发放。

14日，县医院决定医护人员夜班费从原来的每班 20 元调到每班 50 元。

是年，县医院总务科完成全院监控系统的维护检查计 80 余次，各重点部位增加监控摄像安装，更换以坏的监控摄像头，每月按时进行检查，使内保工作、单位财产、人身安全得到保护；进行全院各科空调系统检查维护，清洗空调 200 多台、维修处理 60 多台；完成发热门诊、儿科传染病房、服务窗口流程标识、传染病诊室、各科消毒用品的安装等相关主成工作，进行后勤楼地下水的处理，各栋楼层排污沟道和化粪池的清理等工作；消防管理巡查 250 多次，全院大排查 26 次，进行火灾隐患整改 50 次，设施维修维护 80 多次，1 月份、5 月份、7 月份、9 月份进行全院消防设施配制完善水电管理共维修更换处理 1500 多次，制止了长明灯、长流水、跑冒滴流现象的发生；环境治理完成多彩贵州、美丽兴仁每次整脏治乱的检查工作，巡查 500 多次，督促处理 230 多次，对全院周边的垃圾、杂草、阴沟、卫生死角进行彻底的清理，督促清洁工进行药水喷洒消毒，清除各楼层卫生死角，消除蚊蝇、蟑螂孳生场所，重点加强了垃圾箱、医疗废物场所的消毒处理；安全管理每一个月组织相关部门进行一次全院安全隐患大排查，发现问题及时处理，其中巡查 286 次数，进行整改 60 多次；机器设施管理建立日常保养工作台账，检查机器设施 260 多次，维修、维护 153 次；特种设备管理维护保养电梯、蒸气压力器、并做记录，将特种仪器送黔西南州质量监督部门检测、校准、进行年度的检测工作；污水、污物管理；按环保部门要求每月送相关部门进行污水自检，处理污水 89860 吨，自检 12 次；五金、氧气管理完成五金维修（门、窗、床、桌、椅等）360 多件。氧气做到收发每月账目相符，日清月结，1—11 月份共接收氧气 176 次，各科送氧气 7213 瓶；保卫、担架队管理协调处理各项工作 50 多次，督促车辆管理 100 多次；搬运工、洗衣房管理完成 1—12 月份氧气、药品的搬运、医疗垃圾焚烧工作，洗衣房完成了全年洗涤工作任务，确保科室被服更换、手术布料的清洗，进行洗衣房管理员工作监管。

是年，保洁部冲洗擦拭各片区域墙砖 26 次；电梯 66 次；清洗水池 16 次；组织全院清洁工人冲洗院坝 4 次；完成对医院管理范围的公共区域、办公楼、会议室、领导办公室、片区卫生的日常维护工作；完成院布置集中清理整治环境卫生工作，清理了多处卫生死角；完成大全院生活垃圾、医用垃圾的清运工作；每周打印检查卫生反馈单发各科室督促检查；清理各楼层小广告、痰盂盒里面及地面的烟头、垃圾；参与打扫雨栅上面的垃圾及烟头；参与各片区清洁工人擦拭玻璃门、窗、电梯、扶手、墙砖；组织全院清洁工人打扫垃圾房里面的陈旧性垃圾；清理各楼层痰盂盒里面及地面上的烟头、垃圾；督促进院及在院吸烟人员灭烟。

是年，县医院对资产进行清理，经统计核实，县医院共有固定资产 6308 件，总价值：60168335.33 元，其中：需报废的资产 474 件，合计金额 4448220.70 元，实有总资产 55720114.63 元（含盘盈资产 10443310.30 元）。并且，我院资产管理组人员在汇总统过程中，已严格按照国家规定的事业单位资产类别进行了归类，其详细情况如下：

（一）全院总资产情况：

图书文物及陈列品类资产共 525 件，合计金额 25640.30 元、房屋建筑物类资产共 16 件，合计金额 12289214 元、电气设备类资产共 517 件，合计金额 1916166 元、电子产品及通信设备类资产共 561 件，合计金额、2208699.50 元、家具用具及其他类共 3173 件，合计金额 1663465 元、交通运输设备类资产共 9 件，合计金额 1294682 元土地资产类资产共 1 件，合计金额：6000000 元。

（二）需报废资产情况：

电气设备类需报废 33 件，合计金额 65587 元、电子产品及通信设备类需报废 104 件，合计金额 153910 元、家具用具及其他类需报废 155 件，合计金额 97790 元、专用设备类需报废 179 件，合计金额 4130153 元、仪器及仪表类报废 3 件，合计金额 780 元。

（三）盘盈资产情况：

土地类资产盘盈 1 件，合计金额 6000000 元、房屋建筑物类资产盘盈 8 件，合计金额 1371600 元、电气设备类资产盘盈 1 件，合计金额 480000 元、专用设备类资产盘盈 27 件，合计金额 2563500 元、图书文物及陈列品类资产盘盈 525 件，合计金额 25640.30 元、家具用具及其他类资产盘盈 106 件，合计金额 2570 元、仪器仪表及量具类资产 26 件，合计金额 39300 元、专用设备类资产共 1480 件，合计金额 34731168.53 元。

12 月 5 日，县院制定"2012—2013 学年度实习费发放方案"，2012—2013 学年度共有黔西南民族职业技术学院实习生及其他零散实习生共 59 名到县院进行临床实习，有 1 名进行执医培训，共收到实习费 31860 元，本方案规定了实习费的发放项目及金额。

通过上述工作的开展，充分调动了广大干部、职工的积极性，保障了各项工作的顺利开展。

第八章　社会卫生

　　社会卫生，是县医院所开展的院内业务工作以外的医疗卫生工作，这些工作是遵照各个历史时期政府的指令，单独或联合有关部门进行，计有疫病防范、各类身体检查、公费医疗、合作医疗等几项。

第一节　防疫工作

　　疫病防范简称"防疫"，分为防疫与整脏治乱两项。

　　县境的防疫工作，始于1950年，是根据中央、西南局和省的安排部署，于是年5月份始在全省范围内开展的。据1951年9月6日省卫生处"兹根据各县市1950年夏令防疫工作报告拟就，本省1950年夏令防疫工作初步检讨及总结，除呈报西南军政委员会卫生部核备外合行抄发"文件载，防疫工作由省拟定夏令防疫计划分饬各县市研究执行。省政府于3月份无偿配发给各地疫苗、DDT粉、漂白粉等消毒药品，各地根据实际情况组织开展。

一、防疫

　　1.20世纪部分年份开展的工作：县境的防疫工作，以县卫生院为主，是年7月至9月的防疫工作安排意见草稿，其卷宗材料用笺函头是"贵州全省保安司令部"（可见时专区和县的工作没有截然分开）。县人民政府1950年组织开展防疫工作的具体情况是：

　　筹备动员：7月18日在县召开工作会议，参会单位有各机关团体负责人，具体有县境驻军、地委会、军分区、专署、省立中小学校、公路段、邮电局、农会、妇女会等。会议内容是讨论防疫事项，交换防疫工作意见，决定成立防疫工作筹备委员会。7月19日召开筹备委员会，到会有各机关负责人计27名，成立筹备委员会，设主任委员1名，副主任委员4名，下设卫生、检查、宣传、组织4个组。卫生组负责拟定防疫注射、清洁管理、奖惩处置方法；检查组下设12个小组，每组4人，负责检查公私街巷垃圾、厨房、厕所清洁，水沟清洁，水井改进，水果、饮食摊贩使用纱罩情况，发现传染病立即报告消毒、掩埋、隔离等情形。宣传组负责宣传，一是用人化妆成霍乱病形，组成宣传队（由机关、团体、学校选出10人组成）、影舞队（由军分区文工团及专署银行秧歌队派员组成）、啦啦队（由省立中学及小学各选出15人组成）遍街游行宣讲；二是各机关团体设宣传墙出防疫宣传墙（画）报；三是张贴标语若干。组织组负责组织召开保甲（基层政权单位，相当于今之村、组）

会议，通知防疫工作由保甲发动住户执行防疫措施。7月23日，县组织在省立中学（今兴仁一中）大操场召开防疫工作动员大会，参会的17个单位干部职工均自带扫把等清洁工具。会议由筹备委员会主任讲解防疫工作的重要意义，筹备委员会下设的各小组负责人报告各组的工作要求，会后进行全城清洁大扫除。

组织领导：组建县防疫委员会，主任委员：张俊（县长）；副主任委员：张先行（军分区领导）、王保三（卫生院院长）、李金玉（县公安局局长）、韩荣（群团组织代表）。防疫委员会下设四个小组：组织组组长：刘振洪（一区区长，今屯脚区，包括今县城四个街道办事处在内），副组长：金淑奇（县妇女会干部）。卫生组组长：王保三（兼），副组长：王福田（军分区卫生处干部）。宣传组组长：王英（军分区文工队干部），副组长：罗琨荣（省立中学干部）。检查组正副组长为专署公安处和县公安局负责人。

防疫委员会的工作职责是：领导各组分工负责及研究防疫工作实施办法；号召驻军、医协会会员协助地方开展防疫工作；汇总各单位、团体防疫情报员报告的情况。

防疫工作首先是发动群众，形式是采取召开保甲会议，张贴标语（标语有：讲究卫生，防止疫病流行。要免霍乱病，快打防疫针。不喝生水。不吃生冷腐败及苍蝇爬过的东西。要保持厨房、厕所等公共地方的清洁卫生。不准在井口洗涤衣物。扑灭蚊虫苍蝇和老鼠。贯通阴沟水道，清除垃圾。发现上吐下泻的病人，立刻报告卫生机关或公安机关等），其次是开展预防注射、清洁管理、病人处理等。

工作实绩：①预防注射：军队由军分区卫生队负责，注射人数未报地方机关。行政机关、群众团体、中小学校由县卫生院负责注射，注射单位计有专署、银行、地委会、税务局、贸易公司、县府、县税务局、工务段、邮电局、中小学、监犯。第一期注射男251人，女134人，第二期注射男213人，女89人，第三期注射男173人，女26人。三期合计注射男636人，女259人。群众由县卫生院及医协会未开业医师计8人组成注射队及5个注射站，在城区各街巷按户注射，第一期注射男293人，女92人，第二期注射男221人，女51人，第三期注射男161人，女25人，三期合计注射男675人，女168人。在此期间，7月12日雨樟区报告发现疫病人，县卫生院立即派员2名到病人发现地进行诊断，诊断结果是其他病，按其他病治疗后，即号召群众加强防疫意识，当场注射男92人，女29人。②扑灭传染媒介：7月25日发动群众扑蚊蝇活鼠送交县卫生院，到8月30日，共交死蝇21653只，活鼠334只，以城区一小学生送交数量最多。③清洁工作：清扫垃圾由专员、县长及各行政机关首长负责督促，带头清扫，起示范作用，发动群众在指定分配区域开展，垃圾运送查出的违法运输大烟（鸦片）汽车1辆，个人自愿提供的马车3两运输及人力来回挑运，分别运到东门及西门外指定空地。乡下由各区各保甲负责督促清扫。通过检查，有第二、四、五保少数住户不愿劳动，将垃圾隐藏于自家门后或室内阴暗处。城区堆放后的垃圾，由县召集工会、农会、看守所犯人等组成环境卫生工程队焚烧掩埋。但因为垃圾过多，尚有9堆暂时无法处理。公共厕所卫生由卫生院调查统计，城区计有5所，由区域内单位或住户先行打扫，然后撒上石灰；私人厕所由个人打扫，然后撒石灰，无石灰的撒煤灰。街道方面，据《兴仁县人民政府1950年防疫工作实施报告》称："大街中心地区及两旁商店门口干流水沟已由各商号自动（有的出钱请劳工）疏通，其次由解放北路（民主路）至解放中路支流水沟因路基不平，每次大雨后，泥泞满街，确实难走，而两旁水沟内细沙乱泥阻塞，沟内经本会（防疫委员会）环境工程队动员疏通，其路基由军分区同志以劳动力量整修5日，完成其他各保水沟及私宅天井，已由各保自动疏通，尤以街道中心地区成绩占优，二、三、五、七保较差。"④饮水卫生：时县人均饮用自然水，以水井水为主，河水为辅，此次开展防疫工作，饮水卫生主要在城区开展。城区水井，由县公安局及县卫生院联合统计、整治。据统计，城区计有饮用水井8口，其中 5 口能正常使用，3 口损坏严重，不能正常使用，防疫期间修复 2 口，1 口损坏严重，修复所需工程量较大，暂未修复。因没有发现可疑情况，故未进行消毒，只是发动井边各保集中清理附近污水、淤泥，于 8 月 4 日全部完成后，由政府公告禁止在井边洗衣洗菜。店铺卫生：水果摊已经开始使用棕树叶子制造的扇子（也有其他扇子）隔赫（驱赶）苍蝇，不让其沾染果物，以至于传播疫病，有的摊主用湿布巾遮盖果物。发现出售糜烂果物，即说服其弃掉不售卖；饮食摊（时无店铺）用白布（或纱布、白纸，用白纸者居多）和竹子扎成橱柜罩住食物，碗筷用开水洗净亦罩入橱内，同时不断用扇子驱赶苍蝇；统计理发店计有 15 家，均开展有挖耳、刮眼业务，防疫期间说服取消此项业务；统计旅馆计有 87 家，防疫期间清洁卫生及床被随时清洗已改进 45%，因多数为贫苦人家开设，难以达到预期目的。⑤奖惩：卫生检查时有小学生组成的啦啦队随同视看，在住户门上张贴"清洁"、"不清洁"标记，每条街道选出最清洁者在其门口叫好、鼓掌以资表扬，选出最不清洁者在其门口大喊"加油、不好、最脏"等拉杂语以示惩罚。

通过工作开展，县境无重大疫病传染、爆发。是年，县境传染病发现病例元月份有天花 2 名，疟疾 150 名。死亡有赤痢 4 名，回归热 2 名。2 月份种豆人数 621 名，传染病发现病例有天花 4 名，疟疾 165 名。死亡有赤痢 5 名，回归热 1 名。

县境开展的防疫工作，省"1950 年夏令防疫工作初步检讨及总结"指出的不足是卫生教育、卫生宣传、环境卫生因人员缺乏、客观条件困难而未能正常开展；同时指出："中西医师联合（中西医结合）参加防疫工作尚系创举，多能热心工作，一般说起来已表现了很好的为人民服务的精神。中医在群众中有相当威信，此次在注射工作中，担任说法教育工作，起了很大作用。"

1951 年 8 月 1 日，兴仁专区在县境组建土地改革卫生工作队，分为队部和一、二分队深入县境的北宁（今潘家庄镇境内）乡、大同（今新龙场镇）乡、高武（今下山镇境内）乡、楼下（今属普安县）乡开展防疫工作。工作队人员共有 20 名，其中中医师 4 名，青年学生 9 名，其余多为卫生院医护人员。县境内的 3 个乡为回归热发病重点地区，楼下乡是疟疾发病重点地区。12 月 1 日总结：工作队开展了卫生宣传，卫生人员培训，建立基层卫生组织，防疫等工作。卫生防疫工作一是利用蒸煮和河沙炒烫的方法灭虱子；二是开展疾病治疗，用药全部实行免费。

1952 年的防疫工作，派到高武、北宁乡工作的队员姜明周、彭惜菊、宋如渊等均提交有总结报告，是年发现县境有伤寒、回归热、麻风、疟疾等疾病流行而被防治。是年县城内传染回归热及疟疾 60 人，开旅馆的刘姓一家就死亡 2 人。

1953 年元至 5 月，县境三区（今百德镇、大山乡）大乐乡八村（桐梓村）遗留的痢疾继续传染，发病 109 人，死亡 30 人。

4 月，县卫生院设立公共医疗卫生小组，按照县政府的安排，参加开展全县妇幼卫生工作。这项工作，在城区主要是推广产前检查，新法接生，在农村主要宣传使用月经带。是年元月至 4 月开始进行宣传。4 月以后，由县卫生院公医组的助产士与县妇女联合会联系，研究了解妇女思想情况，又通过各区接生站接生员了解情况，之后结合城乡的中心工作展开宣传，还利用图片展览、讲解进行宣传，特别是在县卫生运动展览会的图片中加进妇幼卫生方面的图片宣传，取得了良好的效果。据统计，城区自 5 月 18 日至 7 月 20 日，县医院及接生站进行产前检查检查了 155 人，新法接生婴儿 39 名（农村妇幼卫生工作县医院未参与，不在本志叙述范围）。

5 月，接县政府通知，县卫生院开始准备开展城区"六·一"儿童节卫生检查工作，组织县妇联、镇政府对 7 岁以下儿童进行登记，宣传卫生知识。宣传内容是儿童断奶、营养、卫生习惯等。

6 月 2 日至 5 日，县卫生院门诊停诊，开展儿童健康检查，共计检查了 274 名，发现患有皮肤病的较多，说明儿童个人卫生很差，查出患有麻疹 4 名。

9月至10月，县以卫生院公共医疗组为主开展预防白喉类毒素注射工作，分两个阶段进行，先是由公安部门召开城关区干部会议进行动员，接着由县文化馆、街道妇联干部、小学教师采取大字报、图片、会议等形式进行宣传，后是由卫生院公共卫生组的5名医护人员在城区分三个阶段进行注射，第一次9月25日至10月9日，共注射2381人，第二次注射1580人，第三次注射645人，第二次和第三次是重复注射，2381人中没有进行重复注射的是因不愿注射逃避了，注射者全部是3个月至12岁儿童。

是年，全县开展爱国卫生运动，第一阶段全面开展种痘（打预防针预防人体出水痘和麻疹）工作；第二阶段进行饮用水消毒；第三阶段普及新法接生。工作由县卫生院院长带队，派员全程参与，派出医护人员8名下乡参与秋季防麻疹种痘工作。防麻疹种痘工作有各地接生站接生员，第二、三区卫生所卫生员合计84人参加开展，全县共种痘16158人，其中初种7842人，复种8316人。种痘人数年龄结构是：1岁以下1947人，其中初种1811人，复种136人；1至6岁3699人，其中初种1875人，复种1824人；7至12岁3389人，其中初种1208人，复种2181人；13至18岁初种2131人，其中初种668人，复种1463人；19岁以上4992人，其中初种2280人，复种2712人。

全县开展的社会卫生工作，具体的业务从技术到实施，均以县卫生院为主进行，是年总结，1950年至1953年，共种痘190550人次（包括复种），霍乱、伤寒（回归热、鸡窝病）预防注射19414人次，

1954年，据4月28日兴义专区通报，全专区各县历年夏季均有疫情散在发生或蔓延流行，如1953年贞丰、望谟、盘县各有不同程度的疫情，而兴义则发病二千余人，死亡二百余人。县医院的社会卫生工作主要开展医疗预防和巡回治疗，医疗预防是在城区开展种痘、白喉预防注射、饮用水消毒和旅店、马店、饭馆、食品业、理发业、屠宰业的卫生整顿；巡回治疗以公共卫生组为主，结合各区卫生人员共同开展，主要是开展卫生知识宣传和疾病诊治，统计有初诊病人834例。

1955年，为了更好的防止疫病，县境仍以开展爱国卫生运动的方式开展防疫工作。

3月29日，县对原爱国卫生运动委员会进行了改组，由县委宣传部、县政府卫生科、县医院等15个单位的16名负责人组成新的爱国卫生运动委员会，由政府杨县长任主任委员，县医院等15个单位领导为成员，组织在机关、企业进行动员，所报告的内容，一是政治方面是为打击敌人，保卫自己，介绍了全世界反对美帝国主义使用细菌战的情况及国家在开展大规模经济建设中身体健康的重要性；二是介绍几年来国家开展爱国卫生运动的情况，中央1952年的评价是仔细计算了捕鼠的成绩节省了180万吨粮食；三是介绍苍蝇、蚊子、老鼠、虱子、跳蚤、臭虫等的生活史、繁殖力与对人健康的危害和防灭的办法。

7月，县医院对上半年工作进行总结，该总结载：根据1955年的工作计划，在1954年的基础上，以整顿、巩固、提高质量为方针，继续贯彻省第五届卫生行政会议和县第二次卫生工作会议决议的精神，从元月份起，通过学习和讨论，根据农村卫生工作紧密应结合生产和互助合作运动，以减少疾病、增进健康、服务生产的总原则，对卫生院现有人力作了新的安排，工作力度是把以扑灭疫情为主的巡回医疗列为第一位，卫生宣传工作列为第二位，门诊工作列为第三位，住院列为第四位。

巡回医疗工作：由院内卫生防疫组负责，一区安排二人，一人在营盘乡负责少数民族卫生工作，了解当地卫生习惯，调查眼疾，防治疟疾、痢疾；一人在坡弯乡负责筹备建立妇幼保健站。四区安排二人，一人负责曾家庄乡三角三、桐木田、拿当等地的抗疟疾工作，一人负责巡回医疗工作。五区固定一人负责巡回医疗工作，同时协助该区三个农业生产合作社开展卫生工作。

所固定开展工作的同志经省防疫站秦站长指示撤回，转入开展巡回医疗。

巡回医疗采取赶场天开展工作，元至6月份共诊治3314人，6月份报经县人民政府同意，吸

收了社会力量 6 名进行了学习培训及实习后，派遣下乡增加巡回医疗工作力量。

卫生防疫：甲、种痘，加强调查摸底，避免复种，消除空白点，城区交由接生站负责，一至五区由卫生院防疫组负责，4 月上旬开始接种，完成 6415 人；乙、疟病防治，仍巩固四区曾家庄乡的三角山等三个自然村，于 5 月份训练了 15 名抗疟员，采取药物（六六六粉）灭法，在当地互助组每组均设有送药员，从 6 月份开展工作。

1958 年，县医院完成预防接种 6600 人次，巡回医疗诊治 1000 余人次，免费注射狂犬疫苗 14 人次，伤寒预防 7 人次，卫生常识及疾病预防宣传出黑板报 3 期，张贴标语 121 条，利用业余时间帮助城关镇搞环境和饮食卫生达半年之久。

1959 年，县医院开展的社会卫生工作主要是与县防疫站开展防疫工作。县医院本着以防为主，治疗为辅的方针，全院工作人员分为两个组，门诊为一组，由陈国柱负责，住院部为一组，由张文学负责。院内的防疫工作每天开展一次小扫除，每礼拜开展一次大扫除，全年灭鼠 300 只，灭雀 35 只。院外由院长带队，经常深入城区、农村开展工作，屈庆学、曹炳翠等多次下乡作指导。防疫工作采取的主要方式是：

卫生宣传：成立宣传大队，下设说唱、乐器、讲演、墙报等四个小组，利用赶场天在成区、乡场坝开展卫生宣传，出墙报 47 期，制作大型宣传标 15 幅，举办大型展览，先后计有三万多人次参观。

疫情调查：派员深入疫区，调查摸底，发现疫情及时向县委汇报，并提出扑灭措施。有群众反映一个有 42 户农户的村寨，有 196 人患有麻风病，附近群众不敢接近这个村寨，更不敢接近这个寨子的人，县医院立即由院长带领主治医师深入调查。通过调查，澄清了真相，还了这个村村民的清白，解除了群众的顾虑，安定了人心，稳定了社会。

巡回医疗：党支部提出医生到户，医药上门，走田边，下车间，哪里有人，哪里就有医药的工作目标，全院即按照此目标开展巡回医疗，治疗疫病。

县医院除开防疫工作外还开展妇幼保健工作。县医院根据县政府卫生科的安排，在院内增设了县妇幼保健站，是抽一名共产党员医生，两名资深助产士、一名共青团员护士组建的。组建后，由县医院组织学习上级有关文件、指示，要求贯彻国家防、保、教方针，在县境联合县妇女联合会召开全县妇女工作会议，发展、巩固基层妇幼保健组织，先后培训"三员"1200 余人，建立保健室209 个，妇产院 48 个，接生站 62 个，接生组 129 个，托儿所 2032 个，幼儿园 884 个，工作情况是有受托、入园儿童计 9770 人，进行妇女检查 1039 人，新法接生 5231 名，整顿城管托儿所 2 所，对城关、贞丰（贞丰、兴仁并县）、鲁贡（今属贞丰）、潘家庄等地的幼儿妈妈进行了调查摸底，对这些地区的妇女开展检查 767 人，儿童开展检查 578 人。此外，在院内增设妇产病床 15 张，全年共收治产妇 133 名，其中难产 48 名；垂危产妇 6 人；妇产科病人 74 名。

是年 7 月，县境爆发麻疹流行，大部分患者均死于病毒性肺炎，在束手无策的情况下，县医院组织技术攻关，通过病案讨论、研究，成功研制出"吉胺酸合剂"用于临床，治好了病毒性肺炎 62 例，大大降低了死亡率。

1960 年 3 月，县境回龙管理区爆发脱发病（矿物中毒），县委做出紧急指示，以第一人民医院（兴仁、贞丰并县后县医院改称为第一人民医院）为核心，抽员组成工作组深入回龙开展调查、救治。据安顺专区医院内科主任张德存、专区防疫站防疫员周皖实、化验员黄国生、兴仁第一人民医院副院长王新、医生姚贵友、护士郑凡琪、巴铃公社卫生院院长赵瑞鹏呈报兴仁县委，抄报中央卫生部防疫司、血防九人小组、贵州省卫生厅、防疫站、人民医院、传染病院、医学院、中央研究所；安顺专区卫生局、人民医院、防疫站；兴仁县人民委员会、卫生科、第一、二人民医院、防疫站、巴铃公社回龙管理区的报告，发现病人 74 例，症状特征一是脱发，二是视力障碍，三是下肢麻木无力，有烧灼痛，步履蹒跚或不能行走。还有非主要特征一是消化系统症状，二是心血管系统症状，三是精神及中枢系统症状，四是其他头痛、头昏、全身酸软无力。这些症状是通过 6 月 13 日、14 日对 35 例病例深入复查所得。报告提出初步意见一是营养障碍病，缺乏维生素；二是考虑慢性砷中毒。同时提出治疗措施和预防措施。

6 月 11 日，省卫生厅郑主任在县境检查县开展灭三病（浮肿、妇科、小儿营养不良病）工作情况后，指示要采用蒸汽疗法灭三病。时县境正集中力量防疫，仅在城关公社借用蔬菜加工厂的烤房搞了一个试点，效果虽好，因加工厂收回烤房，蒸汽疗法工作停顿。

7 月，县召开灭病练兵大会，号召开展蒸汽疗法灭三病，县医院联合城关公社在县城建设蒸汽室，组织全县有关卫生人员开展技术练兵，由县医院王新等讲解蒸汽室建设的规格、如何进行蒸疗等技术要领；由中医师讲解中草药药液的治病原理，如何配制灭三病特别是灭浮肿病的药液等，培训进行了 7 天。培训期间，县医院蒸疗病人 147 例，控制了病人的浮肿情况。培训结束后，县医院联合县妇女联合会、县福利部下文通知全县开展蒸汽疗法灭病。受培训的人员回公社后，即在全县范围内积极开展工作，县医院派员巡回指导，掀起了灭三病的高潮。雨樟公社进度最快，一星期内蒸汽室建到了生产大队，到 9 月上旬，全县蒸汽疗法普及到了管理区，个别普及到生产大队。据不完全统计，从 7 月 29 日到 9 月中旬，全县共治疗 7548 人，治愈率达到 68%，有力支持了以保粮保钢为中心的增持节约运动，解决了秋粮抢收入仓劳动力缺乏的困难。

1961 年元月，省委生活领导小组治病办公室、省防治妇科病领导小组编发《防"四病"参考资料》，收集了省内外一个防治浮肿病、妇女闭经、子宫脱垂、小儿营养不良病比较有效的治疗方法汇集成册，发各地参考。4 月 14 日专署卫生局下发（1961）专卫字第 016 号文件，要求继续开展蒸汽疗法。

县境自 1960 年以来，因为在农村大办集体食堂（禁止农户开伙，集中到各地生产队办的集体食堂就餐），吃粮实行低标准，加上食堂管理人员贪污等情况，农民吃不饱；瓜菜代（粮食）跟不上，刮共产风严重，瞎指挥导致大量减产，从而导致"三病"爆发（全省、全国均为如此情况），县委按照上级指示，是年元月 5 日成立了县委灭病工作领导小组，办公室设在县医院，县医院立即将省、专区下发的有关资料、文件转发各区、公社卫生所，指导全县开展灭病工作。同时以县医院医护人员、县医院卫生学校学员为主，组建了 12 个防治小组，即日起分赴各公社开展工作。各组的人员情况具体是：

城关公社组：组长程国柱，成员王仕虎、曹明益、陈家惠、蔡光先、杨佑琴。

屯脚公社组：组长张鼎，成员姚贵友、张金春、张文兴、潘仕良。

巴铃公社组：组长姜碧芬，成员吴明云、杨名坤。

百德公社组：组长王文仲，成员戴柄炎、罗时显。

潘家庄公社组：组长冯安陆，成员胡德祥、周连美、王万珍、兰顺芬。

雨樟公社组：组长李友显，成员丁重衡、张仁芬、余永华、桂德英、杨应芬、杨秀芬。

贞丰公社组：组长刘克惠，成员杨再华、汪飞兴、刘正义。

牛场公社组：组长周光乾，成员王德贵、张方顺、尹仕全、潘德志。

者相公社组：组长吴国栋，成员姜淑芬、黄素芬、余必星、王宪名。

白层公社组：组长王炎，成员李素珍、陈明权、苟云全、龚修林、罗光荣。

鲁贡公社组：组长王仁武，成员王正书、汪朝贵、张文元、韩昌启、陆大友。

县医院卫生学校时计有学员 47 名，其中 35 名编入灭病小组参加开展灭病工作，陈婵娟、张绍英、冯胜英、张维英、肖昌兰、张金凤等 6 人留县医院工作，杨德芬、谢贤敏、潘朝邦、胡启用、李立义、姚和芬因生病、怀孕或孩子小在家休息。

4月15日，灭病办按照县委要求，下文通知注意开展灭病保密工作，要求掌握疫情的人员必须政治可靠，工作要建立保密制度，严防失密泄密；上报情况文书文件列为绝密等级，不能由个人送交；为防止失密，设立专用电话；病名、病情、防治措施、验方、经验等一律不得在报刊登载。

4月30日，灭病办通知全县，注意防止吃野樱桃中毒，因为百德公社发生食用野樱桃中毒4起26人，死亡4人。到6月份统计，全县是月发病7951人，比5月份的9628人下降了17.4%。其中重病3347人，比5月份的5029人下降了33.5%，妇科病，小儿营养不良病及传染病比5月份上升9.5%至15%；是月死亡409人，比5月份的358人上升12.27%。

9月16日，灭病办以县委名誉组织召开全县卫生行政工作会议，对有关工作进行总结，安排下一步的灭病工作。

此后，全县集中力量恢复生产，各项工作均以发展生产为主，防疫工作没有资料反映。

1965年6月26日，毛主席对卫生工作发出了伟大指示：把医疗卫生工作的重点放到农村去！省、专区、县均接着召开卫生行政工作关于，传达贯彻毛主席的指示。县医院贯彻落实毛主席的指示，采取的具体行动是：①建立赶场天摆摊制度，诊治小伤小病，零售成药，看病不收挂号费，方便群众就医。从10月11日起，至12月底，中西医共摆摊14场次，诊治了2516人次，所开处方平均每张0.19元，既便宜又能解决问题，有力地冲击和抵制了收高费的资本主义方式和个体开业的医药摊贩，占领了社会主义的医药阵地，深受农民欢迎，同时也得到县委领导和县委宣传部领导的表扬，要求县医院继续坚持这种服务形式。摆摊工作表现得热情、积极的有曾学古、张逢浙、陈沐芳等。②改变对农民的服务态度。过去嫌弃农民哕嗦，脏，看病不仔细，用药不考虑经济负担，提高落实"6·26"指示，逐步改变了对农民的看法和态度，涌现出许多好人好事：护士翁承凤主动为住院的五保户农民用开水烫衣裤灭虱子，徐德志半夜起床为抬送病人来院的农民社员做饭，为农民开药考虑其体质好、平时吃药少，对药物没有抗性，手中的钱少等因素，既要治好病，又要少花钱，所以能用花钱少的磺胺解决的问题，绝不开花钱多的抗生素。③于11月30日，抽出中、西、护、检人员9名，组成医疗队下乡到巴铃区，出开展巡回医疗外，为该区培训了卫生人员206名，带着新培训的卫生人员实习，走村串寨，与农民实行"三同"（吃、住、劳动），巡诊384人次，配合区卫生院做了大、中手术10余例，开展体检130人次，开展其他检查50人次，在开展医疗工作的同时，还作了大量的讲卫生，除四害，计划生育等方面的宣传。

1966年年上半年，按照上级指示，县境开展巡回医疗，由县医院抽出6人，防疫站抽出4人，保健站抽出1人，巴铃区卫生院抽出3人组成巡回医疗队，分成6个小组分赴巴铃区的6个公社开展工作。培训基层卫生人员208名，其中公社卫生员7名，大队卫生院43名，小队卫生院158名；卫生人员受训结束后，即回本地开展卫生工作，合计诊治病人6363人次，用草药、针灸等治病不收费；医疗队完成种痘3700人，两次发放预防小儿痹症糖丸共1600份，防疫注射第一次1704人，第二次1633人，第三次1637人；完成计划生育工作女结扎1例，刮宫3例，新法接生14例；诊治病人3312人次，其中抢救危重病人80人，针灸615人次，各种小手术56人次；附设简易病床和家庭病床收住病人83人，其中外科23人次，内科11人次，妇科10人次，儿科9人次，眼科30人次。

此后，按照县的安排，每年县医院均抽员组建医疗工作队，下乡开展防疫等医疗工作，直到20世纪80年代初，县境未有大的疫病发生。

2.21世纪部分年份开展的工作：历史进入新的世纪后，不时有一些新的病毒病菌在全球范围传播、流行，疫情来得突然，流传迅速，使得人类短时间内束手无策，世界各国均积极采取措施进行防范。

2003年，非典型性肺炎（简称"非典"）肆虐全球，引起世人高度关注。面对严峻的疫情挑战，党中央、国务院高度重视、果断采取一系列积极有效措施遏制疫情的蔓延，县境也打响了抗击"非典"的歼灭战，建立了预防、报告、救治三道防线，县医院根据省卫生厅、州委、州政府及县政府的安排，开展非典防治工作：一、县医院作为本县定点救治医院，党政领导积极履行职责，立即行动起来，按照省、州、县的要求，召开全院职工大会，广大党员、干部、职工树立全心全意为人民服务的思想，弘扬白求恩精神，随时为保卫人民的生命健康而献身。是年4月20日，县医院成立了"兴仁县人民医院防治非典型性肺炎工作领导小组和救治小组"，领导小组组长由院长龚华平担任，副组长由业务副院长黄幼麟、内科主任车骏、防保科主任夏德晖担任，成员由行政副院长夏德茂等人组成。救治小组由龚华平、黄幼麟等11人组成，并于4月25日正式成立非典专科，由内科主任车骏任专科主任，沈光秀任护士长，当日正式开展工作。二、由于非典型性肺炎属新发现病种，为加深医务人员对"非典"的诊断标准、治疗方案、抢救、防护措施等方面的认识，县医院分别于4月25、28、30日举行医务人员培训，并两次选派技术骨干到州参加培训，对防治"非典"的有关工作纪律做出专门规定，号召全体医务人员特别是党员干部要站在"非典"防治工作第一线，服从组织安排，听从指挥，决不允许临阵退缩，全身心投入到这场抗"非典"的战斗中来。三、将原来的放射科诊断室和住院药房腾空作为这次非典防治的隔离房，房间总数为7间，设2张观察病床，4张隔离病床。隔离病房内每天用紫外线进行消毒两次，84消毒液喷洒两次进行消毒，安排抢小组人员24小时值班，随时接到全县各地报告的"非典"疑似病例，随时接诊到县医院进行医学观察，及时组织购置设备、药品、一次性医疗用品、消毒、隔离物资38万多元。医务人员识大体、顾大局、责无旁贷、知难而上，使广大医务工作者接受了一次临战前的考验。

2008年，县医院积极参加县境突发卫生事件的处理，参加鲁础营中学食物中毒的处置；参加两起暴发传染病的处置，投入资金5000余元，发挥了综合医院的主导作用。

2009年，4月30日，为了做好人感染猪流感疫情的防控工作，县医院成立了人感染猪流感防控领导小组，工作组及办公室、综合保障组，医疗救治组。具体组织情况是：领导小组：孔令荣为组长，车骏等为副组长、李金平等为成员；工作小组：车骏为组长，吴文惠为副组长、李金平等为成员；综合保障组：吴兴碧为组长，伍志权等为成员；医疗救治组：车骏为组长，吴文惠为副组长、罗光敏等为成员。

5月1日，县医院为贯彻国家卫生部、贵州省卫生厅关于防治人感染猪流感工作的有关指示精神，科学、规范、有序地做好县医院人感染猪流感的防治工作，保障人民群众的身体健康和生命安全，促进经济发展，维护社会稳定，根据国家《传染病防治法》及其《实施办法》、《突发公共卫生事件应急条例》、《人感染猪流感诊疗方案（2009版）》等有关法律、法规和规范，制定了人感染猪流感防控应急工作预案。该预案的条款是：一、基本原则：（一）高度重视，加强领导，严守职责。全院各部门及全体员工必须牢固树立大局意识、政治意识和责任意识，深刻认识做好人感染猪流感防控应急工作的重要性和特殊意义。各职能部门和临床医技科室的负责人，必须根据医院的总体安排和部署，加强对本部门工作的领导、安排和实施，一切工作任务必须责任到人，落实到位。（二）加强学习，科学防治，注重实战。坚持预防为主的方针，根据卫生部《人感染猪流感诊疗方案（2009版）》的相关规范，积极地、有计划地开展人感染猪流感知识的全员培训和宣传教育，以及病区病人及家属的宣传教育工作，提高全院职工、患者和家属群体的防护意识和自我保护能力。加强人感染猪流感临床救治、流行病学、实验室检测、消毒隔离、人员防护、污物处理等方面的专业知识和重要技能的培训和训练，做到规范防控、准确诊断和有效救治。加强对人感染猪流感的监测和报告工作，及时发现，有效防控，防止扩散，做到"早发现、早隔离，早报告、早治疗"，迅速控制疫情的传播和蔓延，提高治愈率，降低病死率。二、设立发热门诊及隔离留观病房：在医院门诊部，设立独立的发热门诊，必要时设立隔离留观病房，由专业医护人员接诊救治。主要职责：对来院就诊的可疑病人，必须进行预检分诊，执行发热病人预检分诊流程，对留观病人进行观察、诊断和治疗，详细记录留观病人的临床症状、体征、流行病学史、职业、家庭住址、密切接触人群、家庭负责人和联系方式等。符合以下情况之一的不明原因肺炎病例可定为人感染猪流感预警病例：接触猪类人员（饲养、贩卖、屠宰、加工人员、兽医以及捕杀、处理病猪、死猪及进行疫点消毒的人员等）中发生的不明原因肺炎病例；可能暴露于猪流感病毒及接触感染材料的人员中出现不明原因肺炎病例；已排除 SARS 的不明原因的肺炎死亡病例。三、疫情监测，网络直报：（一）H1N1 流感病毒具有高致病性和传染性，在预防控制上应按照甲类传染病的规定进行疫情报告及信息管理。（二）实行首诊负责制，发现疑似病例立即收住发热门诊的隔离留观室，首诊医生应及时（2 小时内）向预防保健科报告疫情。（三）预防保健科要加强疫情工作的督促检查，掌握疫情，密切监测人感染猪流感疫情动态，做好人感染猪流感预防控制工作。出现疫情后必须在规定时限（2 小时内）以电话、传真或计算机网络向县疾控中心报告。疫情处理工作结束后，所有病例个案调查资料，死亡病例和流行病学调查报告要认真总结，如实上报。四、消毒隔离和防护措施：（一）发热门诊、隔离留观病房的消毒：加强医护人员办公室、各诊室及病房通风换气，用紫外线消毒；用含氯消毒剂擦拭地面及物体表面；痰液等分泌物用含氯消毒剂消毒。（二）加强医务人员的个人防护：凡与病人接触者需戴 16 层棉纱口罩（使用 4 小时后，消毒更换），进出病房需穿隔离衣、戴手套、工作帽和鞋套，同时注意手的清洁和消毒。（三）严格执行医院感染管理制度，做好院内交叉感染控制工作：对病人的分泌物、排泄物接触的物品及周围环境进行严格消毒；密切接触者要采取严密的防护措施；运送病人的救护车要及时消毒处理；对死于猪流感的病人尸体，应报告县疾控中心，并立即消毒、就近火化。

人感染猪流感未在县境得以流传、感染。不久高致病性禽流感（英文缩写为甲型 H1N1）疫情又在全球范围流传，县医院为科学、规范、有序地开展人禽流感的防治工作，有效防范高致病性禽流感疫情向人类传播，县医院根据相关制定《突发人禽流感防治应急预案》，成立以孔令荣为组长、车骏等为副组长、罗光敏等为成员的领导小组；以吴文惠为组长、车骏等为副组长、罗光敏等为成员的医疗组；以谢春梅为组长、白宁菊等为副组长、沈光秀等为成员的护理组；以吴文惠为组长、车骏等为副组长、罗光敏等为成员的专家组；以胡常莹为组长、邓华志等为副组长、急救组所有人员为成员的院前救治小组；以吴兴碧为组长、伍志权等为副组长、夏永江等为成员的物资供应、后勤服务组，开展突发人禽流感的防治工作。

12 月 1 日，鉴于甲型 H1N1 流感疫情严峻，县医院决定：1. 甲型 H1N1 流感疫情活动期间，各科室要严格执行每周 6 天工作制，严格遵守甲型 H1N1 流感疫情期间工作纪律要求，认真做好已安排的工作，若因工作失职导致的一切后果自负；2. 内、儿科门诊及发热门诊凡有不明原因的发热及呼吸道症状的患者就诊时，要做好相关信息的详细记录，病人就诊时必须发放口罩予患者戴上，并介绍到县医院第二门诊就诊；3. 临床各住院科室确需使用"达菲"药物，处方必须经科室主任审核签字，处方经过账后，药品由西药库房统一发放；4. 为杜绝院内感染，院感科每日要认真督促各科室做好消毒工作，并做好详细记录，报孔令荣院长及院办。

所幸，各种新的世纪病未在县境感染、成灾。

此后，县院成立防保科，管理防疫工作，适时上报有关情况，比如 2013 年 9 月上报的情况是：收集全院临床科室传染病报告卡 79 张，网络报告传染病 79 例。无甲类传染病，乙类 59 例（性传播 12 例）、丙类 11 例、其他类 9 例、肺炎 96 例、儿科死亡 3 例（新生儿），无不明原因肺炎死亡病例及食源性异常疾病。县院即按此工作形式开展工作，预防了传染病在县境流行。

二、整脏治乱

历史进入二十一世纪后，国家提倡文明生活，进行物质文明建设和精神文明建设，整脏治乱工作是为精神文明建设，即讲究人居环境整洁干净，实际上也属于防疫工作范畴。

2008年7月25日，县人民政府开展整脏治乱专项行动，并进行单位目标责任状考核，县医院与县人民政府签订了责任状。

2009年，县医院整脏治乱专项工作7月份工作小结称：2009年7月，我院"整脏治乱"工作在总结上半年工作的基础上进行了有序开展。本月我院"整脏治乱"工作仍以"预防传染病和确保院内清洁"为重点，加强传染病防治、诊疗知识的培训，并要求清洁工对医院环境进行消毒，特别是一些卫生死角的清理消毒，加强清洁工及车辆管理等。1.根据季节性传染病防控工作特点，我院于7月10日组织了全院人员的流感、伤寒、副伤寒、细菌性痢疾等传染病防治知识的学习培训。提高全体上班人员防控疾病的整体意识。2.针对我院环境清洁卫生保洁不完全到位的情况，7月10日我们组织了院科室负责人及所有的清洁工人、物业公司负责人，由总务科牵头进行全院安全、卫生检查，检查中发现部分科室存在病人物品放置杂乱、灭火器未放置在明显位置，墙角有蜘蛛网等现象，希望清洁工加强管理，及时清除。3.进一步规范我院进院车辆的停放，凡进入我院的车辆必须听从保安人员的统一指挥，规范停放。因医院内场地小、来往车辆、人员复杂，乱停乱放现象时有发生，因保安人员管理不到位乱停、乱放的车辆，将对保安人员进行处罚。在医院外道路改造还未完工之前，有很多病人都是坐摩托车到医院看病，希望保卫人员加强摩托车的管理，防止乱停乱放及丢失，医院大门外禁止摆摊设点。4.针对我院现正在进行基础设施建设的特殊情况，与施工单位协商采取了行之有效的控制措施，保持医疗环境的清洁卫生，使院内始终保持干净、清洁、舒适的环境。最大限度地减少对医疗环境的影响（报：县"整脏治乱"专项行动领导小组办公室）。

8月份工作小结称：金秋八月，我院的"整脏治乱"工作仍有序的开展着。本月的"整脏治乱"工作按照"统一领导、分级负责、全院参与、齐抓共管"的原则，从开展广泛宣传，提高认识，强化措施，狠抓落实等几个方面入手，切实将医院环境卫生与公共秩序及医疗安全工作认真落到实处。1.强化了全院医务人员"整脏治乱"工作责任意识，加大对全院职工及入院病人的宣传力度，使得此项工作深入每一人员心中，将"整脏治乱"工作纳入年终考核指标。2.科学规划，明确卫生区域，责任包到各科室，院领导督促。3.本月来组织全院医护人员对流感、秋季腹泻及细菌性痢疾等传染病知识的学习培训，提高全体上班人员防控疾病的整体意识。4.本院清洁人员实行8小时工作制度，生活垃圾与医疗垃圾分开管理，每周将医疗垃圾运送到垃圾场进行焚烧填埋，清洁人员每天都对院坝、各科室走廊过道、墙壁及厕所进行清扫擦洗，没有纸屑、垃圾和乱涂乱画现象。5.保安人员对医院实行24小时值班巡逻制度，重点对院内车辆停放进行管理，杜绝外来车辆随便进出医院，保障我院急救车辆的专用通道。6.医疗安全无小事，我院不定期的对全体医护人员进行业务学习和法律培训，以提高业务能力和法律意识，减少医疗纠纷及医疗事故。7.因我院院内正在进行基础建设的特殊情况，院方与施工方通过协商采取了行之有效的控制建筑垃圾及污水乱倒乱排的现象。8.为给病人一个美丽舒适的环境，我院采购了花卉"三角梅"360株。放置于医院房顶，增加了绿化面积约600平方米。我院在开展"整脏治乱"工作中与"党的基层组织建设年活动"相结合，充分发挥基层组织的先锋模范作用，广泛开展卫生大扫除。为进一步提高医院的服务水平及服务质量，为给病人营造良好的就医环境打下了坚实的基础（报：县"整脏治乱"专项行动领导小组办公室）。

9月份工作小结称：本月，为切实抓好医院"整脏治乱"专项行动，我院认真落实了以下几方面的工作：1.加强院内环境卫生的督促检查。总务科人员实行排班制度，实现每天都有专人不间断在院内进行巡逻，督促检查院落内的环境卫生，检查院内卫生死角和院内"野广告"等，本月来要求清洁人员对院内办公用房的地面每日拖一次，病房内的门、病床、床头柜、防护栏、输液器及墙体每日擦洗一次，院内玻璃窗每周擦三次，对院内厕所每日清扫三次等工作，始终保持我院环境卫生的干净整洁，给病人一个安全舒适的就医环境。2. 加强进院车辆管理。由于我院住院病人均在 300 人左右，进出车辆多，给车辆管理带来一定难度，进院乱停乱放现象时有出现。为此，我院除督促保安人员加强进院车辆的管理外，还指派一人总务人员参加进院车辆的管理，因保安人员管理不到位，发现有乱停乱放的车辆将对保安人员进行处罚。3. 做好传染病应急工作。9 月份来，全国的甲型 H1N1 流感疫情呈迅速蔓延态势，为此，根据县委县人民政府的安排，我院成立了《兴仁县人民医院甲型 H1N1 流感应急方案》，并不定期的对全院医护人员进行相关知识的培训，以提高我愿医护人员应对甲型 H1N1 流感的能力，同时对前来我院就诊的病人及家属认真做好甲型 H1N1 流感的宣传，全院医护人员斗志昂扬，均表示为了兴仁县甲型 H1N1 流感的防治尽自己的一份力。4. 切实做好基础建设。针对我院家属楼门前路面凹凸不平情况，我院领导非常重视，于 9 月份对其路面进行了硬化，使得家属区住户出行更为方便。5. 规范医院院内感染管理。本月来，我院院感科加强检查力度，对 84 消毒液和戊二醛进行化学监测，并对各科治疗室及病房进行空气培养，其结果全部合格，（报：县"整脏治乱"专项行动领导小组办公室）。

10 月份工作小结称：10 月，我们伟大的祖国迎来了 60 华诞，在这举国同庆的日子里，我院的整脏治乱工作仍然有序地进行着。本月，认真落实了以下几方面的工作：1. 为确保国庆期间院内不发生安全事故、医疗纠纷、群体性事件和上访事件，我院召开了相关工作会议并进行了部署安排，并且国庆期间不放假，组织人员实行不间断巡查。2. 我县爆发甲型 H1N1 流感疫情，根据县委县政府的安排，我院立即启动《兴仁县人们医院甲型 H1N1 流感应急方案》，多次在院务会上强调，甲型 H1N1 流感防治工作是关系到党、关系到国家、关系到各族人民的一项重要工作，在这特殊时期，医院调遣到任何一个职工都必须要服从安排。本月内，要求清洁人员每天对院内所有门窗及办公用品擦洗不少于 3 次，所有路面清扫不少于 2 次，所有的房间消毒每日不得少于 2 次，做好传染病病人排泄物的消毒，医疗垃圾及生活垃圾分开管理，医疗垃圾每周定期送到指定地点填埋。3. 我院部分科室乱收费及摩托车被盗时有发生，为此，本月内我院更换了保安，并在院内多个角落及收费室安装摄像头，加大对乱收费情况处罚力度，有利地遏制了此类事件的发生。4. 由总务科牵头进行了全院性的安全卫生检查，检查中发现部分科室存在病人物品放置杂乱、灭火器未放置指定位置及有蜘蛛网等，将检查结果通知到科室，并要求限期整改。组织清洁人员及后勤人员对发现的问题进行解决（报：县"整脏治乱"专项行动领导小组办公室）。

第三季度工作小结称：本季度，我院的"整脏治乱"工作按照"统一领导、分级负责、全院参与、齐抓共管"的原则，从开展广泛宣传，提高认识，强化措施，狠抓落实等几个方面入手，切实将医院环境卫生与公共秩序及医疗安全工作认真落到实处。1. 科学规划,明确卫生区域,责任包到各科室,院领导督促。强化了全院医务人员"整脏治乱"工作责任意识，加大对全院职工及入院患者的宣传力度，使得此项工作深入每一人员心中，将"整脏治乱"工作纳入年终考核指标。2. 根据季节性传染病防控工作特点，组织了全院人员的流感、伤寒、副伤寒、细菌性痢疾等传染病防治知识的学习培训。提高全体医务人员防控疾病的整体意识。3. 保安人员对医院实行 24 小时值班巡逻制度，重点对院内车辆停放进行管理，杜绝外来车辆随便进出医院，保障我院急救车辆的专用通道。4. 总务科人员实行排班制度，实现每天都有专人不间断在院内进行巡逻，督促检查院落内的环境卫生，检查院内卫生死角和院内"野广告"等。5. 规范医院院内感染管理：本季度，我院院感科加强检查力度，对 84 消毒液和戊二醛进行化学监测，并对各科治疗室及病房进行空气培养，其结果全部合格。6. 因我院院内正在进行基础建设的特殊情况，院方与施工方通过协商采取了行之有效的控制建筑垃圾及污水乱倒乱排的现象。针对我院家属楼门前路面凹凸不平情况，我院领导非常重视，于 9 月份对其路面进行了硬化，使得家属区住户出行更为方便。7. 为给病人一个美丽舒适的环境，我院采购了花卉"三角梅"360 株。放置于医院房顶，增加了绿化面积约 600 平方米。8. 本院清洁人员实行 8 小时工作制度，生活垃圾与医疗圾分开管理，每周将医疗垃圾运送到垃圾场进行焚烧填埋，清洁人员每天都对院坝、各科室走廊过道、墙壁及厕所进行清扫擦洗，没有纸屑、垃圾和乱涂乱画现象，始终保持我院环境卫生的干净整洁，给病人一个安全舒适的就医环境。

此后，县医院的整脏治乱工作，列为常规工作逐年有序开展，美化了县医院的就医环境。

第二节　各类体检

县医院按照政府的安排及有关单位的需要，开展各类身体健康情况检查，计有新生入学体检，兵员入伍体检，单位职工体检等。

一、新生入学体检

1955 年 7 月 11 日，贵州省教育厅、卫生厅联合以"教中（1955）字第 0112 号"文件通知：1. 根据上级指示并保证高级中校、中等专业学校、中等师范学校今年暑期招收新生的入学质量，对于报考上述学校的新生，必须进行必要的健康检查；健康检查的结果，应作为录取新生的条件之一。2. 上述学校招生健康检查工作，由各专、县（市）医院、卫生院负责协助学校在考试前后进行。各地卫生行政部门希向检查医院说明：应本着爱护青、少年与保证中等学校新生入学质量相结合的精神办理。各地教育行政部门招生分会与学校，应负责组织报考者接受健康检查，并应注意向报考者进行思想教育，端正其对健康检查的认识。健康检查不合格者，不得录取入学。3. 根据中等学校的设置与任务，对录取新生的身体条件之要求应有所不同，兹根据中央指示精神，摘抄各类学校对学生健康检查不及格的各种项目表一份，希根据各专业的不同要求注意掌握。由于一般专、县卫生院因条件限制，所规定的项目将不能全部进行，但尽可能地根据所具备的条件做出及格和不及格的决定。倘遇个别疑难例子因设备与技术条件限制不能做出决定者，可先准其考试，但如系录取到贵阳或其他有条件的地区，仍进行补查或复查。至于 X 光透视检查一项，除有条件的地区可以进行外，录取到省的学生到贵阳后在行检查。4. 各初级中学毕业班学生，如在一年内曾进行过体格检查，其检查证明能说明健康情况是否符合报考各类学校的标准者，可不再检查，将此材料送专区（市）招生分会审查即可。5. 体格检查费用，各院应照规定收取，款由考生自备。附中学、师范及中等专业学校招生健康检查不及格之规定，中学、师范招生健康检查不及格的各种项目：1. 患显发性心脏病或代价机能发生障碍者。2. 肺浸润进展期、溶解播散期、吸收好转期或痰内有结核菌者以及脓胸尚未痊愈者。3. 脊椎结核及其他骨关节结核尚未治愈者。4. 两眼视力矫正（即配戴眼镜）后低于 0.4 者；或一眼失明一眼矫正后低于 0.6 者。5. 两耳耳聋或重听者。6. 患麻风病或花柳病尚未完全治愈者。7. 曾患精神病或癫痫时常发作者。8. 口腔、喉病、鼻病、口吃妨碍发言难于矫正者（仅限于师范学校）。中等专业学校招生健康检查不及格之规定：1. 患下列任何一种疾病者，为不及格：肺浸润进展期、溶解播散期、吸收好转期或痰内有结核菌者，骨关节、浆膜、喉头、肠、泌尿生殖器、皮肤、外淋巴等结核尚未治愈者，有显著之器质性心脏血管病者，两眼视力矫正（即配戴眼镜）后低于0.4者;或一眼失明一眼矫正后低于0.6者,两耳由于中耳或内耳疾病所造成的耳聋或重听者(指对面说话听不见者),患神经衰弱、癫痫或其他精神病而有时常发作病史者,患麻风病尚未治愈能传染他人者,患显发性花柳病尚未治愈对学习有妨碍者(如进行麻疲脊髓涝、视力受损等),残废畸形四肢不能运用严重影响学习者,患慢性疾病(如血吸虫病、血丝虫病、严重支气管喘息、糖尿病、肾炎等)影响学习非短期所能治愈者。2. 根据中等专业学校不同要求,有下列情况者不得报考:工校:各型肺结核之未达硬结钙化期者、严重关节炎致影响行动者、畸形残废任何一肢体不能行动者、色盲(包括色弱)、一眼正常,另一眼失明或因先天弱视或因疾病而造成严重立体视觉者、痉挛性平跖足(限于不能投考水路运输等业)。农校:色盲(包括色弱)、严重跛足、痉挛性平跖足。医药卫生:色盲(包括色弱)、一眼正常,另一眼失明或因先天弱视或因疾病而造成严重立体视觉者、畸形残废致影响学习者。气象干部学校:左右两眼视力低于1.0以下者、色盲及严重砂眼者、血压高于毫米水银柱75—130者。

根据这个文件,县医院从1953年起直到目前(2013年),历年均根据县人民政府的安排开展大、中专学校录取新生的健康检查工作。普通中学新生的健康检查只在二十世纪五十年代及六十年代初开展,大中专新生健康检查至今仍然进行,体检不合格者均不得录取,检查标准与这个文件附录所开列的疾病、要求大致相同,历年体检的人数,因不是本院的主要业务,大多未统计,有统计的情况是:

1995年6月,县医院组织完成了全县大中专考生的体检。

1996年,县医院完成了大中专学生体检1200多人次。

1997年,县医院完成大中专学生体检3000余人。

2000年,完成大中专学生与征兵体检3000人次。

2001年,县医院配合完成县大中专招生体检与征兵体检任务,4月份开展高考大中专学生体检1388人。

2002年,县医院积极配合县招办与县征兵办完成大中专招生体检与征兵体检任务。

2003年,县医院完成高考体检任务2322人。

2004年,完成初中学生毕业升学体检1864人。

2006年,县医院完成高中毕业升学体检及征兵体检2000人次。

2008年,县医院完成高考学生体检1500多人次。

2010年4月6日至7日,县医院组织对全县高考学生进行了体检,完成体检1400多人次。

2012年4月3日至4日,县医院完成1700多名高考学生的体检工作。

2013年完成数比上年有所增加。元月23日、24日,12月17日、18日完成高考学生体检2600多人次。

二、兵员入伍体检

兵员入伍体检,自1953年开始至2013年,凡是解放军部队在县境征集兵员,均主要由县医院派员或组织开展,亦因不是本院的主要业务,大多未统计,有统计的情况是:

1953年,县医院参加征兵体检,检查了918人,合格率为45.2%。

1959年,县医院完成解放军南京部队在县境招收空军学员体检127名,初检合格7名,复检(包括政治审查)合格1名(为高武公社的张姓人士,因其父母不让当兵而致精神残疾)。

1963年,县医院完成新增兵员体检及学生入学体检共计673人次。

1995年6月,县医院组织完成了征兵体检。

1997年，县医院完成征兵体检300余人次。

2000年，完成大中专学生与征兵体检3000人次。

2001年，县医院配合完成县大中专招生体检与征兵体检任务。

2002年，县医院积极配合县招办与县征兵办完成大中专招生体检与征兵体检任务。

2006年，县医院完成高中毕业升学体检及征兵体检2000人次。

2009年，县医院完成征兵体检426人次。

2010年12月，县医院完成增兵体检600人次。

2011年11月9日至20日，县医院组织开展征兵体检，共检查611人，查出外科、内科(含心电图)、五官科、胸透及尿常规、心理测试等不合格多人，合格人数为304人，合格率为49.3%。

到2013年，县医院按照县的安排，遵照国家征兵体检要求认真开展体检工作，为国家输送了各解放军部队按名额在县境征集的身体合格兵员。

三、职工体检

县医院开展职工体检，是根据单位的要求进行，不是常年工作，因而没有逐年的历史记录，有记录的情况是：

1958年，县医院完成各种体检470人次。

1995年10月份至12月，县医院组织完成县属单位职工健康检查600余人次。

1996年9月11日，县医院完成教育及其他系统职工的健康检查3000余人次。

1997年，县医院完成教师体检100余人。

1999年，县医院完成各种体检316人次。

2004年，县医院完成离退休干部、公安局、邮政局、农行、建行、水泥厂、烟草公司等单位职工健康体检800多人次。

2006年，县医院完成各企事业、行政单位职工体检及机动车驾驶员体检10000余人次。

2007年县医院组织对县新增事业人员招考上线的马冰、董宇等102人进行了体检，其中101人为合格，1人待定；组织对教师招考上线的丁芒、罗丹等81人进行了体检，全部为合格；对小学教师招考上线的白蕾、岑爱丽等83人进行体检，全部为合格。

2008年，县医院完成高考学生体检外的其他体检近万人次。

2009年，到是年12月31日止，县医院完成驾驶员体检8500人次，体检总收入为212500元；残疾人鉴定531人次，总收入为10620元；个人体检1800人次，总收入为249525元，全年体检总收入472545元。

2010年4月17日至21日，县医院组织对全县机关事业单位2009年新进人员进行了体检。

2011年，县医院对县境各企事业单位及人寿保险公司职工进行了体检。12月2日，县公安局组织警员到县医院进行体检，县医院按规定收取费用每人110元。

2012年2月18日至19日，县医院完成县360名新招考教师的体检；8月15日至16日，完成200余名县公开招聘教师的体检工作；12月22日，县医院派出医护人员到兴仁县看守所对全部在押人犯进行健康检查，以使之安心改造，重新回归社会，体现人性关怀。

2013年的各类体检按照政府安排全面完成，总体检15083人次，其中驾驶员体检13000人次、残疾人鉴定283人次、其他体检1800人次。

第三节　公费医疗

公费医疗包括劳保医疗，是针对国家公职人员、国家企事单位职工开展的免费或按比例免费的医疗。免费医疗为公费医疗，新近实行的医疗保险为按比例缴费的医疗。此项工作的具体医疗业务，主要由县医院开展。

公费医疗制度是指为国家工作人员建立的，通过医疗卫生部门向享受人员提供制度规定范围内免费医疗和预防服务的一种医疗保障制度。1952年，政务院和卫生部先后发布了《关于全国各级人民政府、党派、团体及所属事业单位的国家工作人员实行公费医疗预防措施的指示》、《国家工作人员公费医疗预防实施办法》等，正式确定了国家公费医疗制度。享受公费医疗待遇人员的范围包括国家机关、全民所有制事业单位的工作人员和离退休人员。医疗经费由国家财政安排，实行专款专用，单位统一使用的原则。经费开支的标准，由国家根据职工对医药方面的实际需要和国家财力，以及医药卫生事业所能提供的资源，确定每人每年享受公费医疗待遇的预算定额，将经费拨交地方财政管理使用，实际超支部分由地方财政补贴。

劳保医疗制度，是指为保障企业职工的健康而建立的，对企业职工因病或非因工伤残可按规定享受医疗费用补助的一项社会保障制度。劳保医疗制度是根据政务院1951年2月公布试行、1953年1月修订的《劳动保险条例》建立的。享受劳保医疗待遇的是全民所有制企业职工以及国营农、林、牧场等部门的职工及其供养的直系亲属。该条例规定，其保险项目和待遇标准与公费医疗基本相同，但是管理体制、经费来源和开支范围与公费医疗有所不同。劳保医疗由企业行政自行管理；按工资总额的3%提取保险金，1957年调整为4.5%—5.5%，劳保医疗经费国家规定必须专款专用，单位统一使用；支付范围，除了包括职工医药费外，还支付企业医务人员工资、医务经费等。

虽然劳保医疗与公费医疗有所不同，但在当时计划经济体制下，企业的生产经营权和财务分配权，基本上都由国家计划统一调度和安排，而且，劳保保险的项目和待遇标准也与公费医疗基本相同。因此，二者都属国家提供的医疗公共产品。

一、免费医疗

县境开展公费医疗按照国家有关规定始于1952年，公职人员到县医院看病，只开挂号费即可获得医治。

1953年6月，贵州省人民政府财政厅、卫生厅联合下发了"关于各级医院、卫生院有关财务问题再加明确由"的财卫联（1953）字第581号通知，规定参加公费医疗的国家机关工作人员的治疗，公费医疗医药费内拨入门诊，住院，检（化）验，治疗，手术，输血与医药等收入。县人民政府决定小乡干部及农场编制队内的工人均应享受公费医疗，此外农场雇用之工人及造林站长工均不得享受公费医疗。8月7日又作出规定，享受公费医疗人员住院伙食补助，其差额部分可由县医院取具病号本人证明，直接向财政科作报销，其报销办法为每月一次，于月终办理；公费医疗原收支计划不够开支时，可按照全部指标数作追加计划。8月4日再次通知县医院，供给制人员住院期间之伙食费差额，应由卫生院取具患者本人证明，径向同级财政机关按实报销，不必经由卫生科转报；县医院6月份已垫付的十万元，凭患者本人证明径向你县财政科具实报销；公费医疗报销办法，省已在拟订，可自九月份起在分配预算范围内按实报销，如有结余，可在下月继续使用。

1959 年 8 月 1 日，贵州省卫生厅下发了卫医（1959）字第 067 号、联财预（1959）字第 068 号文件"贵州省卫生厅、财政厅检发贵州省公费医疗预防实施办法的通知"，称"我省自 1952 年实施公费医疗预防以来。确已起到积极作用，近因情况变化，特重新拟定了'贵州省公费医疗预防实施办法'，希研究执行，如有困难或不妥之处，希及时提出，以便改进。"同文以附件方式印发的《贵州省公费医疗预防实施办法》计 10 条，从是年 10 月 1 日起实行，县境的公费医疗，从此按照这个"办法"执行，直到 20 世纪 70 年代末如是。

二、保险医疗

历史进入 20 世纪 80 年代后，国家干部、职工全免费的医疗制度被取消，医疗费用开始由个人承担一部分，国家承担一部分，先是国家给予部分医疗包干经费，后演变为保险医疗，即有个人缴纳一定经费到医疗保险单位，需要买药、看病时分为门诊费和住院费两部分，按有关规定比例由个人、医疗保险部门分别承担费用。

1980 年 3 月 22 日，县委常委会议讨论确定：对行政、事业单位享受公费医疗的干部职工，从 1980 年 4 月 1 日起，按 1979 年底实有人数每月 20 元计算包干给各单位掌握使用，节约可转下一年继续使用，超支不补。从 1980 年 4 月 1 日起，取消一切公费医疗记账手续。干部职工一律凭现金到自己认为合适的医疗单位看病。因公负伤、重病住院所支付住院费超过本单位包干经费时，由单位写出书面申请经卫生部门签证，报县财政局酌情给予补贴。此后到县医院看门诊或住院的公费医疗人员均实行现金支付，县医院只出具疾病证明书和费用发票。

1992 年 6 月 5 日，县医院根据县政府制发的《县属行政、事业单位公费医疗经费管理实施办法》，研究决定了县医院开展公费医疗的工作安排：1. 住院：内科由王文闻、蔡荣英管理；外妇科由哈文德、罗时全管理；中医科由包华美、曾庆鹤管理。2. 公医门诊由值班医师处理。3. 公医住院患者需中西医共同会诊的，须经管床医师同意。4. 公医患者用药，属于自费药品的，另开处方，不予报销。5. 转院病员的报销时间为每周二，一礼拜只安排一天时间处理，由杨启国、郑昌贤负责。6. 公医费每月结算一次，由郑昌贤负责每月 1 号至 2 号算出结果报县公费医疗办公室报销。根据这个安排意见，享受公费医疗者到县医院住院治疗，属于公费医疗报销部分的费用，患者不用缴纳现金，由县医院按规定垫支后到县公医办报销。

1998 年 12 月 14 日，鉴于加快医疗保险制度改革，保障职工基本医疗，是建立社会主义市场经济体制的客观要求和重要保障。在认真总结各地医疗保险制度改革试点经验的基础上，国务院决定，在全国范围内进行城镇职工医疗保险制度改革，作出了《关于建立城镇职工基本医疗保险制度的决定》，明确改革的任务和原则是：医疗保险制度改革的主要任务是建立城镇职工基本医疗保险制度，即适应社会主义市场经济体制，根据财政、企业和个人的承受能力，建立保障职工基本医疗需求的社会医疗保险制度。建立城镇职工基本医疗保险制度的原则是：基本医疗保险的水平要与社会主义初级阶段生产力发展水平相适应；城镇所有用人单位及其职工都要参加基本医疗保险，实行属地管理；基本医疗保险费由用人单位和职工双方共同负担；基本医疗保险基金实行社会统筹和个人账户相结合。规定覆盖范围和缴费办法是：城镇所有用人单位，包括企业（国有企业、集体企业、外商投资企业、私营企业等）、机关、事业单位、社会团体、民办非企业单位及其职工，都要参加基本医疗保险。乡镇企业及其职工、城镇个体经济组织业主及其从业人员是否参加基本医疗保险，由各省、自治区、直辖市人民政府决定。……所有用人单位及其职工都要按照属地管理原则参加所在统筹地区的基本医疗保险，执行统一政策，实行基本医疗保险基金的统一筹集、使用和管理。铁路、电力、远洋运输等跨地区、生产流动性较大的企业及其职工，可以相对集中的方式异地参加统筹地区的基本医疗保险。基本医疗保险费由用人单位和职工共同缴纳。用人单位缴费率应控制在职工工资总额的 6% 左右，职工缴费率一般为本人工资收入的 2%。随着经济发展，用人单位和职工缴费率可作相应调整。要求建立基本医疗保险统筹金和个人账户，基本医疗保险基金由统筹基金和个人账户构成。职工个人缴纳的基本医疗保险费，全部计入个人账户。要确定统筹基金的起付标准和最高支付限额，起付标准原则上控制在当地职工年平均工资的 10% 左右，最高支付限额原则上控制在当地职工年平均工资的 4 倍左右。起付标准以下的医疗费用，从个人账户中支付或由个人自付。起付标准以上、最高支付限额以下的医疗费用，主要从统筹基金中支付，个人也要负担一定比例。统筹基金的具体起付标准、最高支付限额以及在起付标准以上和最高支付限额以下医疗费用的个人负担比例，由统筹地区根据以支定收、收支平衡的原则确定。这些规定出台后，县境按照国家规定对职工实行保险医疗。

1999 年 2 月 5 日，县医院根据国家有关规定制定了《兴仁县人民医院关于加强本院职工公费医疗的管理办法》，该办法的内容是：1. 组织领导：成立院公费医疗管理领导小组，组长：夏德茂；副组长：黄昌贵；成员：孔令荣、蔡荣英、王正华、陶树光、周光伟、马应祥、田连生、吴文惠、熊帮秀、郑昌贤。2. 具体管理办法：必须持有病假条，由科主任和护士长签字；必须持有病历和医嘱、床号和姓名要相符合；必须实行双处方制，处方、医嘱与病情相吻合；无论任何职工都必须收取挂号费和手术费、材料费；杜绝"人情方"、"大处方"和"挂床住院"；严格转院手续，实行分级转院制度，确需转院者，经院公医领导小组研究同意后方可转院；院公医领导小组必须严格审核，凡不具备以上规定者一律不予报销；具体实施报销方案及比例金额，按仁府办（1997）42 号文件《县公医办一九九七年度公费医疗管理办法》执行。

5 月 14 日，县医院作出了关于执行《兴仁县 1999 年公费医疗管理办法》的补充规定，1. 公费医疗执行国家、集体、个人共同承担的原则，医疗经费按工龄、职务（职称）分档定额，严格公费医疗经费的管理使用和监督检查；2. 各单位职工（属我院定点包干的单位）需在我院接受住院治疗者，应持所在单位证明，经我院门诊或其他临床科室医师检查符合住院条件者，填写住院通知单及我院开具的收费单据方能接受住院治疗。门诊及各灵床科室首诊医师必须严格把握住院关，杜绝门诊病人住院治疗的现象发生，否则各相关科室克拒绝接受住院治疗；3. 公费医疗的住院病人用药必须与疾病诊断相符合，禁止一张处方用药出现两种以上的同类药品，谁违反谁负责，并扣其相应金额的工资；4. 严格转院手续，如因病情严重或在我院现有医疗条件不能确诊，需转上级医院诊治者，应由管床医师提出，经科主任或上级医师会诊后，按医院分管院长同意后方能转上级医院治疗（由医院报公医办备案）；5. 公费医疗住院者，出院带药一般不能超过 3 天计量，所带药品必须与病情相符，本着因病施治、合理用药、杜绝"人情方"、"大处方"、"挂床住院"等浪费现象，违者后果自负，并扣其相应全额工资；6. 老干部门诊用药，先到挂号室挂号，取得诊疗本，每次必须带诊疗本看病，医师根据病情用药，一次处方量以一周为限，严禁点名要药。

5 月 25 日，县医院制定了《兴仁县人民医院老干部公费医疗管理办法》，称"根据《兴仁县一九九九年公费医疗管理办法》精神，经我院公费医疗管理小组五月十七日会议研究决定，结合我院情况。对老干部一九九九年公费医疗作出如下管理规定，望全院职工遵照执行。"1. 医护人员要提高服务质量，改善服务态度，做到因病施治。2. 增加老干病房，原则上老干病房不收住其他病人。3. 在所有离休干部中作一次体检，了解个人健康情况，建立个人健康档案。4. 未经医院公费医疗管理小组同意，严禁在其他医院挂床住院。5. 在用药上杜绝一入公费，全家用药现象。6. 医院根据情况与上级医院挂钩，执行定点转院。7. 为保证老干部用药安全，不设家庭病房，在医院条件允许情况下，可与医院联系，安排医师外出巡诊。

是月，县医院通知职工医疗自费类药品，称据贵州省卫生厅、省劳动厅、省财政厅"黔卫公医字（1998）590 号"《关于贵州省职工医疗用药报销范围》规定，自费类药品：1. 中药类：人参蜂王浆、太太口服液、洋参丸、腰腿痛丸；人参、海马、海龙、羚羊角、蛤蚧、鳖甲；中药饮片单味使用，按自费处理，因病情需要在复方中使用，可在公费医疗经费中报销三七、天麻、首乌、枸杞子、阿胶、鹿胶、龟胶、元肉、菊花、胖大海、银花、乌梅、芋肉等。2. 西药类：肝复康、唤康、儿康宁、疤痕灵、消石素；人血白蛋白、转移因子；脑活素；菌必治；抗乙肝核糖核酸。

6 月 14 日，根据县政府、县公医办的部署，县医院为全县职工（教育系统、公安系统除外）公费医疗定点医院。县医院为了能真正做到因病施治，杜绝浪费现象，院公费医疗领导小组根据全县情况，作出如下补充规定：1. 各乡镇中心卫生医院收治公费医疗住院病人，必须有住院病历，医嘱及国家统一的医药发票。2. 各乡镇凡享受公费医疗的职工必须到当地中心卫生院就诊。3. 严格双处方制，杜绝人情方、大处方。4. 严格分级转院制度，首先由所在中心卫生院出院证明逐级转院。5. 各乡镇中心卫生院医药费限额在 100 元以内，凡超限额者必须到县医院就诊。6. 凡享受公医费的职工报销医疗费必须持有当地中心卫生院出具的疾病证明书、病历、处方及发票，经县医院公医领导小组核查后方能报销。7. 凡不按以上规定办理者，将不予报销。

职工医疗保险医疗制度，执行到 2013 年未有变动。

第四节　合作医疗

合作医疗是针对农村开展的医疗，由对贫困农民、少数民族、贫困烈军属的免费医疗发展而来。

一、免费医疗

1952 年，专署卫生科拨入县卫生院干部药品、防疫药品、少数民族药品费，由卫生院掌握开展免费医疗。

1953 年 8 月 24 日，县人民政府以"财行字第 009 号"文件《为补充规定婴儿医药费的具体执行办法由》通知：凡享受保育费的婴儿其医药费根据中央供给标准规定（婴儿医药费每人每月按两万元计算，由机关掌握，交卫生部门按公费医疗办理）的办法执行，其具体执行办法：1. 自 9 月份起凡有保育费报销的单位均在供给生活费表第二项妇婴费节保育费细节的"婴儿医药费"内列报，每人两万元（有一人算一人），不发给个人，由机关掌握交卫生部门按公费医疗办理；2. 8 月份以前凡有开支者，可取据由发给保育费单位列入 9 月份报销（个人垫支者还个人，公家垫支者还公家）。

9 月 15 日，县府又以"财卫联字第 001 号"通知做出有关婴儿医药费问题的补充通知：1. 婴儿医药费于每月 5 日前由本机关会计人员根据实有婴儿数将款送交卫生院（所）取锯于月终列入报销（如某单位十月份实有婴儿 5 人，则该会计人员在本月 5 日前即在机关存款内支 10 万元送交卫生院 / 所取得单据后在月中列入报销）；2. 如遇婴儿看病时，须携带此交款收据前去卫生院（所）挂号看病，否则不予挂号；3. 如有拖延不交款者，以后婴儿得不到及时诊治，卫生部门难以负责；4. 9 月份以前婴儿医药费一律按实有婴儿数每人每月两万元在 9 月份报销内列报（如某单位元月份起有婴儿 2 人，3 月份上旬增加 1 人，5 月份上旬随母亲调走 1 人，6 月份下旬增加 1 人，其余一直到 8 月底，其计算方法为元月份 2 人 4 万元，加 2 月份 2 人 4 万元，加 3 月份 3 人 6 万元，加 4 月份 3 人 6 万元，加 5 月份 3 人（两个半月）5 万元，加 6 月份 3 人（两个半月）5 万元，加 7 月份 3 人

6万元，加8月份3人6万元，共补报42万元）取收据记账其以前（元至8月份）私人已垫款看病者可取据向卫生院报销，如已由会计人员取据在财政科报销者，将报销款在卫生院取回退还财政科。

此后，免费医疗不再进行。

二、合作医疗

合作医疗的发展历史分为两部分，即传统的合作医疗和新型农村合作医疗。

1. 传统农村合作医疗：传统农村合作医疗制度是新中国成立后，以集体经济组织为依托，通过农民、农村社区卫生组织与集体经济互助合作，为农民提供基本医疗保健服务的集体互助医疗保障制度。它在筹资上依赖集体经济组织支持；在医疗服务供给和基金管理上依赖农村社区卫生组织。合作医疗制度在发展演变过程中，由于不同时期公共权力介入程度不同，其制度内容与性质呈现出动态变迁的特征。

传统农村合作医疗制度产生的制度背景，是20世纪50年代，国家计划经济下二元户籍制度建立之初，政府财力有限，只顾及城镇职工医疗保障制度的建立，农村医疗保障出现了制度性空缺。农村合作医疗最早源于村民在合作化运动背景下的实践与创造。"一五"计划执行时期，党和国家重点发展工业，大力加强城市建设。由于城市生活的吸引力以及户口管理制度不健全等诸多因素，这一时期成为新中国历史上户口迁移最频繁的时期，城市人口的剧增使城市容纳能力受到挑战。当时，基于在低水平的经济发展条件下迅速推进工业化进程的考虑，中央政府多次指示，要求公安机关严格户口管理。1955年，国务院发布了《关于建立经常性户口登记制度的指示》和《关于城乡划分标准的规定》，统一全国城乡户口登记，确定将"农业人口"和"非农业人口"作为人口统计指标。1958年1月，我国第一个户籍管理法规《户口登记条例》颁布实施，使二元户口登记成为经常性制度。"公民由农村迁往城市，必须持有劳动部门的录用证明，学校的录取证明，或者城市户口登记机关的准予迁入的证明，向常住地户口登记机关申请办理迁出手续。"这样，人口从农村向城市迁移的管理制度与国家劳动就业制度高度协同，并受到国民经济和社会发展的强有力制约。城乡二元分割管理制度化，从此将农民固着在农村。二元医疗保障制度的确立将农民排斥于国家医疗保障体系之外，城乡二元户口分割管理制度化的同时，政府各相关部门也配套建立了就业、住房、教育、社会保障等二元关联制度体系。在城镇，政府首先建立了城镇职工医疗保障制度，即公费医疗制度和劳保医疗制度。在乡村，则将农民的医疗保障附着于土地之上，主要依靠家庭保障，从而造成了农村社会医疗保障制度的缺失。当时，由于农村生产力低下，缺医少药、疾病流行、诊治困难等问题十分普遍，在这样的社会背景下，农民自发地将合作化的思想和合作社组织，从生产领域创造性地运用到医疗卫生领域，合作医疗制度应运而生。

兴仁县境的合作医疗，没有可供书写的成功例子，几十年来农民均多为自费看病，有困难者由民政部门给予一定经济补助解决，直到21世纪初如是，导致农民看不起病。这种情况，到国家实行新型合作医疗方始改变。

2. 新型农村合作医疗：新型农村合作医疗制度，是21世纪党中央、国务院在《关于进一步加强农村卫生工作的决定》中提出来的，新型农村合作医疗从2005年11月1日到30日交费，2006年1月1日正式实施。是由政府组织、引导、支持，农民自愿参加，个人、集体和政府多方筹资，以大病统筹为主的农民医疗互助共济制度，是社会保障体系的一部分。建立新型农村合作医疗制度，是解决农民"因病致贫，因病返贫"的问题，事关农村改革、发展、稳定大局。新型农村合作医疗与传统的合作医疗相比较，有六个方面特点：一是加大了政府的支持力度，进一步完善了个人缴费、集体扶持和政府资助相结合的筹资机制；二是突出了以大病统筹为主，兼顾受益面，与各地经济水平和群众心理承受能力相适应，将重点放在解决农民因患大病而导致的贫困问题上，保障水平明显提高；三是提高了统筹层次，以县为单位统筹，增强了抗风险和监管能力；四是明确了农民自愿参加的原则，赋予农民知情、监管的权力，提高了制度的公开、公平和公正性；五是由政府负责和指导建立组织协调机构、经办机构和监督管理机构，加强领导、管理和监督，克服了管理松散、粗放的不足；六是建立医疗救助制度，照顾到了弱势人群的特殊情况。新型农村合作医疗基金来源是以户为单位，农民每人每年交 10 元合作医疗费；按参加人数，中央财政每人每年补助 20 元，省级财政每人每年补助 20 元，合计 40 元。如果农民不交，国家就不补助。参加新型农村合作医疗的对象是：县辖区内农村户籍人口以户为单位参合；未参加城镇医疗保险和未以农民家庭为单位参加新型农村合作医疗的乡镇企业职工；外出打工、经商、上学的农村居民、因小城镇建设占用土地的农转非人员。凡参加新型农村合作医疗的人员，年度内门诊、住院医药费用可按规定的补偿比例报销。享受补偿的办法是：门诊不设起付线，门诊报销比例不高于25%。设封顶线为150元。住院设起付线，乡镇卫生院起付线不低于100元，报销比例不低于50%；县级定点医疗机构起付线不低于200元，报销比例不低于40%；县级以上定点医疗机构起付线不低于400元，报销比例不低于30%，起付线为个人自付部分。以后国家加大投入，农民自付部分的费用逐年减少，到2013年，有的病种如癌症、结石得到全免费治疗

2007年3月30日，为认真落实兴仁县委、县人民政府县通（2007）4号文件精神，抓好新型农村合作医疗群众到院的就医工作，县医院制定了《兴仁县人民医院新农合医疗工作实施方案》，该方案的具体内容是：一、新农合管理领导小组：组长：孔令荣。副组长：吴兴碧郑昌贤李金平。成员：车骏、吴文惠、肖兴斌、曾嘉丽、罗光敏、何德会、陈奎忠、杨金生、黄昌贵、王洪刚。领导小组下设办公室，负责对新农合医疗住院病人的管理、核算、解释工作。郑昌贤为主任、谢光珍、夏德茂、苟斌为工作人员。三、各临床科室医生必须按照"贵州省新型农村合作医疗基本目录"用药。因病情需要或病人及家属提出使用超出"药品目录"以外的药品，由医生单独开处方，病人或家属到门诊收费室缴费，取药到住院科室交医生使用。四、全院职工对参合农民就医必须热情接待、指导就诊。五、各临床科室医务人员不得推诿、任意转诊病人，转诊病人必须经科主任并报分管院长批准。六、新农合医疗管理办公室及住院收费室必须按时完成每天的工作任务，及时对每天的新农合出院病人进行核算、报销。下班前对当天结算报销病人进行汇总，月底累计汇总后由郑昌贤同志到县合管中心报销。七、新农合管理办公室主任每月底向院长办公会作一次工作汇报。

2008年7月10日，县医院根据有关法规，作出关于新型农村合作医疗报销的有关规定：一、不予报销的范围：1. 在各种工地上作业所致的外伤性疾病。2. 打架斗殴等被他人所致的外伤性疾病。3. 各种交通事故所致的外伤性疾病。4. 酗酒后受伤或酗酒醉住院的。5. 各种自杀行为所致的外伤性疾病、药物中毒等。6. 住院期间所产生的各种非治疗性一次耗材、其他费、救护车费、会诊费、院前急救费、煎药费、传染病访视费、健康咨询费、一次性中单、一次性湿手巾、治疗费项目中无编码的治疗费、超标准（每日9元）的特殊床位费、占床费、特护费及各种进口材料、安放的假肢等。7. 住院期间所使用的各种非农合用药范围内药品费。二、报销办法：1. 凡属新型农村合作医疗报销范围内的所有疾病住院均可享受报销。2. 报销时，必须持有效的户籍证明及农合医疗证。3. 外伤性疾病及药物中毒性疾病住院的，报销时如果受伤原因及中毒原因不明的，必须附居住地的村或乡镇出具的受伤情况证明及服药情况证明。4. 从2008年元月1日起，在县级医院住院不再收取100元起付钱。5. 从2008年6月25日起，在县级医院住院的病人，医疗费扣除上述第一条第五款规定的不予报销的费用后按55%比例进行报销。6. 既参加新型农村合作医疗又同时参加学生意外

伤害等其他保险的病人，农村合作医疗报销时收取原发票，其他保险报销一律凭医院农合办报销农合医疗后提供的原发票复印件到其他参保机构办理其他保险报销手续。7. 凡到县医院妇产科生小孩的产妇，新生儿出生后需同母亲一起住院抢救或治疗的，新生儿所产生的医疗费可随母亲住院医疗费一起按农合报销，但只限于出生时第一次住院，往后必须参加新型农村合作医疗后才能享受报销。8. 到县医院妇产科生小孩的产妇，到县卫生局办理贫困孕产妇补助时，凡参加新型农村合作医疗的，必须先在医院农合办办理新型农村合作医疗报销后，由医院农合办将发票复印留存后方能持报销农合医疗后的发票原件到县卫生局办理孕产妇补助手续。如果出院后直接到县卫生局办理孕产妇补助的，经医院提醒仍不按上述程序办理的，医院将不再补办新型农村合作医疗报销手续。9. 凡符合州卫字（2008）146 号文件规定的先天性（视力残疾、唇腭裂、小儿疝、睾丸鞘膜积液和尿道下裂等外科疾病及先天性白内障）疾病住院手术治疗的，出院后外科将项目补助表交由儿童家长填写加盖手印并到县卫生局盖章后，可以到医院财务科领取 800 元手术补助费。如果同时参与新型农村合作医疗的儿童，必须先领取上述补助费后方能到医院农合办办理农合报销手续，医院农合办办理农合医疗报销时必须先从病人总医疗费中减除 800 元后再按农合的有关规定进行报销。

县医院自 2010 年以来，在县委、县人民政府、州、县卫生局的领导下，认真贯彻中央、省、州、县关于医药卫生体制改革的精神，扎实抓好医疗卫生系统各项惠民政策的落实，全院诊疗水平得到进一步的提升。1. 资金落实到位及管理使用基本情况：县医院严格按照专项资金管理的有关制度规定和纪律要求，坚持从源头抓起，注意建章立制、加强督查、强化监管，确保医院专项惠民资金管理规范、使用安全、投入到位。一是严格按照国家、省和州、县规定的使用范围和相关工作方案管理和使用资金；二是强化制度建设，规范操作规程，落实责任到人；三是加强对专项资金的督促检查，发现问题及时纠正，严厉查处各种违规违纪行为；四是对新农合资金、城乡医疗救助资金实行收支两条线管理。专项资金的投入，推动了我院可持续发展，人民群众的健康得到有力的保障，取得了较好的社会效益。农村孕产妇降消补助资金：2010 年 1 月至 2012 年 7 月降消项目报销统计：2010 年全年降消报销总金额为 1203020 元，报销总人数为：2005 人；2011 年全年降消报销总金额为 1364061 元；是年，县医院从 10 月 1 日起，根据县政府对肝胆结石、结肠癌、直肠癌等 32 种重大疾病实行了免费治疗。

县境按国家有关规定，实行新型农村合作医疗制度，解决了农民看病难、看病贵、看不起病的问题，这一制度执行到 2013 年未有新的改变。

附录：

贵州省公费医疗预防实施办法

第一条　享受公费医疗预防待遇人员的范围：

1. 国家行政机关、党派、团体（包括工会、妇联、共青团、文联、学联的办公人具）、由国家预算拨款开支的文教、卫生事业单位（包括差额补助单位）的在编人员，大、专学校学生和各机关经各级编制委具会批准的超编人员。

2. 在乡二等乙级以上革命残废军人，长期供养的老红军（包括对革命有功的长期休养人员）。

3. 上述各行政、党团及事业单位调动而来未分配工作的人员；经省、专（州）、县、市有关部门批准之长期休养人员及退休人员。

4. 由国家预算内开支的公社工作人员。

5.一切实行经济核算企业单位，以及不属上速范围的事业单位（如冶金、地质、煤炭、机械、轻工、化工、石油、水电、城建、交通、农业、林业、气象、商业、粮食等）的职工，均不在卫生部门掌握的公费医疗范围内开支。

第二条　下属单位的工作人员一律不享受公费医疗：

1.私立（民办）中、小学教职员工及大、中、小学的代课老师和各机关的临时聘用人员，及实行企业管理的招待所的工作人员。

2.各系统所属的公私合营企、事业单位的工作人员。

第三条　公费医疗经费之掌管与报销：

1.公费医疗经费由省、专署、自治州、县、自治县、市财政部门在分配年度预算指标时统一反配给卫生部门。由卫生部门掌握使用。已拨款各系统掌管的地区可不予改变；交费参加公费医疗的单位可直接与当地医疗单位签订保健合同，卫生行政部门今后不再统筹管理。

2.享受公费医疗预防单位的医疗问题，由各级卫生行政部门统筹安排，由指定的医疗单位统一记账向各掌管公费医疗经费部门核实报销。

3.必须转地治疗的病人，一律由治疗医院负责直接联系介绍，省内转地病人应按省卫生厅规定：县、专（州）省逐级转送，毗邻贵阳市的县可直接转省。转省外治疗的病人由贵阳省、市各医院按规定手续直接与外省医院联系，并取得外地接受病人治疗单位同意后转送，但转送单位必须通知原掌管公费医疗单位和卫生厅，以便查考核对。转地病人所需医药赞由原公费医疗管理单位支付，因此，病人应同时携带医院门诊介绍信和管理单位记账介绍信，也可按转诊医院的规定，预交一定现金。

4.因公出差人员生病，可以去当地医疗机构就医，所需医药费由本人垫付，凭单据向公费医疗管理部用报销。拨款掌管的单位；向本单位报销。

5.调训人员，由主管公费医疗单位按受训时间将该员每月的医药费按标准汇交本人带交训拣单位集中使用；或由该员所在机关向主管单位领取，汇交训练单位。两地之间经费标准如有差额时，在学校或训练机构的经费内列支。

6.享受公赞医疗单位（包括中央驻省和省驻专、州、县、市单位）因公迁移外区，根据的1959年6月13日卫生部、财政部（59）字第186、278号联合通知，其公费医疗，应向迁出地区办理转移手续将公费医疗预算经费按照以领代报方式，带交迁入地区主管公费医疗部门，如标准有差额时，由迁入地区卫生部门负责解决，不再向迁出地区结算，从第二年开始，公费医疗经费应由迁入地区列入本地预算。

第四条　公费医疗预防经费使用范围：

1.公费医疗经费的开支，包括医院、疗养院的门诊、住院医药费、门诊挂号费、住院费、治疗费、手术费材料费、检验费、接生费、治疗急需的输血输氧费、绝育费用及因病而必须施行的人工流产的上述费用，健康检查费等。

2.下列费用不在公费医疗预防经费中开支：

①住院伙食费（包括治疗饮食）与转外地就诊旅费、陪伴费、证明书费；

②配眼镜、镶牙、装假肢、矫形鞋、施美容手术费、割狐臭、割包皮、割除多指（趾）等费用；

③避孕用具和药品；

④病人损坏的医疗器械及物品的损失赔偿费；

⑤报考学校、司机考试、结婚、游泳为取得一定证件而进行的体格检查等费用；

⑥住院生产属于婴儿部分开支的一切费用，如住院、营养、牛奶、保暖等费用；

⑦机关环境卫生及防疫设备费，如消毒、杀虫药品和用具；

⑧用液体药物所需药瓶、药罐、药杯等费（由医疗机构采取收押金的方式解决）；

⑨非治疗所需之一切补药及未经医疗机构同意自行购服药物和自行赴外地治疗所付医药费。

第五条　中西药的使用管理与报销范围：

1.凡享受公费医疗预防防待遇人员患病时，均可到卫生部门统一安排的医疗机构中西医诊治，其药品使用范图如下：

（1）普通药品：经中医诊断认为治疗需用的饮片，膏、丹、丸、散及不属常服滋补用的药酒等药品，均可根据病情适当使用；

（2）对中、西贵重药品，各医疗单位必须制定使用制度，严格掌握使用。例如：

①西药——如金霉素、氯霉素、键霉素、合霉素、克地松、力勃隆等；

②中药——如虎骨、鹿茸、珍珠、沉香、人参、蒙桂、三七、藏红花、虎胶、真方再造丸、龟灵集、尖贝、橘络、龟胶、血竭、海马等。

根据病情确属治疗需要；由经治医师商请主治医师、科主任或院方负责人同意后始能使用。

2.配合中药副食品，如自泡药及冲服药用的各种酒类、肉类和门诊中药煎熬费等不得列入公费医疗经费内开支。

第六条　享受公费医疗预防单位，应经常对工作人民进行思想教育，宣传实施公费医疗预防的政治意义，使他们自觉遵守制度，尊重医务人员的治疗意见。对该出院而不愿出院的病人，应会同医院进行动员说服工作，使之如期出院，减少不必要的开支。

第七条　各医疗机构应加强解释说服工作，严格掌握制度和治疗原则，防止滥发药品，以及在治疗上或出、入院方面迁就病人的现象。加强与单位之间的联系，解决不愿出院病人的问题。

第八条　各地对公医费应按规定标准范围严格掌握。各级财政、卫生部门对各单位执行制度的情况，应不断进行检查督促，并具体协助其工作。

第九条　本办法在实施中有何意见，希随时向有关部门反映，以供改进参考。

第十条　本办法自1959年10局1日起实行，今后本省有关公费医疗预防的问题，一律按本办法规定办理。

兴仁县人民医院医疗保险住院病人管理实施细则

一、病人入院要求

1.城镇职工医疗保险病人，入院时必须持病人本人有效的医疗保险证和保险卡。

2.城镇居民医疗保险病人，入院时必须持参保生效后的医疗保险证（2008年9月至2009年4月入保人员等待期为一个月（从交费次月1日起生效），2009年5月至12月入保人员等待期为三个月，2010年元月后入保人员等待期为半年，中途脱保半年后重新入保的，等待期为半年）及户口簿或身份证。注：以上等待期均含交费当月。

3.农村合作医疗病人，入院时必须持当年已交费的有效农合医疗证及户口簿。

4.意外伤、误服药物中毒两种病人入院时必须附村、镇、街道办事处或单位出具的受伤情况或服药情况证明。所附证明连同所参保险住院所需要的医疗保险证、卡及户口簿、身份证等一起交到住院收费室保存。

5.病人入院时，各科当班人员必须严格把关，如因病人病情危急当时未带相关证件的，病人或家属必须向当班医护人员说明缘由，并且，病人入院后两天内必须将相关证件补齐交到住院收费室，否则住院收费室按非医保全自费病人处理。

二、各种医疗保险不予报销疾病范围界定

（一）农合医疗不予报销的范围：

1.在各种工地上作业所致的外伤性疾病。

2.打架斗殴等被他人所致的外伤性疾病。

3.各种交通事故所致的外伤性疾病。

4.酗酒后受伤或酗酒醉住院的。

5.各种自杀行为所致的外伤性疾病、药物中毒等。

6.住院期间所产生的各种非治疗性一次耗材、其他费、救护车费、院际会诊费、院前急救费、传染病访视费、健康咨询费、一次性中单、一次性湿手巾、治疗费项目中无编码的治疗费、超标准（每日9元）的特殊床位费、占床费、特护费及各种进口材料、安放的假肢等。

7.住院期间所使用的各种非农合用药范围内药品费。

8.各种违法乱犯罪活动所致的意外伤害。

（二）城镇职工及居民医疗保险不予报销范围

1.在各种工地上作业所致的外伤性疾病。

2.打架斗殴等被他人所致的外伤性疾病。

3.各种交通事故所致的外伤性疾病。

4.酗酒后受伤或酗酒住院的。

5.各种自杀行为所致的外伤性疾病、药物中毒等。

6.住院期间所产生的除一次性分装袋外的各种材料费、其他费、救护车费、院际会诊费、院前急救费、传染病访视费、健康咨询费、治疗费项目中无编码的治疗费、超标准（每日9元）的特殊床位费、占床费、特护费、取暖费及安放的假肢、假牙等。

7.住院期间所使用的各种非职工医保用药范围内药品费。

8.所有分娩生育费；原发性男、女不育不孕症的检查治疗费；因各种原因终止妊娠所产生的费用；因医疗事故增加的医疗费；各种整容、美容、矫形等费用。

9.因各种违法犯罪活动所致的意外伤害。

10.被确认为工伤的一切疾病。

三、"三特"费用的界定（适用于城镇职工、居民医疗保险）

1.CT检查费、彩超检查、电子胃镜、数字化X射线检查。

2.体外碎石、腔内弹道碎石、腹腔镜治疗、抗肿瘤免疫疗、高压氧舱、血液透析等。

3.城镇职工医疗保险用药目录中的所有乙类药品、输血费。

四、病人缴费及缴费起点的规定

1.农合医疗病人入院缴费不能低于200元，之后按医疗费总额65%进行缴费。

2.城镇居民医疗保险病人入院缴费不能低于起付线280元，之后按起付线外医疗费总额的75%进行缴费。

3.城镇职工医疗保险病人入院缴费不能低于起付费500元，之后按起付线外医疗费总额40%进行缴费。

五、用药及各种费用的管理

1.城镇职工医疗保险及城镇居民医疗保险病人，住院期间需作特殊检查、特殊治疗、特殊用药时，管床医生必须填写"三特"费用申请表，经病人或家属签字同意后送住院收费室存档，如果病人在治疗过程中需使用白蛋白及输血治疗时，管床医生必须要求检验科出示双联检验报告单，一联附病历，一联交住院收费室存档。

2.城镇职工医疗保险及城镇居民医疗保险病人，用药必须开双处方，处方必须拿到药房划价后由住院收费室下账，下账后一联处方交住院收费室存档核对，且甲、乙、自费类药品的处方必须分开。

3.所有医疗保险病人住院期间治疗性费用，必须严格按照《贵州省医疗收费目录》进行明细过账，不得随意增加或重复收取费用。

4.所有医疗保险病人住院期间治疗所需的材料费，必须根据病情需要如实过账。

5.管床医生开出的处方药品量必须与病历医嘱相符。

6.医保病人用药，严禁开大处方、人情方及与病情无关药品。

7.病人出院带药，一般不超过三天量，特殊情况不超出七天量。

六、病人医疗费用的报销办法管理

1.医保科人员必须在熟验掌握各种医保报销政策前提下，进行严格把关。

2.农合医疗住院医疗费报销，先计算出应享受报销的医疗费总额后，根据应享受报销的医疗费总额乘以55%比例进行报销。

3.城镇居民医疗保险住院医疗费的摄销，先计算出应享受报销的医疗费总额后，根据应享受报销的医疗费总额减起付线后乘以55%比例进行报销。

4.城镇职工医疗保险住院医疗费的报销，先计算出应享受报销的医疗费总额后，根据应享受报销的医疗费总额一起付线后按分段比例进行报销，但每次住院报销的第一比例段应享受报销的医疗费总额应包涵该次应付起付线金额。

5.城镇职工及城镇居民医疗保险病人，同一疾病两次住院时间间隔在10天内的，只收一次起付线。

七、城镇职工医疗保险报销比例确定

1.如果病人住院应享受报销医疗费总额一年内在5000元以下的，如果年龄在45岁以下的，按80%比例报销；5001至10000元的按85%比例报销；10001至23200（封顶线）的按90%比例报销。年龄在45岁以上（含45岁）的，每段按提高5%的比例报销。年满退后人员按45岁以上职工比例报销。

2.进入大病统筹后的比例：不分年龄，一年内应享受报销医疗费总额在23201元至50000元以下的，按80%比例报销；50000元至80000元的，按85%比例报销；80001元至100000元的按90%比例报销；100001元至120000元的按92%比例报销，但一年内的累计报销额不能超过12万。

八、应享受报销的医疗费总额及医疗费报销额的计算

（一）应享受报销的医疗费总额的计算

1.城镇职医疗保险：应享受报销的医疗费总额＝住院医疗费总额－自费项目金额－（"三特"费用金额×20%）。

2.城镇居民医疗保险：应享受报销的医疗费总额＝住院医疗费总额－自费项目金额－"三特"费用金额×15%。

3.农合医疗：应享受报销的医疗费总额＝住院医疗费总额－自费项目金额。

（二）医疗费报销额的计算

1.（职工）医疗费报销额＝（第一例段应享受报销的医疗费总额－起付线）×该段比＋（第二段应享受报销的医疗费总额×该段比例）+……）。

2.（农合）医疗费报销额＝应享受报销报的医疗费总额×55%。

3.（居民）医疗费报销额＝（应享受报销报的医疗费总额－起付线）×55%。

4.享受州卫字（2008）146号文件规定补助的儿童先天性疾病的医疗保险患者，医保科凭发票复印件进行报销核算，医疗费报销额＝（应享受报销的医疗费总额－800）×报销比例。

九、医疗保险病人住院费用账目的结算管理

1.住院收费室当班人员按到病人出院通知后，先将病人账目余额调为整数，从其他费用栏目中每人收取5元清单打印费及相关证件复印费，如果是职工医保、居民保险病人必须先将其处方核对相符，然后将病人住院期间的所有资料及住院科室提供给病人或病人家属的疾病证明书、出院小结连同病人入院时所交的参保证件入院通知、受伤情况证明等一起送医保科人员进行费用报销核算，医保科人员在核算报销的同时，应对病人参保医疗证、户口簿或身份证进行复印。（注：城镇职工医保应复印医疗证、保险卡，城镇居民医保应复印医疗证、户口簿或身份证，农合医疗应复印医疗证、户口簿）。

2.农合医疗在妇产科生小孩的病人，有母婴同时住院的，如果一方先出院，只能先办理未结账手续，必须待后者出院后才能一起办理报销手续。

3.医保科当班人员接到住院收费室送来的病出院相关证件后，将病人详细费用清单打印后，进行认真细致的审查后，根据病人所参保险的有关规定计算病人住院费用报销金额，计算完毕经审核无误后填写医疗保险报销登记表一式三份，并签名生效，其中两份送住院收费室当班人员为病人结账，结账后在打印出的三联发票上注明报销金额、自付金额各多少，然后将报销登记表一联交病人或家属留存，一联连同发票做账联一起订入当天报表，并将发票送医保科装订汇总。

4.住院收费室当班人员所做的出院病人结算表，必须根据当天所有出院病人（包括预交金病人）发票做账联的实际退款、补款数重新填写，填写完毕后连同微机生成的结算表一起装订后交会计人员审核做账。

十、医疗保险病人报销费用的汇总及上报

1.医保科人员必须对当月核报的各种医疗保险病人的数据，按照上级部门的要求及时进行分类汇总，并做到数据真实、准确可靠。

2.医保险病人报销的档案资料必须齐全，不得遗漏。各种保险病人的报销资料必须分开存放，不得混杂。

3.每月终了，医保科人员必须在次月10日前将上月汇总数据及档案资料上报院财务科。院财务科主管人员经核实、整理、装订后上报上级主管部门核销。

4.医疗保险病人住院期间所发生的各种费用及相关资料的完善和保存，从病人入院到出院报销，相关科室必须做到层层把关，如因相关人员把关不严，上级主管部门核查时发现有资料不全、未按规定进行报销等因素给医院造成的经济损失，医院将根据职工手册的有关规定追究当事人经济赔偿责任。

十一、本细则从2009年元月1日起执行。

兴仁县人民医院

2008年9月28日

兴仁县新型农村合作医疗政策宣传手册

1.什么是新型农村合作医疗？

答：新型农村合作医疗（以下简称"合作医疗"）是由政府组织、引导，农民自愿参加，个人、集体和政府多方筹资，以大病统筹为主、农民互助共济的新型农村合作医疗制度。实施合作医疗能够为农民群众抵御疾病风险，减轻农民医疗负担，保障农民群众身体健康，逐步解决农民因病致贫、因病返贫等问题。

2.哪些人可以参加合作医疗？参合人有哪些权利和义务？

答：凡愿意遵守合作医疗有关规章制度，按时足额缴纳参合金的本县农业户籍人口、转为城镇居民户口的失地农民均可参加合作医疗。

参合人的权利有：规定范围内的医药费用补偿；参加合作医疗一年内没有生病就诊的，享受计划免疫以外的疫苗接种、健康咨询、健康教育、妇幼保健和一次常规性体检等服务；对合作医疗的知情、建议、选择和监督等权利。

参合人的义务有：遵守合作医疗管理机构和定点服务机构的有关制度；按时足额缴纳参合金；动员家庭成员及村民参加合作医疗；协助选举合作医疗监督委员会。

3.农民参加合作医疗有哪些好处？

答："天有不测风云，人有旦夕祸福"，如果一个家庭有一人得了大病，就会拖累全家。农民参加合作医疗，一年交10元钱，这其中还有部分钱进了自己的家庭账户，一旦得病，最高补偿可达两万元。如果家庭有较大困难，还可以申请医疗救助。另外，新型农村合作医疗有政府扶持，加上政府扶持的钱超过农民个人交的钱，如果农民不参加，也是一种损失。农民参加合作医疗就是给自己的身体健康上了保险。

4.参合农民看病有哪些优惠？

答：（1）在乡镇卫生院、村卫生室看病不收挂号费，手术费、治疗费；辅助检查费只收50%。

（2）大病患者报销医药费后，自己支付的资金在5000元（含5000元）以上的可以享受第二次按20%比例报销，在10000元（含10000元）以上的按30%比例报销。

（3）育龄妇女持人口计生部门出具的有关证明材料住院生小孩，五岁以下儿童因肺炎、腹泻、重度营养不良以及农村独生子女户和二女绝育户住院，医药费报销提高五个百分点。

（4）五保户住院的医药费提高十个百分点报销，自付部分由县民政部门解决。

（5）参合农民患特定慢性病在门诊日的诊断治疗费用，纳入统筹资金报销，报销比例按照《兴仁县新型农村合作医疗试点实施细则（试行）》执行，病种确定、申报参照《兴仁县城镇职工医疗保险慢性病医疗管理暂行办法》执行。

（6）五保户、农村独生子女和二女绝育户的参合金由民政、计生部门帮助解决。

5.农民参加合作医疗可得到哪些资助？

答：参合者每年交参合金10元，可享受中央财政资助20元、省财政资助14元、州财政资助3元、县财政资助3元。

6.合作医疗基金使用范围有哪些？

答：只能用于保障参合人的基本医疗、重大疾病医疗费用的报销及参合孕产妇住院分娩补助。

7.我县2008年度与2007年度合作医疗政策有哪些变化？

答：（1）在全州范围内实行一证通，参合人凭《合作医疗证》在州内定点医院就近就诊，不需要办理转院手续。

（2）从2008年起住院报销不再设起付线，使参合农民得到更大的实惠。

（3）用药目录不同。2007年按《贵州省农村合作医疗药品目录》执行，乡镇仅使用药品290余种。2008年度起按《贵州省基本医疗保险和工伤保险药品目录》执行，可用药品增加到2129种，范围扩宽后参合农民与干部职工基本用药的范围一样。

（4）特定慢性病（如心脏病合并心功能不全、饮食控制无效的糖尿病、脑血管意外恢复期等）患者在医院门诊的诊断治疗费用纳入统筹资金报销。

（5）部分报销比例有所提高。2008年的报销比例是：乡镇住院1000元以内（含1000元）按70%报销，1000元以上按65%报销；县级住院1000元以内（含1000元）按55%报销，1001—3000元（含3000元）按50%报销，3000元以上按45%报销；州级定点医院及省以上非营利性医院住院1000元以内（含1000元）按40%报销，1001—3000元（含3000元）以内按35%报销，3001元以上按30%报销。

8.2007年家庭账户余额跨年度怎么办？

答：根据实施细则规定，年底余额转接下年度使用，可以继承，但不能提取现金，也不能抵交下一年度个人应缴参合金。目前，社会上谣传到年底家庭账户过期和作废的说法是不符合政策规定的。

9.什么是门诊费用？门诊费用应如何使用？

答：（1）参合人每年每人15元计入家庭账户，用于门诊费用的补偿，年底节余可滚存使用，可以继承，但不能提取现金，也不能抵交下一年度个人应缴参合金。（2）门诊不设起付线，封顶线为家庭账户基金总额。家庭账户基金用于乡（镇）、村级定点医院门诊就诊时使用，家庭账户基金使用完后，参合对象因病发生的门诊费用需自行付钱。

10.什么是住院费用？住院费用应如何使用？

答：（1）从合作医疗基金总额中提取风险基金和家庭账户基金后，剩余资金即为住院统筹基金。（2）住院费用不设起付线，封顶线是20000元，即每人每年报销总额不超过20000元，超过20000元家庭生活困难的，可申请医疗救助。

11.参合人到医院门诊部看病怎样报销？

答：在定点医院治疗的，由医院核准参合人身份后填写好《合作医疗证》的相关项目，直接从他的家庭账户基金中扣除诊疗费用，最高限额为家庭账户基金总额。接诊医院为参合人治疗所产生的费用，垫付报销后，凭《兴仁县新型农村合作医疗门诊减免报销登记表》、处方到所在乡镇合管站经审核领取垫付款。

12.参合人在医院住院部治病怎样报销？

答：（1）在乡镇定点医院住院的，由医院核准参合人身份后，填写《兴仁县新型农村合作医疗住院减免报销登记表》、《合作医疗证》的相关项目，按规定的比例报销；接诊医院凭乡镇合管站审核后的患者处方和《兴仁县新型农村合作医疗住院减免报销登记表》到县合管中心审核划拨垫付款。

（2）在县级定点医院住院的，由医院核准参合人身份后，填写《兴仁县新型农村合作医疗住院减免报销登记表》、《合作医疗证》的相关项目，按规定的比例报销。接诊医院凭患者处方、病历复印件和《兴仁县新型农村合作医疗住院减免报销登记表》到县合管中心审核并划拨垫付款。

（3）在州及以上定点医院住院的，本人垫付全部费用后，持《合作医疗证》、身份证或户口簿、出院证明、住院发票、住院清单等到户籍所在乡镇合管站填写《兴仁县新型农村合作医疗住院减免报销登记表》和《合作医疗证》相应项目，由乡镇合管站核实，并统一报县合管中心复审后，按规定的比例给予报销。

13.2008年参合农民诊疗服务价格按什么标准执行？

答：诊疗服务价格按贵州省卫生厅、财政厅、物价局联合行文的黔价费（2003）127号文件标准执行；乡镇级医疗机构（含村级）的服务价格按照黔价费（2003）127号文件规定的县级政府指导价下浮15%为最高限价执行。

14.参合农民什么时间缴纳参合金？

答：以户为单位，每年每人缴纳参合金10元，每年11月1日至11月30日为下年度缴费时间。

15.哪些范围不能报销？

答：（1）不在定点医院就医，不符合合作医疗规定就医行为的医药费用。

（2）未列入合作医疗诊疗项目的医药费用。

（3）未列入合作医疗用药目录的医药费用。

（4）打架斗殴、故意自杀自残、酗酒闹事、吸毒、违法犯罪等人为因素造成人身伤害的医药费用。

（5）交通肇事、安全生产人身伤害事故（有第三者承担责任）、医疗事故等所造成伤害而产生的医疗费用；计划生育手术及其后遗症。

（6）各种整容、整形、镶牙费用；装配假眼、假肢、假发、假牙、眼镜、助听器等保健辅助器具的费用。

（7）就诊差旅费、救护车费、院外会诊费、医务人员出诊费和差旅费、点名手术附加费等费用。

（8）住院期间的陪床费、优质优价服务费、手术病人的安全保险费等费用；性病、艾滋病等所产生的医药费用；各类预防保健药品费用。

（9）挂名住院或冒名顶替住院等欺诈行为的医药费用。

（10）医疗结算单中的"其他"项目中的费用。

（11）法律、法规规定应由责任人承担的医药费。

兴仁县新型农村合作医疗管理委员会

2007年12月

第九章　社会工作

县医院作为国家事业机构，除了开展医疗卫生工作，救死扶伤，实行革命的人道主义而外，还担负有扶贫、慈善、救灾、抢险等社会责任。

第一节　扶贫慈善

县医院参与开展爱国卫生运动，参加农业生产等，这些工作广义上属于扶贫工作的内容；职工献血、捐款捐物等属于慈善方面的内容，广义上看也是属于扶贫工作的范畴，两项工作性质同一，不能截然分开。

一、20 世纪部分年份开展的工作

县医院 20 世纪 50 年代之初开展的工作主要是参与政府组织开展的防疫、巡回医疗、培训乡村卫生人员等工作。

1958 年开展的社会工作，一是参加劳动，支援农业生产，院党支部提出号召后，全院职工踊跃报名参加，全部轮流到农村参加插秧、收割、植树、积肥、拉煤、砍柴、修道路、挖山塘、挖铁矿、种实验田，日晒雨淋，从不叫苦。二是参加除四害（苍蝇、蚊子、麻雀、老鼠）运动，准备了弹弓、打鼠板、竹竿等工具，参加突击劳动的和在院不值夜班的天职，天黑后全部出动，捕捉害鸟、老鼠，在城郊和劳动的农村铲除杂草、疏通沟渠，在厕所撒石灰、六六六粉等消灭苍蝇、蚊子。全年统计，打死苍蝇 57544 只、麻雀 253 只、老鼠 267 个、狂犬 4 条，增建厕所 1 座，清洁畜圈 1 座，翻整阴沟 68 丈，铲除杂草 280 担，清除垃圾 500 挑，堵塞臭水沟 1 条、老鼠洞 30 个，毁鸟巢 26 个，掏鸟蛋 105 枚，灭绝 26 间房屋中 56 张床铺的臭虫，蒸煮衣物灭虱子 405 件，维修厨房 2 座、用具 71 件、水井 1 眼。参加农业生产出工白天 600 余人次，夜战 400 余人次。

是年，为了支援全县大炼钢铁，北京医学院派员来县进行铁化验，需要大量蒸馏水，县医院 3 次无偿提供，北京专家写表扬信进行了表扬。

1963 年，县医院全年共抽 10 人次下乡，支援农业生产和指导治病防病工作。

1968 年 10 月县属卫生革命委员会派出第二批农村卫生工作队到巴铃区开展工作，到 1969 年元月统计，诊治疾病 4000 余人次，开展拔牙、绝育、流产、膀胱取石，疝修补、脓肿切开等手术 100 余例。

1971年县医院为支援农村"三秋"生产，采取早出晚归、轮流值班的方法，帮助农村"双抢"，每日出工20至30个，合计出工500余人次。

1975年12月7日，李关公社革命委员会对县医院派驻其社境的医疗小分队作出鉴定：在毛主席关于学习理论、反修防修、安定团结和把国民经济搞上去的三项重要指示指引下，在全国农业学大寨会议精神鼓舞下，兴仁县医院医疗小分队积极响应上级党委的号召，投入农业战线，来我社支援"三秋"生产，和广大贫下中农一起，搞农业学大寨。他们12个同志从10月8号起到12月8号止，在我社整整两个月，按预定时间已经结束，在县医院收回的同时，小分队后走的几位同志与公社干部一一交换了意见，为了达到今后工作能互相鼓励、互相学习，肯定成绩，总结经验。特对小分队工作作出鉴定：1. 发扬了一不怕苦二不怕死的革命精神，工作干劲大，时时为贫下中农着想，抱着对党对人民负责的态度，发扬了艰苦朴素的优良作风，坚持在分赴的工作岗位抓好医疗工作；2. 每天出诊、巡诊，早出晚归，无论天晴下雨，能克服一切困难，勤跑勤医，减轻了群众途中往返的负担；3. 关心贫下中农的疾苦，和社员群众建立了深厚的无产阶级感情，为群众治好了各种病，"三秋"生产出勤率高，当前的农田基本建设也是如此。促进了生产进度，加快了农业学大寨的步伐；4. 服务态度好，随喊随到（特别是周陪昌、吴焕珍两位医生），深受群众欢迎，晚上出诊无数次；5. 全公社6个大队，57个生产队队队走到，了解情况，带队领导还主动参加公社召开的有关会议，了解会议精神，手勤、口勤，做宣传工作，如平寨大队属于少数民族地区，思想觉悟低，人得了病就信神信鬼，有时还上骗子行医高价买药的当，医疗小分队初到，群众不肯见面，经济困难的仍然怕买到高价药，小分队通过做工作，贫下中农破除了迷信，主动找医疗队看病。总之，小分队下来以后，为我们克服了缺医少药的困难，为党和人民的事业做出了新的贡献。最后，让我们共同携起手来，为普及大寨县而努力奋斗！

1999年6月9日，县卫生局下发《关于1999年开展卫生下乡活动的安排意见》一文，安排县医院帮扶百德镇中心卫生医院，要求帮扶单位分期分批选派思想政治素质高、业务能力强、工作作风好并具有一定组织管理能力的同志到被帮扶单位开展工作，每批不少于2人，时间不少于3个月，到帮扶点的工作内容：一是开展基础理论讲座、二是临床指导、三是参加医院管理、四是给予一定的药品支持，以提高卫生院的整体素质。

二、21世纪部分年份开展的工作

县医院在新的世纪，除了扶他人同时也被他人扶。

2000年，县医院响应国家政策下乡开展义诊三次，接待病人600多人次，并将县百德镇卫生院作为帮扶对象，赠送200mAX光机一台，帮助其开展业务工作。

2003年，县人民政府决定巴铃镇中心卫生院为县医院的对口帮扶对象。

2005年9月15日，县医院龚华平、黄幼麟、夏德茂、李金平等93人为鲁楚营乡困难患者付某捐献救治款共计1252元。

是年，县医院根据贵州省"二级以上医疗机构对口支援乡（镇）卫生院"活动的要求，派医师潘进美、车骏、周光伟等17人对口支援巴铃镇、屯脚镇中心卫生院，派驻时间为半年。

2007年4月26日，黔西南州人民医院派儿科医师安明艳、内科医师朱坤于2007年5月至2008年5月驻县医院，参加"万名医师支援农村卫生"工作队，支援县医院工作。

2008年1月28日，县医院组织到新马场乡田边村慰问贫困老党员杜天飞、文发昌等10名，发给每人慰问金100元，合计1000元。

2月25日，县医院为开展"万名医师支援农村卫生工作"，决定支援屯脚、巴铃卫生院，自3

月 1 日至 8 月 31 人，派出中级卫生人员岑曲春、田维才、敖学斌、吴建梅、王成英到屯脚卫生院帮助工作；派出胡常莹、王茂英、李兴碧、王朝阳、吴兴碧到巴铃卫生院帮助工作。

2009 年 12 月 28 日，县医院按照省卫生厅、州卫生局"万名医师支援农村卫生工程"的相关要求，自 2005 年起，与黔西南州人民医院建立了长期帮扶关系，受帮扶的科室有：麻醉科、外科、B 超、内科。州医院的帮扶人员全年完成了查房 48 次，参加疑难、死亡病例讨论 21 次，示范与指导手术 18 次，开设专题讲座 36 次。

2010 年 3 月 5 日，县医院投资 2 万余元购买了一台拖拉机捐赠给县大山片区受灾严重、吃水困难的群众以进行饮用水运输。

2011 年 3 月 10 日，为了进一步贯彻落实《中共中央、国务院关于深化医药卫生体制改革的意见》和国务院《医药卫生体制改革近期重点实施方案（2009—2011 年）》，进一步加强基层卫生工作，提高农民群众健康水平，促进农村卫生经济社会协调发展，根据卫生部办公厅《关于 2010 年深入开展卫生下乡活动的通知》精神，黔西南州卫生局以"州卫字（2011）70 号"文件，决定兴义市医院定点帮扶兴仁县医院。帮扶形式及时间：帮扶形式：从兴义市医院抽调以主治医师以上职称为主的高年资医生组成一个工作队，到兴仁县医院开展定点帮扶工作。确定一名主治医师以上职称的医生担任工作队队长，同时挂任该县医院院长助理，列席单位重要会议，参与单位管理。帮扶时间：暂定三年。工作队的职责任务：进一步提高县医院服务能力和水平。工作队要坚持送、建结合，在送知识、送技术、送人才、送设备的同时，积极主动帮助基层单位进行管理体制，管理方法的创新，运行机制、服务理念的创新，以增强基层医疗卫生单位的发展活力，努力做到派出一支队伍、带好一个单位、服务一方群众、培训一批人方。工作队的选派与管理由兴义市医院与兴仁县医院根据帮扶需要组建，名单报州卫生局。工作队在兴仁县卫生和食品药品监督管理局的统一领导下开展工作，自觉服从领导和管理，遵纪守法，坚守岗位，扎实工作。每个工作队都要建立健全学习、工作、考核、考绩等制度，半年进行小结，年终进行总结。成绩突出的工作队和工作队成员要给予表彰奖励；表现差的要进行批评教育，对违纪违法的要追究责任。派出单位要关心工作队员的工作、学习和生活，帮助他们解除后顾之忧，支持他们搞好帮扶工作，教育他们珍惜到基层工作磨炼自己、增长才干的机会。工作队员原单位待遇不变，下乡补助按有关文件规定执行。有关要求：集中培训。抽调的派驻医师，下县前将统一组织集中培训。通过培训，使其明确支援农村卫生工作的重大意义、指导思想、职责任务，掌握工作要领和基本工作方法。工作队到位后要立即开展调研工作，针对兴仁县医院实际，撰写调研报告和工作计划，于到位后 15 日内报送县卫生和食品药品监督管理局、州卫生局，工作满半年和工作结束时要有书面总结材料分别报送县卫生和食品药品监督管理局、州卫生局。州卫生局将不定期组织人员对工作队和各单位定点帮扶的情况进行检查或抽查，检查或抽查的结果纳入当年目标管理责任考核内容和个人年度考核内容。工作结束时，个人要写出工作总结报州卫生局，州卫生局将组织人员进行全面考核，考核结果作为晋升"中、高"级职称的依据。

5 月 12 日，县医院经州卫生局批准与黔西南州医院结成对口帮扶医院，聘请赵德芳等 18 位医学专家进行技术帮扶，协助创建二级甲等医院。

6 月 1 日，县医院根据《贵州省 2010 年二级以上医疗卫生机构对口支援乡镇卫生院项目实施方案》精神，为切实抓好此项工作的开展，结合县医院实际，拟定《兴仁县人民医院对口支援乡镇卫生院项目实施方案》1. 项目目标：（1）通过开展县级医疗卫生机构对口支援乡镇卫生院项目，提高乡镇卫生院人员队伍素质和服务水平。（2）在历年工作的基础上，继续探索累积经验，逐步建立对口支援乡镇卫生院的长效机制，使之形成一项制度坚持下去。2. 项目范围和内容：（1）项目范围：县 14 个乡镇卫生院和 4 个社区卫生服务中心。（2）项目内容：向乡镇卫生院、派驻支援人员和乡镇卫生院、社区卫生服务中心选派骨干到我院进修相结合的方式；派驻支援人员执行项目时间均为一年，派驻人员由我院根据乡镇卫生院情况及工作需要进行统一安排；3.支援人员的专业类别包括管理人员、公共卫生工作人员、临床工作人员、卫生监督人员等。要重点派驻内儿科、产科人员和预防保健人员，根据实际需求合理确定选派进修人员；支援队伍应承担受援乡镇卫生院的基本公共卫生和基本医疗任务，开展技术教学培训并参与卫生院管理工作。进修人员应努力学习，提高自身业务素质，完成安排的进修任务；支援人员在支援工作期间的时间计算为支农时间，支援工作的表现与职称晋升、年终考核和岗位聘任等挂钩；对口支援期内，支援人员的人事关系保留在原单位，医院保证派驻人员的各项工资福利待遇，解决交通费等费用；受援卫生院不向派驻人员发放任何补贴及奖金，但应提供免费住宿。3.项目管理：（1）项目的管理实行目标管理责任制，按照项目管理要求实行分级负责制和责任追究制。（2）县医院以孔令荣为组长的项目领导小组，领导小组下设办公室，负责具体组织实施，并进行监督、考核和评估。（3）全院医务人员要提高认识，加大宣传，把提高乡镇卫生院卫生服务能力、卫生人员技术水平的这项重要工作完成好。（4）兴仁县人民医院与受援单位签订协议书，明确支援与受援单位双方的责任与义务。内容要含有技术援助的专业、工作内容、项目、拟达目标和年度达标计划，以达到有效指导支援工作有序进展的目的。（5）对选派到各乡镇卫生院的人员进行事前集中培训，介绍基层卫生工作情况，使每一个支援人员明确到基层工作的工作内容、任务和目标，使他们到基层尽快发挥作用。（6）兴仁县人民医院对支援人员和进修人员的管理，要关心他们的生活，尽力为他们解决生活、工作中的困难，并在支援工作结束后，对支援人员和进修人员进行考核和鉴定。（7）支援人员要将好的工作作风和新的技术带到基层，进修人员要端正学习态度，努力提高技术水平。支援人员和进修人员要遵守受援单位和支援单位的规章制度和纪律，不得随意离岗，项目年度的年中、年末要写出个人工作总结。（8）支援、受援单位都要认真收集、建立项目管理档案，并报县卫生和食品药品监督管理局医政股备案。（9）支援人员到乡镇卫生院工作一年，一般不得更换人员，确有特殊情况中途轮换的，必须由支援单位报经主管的卫生行政部门批准后方可轮换人员。凡是批准离岗的支援人员要按要求做好考核、鉴定和总结工作，并存档备查。凡经批准离岗和新上岗人员名单，要及时报县卫生和食品药品监督管理局备案。4.项目执行时间及要求：（1）项目执行时间从2011年6月1日开始，至2012年5月31日结束。（2）兴仁县人民医院拟制派驻支援人员名单报县卫生局医政股。（3）兴仁县人民医院在项目实施过程中做好项目工作相关资料收集，项目结束时均要认真总结，2012年6月10日前要将取得的经验，存在的问题、好的做法和经验以书面材料报县卫食药局医政股。5.监督管理与总结评估：（1）县医院领导小组负责对项目日常工作进行监督管理，及时了解项目工作中出现的情况、存在的问题，积累实施经验，确保各项工作及时有效地落实。并对支援工作进行考核，对支援人员和进行考评，对各受援乡镇卫生院受益程度进行评估，并将评估结果逐级上报到兴仁县卫生和食品药品监督管理局。（2）县医院领导小组加强对派驻人员和进修人员的管理，特别是要加强实际工作时间的考勤管理，工作时间考勤登记将作为补助经费的依据，切勿弄虚作假，否则将追究相关人员责任。

根据这个方案，县医院成立了对口支援乡镇卫生院项目领导小组，其组成人员是，组长：孔令荣（县医院院长、县医院党支部书记）、副组长：车骏（县医院副院长、县医院党支部副书记）、吴文惠（县医院副院长）、吴兴碧（县医院副院长）；成员：谭诗钊（县医院办公室主任）、李金平（县医院人事科主任）、肖兴斌（县医院医务科主任）、白宁菊（县医院护理部主任）。领导小组下设办公室在院办公室，由谭诗钊兼任办公室主任，负责日常工作。

根据这个方案，县医院派出吴洪兵、孙熙莲、汤正现、匡毕华、刘江支援百德中心卫生院，支援内容为内科、外科、妇产科、护理、妇幼保健；派出刘宽秀、曾刚、黄光祥、梁雪梅支援雨樟镇中心卫生院，支援内容儿科、骨外科、护理、卫生监督；派出周江林、赵玉美、周旸、潘玖敏支援下山镇卫生院，支援内容内科、输血科、外科、护理；派出杨同滟、靳忠兰、王敏、刘桂桃支援屯脚镇中心卫生院，支援内容外科护理、药学、内科、护理、卫生监督；派出李磊、敖学斌、王显雁、刘祖慧支援新龙场镇卫生院，支援内容妇产科、普外科、护理、儿科；派出王余平、潘进美、杨明伦、何雪娇支援回龙镇卫生院，支援内容中医、妇产科、内科、护理；派出陈永珍、屠艳岑曲春、杨金生支援大山乡卫生院，支援内容中医、检验、儿科、护理；派出王朝阳、王成英、王顺灿、保安菊支援民建乡卫生院，支援内容中医、内科、药学、护理；派出张仁锋、肖兴斌、张恩风、田维才、刘永芳支援潘家庄镇卫生院，支援内容影像、外科、护理、中医、计划免疫；派出张永周、李林琼、孟凡杰、谭林旺支援新马场乡卫生院，支援内容为内科、口腔科、外科；派出刘江、胡中柱、熊丹妮、汪明贵支援李关乡卫生院，支援内容为五官科、内科、检验科、妇产科；派出肖鸿中、游启志、罗艳、王军支援阳湾乡卫生院，支援内容为五官科、内科、药学、外科；派出吴建梅、李大义、赵卓飞、令狐克祥、宋国志支援巴铃镇中心卫生院，支援内容为口腔科、内科、妇产科、外科、检验科、计划免疫、妇幼保健；派出何坤秀、何德会、余开洪支援鲁础营乡卫生院，支援内容为儿科、检验、妇产科、药学。

11月9日，县医院决定对所帮扶的巴铃镇西洋村、小坪寨村采取扶贫措施：1. 鼓励并支持贫困户发展种植业和养殖业；2. 针对生活特别困难的贫困户，适时谈心，做好思想工作，鼓励困难户转变思想，积极寻找新方法、新路子，努力改变生活现状；3. 给每户贫困户1000元的资金扶持。

是年，县医院积极支持和参与"新农村"建设工作，为马场乡卡期村送去化肥两吨，投资2000元积极参加县委、县政府组织的五下乡活动，免费为乡镇卫生院培训卫技人员20人次。25日，黔西南州卫生局组建2008年度"万名医师支援农村卫生"工作队，支援全州各县的卫生工作，支援县医院的工作队为州医院的医护人员，该工作队队长为州医院的院长助理、主治医师万群，队员有主治医师李子红主管护师张爱琴等12人。

是年，县医院组织有经验的医务人员下乡到贫困边远乡村为当地群众义诊共2次，配合县卫生局、科技局等分别到各乡镇开展义诊活动，共诊治病人600余人次。

2012年4月17日，根据"万名医师支援农村卫生工程"项目的要求，县医院派出副主任医师龚华平到县城南街道卫生服务中心支援卫生工作，时间为1年。

7月15日，县医院为全县高考考生开通"绿色通道"，考生凭准考证可享受有限免费诊疗。

11月1日，县医院4名副院长组成帮扶小组深入田湾乡所宜村开展帮扶活动，帮扶小组将帮扶物资送于村支书手中；25日，县医院组织医务人员为看守所内400余名在押人员进行健康筛查，检查的项目主要包括内科、外科等。

2013年6月18日，州卫生局以"州卫函（2013）13号"文件，批复《兴义市人民医院2013年万名医师支援农村卫生工程实施方案》，该方案规定兴义市医院派出副主任医师陈春为队长，副主任医师赵富伦等4人为队员，支援县医院开展医疗工作。

8月5日，县医院根据贵州省卫生厅《关于在新一轮对口帮扶工作中加快推进我省公立医院综合服务能力建设的通知》"黔卫函（2013）168号"文件精神，为切实做好对口帮扶工作，加快推进公立医院综合服务能力建设，制定了《兴仁县人民医院对口帮扶工作实施方案》，该方案的具体内容是：一、加强领导，建立长效的对口帮扶组织和机制，成立领导小组及对口帮扶办公室，由车骏副院长兼任对口帮扶办公室主任，医务科主任潘进美兼任对口帮扶办公室副主任，负责具体帮扶工作。领导小组成员：组长孔令荣，副组长何正敏、车骏、周江林，成员王萍、潘进美、孟凡杰、白宁菊、沈光秀、王选琴、李金平、郑昌荣、杨启国、潘玖敏伍志权。二、工作目标：力争通过三年对口帮扶，使综合实力得到加强，整体达到国家二级甲等综合医院评审标准，基本实现大病不出县的工作目标。（一）重点学科建设。根据我院功能定位和建设发展实际，结合兴仁县卫生发展水平和医疗服务需求，考虑医院学科发展规划，需重点建设学科6个，分别为骨外科、腔镜外科（妇科、胃肠、肝胆外科）、心血管内科、脑外科、透析中心、肿瘤科。通过对口帮扶，使重点学科在对口支援期间能很好地发展。（二）培育骨干人才。我院将根据发展需要，每年派出医务人员到帮扶医院进修。培训重点学科骨干人员，主要以骨外科、腔镜外科（妇科、胃肠、肝胆外科）、心血管内科、脑外科医务人员为培训对象。医务人员在进修期间通过教学查房、手术示教、病例讨论、带教指导等形式，提高医院进修人员综合能力和技术水平。帮扶期间，支援医院为兴仁县人民医院培养3名硕士学位医师。（三）针对我院部分学科建设不完善、诊疗能力欠缺等情况，希望帮扶医院通过专病诊治、专题讲座、专家带教、专业示范，向我院推广适宜的先进技术。（四）加强管理指导。为提高我院各个环节质量管理，医院门诊、急诊、住院、医疗质量、护理安全、人力资源、卫生经济、医德医风、院务保障、医学设备等管理制度需要帮扶医院给予指导，协助完善。在对口支援过程中能向帮扶医院学习借鉴，学习先进的管理理念，规范医疗秩序、优化运行机制，提高医院管理水平，为我院医疗质量和医疗安全提高制度保障。（五）远程会诊服务。信息网络系统建设是现代医院建设的一个重要方面。在帮扶医院的协助下建立和开通远程医疗服务。在疾病诊治过程中遇到困难时，能够依托信息网络平台得到帮扶医院提供远程教学、远程手术指导、远程医学影像会诊、远程病理诊断等帮助。三、工作内容：（一）为支援人员提供良好的工作、生活条件，并负责支援人员在支援工作期间的管理与安全。（二）为开展支援业务工作提供必要的人力、物力及财力支持，确保项目按期完成。根据贵州省卫生厅黔卫函（2013）168号文件经费保障机制，兴仁县人民医院2013年下半年对口帮扶工作专项经费为30万，以后每年对口帮扶工作专项经费为50万左右。（三）及时向支援医院反馈支援人员的生活和工作情况，对工作成绩突出的个人建议支援医院给予表彰和奖励。（四）及时与支援医院协商提出支援内容的变更要求。（五）每年到对口帮扶医院拜访至少一次，定期总结帮扶成果，查找问题与不足，讨论制定下一年的帮扶计划。（六）我院每季度向州卫生局医管处书面报告支援工作开展情况。

8月13日，兴义市人民医院专家组抵达县医院开展帮扶工作。

9月5日，县医院组织相关专业的医师分别到县屯脚镇中心卫生院及巴铃镇中心卫生院开展帮扶工作，帮扶期间分别完成学术讲座各2次、业务培训各2次。

同日，中国人民解放军第九四医院专家组专家抵达县医院，开展为期一个月的帮扶工作。

9月14日，县医院组织各专业业务技术骨干和九四医院专家组成的医疗队在县城内开展了义诊活动。

12月12日，浙江省湖州市中心医院专家组将莅临县医院，开展为期半个月的帮扶工作。

第二节　救灾抢险

救灾和抢险，其内容相互关联，险情发生往往产生灾情，所以抢险的同时就是救灾，救灾有时就是抢险。

一、20世纪部分年份开展的工作

1959年，通过政治学习，提高了县医院职工的思想觉悟，城郊管理区食堂、民房发生火灾，全院职工发扬共产主义风格，一马当先，奋不顾身，冒险抢救社里的粮食和群众的财产；县境暴雨成灾，损毁民房，职工冒雨抢救人民生命财产，抢救伤员及19名到县医院医治，当时院里的锅被风吹重物落下打坏，房屋漏雨打湿了衣物，大家吃不上饭和水，顾不上收拾自己的东西，抢险救人，毫无怨言。抢救危重病人，屈庆学、张文学、陈昌荣、曹柄翠、李友显、周启荣共献出鲜血1500毫升。

是年，县医院因受灾搬家，全院职工无偿劳动，仅用了三天就把家搬好。搬家的同时，还保证了病人的治疗和伙食。此外，县医院还组织职工参加了县里组织的抗旱保苗、三秋生产、积肥运动等社会工作。

1960年，为了开展救灾工作，县医院成立民兵组织，要求出操经常化，进行队列分级训练，作好抗旱、下乡搞卫生及中心工作的准备。4月11日，明确了该组织形式与排领导，全院建立两个排，第一排排长为雷陪华、马兴昌，第二排排长为夏宗泽、卢启志。5月1日，县医院民兵参加了兵役局（今人武部）组织的实弹射击后，到农村参加抗旱工作。

1975年7月，县医院派员前往贞丰县牛场抢救抗旱遇险病员，受到县委的通报表扬。县委1975年7月29日发出的通报《为表扬抢救贞丰县抗旱遇险贫下中农而战斗的聂益民、屈庆学、王家骧、张旭新四同志》载：在全县认真学习无产阶级政治理论的热潮中，县医院支书聂益民、革委副主任屈庆学、医生王家骧、驾驶员张旭新等四同志，学理论，见行动，在协助贞丰医院抢救牛场区因抗旱抽水中毒的三十一名贫下中农战斗中，以高度的革命主任感，发扬了革命战争时期那么一股劲，那么一股革命热情，那么一种拼命精神。

具体的情况是：7月27日晚上10时许，县委接到地区的电话：要求县立即组织医疗队前往抢救贞丰牛场区为了抗旱抽水中毒的贫下中农。县委马上部署县医院组织精干医疗队，支书聂益民同志接到命令后，不顾自己身体有病，和屈庆学、王家骧一起以临战的姿态仅在十五分钟内，就把抢救的药品、器械准备就绪，驾驶员张旭新同志以最快的速度将救护车开到出事地点。县的救护车一到，就协助区医院往贞丰县医院，投入了抢救病人的战斗。到了贞丰县医院，屈庆学和王家骧不顾路途疲劳，和贞丰县医院的医生们一起研究了抢救方案，并对四名危重病人采取了医疗措施，一直到基本脱险，他们才去休息，当时已经是凌晨四点多钟。凌晨六点时，屈庆学、王家骧又与地区医院的救护队参加会诊，一直看到贫下中农都脱离了危险才休息。在这次抢救三十一名中毒的贫下中农的战斗中，聂益民、屈庆学、王家骧、张旭新等四位同志，怀着深厚的无产阶级感情，闻风而动，以高度的革命主任感投入战斗，特此给予通报表扬。县委号召全县干部、职工向他们学习，在全县掀起有关学理论，抓路线，促抗旱灭虫夺丰收的新高潮。

1977年，县境连续发生砷、铊中毒事件，县医院按照县的安排，派出业务人员参与开展抢救等工作。

有资料载：县交乐公社因烧用含三氧化砷煤，引起899名群众慢性砷中毒，在华主席为首的党中央亲切关怀下。省、地、县各级党委非常重视，亲临现场了解情况，并组织了一百余人的医疗队深入病家抢救。同时对挖回的生活用煤作深埋禁用处理。除少数中毒病人还有轻度症状外，其余均安全恢复了健康。投入了轰轰烈烈的批判"四人帮"和农业学大寨运动。但是，据了解，最近有如下情况：1.原深埋禁烧的三氧化砷的煤已大部被群众挖取烧用；2.原禁止食用的已被砷污染的食品被食用；3.对不明是否含有三氧化砷的煤洞又在开采使用，据反映有两名麻风病人在开采；4.目前又发现砷中毒新发病人26人。我们认为，若让上述情况继续下去，势必再次引起三氧化砷慢性中毒。给革命和生产带来危害，对群众生命健康造成损失，后果是严重的，卫生部门已组织人员防治，鉴于处理好上述情况，不是卫生部门可以办好的，故特请示报告县委，请县委责成雨樟区委和交乐公社党委做好群众工作，严禁烧用含三氧化砷的煤，已挖走的要动员深埋处理，对新开采的煤洞要做化验，鉴定不含砷方可开采烧用，对患有传染病的人不宜在煤洞开采，以免对群众健康造成危害，对一小撮阶级敌人的砷中毒浑水摸鱼，进行破坏，妄图使中毒情况继续扩大的要坚决予以打击和法办。

又载：1960年，县巴铃区回龙公社发生120余名群众重金属铊中毒，症状为四肢酸软、恶心呕吐、消瘦、一夜之间头发脱尽、视力减退甚至双目失明，严重的昏迷不醒甚至死亡，当时省、地卫生部门诊断为重金属铊中毒，系饮用由回龙后山流下的一股溪水所致，后用水管接通未含有铊的水源进行供水，并用二磷基丙醇等积极治疗，很快控制了中毒情况的蔓延。1974年，中国科学院地化所到回龙调查中毒情况鉴定除后山溪水含有大量铊外，每公斤莲花茶中含铊7.5毫克，每公斤牛皮菜中含铊6.48毫克，每公斤土豆含铊11.4毫克等，当地粮食均有不同程度的含铊量。1977年4月份以来，铊中毒病人又在回龙公社发现，目前已有41个中毒病人，其中重危者14人，重度中毒者21个，轻度中毒6人，已有8个重危病人住院抢救。

鉴于上述情况，地区防疫站、县防疫站和区卫生院已分别组织人员抢救。县委副书记焦文国同志和科教办、卫生局的负责同志均到现场看望了病人，提出了预防和治疗的措施，我们认为要及时抢救好41名铊中毒病人，使来年不再发生。必须立即组织有回龙公社党委书记、区卫生院负责人和原先防疫站负责人参加的防治铊中毒领导小组，加强卫生宣传和铊中毒有关知识宣传，对重危病人集中住院治疗，轻、中度中毒者定时治疗，收集现有铁管，差的可用竹筒代替，立即修复水管让群众饮用不含铊的水源；由于当地食物中不同程度的含有铊，故做好每年和外地更换种子（本地一律不得留用本地种子）口粮等工作，让毒物分散，不致引起中毒；适当解决好中毒病人的粮食供应和其他物品的供应工作，增加抵抗力，使之早日恢复健康。

上述两种矿物中毒事件，县医院均全部参加了调查、防治、抢救工作。

2001年8月，患者杨某某被刀砍伤造成开放性血气胸，左肺下叶裂伤，第八、九肋骨骨折，低血容性休克，生命危在旦夕，患者父死母改嫁，无家属签字手术和负责医药费用，县医院经请示县、卫生局领导及城关镇派出所后，全力进行手术抢救，后经10多天的精心治疗及护理，患者康复出院，医药费用达4000多元县医院全免。

是年抢救鲁础营中学食物中毒学生11名；各种车祸事故伤员数百名。

2005年1月20日，县境新马场乡长菁村发生急性食物中毒事件，导致5人中毒、1人死亡，鉴于事故的严重性，为抢救患者生命，县医院成立以黄幼麟为组长；车骏、张亚雄为副组长；吴丽茗、汪明华等为成员的抢救小组。

2月13日，因县境发生特大交通事故，县医院接到报警立即赶往现场急救，有伤员5名住院，县医院成立抢救小组，黄幼麟为组长；孔令荣、夏德茂为副组长；肖兴斌、敖学斌等为成员。

2008年2月1日，由于县境气候恶劣，冰冻灾害严重，受灾受困群众多，县医院根据县人民政府2008年2月1日上午10时召开的紧急会议提出的要求，县医院作为医疗救治单位必须参加抗冻防雪救灾工作，县医院作出工作安排：一、成立抗冻防雪救灾医疗工作领导小组：组长：孔令荣；副组长：吴兴碧、车骏、吴文惠；成员：由各科主任、护士长组成；下设办公室，办公室主任由李金平兼任。二、各医疗救治组组成人员：1.进驻县汽车站组：组长：车骏；副组长：吴文惠、罗光敏、谢春梅；成员：内科、儿科医护人员组成。2.外科、妇产科组：组长：孔令荣；副组长：肖兴斌、宋国志、张永周、白宁菊；成员：由外科、妇产科和手术室医护人员组成。3.后勤保障组；组长：

吴兴碧；副组长：伍志权、郑昌贤；成员：由院办公室、总务、财务、药剂等科室组成。三、工作要求：全院所有人员必须24小时保持通讯工具通畅，随叫随到，服从调遣。

此后，县医院按照县的安排，积极组织全程参加了县的抗凝冻灾害活动。

4月，县境田湾中学发生学生食物中毒，县医院组织进行抢救，县医院2008年党的基层组织建设年活动工作简报第二期以"争分夺秒抢花朵，众志成城平险情"为题，作了报道。该文载："4月23日上午9时，我院接到县政府电话通知，田湾中学学生发生食物中毒（初步预测），要求县医院派医务人员前往诊治。院领导立即组织内科、儿科、急救等十名精干医务人员组成医疗组，带足必备的治疗、抢救药品火速赶到现场，对有相应症状的46名学生进行详细检查。县委书记桑维亮、主管县长王琴等到现场指导，县卫生局、监督所、药监局、教育局、公安局、工商局等到现场进行了相关调查，根据学生就餐及所发生的症状等相关分析，考虑为细菌性肠炎。给予了抗炎、对症及支持治疗后症状缓解。在县委、县政府的支持和多部门的共同努力下，中毒学生情绪稳定，没有出现病情进一步加重或出现新增病例，也未造成严重后果和不良影响。通过此次事件映射出我院医护人员，特别是广大党员，积极响应政府号召，认真履行全心全意为人民服务的神圣职责和救死扶伤的使命，以保障人民群众生命安全和身体健康为己任。在正直党的基层组织建设年活动开展之年，通过对我院广大党员干部的思想、政治和职业道德教育，我院党员干部队伍的思想、政治素质得到进一步的提高，为人民服务的本领得到进一步的加强，基层组织建设取得了一定的成绩。我们将抓住党的基层组织建设年活动这个契机，着力抓好、抓实我院党的基层组织建设。使我院广大党员干部和职工逐步成为一支高素质、本领硬、服务优的医疗队伍。"

5月12日14时28分，四川省阿坝州汶川县发生8级大地震，造成特重大地震灾害。县医院为贯彻落实县抗震救灾有关会议精神，开展了献爱心活动等，县医院总结载："一、医院支部于2008年5月15日组织召开了医院中层领导干部及全体在职党员会议，传达了中央和国务院抗震救灾的重要指示。做到了随时准备投身灾区抢险的思想动员工作。同时强调：坚守岗位、尽心尽责工作就对灾区工作的支援，党员领导干部要带头做好灾区舆论工作做到不造谣、不传谣。在全国悼日期组织悼念活动。二、积极组织献爱心活动，在2008年5月15日会上作向灾区献爱心倡议，倡议发扬'一方有难，八方支援'的精神。宣读张贴倡议书，积极组织医院职工献爱心，共有187人捐款，为灾区捐款人民币15070元，医院向灾区捐款5000元，合计向灾区捐款20070元。三、积极参与灾区救工作。按州卫生局指示，医院派救护车一辆，3名工作人员到贵阳转运灾区伤员，现已圆满完成任务返院工作。"

10月22日，县实验幼儿园幼儿在园内玩耍时误食铁树果，有数名中毒，被送到县医院抢救。为确保患儿得到及时有效治疗，县医院制定了救治工作应急方案，成立以吴文惠为组长，孔令荣等为副组长，岑曲春等为成员的领导小组，提出救治方案3条6款，积极开展救治。

是年，县医院为加强院前急救工作，提高急诊工作水平，加强了"120"急救中心的工作，规范了救护车辆的使用和停放，杜绝了车辆在外乱停乱放现象；建立并完善了120院前急救工作制度，随车出诊的医护人员均按医院规定进行了院前急救知识培训和考核，提高了120中心医护人员院前抢救诊断水平，120中心全年出诊1500余人次，行车267780余公里，为县境急诊医疗服务起到了重要作用。

2009年2月25日，因县人民政府启动森林防火蓝色预警，县医院制定了森林防火救护应急预案，成立以孔令荣为组织，车骏等为副组长、肖兴斌等为成员的领导小组及医疗组；以谢春梅为组长、白宁菊等为副组长、胡常莹及各科室护理人员为成员的护理组；以孔令荣为组长、车骏等为副组长、肖兴斌等为成员的专家组；以胡常莹为组长、邓华志等为副组长、急救组所有人员为成员的急救小组；

以吴兴碧为组长、伍志权等为副组长；夏永江等为成员的物品供应、后勤服务组。要求面对灾情畏缩不前或临阵脱逃的、不听指挥。延误救治时间的、擅离职守或工作消极的、违反规程草率马虎和操作不当致使救治不及时的给予当场训诫、口头警告、行政处分、就地免职直至依法追究刑事责任。预案制度后，随时准备听后县的调遣，参加森林防火救护工作。

2010年3月3日，县林场发生森林火灾，接上级通知后，护理部立即组织急诊科、普外科全体护理人员进行救治。

4月5日，因自2009年9月以来，县境持续干旱造成严重旱灾，县医院组织职工在院内进行了救灾捐款仪式，全院职工包括临时性的清洁工及保安人员均献出了爱心。

5月4日下午，红井田出现油罐车爆炸事件，接通知后，县医院护理部立即组织急诊科、普外科全体护理人员全力以赴抢救伤员，无一人死亡。

6月28日，关岭县出现山梯滑坡，接到县的通知，县医院立即抽派"120"护理人员参加州卫生局救治队赶赴到关岭参加救治，持续18个多小时。

是年，县医院120急救中心医护人员提高院前抢救诊断水平，全年出诊1600余人次，行车367780公里。

2011年，县医院完成煤矿突发事件、交通突发事件等抢险10余起；收治"三无"人员8名。

2012年3月26日，县医院成立巴铃镇木桥小学食物中毒紧急救援医疗小组，工作任务和要求是竭尽全力为中毒者进行抢救和治疗并先行垫付医疗费用，必要时请上级专家对中毒者进行会诊，做好中毒者家属的思想工作，使其积极配合医院进行救治工作，儿科在近期内做好准备救治突发中毒人员。据此，县医院对县境巴铃镇木桥小学食物中毒师生进行了紧急救治。

5月19日，为及时有效地抢救校园意外伤害人员，避免受伤人员死亡及身体残疾等严重后果，县医院根据国家法律、法规要求，制定校园意外伤害应急预案，成立以孔令荣为组长的领导小组、以吴文惠为组长的抢救治疗组等组织，并提出保障措施若干条。

9月5日，县医院为了贯彻落实黔西南州检察院、卫生局关于《建立办案安全'绿色通道'的通知》精神，成立以孔令荣为组长，车骏等为成员的工作领导小组，决定开通24小时急救电话（6217120），接到求助电话后立即到办案区开展救助。对于案情重大、身体有疾病需要入院紧急救治的涉案人员，由检察机关办案人员护送，医院通过"绿色通道"有限救治，免除排队、挂号、交费等程序。凡涉及办案"绿色通道"诊治病历的相关人员，要严格遵守保密规定，对涉案人员的姓名、案情和病情登记进行保密，因此产生的一切费用由检察机关一次性结算给医院。

2013年，3月24日组织抢救县陆关工业园区工人食物中毒12人次；4月27日组织抢救鲁础营中学学生食物中毒22人次；7月3日组织抢救县城内学生食物中毒22人次；9月15组织抢救民建乡儿童食物中毒5人次。

第十章 人 物

县医院作为技术业务部门，其志书人物除开行政人物外，尚有技术人物。本志按照中华人民共和国国务院颁行的《地方志工作条例》规定的有关原则，对各类人物分别立传、简介、录名，以彰显其为县境杏林奉献的功绩而启后来者。

第一节 人物传略

县医院的行政人物有的兼为技术人物，在此一并书写；县医院在兴仁与贞丰合并时原贞丰医院领导亦为县医院领导，分县时这些领导回贞丰，本志不越界而书。

程德华（1926—1988） 原名程吉人，男，汉族，江苏省泰县古高区复兴庄人。1946 年 6 月在吉林省蛟河县入伍，1947 年加入中国共产党，1951 年入朝作战，历任吉林军区、东北东满军区、东北人民解放军第四野战军、中国人民志愿军四十七军战士、班长、排长、副区队长、政治指导员、政治协理员等职，1956 年授上尉军衔。因作战勇敢，曾立特等功、大功、小功各 1 次。1957 年转业到兴仁工作，任县卫生科副科长，1961 年元月调任县医院院长，1963 年 6 月调任县文教局（今教育局）副局长至 1967 年 5 月，后曾任县科技局副局长、科委副主任、民政局长等职。

程生活简朴，平易近人，善于做职工政治思想工作，热情接待来访者，以理服人，以情动人。关心职工疾苦，职工有困难，尽力帮助解决；暂时解决不了的，给予安抚。他为人的品质、工作的作风受到职工称道和敬仰。

1986 年离休后，在县干修所家中颐养天年，1988 年因脑溢血医治无效逝世，葬于县公墓。

杨世洪 男，汉族，1930 年 10 月生，安徽太和人，小学文化。1947 年 5 月参加国民政府军，为太和民国自卫队队员，是年 7 月该自卫队为中国人民解放军解放，杨随部队参加中国人民解放军，为华北野战军 49 兵团战士，1949 年 8 月加入中国共产党。1958 年转业地方，到县百货公司工作，后任县城关区供销社主任，1971 年 3 月调任县医院革委会主任；1975 年 4 月调任县百货公司党支部书记，1985 年 5 月离休，享受副县级待遇，后病逝于兴仁，葬于县公墓。

杨虽然为"文革"干部，却不是靠造反起家，工作踏实努力，为县医院的政权过度，起到了承上启下的作用。

汪克礽 男，汉族，1936 年 12 月生，贵州安顺人，大学文化，副主任医师。1957 年以前在安顺读书，1957 年至 1962 年在贵阳医学院读书，毕业后分配到县医院工作。1983 年加入中国共产党，为县第五、第六届政协委员。1979年12月任县医院外科副主任；1984年任院长，后曾调任县卫生局副局长，再回县医院任院长；1997年9月享受正科级干部待遇，不再担任县医院院长，是年退休。2012年病逝于兴仁，葬于县公墓。

汪为县境第一位有名的外科专家医师，医术精湛，擅长外科手术，特别是脑外科等手术，是为其在县境首例开展。其为兴仁县境医疗卫生事业的发展，为人民群众的身体健康，做出了不可磨灭的贡献，其功绩值得记取，标于汗青。

王　新　男，汉族，1926年5月生，山东肥城人，高小文化，1040年2月加入太肥山区解放军预备队，任通讯员1942年2月参加中国人民解放军，1947年任解放军鲁西一分区阿防团医生，1950年随军南下，任西南军区军械部医生，1958年转业兴仁工作，任县政府卫生科副科长，1959年10月，县人民委员会任命其为县医院副院长（主持工作），1962年7月调县卫生科，至1966年5月任县卫生科科长，"文革"运动开始后被夺权，后在县卫生局退休，病逝于兴仁。

王工作积极肯干，身先士卒，为县境医疗卫生事业的发展，做出了一定的贡献。

王端玉　男，汉族，1929年5月生，山东泰安人，小学文化。1946年10月参加中国人年解放军，为冀鲁豫军区独立旅一团战士，1947年6月加入中国共产党。1950年随南京军大西进南下贵州，6月抵达兴仁地区。任普安县解放军武装区中队队长；1952年调任兴仁县雨樟区人民武装部副部长；1953年9月转业地方工作，任县医院副院长。1956年调任县卫生科副科长；1957年调任县人民检察院检察员；1966年调县水电局，为水电局供电所工作员；1985年离休，享受副县级待遇。2013年元月因病逝世，葬于县公墓。

王不计个人得失，随遇而安，为兴仁的政权建设、稳定以及医疗卫生、水电等事业的发展，尽到了一定的努力，值得敬仰。

刘　涛　女，汉族，1921年12月生，山东菏泽人，初中文化。1941年参加革命工作，为山东齐宾县抗联工作员，同年加入中国共产党，1949年随部队南下贵州。1950年4月为兴仁地委工作队队员，参加兴仁地区的政权建设。是年10月任兴仁县第一区（屯脚区，包括原四联乡、城关镇在内）组织委员；1952年10月调任县委组织部干事；1954年4月调任县妇女联合会主任；1963年2月调任县医院行政副院长。在县医院工作期间，1964年3月县医院鉴定的小组对其鉴定的意见是：对党的方针政策执行坚决，艰苦时期表现好，能与群众共甘苦，工作认真负责，能坚持原则，了解情况和处理问题较及时，生活作风能艰苦朴素。缺点是有时性情较急躁，方法较简单。1971年任县卫生局局长；1973年任县科教文卫办公室（"文革"机构）主任；1976年10月县科教文卫办公室撤销后在县卫生局工作。1982年离休，后因病在兴仁逝世，葬于县公墓。

刘于中华人民共和国建国前参加革命工作，对党忠诚，意志坚定。南下贵州后，对兴仁地区的政权建设、组织建设，特别是县境的医疗卫生事业尽到了努力，做出了奉献。在"文革"中受到不公正的待遇，被夺权后下放到挂号室挂号，不计个人得失，尽心尽力工作，数十年如一日，把青春献给了兴仁人民，值得敬仰。

周新斋　男，汉族，1917年生，河南省商丘县人，小学文化。1947年参加民国政府军，1948年11月在淮海战役中解放，参加中国人民解放军，为解放军17军49师147团1营2连战士。1950年南下到兴仁，参加政权建设工作。退伍后，历任雨樟、巴铃、大山等区委委员、区组织干事，1960年调任县委招待所主任；1961年调任雨樟区副区长；1962年4月调任县医院副院长；1971年调任县自来水公司主任，退休后因病逝世，葬于县公墓。

周在兴仁奉献了一生的青春，为兴仁各项事业的发展做出了一定奉献。

王向前　男，汉族，1931年7月生，贵州兴仁人，初中文化。1949年8月参加革命工作，为中国人民解放军滇桂黔边区纵队罗（云南罗平）盘（贵州盘县）区兴仁地下党工作员，是年12月经地下党领导何也平介绍参加中国共产党。1950年2月，在解放军兴仁办事处工作；是年县人民政府成立后，在政府工商科工作；1957年3月任格沙屯区（今雨樟镇）副区长；1958年调县文化馆工作；1961年调到县医院工作，任医院会计；1979年5月任医院副院长；1981年6月离休，后因病逝世，葬于县公墓。

王作为县境的老干部，为兴仁的和平解放、政权建设都做出了贡献；为县人民医院的发展，尽到了最大的努力。

隆朝海 男，汉族，1934年2月生，四川丰都人，大专文化。1949年7月参加民国政府军，为第100团二等兵；1949年11月部队被解放后参加中国人民解放军，为解放军137团卫生员；1950年在贵州玉屏县加入共产主义青年团；1951年11月至1955年12月任137团卫生连指导员；1953年12月在贵州黄平县加入中国共产党。1956年元月至10月年在贵州省军区预备役军官学校受训后，转业到遵义化工厂当医生；1957年在贵阳医士学校学习1年；1958年至1961年12月在遵义医专学习；1962年元月调到兴仁县医院工作。1968年3任县卫生系统革命委员会副主任委员；12月任县卫生系统革命委员会清理阶级队伍领导小组组长；1972年9月任县医院革命委员会副主任；1979年7月任县医院副院长；1980年12月至1988年8月任县医院党支部书记。1988年8月在县医院退休，后病逝于兴仁。

隆在县医院为外科副主任医师，医疗技术高，工作作风严肃，为推动县医院的工作，尽到了应有的努力。

刘明亮 男，汉族，1941年6月生，贵州兴仁人，小学文化。1958年3月参加中国人民解放军，1960年加入中国共产党，1979年12月转业地方工作，任县人民医院副院长，1993年11月调任县防疫站党支部书记直到退休，后病逝于兴仁。

刘作为解放军部队退伍的本地干部，热爱家乡，热爱本职工作，在县医院工作期间，忠于职守，受到职工好评。

屠声逊 男，汉族，1936年5月生，贵州兴仁人，初中文化。1950年参加中国人民解放军，在某部49师卫生处任卫生员，1954年转业到县医院工作，为放射医师。1981年被县委组织部任命为县医院门诊部主任；1984年被任命为县医院副院长，1988年8月退休，后病逝于兴仁。

屠是县境知名的放射师，技术精湛，态度和蔼，为人称道。

第二节 人物简介

按照《中国地方志工作条例》规定"生不立传"的原则，曾任过县医院领导及技术人物今健在者，在本节简介，以彰其勋；中华人民共和国建立前为县境的医疗卫生事业做出过贡献者，无论生死均简介之，以记其名。

一、民国人物

民国县境杏林人物，有的在县境解放后参加革命工作，其解放后的经历亦酌情述之。

1. 兴仁卫生院

王保三 男，33岁（以1950年医师从业人员登记表所载情况计，下同），湖北南漳人。杭州东方医院、民国 IIA 卫生人员训练班、军委会驻滇干训团军医训练班等处毕业，曾任民国别动队军医处、280 医院、贵州集训营、滇黔绥靖公署军医；贵州关岭县六马卫生所主任；关岭卫生分院院长；兴仁卫生院院长等职。解放后为兴仁县人民政府第一任卫生科科长兼任兴仁专区第一人民医院院长，后随专区迁往兴义。

肖鹏举 男，31 岁，四川大足人。四川医专、民国军委会驻滇干训团军医训练班等处毕业，曾任四川资中宏仁医院、叙永仁德医院医师；民国军委会驻滇干训团军医清真卫生院医师等职，为兴仁卫生院医师。

肖特枝 女，36 岁，江西九江人。南昌高级护士学校毕业，曾任南昌妇幼医院、贵州平坝卫生所护士；江西九江医院、南昌医院门诊部重庆公济医院、云南铁路附属医院、贵州高级医院护士长；贵州关岭卫生所所长兼法院法医；西南公路局东山医院助产士等职，为兴仁卫生院助产士。

王素蓝 女，23 岁，贵州关岭人。贵州医职学习肄业，曾任关岭卫生院助产士，为兴仁卫生院护士。

魏兆麟 男，45 岁，河南淅川人。民国军政部军医预备团军医训练班结业，曾任军队一等佐军医、二等正军医、兴仁沙八工务总段医师。1945 年 10 月在县城警光路 17 号开办"复兴诊所"，该诊所主要业务有皮肤、性病、眼耳鼻、内科疾病诊治；有从业人员医师 1 名，助产士 1 名（系魏之夫人），为兴仁县卫生院特约医师。

吉祥福 男，31 岁，陕西人。陕西省立医科学校毕业，曾任西北卫生大队大队长、医师，在县城东正街 2 号开业行医，为兴仁县卫生院特约医师。

2. 济群医院

该院成立于 1949 年 10 月，由王西岳等人在县城解放东路 2 号集资开办，设董事会进行管理，股东会推选王西岳等 13 人为董事会董事，王为董事长。董事会每月召开一次会议，讨论医院应兴应革事宜及审核财务账目；院内设院长 1 名管理全院事务并负责门诊等医疗事宜，有医师 1 名负责门诊出诊，有护士 2 名负责护理工作及环境卫生，有会计 1 名负责管理账务、出纳、伙食等事宜。1953 年，济群医院并入县卫生院，人员参加革命工作。济群医院原从业人员有：

单仲南 男，33 岁，湖南平江人。湘雅医学院肄业，抗战期间曾任军医主任、卫生队长等职，1949 年到贵州安顺济群诊所任医师，后到兴仁济群医院任院长，主治医师。

张广汉 男，38 岁，江西万载人。贵阳卫生勤务训练所第二十一届调剂班结业，曾任民国军政部第十五陆军医院（后方医院）一、二等佐军医，1949 年到兴仁济群医院任医师。

龙天民 男，29 岁，贵州天柱人。民国陆军军医学校附属高级护士学校药剂科肄业，安顺国立贵州大学附设工业职业学校毕业，1949 年秋到兴仁济群医院工作，任司药兼护士。

潘光宣 男，22 岁，贵州天柱人。天柱师范学校结业，曾在安顺济群诊所服务，1949 年秋到兴仁济群医院从事护士工作。

谭振鑫 男，36 岁，湖南浏阳人。宏济医院附属医科专修班结业，曾任军医、卫生所主任、铁路医院助理医师、在县城中正中路 16 号开业行医。1950 年到济群医院工作，任助理员，1953 年随济群医院合并到县卫生院参加革命工作，曾受到不公正待遇被打成"右派"及判处徒刑，平反后恢复工作，后在县医院退休。

宋如渊 男，汉族，1902 年生，四川荣县人。1956 年 10 月随县中医联合诊所合并到县人民医院参加革命工作后，一直在县医院工作，直到退休。1964 年 3 月县医院的鉴定意见：能带病工作，对中医科工作关心，经常提出合理化的建议，经常解答徒弟的疑难问题；缺点是有时个性较强。1968 年 6 月 17 日病逝于兴仁。

3. 个体从业人员

个体从业人员有的兼任济群医院医师，后随济群医院并入县医院参加革命工作。

（1）西医

吴性初 男，53岁，安徽合肥人。1919年5月至1923年6月在上海同德医专读书，同德医专卒业。1923年8月至1925年7月在安徽巢县柘皋镇设立中南医院；1925年12月至1928年7月在河北陆井县煤炭公司工人医院任医师；1931年8月至1937年12月在安徽赈济会医疗组人医生；1938年2月至1939年2月因日寇入侵举家逃到湖南；1939年3月至1942年8月任湖南东安国民政府165后方医院第二分院主任医师兼指导员；1942年10月至1944年8月任国民政府中央赈济委员会第九救济医疗组医师；1944年9月至1945年3月任赈济委员会第五巡回医疗队施诊队医师；1946年6月至1947年5月任贵州省桐梓县卫生院医生；1947年6月至1949年11月在贵州省诊疗所工作；1949年12月在兴仁开设性初诊所，上海同德医专卒业，曾任民国赈济委员会战时第五巡回施治队医师、中国急救战区儿童联合委员会贵州分会第二育幼院保健组长兼医师、贵州诊疗所医师等职。1949年12月在县城西大街25号开设"吴性初医务所"，该诊所主要业务是普通疾病诊治。1951年任济群医院医师，1953年5月任县医院医生，直到退休。

罗森林 男，45岁，四川江津人。民国川滇黔总司令部军医训练班结业，曾任中尉军医。1932年4月在县城警光路36号开办"森林药房"（附诊病），主要业务是售药、外科疾病诊治。

唐宏生 男，51岁，贵州贞丰人。民国十五年曾在贞丰开设宏济堂中药店并附带诊病，后到兴仁县城开设"健康药房"并诊病。

肖劲戡 男，49岁，贵州安顺人。安顺旧制中学毕业，曾任兴仁监狱看守所医师，1937年2月在县城解放东路开设"肖劲戡活人药房"（附诊病），主要业务是售药、普通疾病诊治。

游秉权 男，34岁，河南开封人。民国陆军第六路军军医训练班结业，曾任民国陆军团部司药、三等正军医少校队长，参加过缅甸抗战，淮海战役中获得解放后，到兴仁行医，1949年8月在东门外开设"秉权诊所"，从事普通疾病诊治。

王廷栋 又名王云甫，男，30岁，河南新蔡人。国立河南大学医学院毕业，医学士，曾任河南许昌信誉美国医院儿科医师，在县城罗家坝开业。

杨天祥 男，43岁，贵州贵阳人。贵州定黔军医学校毕业，为兴仁地方法院法医，业余为群众诊病。

（2）中医

王仲常 男，33岁，山东临沂人。国立山东大学毕业，兴仁中学教师，附营中医业务。1949年4月在县城南横路8号开设"王仲常诊所"，诊治普通疾病。

刘永志 男，45岁，四川三台人。简易乡村师范学校毕业，曾在四川合川县、重庆卢县、古宋县行中医业务，1945年11月在县城新兴路3号开设"刘永志诊所"诊治普通疾病。

姜明周 男，汉族，31岁，贵州兴仁人。兴仁中学高中部毕业，曾任小学教员，自幼自学中医，1942年在解放中路14号开设"伏农药室"（附诊病），业务是售药和普通疾病诊治。1956年10月随县中医联合诊所合并到县人民医院参加革命工作，是年被派任纳壁卫生所所长；1957年8月调任巴铃卫生所所长；1958年9月至1959年被组织派到贵阳中医进修学校学习；1960年1月至1961年11月在安顺专区医药卫生研究所工作；1961年12月调回县医院工作至退休。1964年3月县医院的鉴定意见：工作积极负责，对病人态度和蔼，肯钻研业务，带徒教学认真、热心并取得一定成绩；团结同志好。

叶光国 男，51岁，江苏栗水人。南京第四师范学校肄业，祖传中医内妇儿科，抗战期间在广西桂林行医，1945年日本投降后到兴仁，在田粮处任人事管理员，兼在文化路开业兼行中医。

曾学古 男，47岁，四川大足人。四川旧制中学毕业，1921年10月至1925年10月在本县跑马场"聚源恒药房"当学徒学习中医，1925年11月至1933年1月在该药房实习；1933年2月至1937年10月在本县龙水镇"寿恒春药房"任医生；1937年11月被拉兵离川，同月至1942年1月到兴仁"健康活人药房"任医生；1942年2月至1951年4月开设"寿恒春药房"；1951年5月奉上级指示开设"合营群康药号"，1954年4月又奉示改为"群康诊所"，1956年元月改组为兴仁"中医联合诊所"。1956年10月随县中医联合诊所合并到县人民医院参加革命工作。1964年3月县医院的鉴定意见：工作一贯认真负责，曾多次被评为先进工作者，对中医科的领导负责任，能以身作则，能经常与院领导联系；对徒弟教学热心，劳动观念强，虽然年纪大，经常上山采药；爱护公物。希望大胆负责管好中医科，加强督促检查。1964年后为县医院中医科负责人直到退休。退休后在兴仁住所颐养天年，后病逝于兴仁，曾的主要功绩是传承了中医文化，带出了多位中医师，为兴仁县境的中医药事业做出了一定贡献。

杨露甘 男，汉族，1900年生，四川遂宁人。成都国学专修科毕业，大学文化，在县城后街开业。1956年10月随县中医联合诊所合并到县人民医院参加革命工作，是年派驻屯脚联合诊所任负责人兼医师；1960年10月由屯脚调入县医院工作直到退休。1964年3月贵州省委组织部制发的《干部鉴定表》载县医院的鉴定意见称：工作认真负责，虽然年老却有干劲，经得住困难时期的考验。政治学习好，发言积极；对病人态度和蔼，一贯遵守规章制度。

朱仲茎 男，76岁，贵州兴仁人。其医师登记表载：幼进私塾，专读儒书；长习岐黄，解人疾苦。四十余载，不取脉资，谋福乡梓，城乡皆知。

民国县境中西医师的自然情况，系1950年国家进行医师登记，其本人的登记表所列，年龄为1950年的年龄。根据这些情况，可以推断县境中医诊疗，始于晚清；有确切史料记录，最早为朱仲茎，朱先生当为县境中医第一人。

二、兴仁县人民医院人物

1. 名中医

已在民国人物目录名者，解放后参加革命工作，亦为县境有名杏林人物，此不赘。

王开礼 男，县境潘家庄人，布依族。1962年在县医院学习中医三年期满出师任中医师，在县医院中医科工作；1979年12月至1989年任中医科副主任，后在县医院到退休，病故于兴仁。

王接受新生事物快，擅长于针灸和电疗技术，在县境中医界，有承上启下的作用。

焦明凤 女，汉族，县境县城人，1962年在县医院学习中医三年期满出师任中医师，一直在县医院中医科工作到退休，因病故于兴仁。

焦待人和蔼，擅长望闻问切，在县境中医界，有承上启下的作用。

2. 名西医

屈庆学 男，汉族，1930年生，辽宁辽阳人，主治医师。1948年2月参加中国人民解放军，在辽宁军区独立营当学员，1948年10月至1949年10月在第四野战军第42军125师卫生部学习，曾任125师卫生部医政科科员、125师卫生独立营军医，参加过辽沈战役。1950年10月为中国人民自愿军入朝参战，1953年2月回国。1954年加入中国共产党，1958年南下到兴仁，在县医院任医师。1959年、1960年因执行党的方针政策坚决，被评为先进工作者。1961年任县医院业务副院长，后卫生科口头宣布其主持工作；1969年被夺权，派到盘西铁路支援铁路建设；1972年回县医院工作，曾任县医院革命委员会副主任，1979年7月任院长；1983年2月调任县卫生局副局长。1984年5月退休，今在县医院宿舍颐养天年。

届擅长各科手术，医术精湛，为县医院的发展、壮大，为兴仁人民的健康和提高群众的健康水平付出了数十年的努力，贡献较大。

谢远舒 女，汉族，1937年4月生，贵州兴仁人。1958年至1962年在贵阳医学院学习，毕业后分配到兴仁县医院工作，历任医师、主治医师、副主任医师、内科副主任职务；分别于1984年8月、1987年9月、1990年9月在县政协兴仁县第五、第六、第七届委员会第一次会议上当选为副主席。1997年退休，今在县医院宿舍颐养天年。

谢为县境第一位行政职务最高的医生，第一位儿科专家，诊病独到，医术精湛。小儿疾病，有的她只看人一眼就知道问题出在哪里，或开给药方，或交给治疗方法，无不见奇效者。

黄幼麟 女，汉族，1950年9月生，贵州兴仁人，大专文化。中学毕业后为下乡"知识青年"，被安排到县境雨樟区交乐公社长箐大队龙湾小队（今雨樟镇长箐村龙湾村民组）插队落户，接受贫下中农的再教育。1973年9月被推荐到贵阳医学院读书；1976年10月毕业后分配到雨樟区医院任医生；1981年5月调到县医院工作。1987年3月任县医院儿科副主任，1990年7月任县医院门诊部主任，1992年任儿科主任，1993年8月任县医院副院长直到2006年退休，现居兴仁县城。

黄待人和蔼可亲，主攻儿科疾病，诊病准，见效快。

哈文德 男，回族，1956年10月生，贵州兴仁人，大专文化。1972年中学毕业后为下乡"知识青年"，被安排到县境农村插队落户，接受贫下中农的再教育。1974年9月被推荐到贵阳医学院读书。1977年7月毕业后分配到县医院工作。1986年任外科副主任；1989年任外科主任；1993年任县医院副院长，1998年7月调任县防疫站站长。

哈擅诊外科疾病及外科手术，操刀熟练，技术过硬。

3. 名药师

陈沐芳 女，汉族，1941年生，四川荣昌人。1960年9月至1964年8月在四川医学院药学系学习，毕业后分配到兴仁县医院工作，任药剂师，直到退休，今居兴义市。

陈为县境第一位药学大学生，药学功底厚，曾配制、研制出一些常用药剂，为兴仁县医院的发展、壮大做出了贡献。

夏宗泽 男，汉族，1937年9月生，贵州普定人。1954年8月至1957年7月在贵阳卫生学校学习毕业后，1957年8月分配到县医院工作，任药剂士，为县境第一位有学历的药剂人员。1964年3月县医院的鉴定意见：工作积极负责，业务熟练，能起带头作用，政治学习好，团结互助好，能积极参加文体活动。缺点是工作有时犯冷热病，思想斗争不够展开。1986年任药剂科主任，后在县医院退休，因病故于兴仁。

夏药学基础扎实，曾研制出一些常用制剂，为县医院的发展、壮大做出了贡献；待人和蔼，工作积极，受到干部、职工的称道、爱戴。

4. 名放射师

冯安陆 男，汉族，1936年9月生，浙江杭州人。1956年参加革命工作，在县医院任放射医生，边干边学，为县境第一位放射医生。1964年3月县医院的鉴定意见：工作认真负责，积极肯干，任劳任怨，不怕脏和累，能积极钻研业务，技术进步较快，对同志热情和蔼，生活较简朴。缺点是：参加政治学习不够，思想斗争展开不够。以后调离县医院。

冯为县境第一位放射师，开创了县境的放射诊疗事业，功不可没。

5. 名护士

王登国 男，苗族，1942年生，贵州黄平人，1960年8月在黔东南（镇远）卫生学校毕业后，9月到县医院工作，任护士；1962年12月任县医院护士长。曾兼任县医院团支部团小组长、宣教委员、组织委员、书记等职；

王为县境男护士、护士长第一人。1964年3月县医院的鉴定意见：工作认真负责，政治、业务学习均好，组织纪律性强，能开展思想斗争，团结群众较普遍。缺点是工作计划性差，发动群众不够。1965年改任医生，1979年12月至1989年任内儿科副主任，后在县医院退休，因病故于兴仁。

李惠兰　女，1929年生，山东高密人。1942年至1945年在牡丹江市铁路局机务段当工人，1945年8月至1947年3月在牡丹江市济民医院当看护，1947年4月参加中国人民解放军，在野战军第十八兵站医院三连任护士长，1950年7月至1952年8月在湖南省军区政治处卫生所当护士，1952年9月至1954年12月在海军部队当学员，1955年元月至1958年在青岛港务医院任护士长，1958年底至1961年转业到牡丹江市化工材料厂工作，1961年至1965年调到大庆卫生所任护士长，1965年8月调任县医院护士长，1977年5月4日县卫生局下文免去李惠兰护士长职务，改为医生职务，1980年调离县医院。

李在县医院工作，政治立场坚定，工作要求严格，爱护年轻同事，受到职工尊重。

张维英　女，汉族，1942年11月生，贵州贞丰人，中专文化。1959年到兴仁县医院开办的卫生学习学习1年毕业后，留院从事护理工作，1979年12月任县医院病房护士长，直到退休，今在县医院宿舍颐养天年。

张在县医院，护理技术熟练，工作一贯负责，为人公道正派，受到领导、职工好评。

6.部分退休人物（录名）

周大琼（女）、熊正娥（女）、黄明飞（女）、周锦芳、龚贤章、熊建德（女）、匡朝录、余永富、徐文龙、腾承懿、谢远胜、梁启权、罗时全、叶群芬（女）、王元华、田连生、张帮简（女）、屠小萍（女）、黄明英（女）、黄秀琼（女）、蔡洪美（女）、赵国芬（女）、黎雪华（女）、杜霞（女）、姜登业、吴良佐、杨秀英（女）、王明英（女）、熊建琴（女）、陈文兴、杨国英（女）、包华美、罗英琴（女）、林桂兰（女）、王家珍（女）、霍秀君（女）、陈作飞（女）、杨学翠（女）、熊建修（女）、张玉柱、龙光菊（女）、王克军、黄昌贵、张亚雄、曹尔洪、谢永年、童素芬（女）、岑永红（女）、张顺琼（女）、王群（女）、娄必应、夏禄礼、周培昌、曾庆鹤、毛昌珍（女）、袁仕芬（女）、周万春（女）、李国芬（女）、吕明秀（女）、蔡荣英（女）、崔玉怀（女）、熊帮秀（女）、魏淑英（女）、何厚珍（女）、杨丽华（女）、白美香（女）、吴淑新、凌泽秀、宋永华（女）、刘爱玲（女）、张家英（女）、陈瑞馨（女）、沈光洁（女）、钟桂云（女）、全心兢（女）、王克军、黄昌贵、徐德志（转业军官，多年任县医院事务长，故于兴仁）。

7.在职专家（兼有行政领导职务者在领导目已述，此不赘）

（1）坐诊副主任医师

胡安书　男，汉族，1973年7生，贵州兴仁人，毕业于贵阳医学院，骨科副主任医师。从事骨科工作10余年，擅长脊柱骨折脱位复位手术、腰椎间盘突出及四肢复杂骨折内固定手术，坐诊时间为周一下午。

宋国志　男，汉族，1973年2月生，贵州兴仁人，毕业于贵阳医学院，大学本科学历。妇产科副主任医师。率先在县境开展新式剖宫产术、无痛分娩、无痛人流及妇科疾病腹腔镜手术，曾获得黔西南州"新式剖宫产推广应用"三等奖，发病医学论文10余篇。从事妇产科临床工作10余年，具有扎实的妇产科理论基础和丰富的临床经验，擅长妇科不孕不育症、宫颈疾病、妇科肿瘤、内分泌失调等症的诊治及产科出血、妊高症等危重症救治，坐诊时间为周四上午。

刘桂桃　女，汉族，1974年5月生，湖南人，毕业于贵阳中医学院，中医针灸副主任医师。从事临床工作15年，擅长中医常见病、多发病的诊治及颈肩腰腿疾病的注射疗法和推拿按摩，坐诊时间为周二下午。

田维才 男，汉族，1974年10月生，贵州兴仁人，毕业于贵阳中医学院，硕士研究生文化，骨外科副主任医师，擅长骨外科疾病的诊断及治疗。

敖学斌 男，回族，1976年12月生，贵州兴仁人。毕业于贵阳医学院临床专业，大学本科学历。到县医院工作至今，多次到省内省外进修学习：2000年在昆明医学院第二附属医院普通外科进修一年；2003年在贵阳医学院附属医院普通外科进修一年；2006年在贵阳医学院附属医院腹腔镜中心进修半年；2009年在广州医学院第一附属医院微创中心普外科腹腔镜技术研讨班进修一月。为县医院普外科副主任医师，在国家级期刊发表医学论文《医源性肝外肝管损伤7例分析》、《微创切口治疗小儿腹股沟斜疝的体会》等论文3篇，从事普外科工作近20年，率先在县境开展腹腔镜微创外科手术、无张力疝修补术及微创切口治疗小儿疝气技术，擅长肝胆、胃肠、疝外科的诊治及腹腔镜手术，坐诊时间周四下午。

潘进美 女，回族，1974年4月生，贵州兴仁人，毕业于贵阳医学院，大学本科学历。妇产科副主任医师。在国家级及省级期刊发表医学论文4篇，从事妇产科工作10余年，理论知识扎实，在妇产科常见病及多发病诊治方面积累了丰富的经验，擅长各类妇产科急症的抢救，各类产程的处理，坐诊时间为周四上午。

王 敏 女，汉族，1973年2月生，贵州兴仁人，毕业于贵阳医学院，大学本科学历，产科副主任医师。能熟练诊断处理异位妊娠、产科失血性休克、产程异常处理、子宫破裂及其他产科并发症及合并症，擅长诊治盆腔炎、慢性宫颈炎、前庭大腺囊肿、月经不调及各种妇科常见病、多发病及危急重症。在国家级及省级医学刊物发表医学论文多篇（未坐诊）。

注：主任医师孔令荣亦坐诊。

（2）坐诊主治医师

岑曲春 女，布依族，1975年11月生，贵州兴仁人，毕业于遵义医学院，儿科主治医师。长期从事儿科工作，积累了丰富的临床经验。生产儿科各种常见病、多发病及危重症、疑难杂症的诊治，诊治时间为周六上午。

刘 洪 男，汉族，1976年7月生，贵州兴仁人，毕业于遵义医学院，心内科主治医师。在省级期刊发表医学论文1篇，从事内科工作10余年，擅长心血管疾病及常见急重症的诊治，坐诊时间为周日下午。

刘祖慧 女，汉族，1975年4月生，贵州兴仁人，毕业于白求恩医科大学，儿科主治医师。从事儿科工作10余年，擅长新生儿科、儿科常见病、多发病的诊治，坐诊时间为周六下午。

罗光敏 男，汉族，1972年9月生，贵州兴仁人，毕业于贵阳医学院，内科主治医师。从事内科、急诊科工作20年，擅长微创颅内血肿微创清楚手术、急危重症救治，坐诊时间为周日上午。

王朝阳 男，布依族，1967年5月生，贵州兴仁人，毕业于贵阳中医学院，中医科主治医师。从事中医工作20余年，擅长中医辨证施治内科疾病，坐诊时间为周四上午。

吴洪兵 男，汉族，1977年6月生，贵州兴仁人，毕业于遵义医学院，内科主治医师。中国医师协会呼吸内科分会委员，从事内科工作10余年，擅长内科常见病、多发病诊治及急危重症的抢救，坐诊时间为周三下午。

曾 刚 男，汉族，1977年2月生，贵州兴仁人，毕业于遵义医学院，骨科主治医师。擅长髋关节炎、膝关节炎、股骨头缺血坏死等关节疾病诊治及复杂骨折内固定手术，坐诊时间为周五下午。

赵卓飞 男，汉族，1975年8月生，贵州兴仁人，毕业于贵阳医学院，泌尿外科主治医师。长期从事泌尿外科工作，擅长泌尿外科常见疾病的诊治及泌尿外科微创手术，坐诊时间为每周一上午。

周　旸　男，汉族，1979 年 12 月生，贵州兴义人，毕业于贵阳医学院，普外科主治医师。长期从事普外科临床工作，有丰富的临床工作经验，擅长普外科常见疾病诊治及微创腹腔镜手术，坐诊时间为每周六下午。

（3）主治医师

陈金燕　男，汉族，1978 年 6 月生，贵州兴仁人，毕业于遵义医学院，骨科主治医师。擅长关节外科疾病诊治及四肢复杂骨折内固定手术治疗。

谷学秀　女，汉族，1979 年 8 月生，贵州人，毕业于贵阳医学院，消化内科主治医师。从事内科临床工作 10 余年，擅长于消化系统疾病、肝胆疾病及心血管系统疾病的诊治。

黄光祥　男，汉族，1976 年 8 月生，贵州兴仁人，毕业于遵义医学院，普外科主治医师。长期从事普外科工作，能熟练进行普外科各种疾病的诊治，擅长肝胆胃肠外科疾病的治疗和腹腔镜应用。

匡华明　女，汉族，1981 年 7 月生，贵州人，毕业于遵义医学院，妇产科主治医师。长期从事妇产科工作，有临床治疗积的丰富经验，擅长各种妇科常见病的诊断和治疗。

令狐克祥　男，汉族，1978 年 4 月生，贵州兴仁人，毕业于遵义医学院，外科主治医师。从事脑外科工作 10 余年，擅长脑外科常见病及多发病的诊治。

刘宽秀　女，汉族，1975 年 7 月生，贵州人，毕业于贵阳医学院，内科主治医师。从事内科各种 10 余年，有较丰富的临床经验，擅长心血管病、传染病诊治。

孙熙莲　女，汉族，1981 年 7 月生，贵州人，毕业于贵阳医学院，妇产科诊治医师。擅长妇产科常见病、多发病、疑难病诊治及妇产科急危重症的抢救。

汤正现　女，汉族，1978 年 2 月生，贵州人，毕业于遵义医学院，口腔颌面外科主治医师。擅长口腔颌面外科及口腔内科常见病、多发病的诊治。

王顺灿　男，汉族，1975 年 8 月生，贵州兴仁人，毕业于遵义医学院，硕士研究生文化，外科主治医师。在县医院从事普外科工作 10 余年，曾在国内核心期刊发表医学论文两篇，2000 年 3 月至 2001 年 3 月在贵阳中医一附院进修学习胃肠外科，2005 年 3 月至 2008 年 3 月在贵阳医学院临床医学专业学习，2009 年 6 月至 12 月在贵州省人民医院进修学习腹腔镜，擅长肝胆科，胃肠科，普外科腹腔镜手术。

王余平　男，汉族，1976 年 10 月生，贵州兴仁人，毕业于贵阳中医学院中医，中医科主治医师。从事中医工作 10 余年，擅长颈肩腰腿疼痛特别是风湿、类风湿性关节炎治疗，对运用中医辨证理论治疗各种疑难杂症有独到的临床见解及疗效。

吴建梅　女，汉族，1968 年 1 月生，贵州兴仁人，毕业于黔东南卫校，口腔内科主治医师。从事临床工作 20 余年，擅长龋病、牙体牙髓病、根尖周病、口腔颌面外伤等疾病治疗。

（4）执业技师

晏祖鸿　男，汉族，1965 年元月生，中专文化，主管药师。

保安菊　女，回族，1976 年 9 月生，大专文化，主管药师。

唐家翠　女，汉族，1965 年 7 月生，中专文化，主管药师。

肖　毅　男，汉族，1970 年 8 月生，中专文化，主管药师。

王洪刚　女，汉族，1963 年 9 生，中共党员，中专文化，主管药师。

陈奎忠　男，汉族，1965 年 11 月生，中专文化，放射主管技师。

赵正林　男，彝族，1978 年 10 生，大专文化，放射医师。

陶树光　男，汉族，1961 年 10 生，中专文化，放射医师。

刘彦丽　女，汉族，1975 年 3 月生，大专文化，技师。

张仁锋　男，汉族，1963 年 9 月生，中共党员，中专文化，技师。

杨明伦　男，汉族，1971 年 12 月生，大专文化，技师。

杨同滟　女，汉族，1974 年 11 月生，中专文化，药剂师。

罗 艳　女，汉族，1980 年 3 月生，大专文化，药剂师。

赵玉美　女，布依族，1961 年 8 月生，中专文化，检验师。

马兴伟　男，汉族，1982 年 2 月生，大专文化，检验师。

吴 楠　女，汉族，1985 年 6 月生，大学文化，检验师。

殷富昌　男，汉族，1965 年 5 月生，中专文化，检验师。

杨金生　男，布依族，1964 年 7 月生，中专文化，检验师。

夏 珊　女，汉族，1982 年 2 月生，中共党员，本科文化，技师。

汪明贵　男，汉族，1968 年 3 月生，本科文化，临床检验学主治医师。

邓 祥　男，汉族，1985 年 6 月生，本科文化，检验师。

哈文兰　女，回族，1967 年 8 月生，大专文化，中药技师。

第三节　受表彰者名录

一、集体

县医院：1959 年通过卫生工作评比获得全县、全专区先进医院第一面红旗，在全县增产节约与财务工作评比获得第一面红旗；1980 年 3 月，被县评为全年卫生系统先进集体；1986 年获得县妇联"三·八红旗集体"奖旗、获得县工会"职工之家"奖牌；1997 年 6 月获得县委组织部、宣传部、直属机关党委"双学知识竞赛组织奖"；2000 年 7 月获得县体育竞赛"男子组三等奖"；2001 年 5 月 29 日，被县卫生局评为"先进单位"；2003 年 8 月被黔西南州委、州政府评为"获黔西南州非典防治工作先进集体"；2004 年 4 月被县委、县政府评为"人才工作先进单位"；2007 年 3 月 20 日，被州卫生局评为综合奖三等奖、获"黔西南州医院管理年活动先进单位"称号；2007 年 9 月获得州卫生局"2007 年护士岗位技能竞赛组织奖"；2009 年 7 月被州卫生局表彰为"2008 年度医院管理年活动先进单位"；2012 年获得贵州省医院管理培训省医基地"优秀组织奖"；2013 年元月获县卫生和食品药品监督管理局授予"2012 年度传染病防治工作先进集体"称号。

县医院党支部：1997 年 6 月，在全县"双学"知识竞赛中获组织奖；1998 年 2 月，获 1997 年度先进党支部称号，5 月 15 日，县直属机关党委通过党员民主评议，县医院党支部被评为"先进党支部"；2003 年 7 月，获县直属机关党委"基层党建工作先进党支部"称号；2005 年 2 月，获县直属机关党委"2003—2005 先进党支部"称号；2006 年 7 月获县委"先进基层党支部"称号。

手术供应室：1964 年 4 月，县医院开展"三摆"（摆自己、他人、单位好人好事）评比，被县评为"五好科室"。

二、个人

王 新　1960 年 2 月被评为先进工作者，在县召开的文教系统群英大会上受到表彰。

张文学　1960 年 2 月被评为先进工作者，在县召开的文教系统群英大会上受到表彰。

曹秉翠　1960 年 2 月被评为先进工作者，在县召开的文教系统群英大会上受到表彰。

梁恩扬　1960 年 2 月被评为先进工作者，在县召开的文教系统群英大会上受到表彰。

张维甫　1961 年被评为模范，出席全县劳模大会受到表彰；1964 年 4 月在县医院开展的"三摆"评比中被评为"五好"职工。

曾学古　1964 年 4 月在县医院开展的"三摆"评比中被评为"五好"职工。

刘钦敬　1964 年 4 月在县医院开展的"三摆"评比中被评为"五好"职工。

王登国　1964 年 4 月在县医院开展的"三摆"评比中被评为"五好"职工；1965 年 8 月，被省评为"贵州省学习毛主席著作青年积极分子"；1980 年 3 月被评为县卫生工作先进工作者受到县的表彰。

张贞信　1980 年 3 月被评为县卫生工作先进工作者受到县的表彰；1990 年被县委、县政府评为先进工作者。

屈庆学　1983 年 7 月获得国家民委、国家人事劳动部颁发的"在少数民族地区从事卫生工作 30 年荣誉"；1986 年 12 月获得贵州省卫生厅、贵州省民委颁发的"在少数民族地区从事卫生工作 30 年荣誉"；1989 年获得国家计划生育委员会颁发的荣誉。

王开礼　1966 年 7 月被贵州省革命委员会评为学习毛主席著作积极分子出席贵州省学习毛主席著作积极分子表彰会议；1980 年 3 月被评为县卫生工作先进工作者受到县的表彰。

李惠兰　1966 年 7 月被贵州省革命委员会评为学习毛主席著作积极分子出席贵州省学习毛主席著作积极分子表彰会议。

张维英　1980 年 3 月被评为县卫生工作先进工作者受到县的表彰。

张邦简　1980 年 3 月被评为县卫生工作先进工作者受到县的表彰。

姚映竹　1980 年 3 月被评为县卫生工作先进工作者受到县的表彰。

刘　萍　1980 年 3 月被评为县卫生工作先进工作者受到县的表彰。

洪专强　1980 年 3 月被评为县卫生工作先进工作者受到县的表彰。

屠治敏　1980 年 3 月被评为县卫生工作先进工作者受到县的表彰。

陈作飞　1980 年 3 月被评为县卫生工作先进工作者受到县的表彰。

周坤尧　1980 年 3 月被评为县卫生工作先进工作者受到县的表彰。

周佐禹　1987 年 3 月，被县政府表彰为 1986 年度统计战线先进个人。

张南华　1980 年 3 月，被评为县卫生工作先进工作者受到县的表彰。

谢远舒　1996 年 12 月，被省卫生厅评为全省卫生先进工作者；1991 年 10 月被县评为县首批优秀科技工作者。

汪克礽　1998 年 5 月，通过党员民主评议，被县直属机关党委评为优秀党员。

黄幼麟　1998 年 5 月，通过党员民主评议，被县直属机关党委评为优秀党员。

王政华　1998 年 5 月，通过党员民主评议，被县直属机关党委评为优秀党员。

屠声逊　1998 年 5 月，通过党员民主评议，被县直属机关党委评为优秀党员。

龚华平　2002 年因县医院行风评议工作顺利通过，受到省卫生厅表彰。

匡华华　2008 年 4 月，被县卫生局表彰为"2007 年度免疫规划工作"先进个人；2010 年 4 月被县卫生局表彰为"2009 年度免疫规划工作"先进个人。

白宁菊　在 2010 年 5 月全省优质护理服务考核中，被省卫生厅评为优秀个人。

钟万栏　2012 年 8 月获贵州省 2012 年护理岗位创新技能竞赛优秀奖。

谢云平 2012 年 8 月获贵州省 2012 年护理岗位创新技能竞赛优秀奖。

吴文惠 2012 年 2 月被县妇联评为"巾帼建功标兵"。

孔令荣 2004 年 4 月获得贵州省总工会颁发的"五·一"劳动勋章；2008 年 10 月被黔西南州委、州政府授予"黔西南州第四批优秀科技人才"称号；2010 年元月被贵州省卫生厅、贵州省人力资源和社会保障厅记二等功；2013 年 7 月，被黔西南州委评为全州创先争优优秀共产党员。

第四节 先进事迹选介

手术供应室的先进事迹材料

我院手术供应室是为二合一的科室，仅由二位同志组成，人少事多，工作量大，尤其近年更加明显。他们发挥了革命干劲，不但圆满完成该科的工作，还帮助其他科开展工作，门诊部、住院部的器械消毒从过去的每日 20 件增加到了 70 件，全部由手术供应室清洗、包装、消毒制作，此外还做手术室物品和其他物品的保管工作。一年多以来，我院医生、护士随县医院工作量增加，手术供应室的工作量自然增加，但该科室没有增加人员，有时一个同志请假，另外一个同志就要照常开展工作，几年来都处在紧张的情况下，出色模范完成了这越来越重的工作，全院同志都异口同声提出手术供应室应评为五好科室，是全院学习的榜样。

政治工作方面，无论平时和历次政治运动均能积极自觉参加，有较为经常的自学，曾学习了毛主席的著作《为人民服务》、《纪念白求恩》、《反对自由主义》，学习了 261 医院和上海第六人民医院的伟大革命精神，学习了"昆仑山红色医疗队"的事迹，解放思想，克服了重重困难，站稳了正确的立场，处处维护党和人民的利益，工作中发挥了革命干劲，配合其他科室圆满完成了党所分配的任务。该科室同志还随时向其他科室提出合理化的建议，主动帮助了外科及护士组的工作，表现了"件困难就上，遇方便就让"的高贵品质。在医疗工作中，强调正规化，随要随到随供应，对器械、敷料、手术间做到了勤查勤洗勤补勤消毒，平时准备周密完善，用时得心应手，与医生配合得很好，常常是一个人坚持每日消毒供应，一个人做手术巡回，急诊、出诊手术包、外科急救箱随时准备得好好的，一有情况即可运用，从没误过事。无菌观念强，严守操作规程，手术间和供应室坚持紫外线消毒，没三天一次，消过毒的物品挂有小条，注明经办人姓名，责任明确，使全院注射无一例感染，手术感染率降低在 5% 以内（包括术前感染），一年多来，我院能顺利完成 243 例手术，与手术供应消毒工作的认真是分不开的。

管理工作方面，该科经受管理的物资较多，有的属于危险物品（氧气），能按操作规定办事，讲究安全，按类归放，井井有条，从未发生过事故。爱护器材，注重节约，保养维护得好，故使许多超寿器械仍能延期使用，治疗巾、包布补了又补，加了一层又一层，有的补了四层，敷料（凡是回笼的纱布）经过洗涤消毒后反复使用，一年多来据不完全统计，为国家节约纱布 50 包，价值 250 元，自修器械柜、洗手架、门窗等数十件。

业务学习方面，贯彻了做啥学啥的原则，已经学过物品的消毒操作，一般护理常规，基本麻醉技术并能应用于实际，技术进步较快，目前不仅能熟练胜任本职工作，还能处理一般脓包切开引流和清创缝合，有一个同志已能掌握乙醚麻醉术，有力地推动了本科室的业务工作。

此外，参与文体活动和主动做好事也是很活跃的，两个同志都因参加文体活动曾多次被评选为

"五好青年"；护士组同志请假时，主动代替值夜班，帮助药房搬运药物，到伙房帮厨。由于工作突出，此次"三摆"活动大家一致同意评为"五好科室"。

兴仁县医院

1964年4月26日

王新同志的先进事迹材料

王新同志于1959年2月调第一医院担任副院长，他曾是专派到我县卫生科副科长，但并不意味到院后降低了职位而是忠于职守、满怀愉快全力以赴地投入工作，在短短半年中就做出了人所公认的成绩。

到院后根据在科室掌握的情况，通过深入了解，召开座谈会，通过到处访问，紧紧抓住干部思想，健全了各种制度，加强政治和业务学习，并长期坚持政治学习，除完成县委下达的学习外，在院内开展了劳动，人人生气勃勃。

注重全面的学习而不仅是单独的重视哪一环，在大跃进的58年中，在全国来说各项建设都是共同的跃进，在人少事多，情况不同的情形下，使我县卫生工作仅仅跟上了工农业发展，到哪个时候搞哪项工作形成工作的主动，如召开全县中草药座谈会，文教卫生部要延长时间，王详细地向领导汇报情况后使会议按期召开，为按时出席专区中草药代表大会做好了准备，受到专区的表扬。工作走群众路线，提出有力的措施，经常召开防疫站、保健站同志参与的会议，贯彻上级指示，实行了几单位的合署办公。在县大搞水利、兴修公路、大炼钢铁时，外伤较多，原因是外科手术跟不上，王新调查后立即提出来解决方案，打开了我县开展外科手术的工作局面，直接服务于工农业生产的跃进。

在王新同志的积极努力下，把一个情况复杂的麻风村（在今新农场镇境）在短时间内就建立起来，收容麻风病人一百余名，建村同时抽出卫生干部2人专门负责修建才建好了麻风村，后来该村根据专区的精神合并到安龙麻风村。

积极培养新生力量，树立标兵，提拔了两位基层领导。

为了贯彻医防结合的方针，亲自带领由5人组成的防治小组，深入巴铃、潘家庄等地指导工作。

王新同志到县医院后大抓财务管理工作，当时外欠账目多收不抵支，影响了事业的发展，多次受到县领导批评，为了改变这一局面王新组织财务人员清理家底进行物资登记，清收外欠款，收回六千余元。

县医院1958年只有正式病床15张，大跃进时添加了20张简易病床，王新到院后增添各项设备，正式病床增至60张，还增加了消毒、吸引器等医疗设备。

增产节约、勤俭办院方面提出三个月不发办公费，减少不必要的开支，亲自帮助伙房挑水、扫地在他的带动下门诊部就不用小工、勤杂自行处理，节约工人1名开支三百余元。

由于在他的不懈努力下，县医院为群众做出了一定贡献，群众公认王新为模范领导，所以在这次全县卫生工作评比中，他被评为先进工作者。

1960年2月16日

1960年文为系统群英会先进事迹材料

曾学古同志的先进事迹材料

曾学古同志是我县人民爱戴的一位年过花甲的老中医，数十年如一日的热心为病人服务，最近几年来一直被评为先进工作者，自 1961 年到省政治学校学习返院后，思想进步很大，能比较正确的认识和执行党的政策，工作积极肯干，领导中医科的工作领导方法大为改进，既能大胆负责，又能紧紧依靠群众，凡是以身作则，处处带头，几年来中医科均能超额完成任务，他起的作用不小。

热爱和方便病人：对病人一贯和蔼可亲检查耐心细致，一丝不苟，疗效较好，所以病人争相找他，甚至不见他就不看病。对于出诊，更是有求必应，不择时间地点，有病就看，常常利用午休和假日出诊，是县医院出诊最多的医师。还主动配合西医治好胆囊炎、破伤风、大吐血等疑难疾病。曾老享有较高的威信，是用全心全意为病人服务的赤诚之心换来的，医院及他本人多次收到单位和群众的表扬信和感谢信。

勤俭节约，以院为家：带头上山采挖中药材，解决县医院的缺药问题，既满足了临床需要，又为国家节约了资金，据不完全统计，中医科全年采挖中药材 150 多斤，价值 60 多元；平时见到地上掉有药材，他主动捡起来，还利用废纸包中药，亲自动手整理中药库房，堆放整齐，防霉变，防积压，贯彻省里关于中药管理的五个制度，使中药管理逐步走上了制度化的轨道。

业务学习与钻研：曾老除积极参加医院定期的集体学习外，自学精神也是可嘉的，经常手不释卷，翻阅杂志、医书，吸取经验，注意积累，配合其他中医师整理出一些病例、病案，供大家参考；探索出了本地常见多发病的一般规律和治疗方法，对症指导治疗，收到良好的效果。

带徒热心，言传身教：所带徒弟王开礼，已于 1963 年元月初期满，合格出师，1954 年经考试录用，送省深造后回院执业。曾老注意对学徒基本功的训练，讲究理论联系实际，所以使学徒进步快，所学知识用于临床，效果较好。目前带徒 4 位，正在按照全国统一的中级中医教材授业，常用自己在旧社会学徒之苦来教育学徒热爱新社会，鼓励大家刻苦学习。特别注重医德教育，有的学员给病人作解释或回答病人问题，有时态度简单粗暴，嫌麻烦，曾老知道后，及时展开教育，帮助改正。不论平时诊疗和整理，或是参加集体劳动，曾先生均是一马当先，以自己的行动来影响他人，故而大家都从内心尊敬他。

曾先生除了搞好本职工作外，还经常积极参加县政协的活动和其他社会活动，经群众评议和院委会同意，曾先生被评为"五好职工"。

兴仁县医院
1964年4月26日

王登国同志的先进事迹材料

王登国同志是医院的护士长，也是唯一一个男护士，是最受病人欢迎的"慈母"。该同志长期努力学习政治，思想进步快，对患者有高度的同情心和责任感，视病人的痛苦为自己的痛苦，对病人和蔼可亲，特别是对农村来的家境贫寒的和危重的病人更是体贴入微，进行特殊护理。如长期给卧床不起病人罗某某、李某某、黄某某等多次洗涤衣物；对大小便失禁的病人耐心安慰，及时撤换床单，从不厌烦。又如护送一名骨折病人到安顺途中，夜晚怕病人大小便困难，就不住旅馆，在车上通宵陪伴病人。王登国同志还经常用工资买糖或毛巾、鞋子等送给贫苦患者，抽空给病人剃头，对病人总是轻言细语，讲解宣传，操作细致，好些病人都指名要他换药。

王登国同志领导的护士组，工作中接受任务干脆，信心大，干劲足，完成得好。在任务执行过程中，除自己以身作则外，还紧紧依靠群众，严守制度，正规操作，尤其以交接班制度、查对制度、早会制度、学习制度、危重病人抢救制度执行得较好。对职工除在政治上坚持正面教育外，还坚持了好人好事登记、出勤登记、差错事故登记，对保证工作的正常秩序、调动大家的积极性都起到了一定作用。

王登国同志长期坚持护士组的业务学习，以改进工作，提高水平。他本人自去年到省参加护士长培训回院后，把外地一些好的经验用到护士组的实际工作中，勤练精兵，使大家的技术都有所提高，如小儿头皮静脉滴入，原先仅有个别同志会做，现在通过王登国同志的传帮带，大家都会做了，包括初级人员在内，不但在理论上知其然，还在临床运用上知其所以然而运用自如了，通过护理常规用于临床，病人一入院，医师还未开医嘱，护士就知道应如何进行护理了。护理质量明显提高，有力配合了临床任务的完成。

王登国同志患有慢性胆囊炎，因劳累过度，经常反复发作，一般不到非常厉害时，他都不离开岗位，疼痛得吃不下饭还照常工作，哄同志们说饭吃过了。手术后仍有后遗症，领导强迫命令其休息都不干，是医院带病工作最为突出的同志。护士组女同志经期、产期或病事假比其他科室多，遇到请假人多的情况，都是王登国同志顶班，有好电影好戏或节日，都是让同志们去看、去过节，自己坚守工作岗位。

有一段时间，洗衣工作生病请假，脏的被服堆放积压，病房周转不开，王登国同志带头发动大家跳下河里去洗；医院有时缺棉签，他就利用乡下抬病人进城丢掉了的竹竿削制；清洁工人请假，他就主动打扫病房，烧开水。

由于工作认真负责，与病人都交成了好朋友，医院经常听到病人及家属对他的表扬，还经常收到单位和个人写给他的感谢信，他曾多次被评为先进工作者和五好青年，在这次评比中，群众一致公认评他为"五好职工"。

兴仁县医院

1964年4月26日

学习毛主席著作先进个人材料——李惠兰同志的先进事迹

该同志是从1963年起认真学习毛主席著作的，通过学习，使她这位出身于贫农家庭的穷孩子，从只有报共产党恩思想的人成长为一个自觉的无产阶级革命战士，进一步坚定了革命意志。

九学《实践论》，解决了大老粗也能掌握科学的问题。

学习《论联合政府》，懂得了发动群众、依靠群众的道理，发动和依靠护士组的同志，院的主要领导不在家时，也能勇于负责，大胆管理，改进了工作，提高了效率，用"自力更生"的方法，解决了县医院因抽人参加搞"四清"运动，抽人组建医疗队下乡工作，县医院人少事多的困难。

学习《中国社会各阶级的分析》、《关于正确处理人民内部矛盾的问题》以及主席在全国宣传工作会议上的讲话后，坚持和运用了解决分析的方法，在机关"四清"、院内小整风以及当前开展的无产阶级"文化大革命"运动中，看得清，站得稳，顶得住，敌我分明，坚持不懈的同各种不良倾向和错误思想展开斗争。

该同志的学习特点是带着问题学，带的问题准，用得活，效果好；时刻不忘在旧社会讨饭、逃荒、当童工所受的苦，带着深厚的无产阶级感情，坚持经常学习。

兴仁县人民医院党支部

1966年8月6日

学习毛主席著作先进个人材料——王开礼同志的先进事迹

该同志出身于一个布依族农民家庭，参加革命工作后，听党的话，支部号召学习毛主席著作，他克服文化水平低的困难，刻苦的进行学习。

学习了《为人民服务》后，解决了刚当中医学徒出师不久，病人不爱找看病，因而"坐冷板凳"的问题，用实际行动取得了病人的信任。

学习了《愚公移山》后，用愚公移山的精神，克服了既坐门诊看病，又兼管中药库房工作繁重的困难。

学习了"关于重庆谈判"后，积极报名首批参加医疗队，给贫下中农送医送药上门。为治疗眼病，向西医学习，学会了眼睑翻转技术，运用了两次，使病人重见光明，受到贫下中农的热情欢迎。

学习了毛主席关于阶级斗争的论著后，解决了革命警惕性不高的麻痹思想，在无产阶级"文化大革命"运动中，一直站在革命左派一边。

该同志学习的特点，对"老三篇"反复学习，领会较深，运用较好。

兴仁县人民医院党支部

1966年8月6日

学习毛主席著作先进个人材料——沈光洁同志的先进事迹

该同志出身于一个下中农家庭，自小是党和人民培养起来的，带着听党和毛主席的话，按毛主席的指示办的精神，从1964年起开始学习毛主席著作。

学习了"老三篇"后，打消了一切私心杂念，用于承担起一些别人认为是成天接触脓、血、痰、粪便等又脏又臭又忙又累的清洁工作，用张思德、白求恩、愚公的精神鞭策自己，用搞好清洁工作的实际行动去改变旧的意识，拣重担挑，服从分配，正确地对待了革命工作。

通过《目前形势和我们的任务》的学习，解决了对工作不利的事不敢讲，不敢提意见的问题，能正确地对待团结、批评，最后又达到新的基础上的团结的问题。

在"文化大革命"运动中，学习了毛主席关于"阶级和阶级斗争"的论著后，擦亮了眼睛，分清了敌我，积极投入到这场伟大的运动之中，始终站在革命左派的立场，与一切牛鬼蛇神作坚决的斗争。

该同志学习的特点是：学得深，用得实，收效好。

兴仁县人民医院党支部

1966年8月6日

爱岗敬业乐于奉献——王成英践行党的群众路线典型材料

王成英 女，主管护师，现任兴仁县人民医院急诊科护士长。1993年8月参加工作，1998年6月调入县院，2005年5月任内科护士长，2007年6月任儿科护士长，10月任外科护士长，2010年元月至今任急诊科护士长。

王成英从事护理工作20年来，始终以南丁格尔为榜样，爱岗敬业，精益求精，熟练掌握护理技术，在工作中不怕脏和累，细心护理，亲人般呵护，受到病员和家属好评。在公共卫生和突发事件中，不怕传染，耐心讲解，无微不至的护理，患者和家属看在眼里，记在心里，她的无私奉献，忘我工作感动了患者，也赢得了同仁的称赞，多次获得医院表彰，2009你被评为"十佳护士"，2010年被评为"优秀护士"，2012年被评为"敢于管理，善于管理工作者"，是白衣天使的典型代表。

兴仁县人民医院

2013年9月11日

（以上分别系受省、州、县表彰的先进材料）

孔令荣——兴仁医院"一把刀"

被人们赞誉为"兴仁医院一把刀"的孔令荣医师以他显著的工作成绩，被授予贵州省"五一劳动奖章"荣誉称号。

1989年毕业于遵义医学院的孔令荣．在专业技术上创造了一个又一个不平凡的业绩：1998年，30岁出头的他担起了兴仁县人民医院外科主任的重担，并创建了我州第一个颈肩腰腿痛专科．已治愈颈肩腰痛患者近万人次，当年荣获兴仁县"十佳白衣战士"称号；2000年，他向对口扶贫的宁波同行虚心请教、细心观察，掌握了自体输血技术；他自拟的中成药静滴配合中药口服治疗方案，已成为医院治疗乙肝的常规方案。他为抢救病人，在手术室沙发上、病房中不知度过了多少个夜晚。他的医德和精湛的医术，受到患者们的称赞，被人们亲切地称为"兴仁一把刀"。并被《中国康复医学研究与临床》和《疑难病诊治与康复》杂志编委会授予"跨世纪特色专科医师"称号。参加国际、国内学术交流10余次，发表了多篇具有影响力的医学论文。

原载《黔西南日报》2004年5月1日第二版

为生命筑起安全屏障
——记贵州省"五一"劳动奖章获得者、兴仁县人民医院外科主任孔令荣

在兴仁县人民医院外科有这样一个男子汉，他不分白昼、脚踏实地地在临床一线战斗了16年。他1998年荣获全县"十佳白衣战士"称号；1999年1月被《中国康复医学研究与临床》编委会、《疑难病诊治与康复》编委会评为"跨世纪特色专科医师"；2003年被县直属机关党委评为优秀党员；2004年被评为省级劳模，获省总工会授予的"五一"劳动奖章。他，就是兴仁县人民医院外科主治医师孔令荣。

刻苦钻研，一切为了患者

孔令荣1989年从遵义医学院毕业后就到县人民医院工作。1998年初。刚从省人民医院进修回来不到半年的他，担起了外科主任的重担。刚到外科，在工作中看到了许多颈、肩、腰、腿痛的病人痛苦不堪的样子，他决心学好专业知识为病人解除痛苦。不久，他与分管业务工作的副院长黄幼麟一起到贵阳总后八院学习，回来后凭借过硬的骨伤科基础知识和麻醉知识，与黄副院长一起在兴仁县人民医院创建了黔西南州第一个颈肩腰腿痛专科，采用高压注射、骶管灌注、推拿按摩、手法复位等治疗方法，为兴仁及周边的颈、肩、腰、腿痛患者解决了求治难的问题。

2000年，对口扶贫县医院的宁波医疗扶贫队将自体输血技术带到兴仁县人民医院，他虚心向宁波的同志学习，掌握了这一技术。宁波扶贫队离开兴仁至今，在他的带领下，已为外科外伤性脾破裂、妇产科宫外孕患者进行自体输血约8000cc，节省了血源，更为抢救患者的生命赢得了宝贵的时间。

2001年12月，兴仁县人民医院引进CT设备，为脑外伤病人的诊断提供了有力的技术保障，但原搞脑外科的医师已退休，医院技术力量处于青黄不接的境地。在这样的情况下，他要求医院为他买来了《神经外科手术学》、《神经外科学》等专业书籍。经过看书、请教和电询等方式，他开展了硬膜外血肿、硬膜下血肿手术。2002年7月8日，在南昌支边医师杨绮凡的指点下，他开展了颅内血肿手术。自CT设备安装至今，县医院已开展了脑外科手术100余例。

关心患者胜过自己

2002年初，身体不适的他感觉厌油，同事告诉他皮肤巩膜发黄，他到本院检验科化验检查系乙肝急性期。原来是2001年12月中旬为一个乙肝脾破裂病人手术时，手掌心不慎被助手用缝针刺伤而传染。他没有悲观，一边治疗，一边工作。他电询广州、成都、遵义、贵阳的专家，同时仔细查阅了有关资料，最终从5套自拟方案中选择了中成药黄芪、刺伍茄静滴配合中药口服的方案。经过1个月零3天的治疗后，终于治好了自己的乙肝病，消息传出后，许多乙肝患者向他咨询治疗方案，他毫无保留地将治疗方案告诉患者。采用他的治疗方案，目前已经治好的乙型肝炎患者已有8人，有的还在治疗之中。有人问他为何无偿提供治疗方案而不等多观察些病例总结后申报专利，他的回答是：我的职责是治病救人，良心要我告诉他们治疗方案。在2002年2月上旬，兴仁县中医院接诊到一骑摩托车摔伤病人，病人处于休克状态，考虑为脾破裂，限于当时中医院各方面条件，病人需转院到县人民医院或州级医院治疗，而病人在途中随时可能发生生命危险。接到家属深夜2点左右打到他家里的电话，他问明情况，立即奔赴中医院，亲自主刀为病人做了手术，直至到病人转危为安方才离去。同月中旬的一天深夜，一女孩股疝嵌顿需做急诊手术，家属直接到他家中求救，管他重病在身，想到患儿痛苦的表情和家属信赖的眼神，他又连夜赶到医院为患儿施行了手术，手术结束已近凌晨5点。要知道，他当时转氨酶还是128单位，随时有因劳累后病情加重乃至肝衰竭的可能，但为病人，他忘了自己。

1999年一次车祸，一位武汉籍病人因腹部外伤住人兴仁县人民医院外科，入院时血压为零，经腹穿抽出凝血，诊断为脾破裂，急需手术，而病人当时无家属在场。孔令荣根据病人提供的线索，与病人建设取得联系后，立即将情况汇报相关领导，经积极的抗休克及手术救治，挽救了病人的生命。患者家属第二天赶到兴仁，为了表达感激之情，送给他200元的红包，他坚决不收，可无论他怎样拒绝，病人家属都不肯收回红包，最后他将病人家属送的200元人民币作为住院费交到住院处，当他将收据交给患者家属时，患者的父亲冠中原感动得直流泪。

加强理论修养，严把医疗质量关

行医的人都知道，在基层的医疗实践中，要在理论研究方面有所突破很困难，可是孔令荣却在繁忙杂乱的临床一线工作中取得了令人瞩目的理论成果。10多年来，他在贵阳中医学院学报上发表了论文《中西医结合对股骨折术后膝关节僵硬病的防治》；在《西藏医药》杂志上发表了论文《86例胸腰椎压缩性骨折的防治》，在中国《临床医药》杂志上发表了论文《独角膏对阑尾炎性包块的治疗体会》；更可喜的是，2002年10月下旬，他的《针刀综合治疗腰椎间盘突出症》一文在重庆召开的全国中西医结合骨科学会上宣读，受到与会专家的好评。

由于各种原因，兴仁县人民医院外科的年轻医护人员多，因此，在工作实践中，既要给他们锻炼的机会，又要严把质量关，不出或少出医疗差错。2002年9月1日，新的《医疗事故管理条例》实施后，他组织科内人员多次反复学习了《条例》，同时还组织学习各类规章制度和各级各类人员职责，给医务人员、医患之间造就了一个公平、公正、合理的医患环境。对于所有新病人，他都带领全科医护人员按时查房，重危、疑难病人及重大手术他都亲自参与。由于他们严把质量关，使外科成为病人就医的放心场所。

由于工作努力，成绩出色，孔令荣的工作得到了患者及各界人士的好评和各级组织的肯定。2004年4月28日，他出席省劳模表彰会，当他从省领导手中接过省"五一"劳动奖章时，心里涌动着幸福的暖流。他决心在今后的工作中，永自己的全部精力和技术为患者解除痛苦，为患者生命筑起一道坚实的安全屏障。

原载《兴仁报》2004年11月15日第三版及2004年11月《贵州工人报》

全州第四批"优秀科技人才"孔令荣先进事迹

孔令荣 男，1967年1月25日出生，回族，中共党员，兴仁县人民医院外科副主任医师。自1989年8月分配入兴仁县人民医院工作以来，一直战斗在临床第一线，为解决患者的疾苦忘我地工作着。1998年任兴仁县外科主任并晋升为主治医师；同年获兴仁县委、县人民政府授予的"十佳白衣战士"称号；2000年4月被中国中医药学会针刀医学会聘为会员；2001年3月加入中国共产党；2003年7月被县直属机关党委评为优秀共产党员；2004年四月被评为全县优秀人才，同年5月被贵州省总工会授予"贵州省五·一劳动奖章"，12月经贵州省卫生厅高级职称评委评审通过取得外科副主任医师资格。2005年被省小儿外科学会聘为委员；2007年被省中西医结合学会聘为男科学会委员。

孔令荣同志作为一名外科医生，先后工作于我院外妇科、外科等，自参加工作以来，无论在什么工作岗位都爱岗敬业，乐于奉献。特别是1996年从省人民医院进修骨科，麻醉回医院后，开展了脊柱后路手术如R-F钉、Dick氏钉的内固定治疗，骨髓炎的中西结合治疗及各种四肢骨折的手术。1998年10月，到贵阳总后八院进行观摩和偷师学艺（因为他们不接收省内人员学习），回来后，便采用高压注射疗法、骶管灌注、推拿按摩、手法复位等对该类患者进行治疗，取得了很好的疗效。随着病人的增多，我们很快就在兴仁县医院建立了黔西南州第一个颈、肩、腰腿痛专科，这样，兴仁及（邻近）周边的颈肩腰腿痛患者求治难的问题得到了基本解决。至今，已治疗颈肩腰腿痛病人上万人。为兴仁及周边患者解决看病需到贵阳或省外求治发挥了作用。1999年的一次车祸中，一位武汉籍病人因腹部受伤住入孔令荣所在的外科，入院时病人经检查血压为零，经腹穿抽出不凝血，临床检查诊断为脾破裂，处于病危状态。病人当时是被过路人送到医院的，无家属及护送人员在场，只身一人，但又急需手术进行剖腹探查。他一边组织抢救，一边将情况报告相关领导，在抢救休克的同时给病人进行了脾切除，经过积极治疗抢救，终于使该患者脱离了危险。患者手术后的第二天，其父亲从武汉赶到了兴仁，为了表达感激之情，送了200元的红包给他，任他怎样拒绝，病人家属都不肯收回红包。最后，他只得将这200元钱作为住院费交到住院收费处，当他将收据交给家属时，患者的父亲感动得泪流满面。

2002年1月，他感觉厌油，饮食欠佳，到妇产科会诊病人时妇产科的同事说他皮肤巩膜很黄，随即到检验科作了化验，结果为乙肝表面抗原阳性，谷丙转氨酶200单位，乙肝两对半结果为HBsAg（+）、HBeAg（+），其他阴性，这种结果表示是乙肝急性期。他怎么也想不通自己为何会传染上乙肝，经仔细回想，原来是2001年12月中旬金矿一病人因塌方压伤腹部致腹腔出血，在给他进行手术时他不慎被助手用缝针不小心刺伤，当时病人情况危急，不允许作详细的化验检查，病人术后查为乙肝表面抗原（+），他也因此而感染上乙肝。当时，尽管思绪万千，但他还是一边治疗、一边坚持工作。先后打电话咨询广州、成都、遵义、贵阳的专家，都说能治到小三阳已不错，治到仅是HBsAg（+）的健康带病毒者是万幸。疾病的折磨和同时期乙肝病人忧郁的眼神深深地刺激了他，同时也坚定了他战胜乙肝病魔的决心。他仔细查阅了相关资料，最终从5套自拟方案中选择了中成药黄芪、刺伍茄静滴配合中药口服的治疗方案。经1月零3天的治疗后，乙肝表面抗原（HBsAg）转阴，肝功能正常，HBV—DNA少量。92天的治疗后他体内出现了乙肝表面抗体（抗—HBs），HBV—DNA阴性，HBsAg（-）。他乙肝治疗效果比较好的消息传出后，许多患乙肝的人向他咨询治疗方法，他便将自己切身的用药方法和感受告诉了他们。现在采用他治疗乙肝的方案治疗好的病人有陈××、张××、王××、崔××等10余人。贞丰、兴义、安龙等地的患者在看了2004年11月18日的《黔西南日报》报道他事迹的新闻通讯后，打电话来询求治疗方法，他都毫不保留地将中药方子、静脉输液的方案告诉了他们。有很多人劝他，你病人多，应多积累一些病例后申报专利，那各方面效益都相当可观。他回答说：我患过乙肝，更知道乙肝患者的苦楚和需求，我的愿望就是消除我们是乙肝大国的现实，让乙肝病魔早日被完全攻克。

2000年兴仁县人民医院CT安置后，在解放军94医院专家的指点下，至今为止已开展颅脑外伤硬膜外血肿、硬膜下血肿、颅内血肿200余例，为解决兴仁脑外伤患者需向兴义转送做出了应有的贡献。2000年7月至今在兴仁县人民医院开展了外科、妇产科"回收式自体血回输法"70余例，为肝、脾外伤性破裂、肠系膜血管、网膜血管破裂、宫外孕患者采用该方法回输血液10多万毫升。按我州每毫升3元多人民币，为患者节约资金30多万元，为抢救患者生命争取了时间，节约了紧缺的血源。2002年2月上旬，正是他患乙肝治疗的时候。一天，县中医院接诊到一位被摩托车扶手抵伤的病人，当时他们考虑为脾破裂，限于当时中医院各方面条件，病人要转到县医院或兴义手术都非常危险，可能死于转院途中。家属深夜2点左右打电话到他家中，他问明情况后，立即同病人家属赶到中医院，亲自主刀给病人做了手术。第二天下午，他再次到中医院看望病人，病人正在输血，已脱离生命危险。同月的另一天，一个2岁左右的小女孩因右侧股疝嵌顿需急诊做手术，家属带着患儿直接到他家中敲开了他的门，希望他能亲自为患儿手术，当时他因仍在服中药和输液，心里有些犹豫，但看到患儿痛苦的表情和家属信赖的眼神，他还是连夜赶到医院为患儿施行了手术。手术结束已近凌晨5点，他说：事情过后想起来真有点后怕，因为我当时转氨酶是128单位，有因劳累后发生肝脏衰竭的危险。但作为一名医师，抢救生命、解除病人的痛苦是我的天职，就像军人一样，服从命令是军人的天职。对于医师，病人的安危就是对我们无声的命令。

工作至今，参加国内外学术会议数次，交流、发表学术论文十余篇。近5年内发表、交流的学术论文有《回收式自体血回输的临床应用、体会及意义》、《液体刀对胸腰椎压缩性骨折后遗腰背痛的治疗》、《股骨干骨折术后失败12例教训分析》、《针刀综合治疗腰椎间盘突出症》等文章。走入院领导岗位8个月以来，在纷繁的行政事务中，每周二、四深入科室进行查房和参加手术，率领院领导班子成员正逐步将医院的工作纳入规范化，制度化管理。

　　在工作中，该同志始终坚持以邓小平理论和"三个代表"重要思想为指导，落实科学发展观，以严格医护人员准入制度，规范临床合理用药，构建和谐医护、医患关系为重点，在为兴仁县人民医院的发展一步一个脚印地工作着。

兴仁县委组织部知工股

2008年元月12日

附 录

一、县医院历史上执行的人员职责选录

1964 年 5 月，贵州省医院工作会议秘书处翻印下发各级综合医院严格执行的国家卫生部发布《综合医院工作人员职责》前言：为了使医院贯彻集体领导和分工负责的原则，加强各级工作人员的责任心，建立责任制，做好医院工作，特制订医院工作人员职责。综合医院工作人员职责，是在一九五八年三月发布实行的，经过几年的实践证明，基本上是可行的，但是，其中也有不够完备的地方。根据各地的经验和意见，对原有的人员职责进行了修改和补充。

（一）院长职责：1. 根据党的方针政策全面领导医院的工作，包括政治思想、医疗预防、临床教学、科学研究及人事、财务和总务等工作。2. 根据上级指示，领导制订本院工作计划，按期布置、检查、总结工作，并向领导机关汇报。3. 负责组织、检查医疗和护理工作，定期深入门诊和病房，并采取积极有效措施，不断地提高医疗质量。4. 负责组织检查本院担负的分级分工医疗工作和地段工作。5. 负责组织、检查临床教学、培养干部和业务技术学习。6. 承担有研究项目的医院，负责组织、检查全院医学科学研究工作计划的拟订和贯彻执行情况，采取措施，促进研究工作的开展。7. 根据国家人事制度，经医院党政组织讨论通过的医院工作人员的任免、奖惩、调动及提升等工作，报请上级机关批准或备案后，由院长公布执行。8. 检查督促财务收入开支，审查预决算。9. 及时研究处理人民群众对医院工作的意见。10. 因事外出或缺勤时，得指定一位副院长代替院长职务。

（二）医务副院长职责：1. 医务副院长在院长领导下，分工负责领导全院的医疗护理工作，以及药房、放射、理疗、营养、病案等科室的工作，并保证不断提高质量。2. 督促检查医疗制度、医护常规和技术操作规程的执行情况。3. 领导员外和院内的会诊工作，督促检查病人入院、出院、转院工作。4. 负责领导全院医务人员的业务技术学习和高、中极医学院校的临床教学实习以及挂钩医疗机构的业务指导工作。5. 医院有意见任务时，负责颁导全院的医学科学研究工作。6. 领导医疗业务统计工作，并督促按照规定日期，做出正确的医疗业务报表。

（三）门诊副院长（门诊部主任）职责：1. 门诊副院长在院长领导下，分工负责领导门诊工作和保健科工作，不断提高其质量。2. 制订门诊部的医疗预防工作计划。3. 负责组织检查门诊、急诊工作，以及急重病人的入院情况。4. 负责组织检查本院担负的分级分工医疗工作，组织对居民的门诊工作，指导所负担的机关、工厂等单位的职业病、多发病的防治工作。5. 组织检查本院门诊的转院、会诊工作。6. 负责组织和检查本院的疫情报告工作。7. 组织检查医院预防保健和卫生宣教工作。

（四）行政副院长职责：1. 行政副院长在院长领导下，分工分工负责领导全院的人事、财务和总务工作。2. 负责组织拟定医院各项行政工作制度，并经常督促检查执行情况。3. 负责管理本院人事工作。4. 负责督促检查本院治安保卫工作。5. 负责审查预决算，掌握财务收入开支、基建维修以

及医院财产物资的管理工作。6.负责督促检查全院工作人员的生活福利工作。7.负责督促检查全院的清洁卫生工作。

（五）科主任（主任医师）职责：1.科主任受院长、副院长领导，负责领导本科的全面工作。在护理工作上，应与护理部密切联系。2.统一领导导本科的病房和门诊工作，及时处理急重病人，经常检查诊断、治疗及护理工作的质量，并总结临床经验。3.定时带领科内医师查房，和科内医师共同研究分析疑难病例以及死亡病例以及诊断治疗上的问题，必要时参加对死者的病理解剖工作。4.积极领导有关本科对挂钩医疗机构的技术指导工作，帮助基层医务人其提高医疗技术水平。5.负责院内、外重要的会诊工作，决定科内病人的转科及转院。6.负责积极领导本科医务人员的业务学习，采取备种方式有计划地培养提高科内人员的医疗技术水平。7.组织领导本科的科学研究工作和高、中级医学院校的临床教学、实习工作。8.经常了解本科人员的思想情况和工作作风，及时进行思想教育，并向院长提出奖惩的意见。9.根据值班医师（或主治医师）的要求，随时（包括非工作时间）亲临指导处理紧急病人。10.每周应有一定时间参加门诊工作。11.及时处理本科发生的医疗事故，必要时请示院长处理。

注：各科（室）副主任职责可参照主任职责，协助主任负责本科（室）工作。

（六）护理部主任（总护士长）职责：1.护理部主任在院长、副院长的直接领导下，统一领导全院各科、室护理工作。并与各科、室主任取得密切联系。2.拟定全院护理工作的年度及季度计划，并检查护理工作质量按期总结汇报。3.负责研究拟定和修改全院护理常规，严格督促检查执行，密切与医疗工作配合。4.努力提高全院护理业务技术水平，及时研究解决护理工作存在问题，逐步提高护理工作质量。5.负责掌握全院护理人员的工作、思想、学习情况，加强思想教育，鼓励热爱专业，并院长提出升、调、奖、惩的意见。对于护理人员发生的差错事故得与各科室领导同志共同研究处理，并报告院长。6.督促检查全院护理人员严格执行工作制度和工作人员职责，确定工作及时间分配原则，并掌握院内护理人员的调配工作。7.审查各科室提出的有关护理方面的用品及使用情况。8.提请总务科安排护士生活上的有关问题。9.督促检查病房的清洁卫生工作。10.担任有护士教学、实习任务的医院，应负责贯彻护士学校的教学及学生临床实习计划。

（七）人事科（室）人员职责：1.人事科长在院长副院长领导下，根据干部分管范围，领导本科人员担任本院的人事工作。2.通过各科领导并深入群众对全院工作人员进行全面的、系统的、深入的了解，以熟悉干部的政策水平、业务能力和政治思想情况。3.根据事业发展和工作需要，在熟悉了解干部的基础上，提出挑选、提拔、配备、培养干部意见。4.按照国家规定，办全院工作人员的退职、退休、离职休养及请、销假等事项。5.与各领导研究、配合，有计划地抽调干部轮训、进修、培养、深造。6.按照国家奖惩暂行条例，办理全院有关人员的奖惩事项。7.和有关部门研究提出全院工作人员的考核、提升和调动等意见。8.负责全院工作人员的工资等级的评定和调整，以及福利补助工作。9.负责统一管理本单位的干部档案。收集和整理干部档案材料及全院的人事统计工作和干部鉴定事宜。10.没有专人和专管机构负责保卫工作的单位，由人事科担任医院的治安保卫工作。

二、重要文献

兴仁县医务工作者协会会章（草案）
（1953年）

第一章　总纲

第一条　本会定名为"兴仁县医务工作者协会"。

第二条　本会以为人民服务、在政府领导下参加建设新民主主义新中国为宗旨，其任务在加强医务工作者之团结互助，提高政治觉悟与学术水准，建立民族的、大众的医学，培养医务人员，以促进医药事业之发展，为建设新兴仁、新贵州、新中国而努力。

第二章　会员

第三条　前条所称医务工作者，包括医师、中医师、牙医师、护士、助理护士、助产士、药师、制药技师、药剂生、化验技师、理疗技师及各种医疗技工、保育员、营业技师、生命统计学者、生命统计员、卫生工程师、卫生稽查员、医学教育及研究工作者及其他各种医药卫生工作者，凡赞成本会宗旨，有会员一人之介绍，进行必要之登记，均可加入本会为会员。

第四条　本会采取个人会员制，入会以自愿为原则。

第五条　会员之权利：

甲、对本会一切各种与各种设施，有提议讨论与批评之权；

乙、有选举权与被选举权；

丙、有享受本会所举办之各种文化教育及福利事业之优先权；

丁、本会各级负责人有监督弹劾之权。

第六条　会员之义务：

甲、有尊尚本会章程、执行本会决议之义务；

乙、有按期缴纳会费及介绍会员之义务。

第七条　本会以民主集中制为组织原则。

第三章　组织

第八条　为便于互相联系，并易于反映意见、传达、讨论与执行决议计，本会按地区、单位或部门列编为若干组，为本会基层组织，由执行委员会指定各该组代表一人或二人分别负责领导之。

第九条　本会由各组按人数选出代表若干人，组成代表大会，为本会最高权力机关，其职权与召集方法如左（旧时文为竖排）：甲、制定或修改本会章程，决定本会工作方针与任务，听取、讨论、审查执行委员会之报告，选举执行委员会。乙、代表大会会议每半年举行一次，由执行委员会召集之，出席代表超过半数方得开会，必要时执行委员会得提前或延期召集之。会员大会每年举行一次，由执行委员会召集之。

第十条　代表之任期一年，得连选连任。

第十一条　由代表大会选举执行委员十人，候补执行委员五人，组织执行委员会。执行委员会互选主任委员一人、副主任委员若干人领导会务。执行委员会议每月举行一次，必要时由主任委员临时召集之。

第十二条 本会执行委员会下设左列各部、处开展日常工作。

甲、秘书股：掌管总务、人事、财务、福利及一切对内对外有关事宜。

乙、组织股：负责审查会议划编小组、调查统计及一切有关本会组织事项。

丙、学术组：指导学术研究、政治教育，举办学术演讲、专科讲习会，组织参观团与医、护、产、药实习学生之联谊事宜。

丁、宣教股：编辑、翻译并出版会刊丛书及有关群众卫生宣传事宜。

戊、保健股：负责疾病调查统计及环境卫生之检查与预防。

第十三条 秘书股设秘书长一名，各股设股长一名，必要时分设副职。秘书长及股长由执行委员兼任之。各部股根据工作需要得设干事若干人，由执行委员会聘任之。

第十四条 各部股之组织规程及办事细则由执行委员会订定之。

第十五条 执行委员会按工作需要得设各种专门委员会。

第四章 纪律

第十六条 会员有违及本会章程行为者，由会员二人以上之提议，经组织股调查属实，提出于执行委员会通过后，按情节轻重，分别予以教育或取消会籍。

第十七条 执行委员有不称职者，经会员十人以上之提议，得由执行委员会召开临时代表大会讨论处理之。

第十八条 本会会员有特殊功绩或贡献者，得予以表扬或鼓励。

第五章 经费

第十九条 本会会议须按期缴纳会费，其数额及缴纳方法，由执行委员会规定。

第二十条 本会经费收支，应定期向会员公布。

第六章 附则

第二十一条 本会章程经代表大会通过施行。

第二十二条 本章程之修改权属于代表大会；本章程之解释权属于执行委员会。

感谢信

2006 年 4 月 18 日，县医院职工为州医院无偿献血，州公民献血委员会、中心血站致县医院的信感谢信：

兴仁县医院：

我们满怀感激并荣幸地通知，您单位以下同志于 2006 年 4 月 11 日为黔西南州人民献出了宝贵的血液，并已在急需输血的伤病者的血管中流动，使垂危的人重新迸发出生命的火花，使和我们一样热爱生活的人获得了再生。他们这种捐献个人血液，拯救他人生命的崇高人道主义精神和中华民族团结、友爱、互助的美德，是我们大家学习的楷模。也是贵单位和他们静光荣。

在此，谨代表黔西南州献血委员会及受血者向您单位及他们表示衷心的感谢！

无偿献血光荣榜：沈光秀、陶树光、陈永华、吴文惠、周义、代繁平、张长青、张永周、肖兴斌、岑立阳、夏德茂、龚华平、方忠秀、陈馨、王国益、周光伟、钟波、尹廷爽、潘天丽、杨友粉、桂定军、马群英、曾嘉丽、赵奎、吴洪兵、夏德晖、姜梅、王敏、车骏、陈永珍、王克军、张兴宇、王家祥、王家淼、张盛蓉、赵久发、隆庭辉、钟万兰、潘进美、熊永萍。

兴仁县医院伦理委员会章程

（2009年）

第一条 成立依据

本委员会依据卫生部、国家药品监督管理局（2009）第13号令等有关文件之规定，定名为"兴仁县医院医院伦理委员会"。

第二条 宗旨及目标

以赫尔辛基宣言为指导原则，并接受中国有关法律、法规的约束。责任是保护人体对象的生命、健康、隐私和尊严。为维护医患双方的权利、构建和谐的医患关系而努力。

第三条 任务

1.负责从伦理学角度审批在本院开展的涉及人体的新技术、新药物研究课题。2.受理其他机构或学会委托的伦理审查项目。3.受理本院各部门提交的有关伦理的审查项目。4.提高我院职工的伦理视念。5.维护医患双方的权利。6.制定：院有关保护患者知情权、隐私权、选择权的相关规定，并检查，督促在诊疗活动中的执行情况。7.其他实现本委员会宗旨及目标的事宜。

第四条 组织机构：因人员变动，人员作如下调整：

主任：孔令荣；副主任：车骏、吴文惠、吴兴碧；委员：李金平、郑昌贤、杨启国、谢春梅、白宁菊、曾嘉丽、匡毕华、马德辉、靳忠兰、李道琼、伍志权、罗光敏、沈光秀、肖兴斌、王成英、宋国志、张宇、谢永年、方艳、刘江、王朝阳、胡常莹、陈奎忠、陶树光、龚伟、张永周、郑春荣、幸蓉、晏祖鸿、保安菊、田维才、敖学斌、谷学秀、陈文萍、张恩凤。办公地点：医院办公室、办公室主任：李金平。

第五条 多数通过决议制，本委员会由主任召集，议事采用到会委员2/3以上的多数意见做出决定。

第六条 本章程即日施行。

兴仁县人民政府文件

仁府发（2010）135号

兴仁县人民政府关于印发兴仁县2010年公开招聘县人民医院专业技术人员实施方案的通知

各乡镇人民政府、街道办事处，县政府各工作部门：

为推进基层医疗服务体系建设，满足县人民医院工作发展的需求，经县政府同意，现将《兴仁县2010年公开招聘县人民医院专业技术人员实施方案》印发你们，请认真组织实施。

兴仁县2010年公开招聘县人民医院专业技术人员实施方案

为推进基层医疗服务体系建设，满足县人民医院工作发展的需求，根据《贵州省事业单位新增人员公开招聘暂行办法》，经兴仁县委、兴仁县人民政府研究决定，2010年公开招聘县人民医院专业技术人员310名。为确保此项工作的顺利完成，特制定本实施方案。

一、组织领导

成立兴仁县人民医院公开招聘专业技术人员工作领导小组，其组成人员如下：

组长：范华（县委副书记、县政府县长）。

副组长：蔡平（县委副书记）、胡雨生（县委常委、县政府常务副县长）、蒙贵翠（县人大常委会副主任、县总工会主席）、靳龙方（县政府副县长）、张洪芳（县政协副主席）。

成员：周国辉（县委办公室主任）、徐炼（县政府办公室主任）、陶友志（县委组织部副部长、县人力资源和社会保障局局长）、赵印（县委正科级组织员、县委组织部副部长）、樊兴平（县编委办主任）马德钶（县人口和计划生育局局长）、邱锦林（县卫生和食品药品监督管理局局长）、黄廷顺（县公安局政委）、王启斌（县财政局局长、县煤炭税费征收管理局局长）、陈登鳌（县纪委副书记、县监察局局长）、龙芝才（县保密局局长）、孔令荣（县人民医院院长）、张科能（县人才交流中心主任）。

领导小组下设办公室，办公室设在县人力资源和社会保障局陶友志同志兼任办公室主任，邱锦林、张科能两位同志兼任办公室副主任，办公室下设报名组、考试组、安全保卫组、巡视组、体检组、考核组等六个小组开展工作。

（一）报名组

组长：叶飞龙（县人力资源和社会保障局党组书记）。

副组长：邱锦林（县卫生和食品药品监督管理局局长）、张科能（县人才交流中心主任）。

成员：临时抽派人员组成。

职责：负责本次招聘报名方案制定及后勤保障，报考人员相关证件及复印件的审查核实，确定报考人员报名资格，收集报考人员联系电话，报名信息录入，准考证的填写与发放，相关证件的收集等工作。招聘工作结束时将上述材料及电子文档交县招聘领导小组办公室。

（二）考试组

组长：李坤（县教育局局长）。

副组长：陶友志（县委组织部副部长、县人力资源和社会保障局局长）、石凤初（县纪委副书记）、龙芝才（县保密局局长）。

成员：临时抽派人员组成。

职责：负责本次招聘试卷制作、保密、监考教师选派，考场编排、考务安排、评卷、试卷核查、统分、评卷结果核实、考试成绩公布，以及考试期间的其他事务工作。

（三）安全保卫组

组长：马兴菊（县公安局副政委）。

副组长：刘信实（县公安局副局长）。

成员：由县公安局临时抽派人员组成。

职责：负责考试试卷押运、保密及招聘期间的安全保卫等工作。

（四）巡视组

由县四大家领导、县人力资源和社会保障局、县纪委、县监察局领导和相关人员组成。

职责：负责本次招聘工作的全程监督。

（五）体检组

组长：邱锦林（县卫生和食品药品监督管理局局长）。

成员：临时抽派人员组成。

职责：负责本次招聘体检工作。

（六）考核组

组长：黄廷顺（县公安局政委）。

副组长：赵印（县委正科级组织员、县委组织部副部长）、石凤初（县纪委副书记）。

成员：王治泽（县公安局纪委书记）、马德钶（县人口和计划生育局局长）。

职责：负责本次招聘的考核审查工作。

二、招聘原则及工作程序

招聘工作按照公开、平等、竞争、择优和德才兼备的原则，通过发布招聘公告、报名、考试、体检、考核、公示、聘用审批的程序进行。

三、招聘岗位设置

岗位设置详见《兴仁县公开招聘县人民医院专业技术人员岗位一览表》（附件一），以下简称《招聘岗位表》。

四、招聘对象和报考条件

1.具有中华人民共和国国籍，拥护中国共产党的领导，热爱祖国，热爱社会主义，遵纪守法，品行端正，具有良好政治素质的医学专业技术人员。

2.符合《兴仁县公开招聘县人民医院专业技术人员岗位一览表》规定的条件。

3.下列人员不予报考

（1）被纪检监察、司法机关立案审查的。

（2）有犯罪前科或违法违纪受到处罚、处分未解除的。

（3）曾因犯罪受过刑事处罚或受过劳动教养的人员。

（4）违反计划生育政策的。

（5）兴仁县机关事业单位在编的工作人员（含试用期人员）。

（6）其他不予报考的情形。

五、报名、资格审查

（一）报名方式、时间和地点

1.报名方式：每名报考者只能报考一个职位。一个职位的报名人数与计划招聘人数达不到2:1比例的，则按实际报名人数2:1比例确定招聘人数，并在笔试前进行公示。

2.报名时间：2010年12月29日至31日，上午8:00-12:00，下午14:00-18:00。

3.报名地点：兴仁县人力资源和社会保障局（人力资源市场）

4.报名费：每人100元

5.准考证发放时间：2010年1月11日，上午8:00-12:00，下午14:00-18:00（考生须持有效《居民身份证》或户籍所在地派出所出具的附有本人照片的户籍证明或报名收据领取）。

6.准考证发放地点：兴仁县人力资源和社会保障局（人力资源市场）。

7.报名须持以下资料：

（1）持毕业证书原件和复印件1份，一寸免冠近期彩照3张；报考001、002职位的还需提供执业资格证原件及复印件1份，报考003职位需提供毕业证、学位证原件和复印件1份。

（2）有效《居民身份证》或户籍所在地派出所出具的附有本人照片的户籍证明。

（3）已婚人员需户口所在地乡镇（街道）计生办出具书面证明，县计生局核实并盖章。

（二）资格审查

资格审查按照报考人员提供的《兴仁县公开招聘县人民医院专业技术岗位报名表》（附件二）进行资格审查。《报名表》填写信息不真实、不完整或提供材料不真实的，责任自负。由他人代报的，视同报考人员本人报名，由报考人员本人承担责任。

六、考试

考试采取闭卷笔试方式进行。

内容：所报考职位相关医学知识。001、003职位为一套试卷，002一套试卷。

时间：2010年1月12日上午9:00—11:00

地点：见准考证

考生须持准考证和有效《居民身份证》或户籍所在地公安机关出具的附有本人照片的户籍证明进入考场。上述证件需妥善保管备用。

考试成绩在锦绣兴仁网站（http://www.gzxr.gov.cn）、县人力资源和社会保障局公开栏公示。

七、体检

体检统一由县招聘办负责组织。体检人员分职位按成绩从高分至低分按1:1的比例确定，如遇同一职位进入体检末位考生出珊戈绩并列的，同时参加体检。

体检标准参照《贵州省公务员录用体检通用标准（试行）》执行。体检在县招聘领导小组指定的医院进行。体检费用考生自理。体检不合格的，不再递补体检。

八、考察

体检合格人员列入考察对象，卫生行政主管部门会同考察组组织考察。考察内容主要包括报考者政治思想、道德品质、能力素质、学习和工作表现、遵纪守法、廉洁自律以及是否需要回避等方面的情况。考察时还须进一步核实报考者是否符合规定的报考资格条件，查阅档案，确认其报名时提交的信息和材料是否真实、准确。考察组应当广泛听取意见，做到全面、客观、公正，并据实写出考察材料和结论。

在考察中发现下列情况之一者，视为考察不合格，由考察组报经县招聘领导小组审定，取消拟聘用资格：

1.报考人员没有提供考察依据（档案）或报名时提供虚假信息的；

2.曾因犯罪受过刑事处罚的人员，受过劳动教养的人员；

3.曾被开除公职的人员；

4.有法律、法规规定不得聘用的其他情形；

5.经县招聘领导小组研究确定不能聘用的其他情况。

考察不合格的，不再递补考察。

九、聘用审批及待遇

（一）经考试、体检、考察合格的人员，确定为拟聘用人员，并进行为期七天的公示。公示结果不影响其聘用的，报州人力资源和社会保障局审批后，由县人才交流服务中心办理聘用手续；对有严重问题并查有实据的不予聘用；对反映有严重问题但一时又难以查实的暂缓聘用。

（二）凡经县招聘工作领导小组确定聘用的人员，按照《贵州省事业单位新增人员公开招聘暂行办法》规定，由用人单位与聘用人员签订《事业单位聘用合同书》，实行聘用制管理。

（三）拟聘用人员必须服从组织安排，超过规定报到时间不到聘用单位报到的，视为放弃被聘用资格。

（四）新聘用人员试用期一年，最低服务年限五年（含试用期），聘用期间不予调整聘用岗位。

（五）经招聘聘用的人员，按照国家有关政策规定享受事业单位人员工资福利待遇。

十、纪律监督

招聘工作严格按照公开，平等、竞争、择优的原则进行，坚持公开报考条件、公开考试程序、公开考试结果"三公开"制度，接受纪检监察部门和社会各界监督。考试报名工作人员要严格按照《招聘简章》规定的报考条件进行资格审查，严禁擅自放宽报考条件和标准，坚决杜绝弄虚作假、徇私舞弊等不良现象的发生。

从事聘用工作的人员凡有公务回避情形的，应当主动提出回避。工作人员如有违反规定或弄虚作假的，一经查实，将按照相关规定严肃处理。对违反招聘纪律的报考者，视情节轻重，分别给予批评教育，取消考试、考核和体检资格，不予聘用或取消聘用等处理。构成犯罪的，移交司法机关依法追究刑事责任。

咨询电话：0859-6212464（兴仁县人力资源和社会保障局）

监督电话：0859-6212252（兴仁县监察局）。

十一、本简章由招聘工作领导小组办公室负责解释，未尽事宜由招聘工作领导小组研究决定。

兴仁县人民医院目标管理责任书选
（2013年度副院长与院长签订的责任书）

为强化医院管理，提高医疗服务质量，明确相应的风险责任，杜绝差错事故发生，完成年收入达8900万元的计划目标，努力实现我院社会效益和经济效益再上新台阶。经院长办公扩大会研究决定，根据我院实际情况及各部门／科室特点，特制定2013年度工作目标。为了体现目标管理的责任性和严肃性，本责任书一式二份，一份由副院长保存，一份由医院存档。

院　长：孔令荣

副院长：周江林

2013年2月4日

责任目标：

一、在院长领导下，做好县级公立医院改革、总务、设备、物资、信息、保洁、投诉、保卫、担架队、网站工作，同时做好医院党建工作、文化建设、对外宣传和联络工作。年初有计划，年终有总结。（10分）

二、负责督促检查和保证临床一线的物资供应工作。（10分）

三、负责督促检查全院的治安、保安工作，每月检查不少于四次，记录完整。（10分）

四、负责全院的卫生清洁工作，每月卫生检查不少于四次，有评比有结果。（10分）

五、负责对全院各项工作进行组织协调。（10分）

六、水电暖保证正常供应，做到"三通"、"两不漏"。（10分）

七、（院办）

八、负责落实上级主管部门及政府职能部门交办的政治性工作任务及组织实施上级有关部门安排的临时性、指令性工作任务。（10分）

九、坚持每月满意度调查表发放和回收，并针对调查表所反映的意见，汇总后及时向院长汇报；认真做好院内医德医风建设建立医德医风考核档案，作为年终考评依据；认真做好患者投诉工作，针对所反映的问题认真及时查处；坚持意见信箱开启，收集意见。每星期一次，并建立开启记录，及时向院长汇报，并督导进行查处。（10分）

十、建立健全纠风工作长效机制，常抓不懈，做到有计划、有记录、有落实，按照行风建设指标进行工作，认真落实纠风工作责任制；加强对禁烟工作的监察力度。（10分）

《兴仁县人民医院志》审稿会讲话
——县委常委、副县长张传跃

各位领导、各位专家，大家下午好！

州史志办的领导莅临今天的会议，无疑是对兴仁县的修志工作、医疗工作最大的支持，我代表兴仁县人民政府，表示最真诚的感谢！

盛世修志，地方志传承着我国悠久的历史文化。我们编修、出版地方志书，就是在打造文化软实力，发展地方文化生产力，以发挥文化引领风尚，教育人民，服务社会，推动兴仁社会的全面发展、进步。

中国的医疗卫生，早在远古时期的夏朝即有之，可谓源远而流长，历经历朝历代的努力，越来越成为影响人类生活质量的重要因素，成为保障人类生存发展的重要手段，其体系越臻完善、成熟。《兴仁县人民医院志》，采用详今略古的方法，记述了民国二十六年（1937年）至2013年间县医院的历史轨迹，翔实记载了中华人民共和国建立以来县医院的发展情况。

《兴仁县人民医院志》以邓小平理论、"三个代表"重要思想和科学发展观为指导，把实现中华民族伟大复兴的中国梦作为己任，立足于实际，用新的修志理论、新的修志方法，以客观科学的态度将兴仁县人民医院的历史编纂成志书，设计合理，体例齐全，资料丰富，内容翔实，用语通畅，文字规范，具有时代特色和地方特点，达到了思想性、科学性、资料性、可读性的协调统一。

县人民医院孔令荣院长、何正敏书记一定要按照今天各位领导、专家提出的意见，组织人力进行精心的修改，以使本志臻于完善，然后再及时安排出版发行。

《兴仁县人民医院志》的出版发行，相信一定能够进一步推进县境医疗卫生事业的发展进步，救死扶伤，以实行革命的人道主义，提高人民群众的健康水平，为我们建设美好家园、美丽兴仁提供更多的智力支持。

谢谢大家。

2014年7月18日

《兴仁县人民医院志》审稿会发言
——兴仁县人民医院院长孔令荣

尊敬的杨主任、张县长、各位专家，下午好！

为了发挥志书存史、资政、教化和传承医疗文化的作用，按照县委、县人民政府关于编修部门志书的意见，根据县委史志办公室的安排，我们于2013年4月聘请县委史志办退休的原主任丁廷权老同志来院编修我院院志。丁老主任曾是贵州省地方志学会理事、通过省的专业培训，我们审查了他编纂地方志书的业务《合格证书》。历经近两年的艰苦努力，洋洋洒洒成稿50万言，终于了却了医院同仁的夙愿。

兴仁县人民医院，作为县境最高资质的公立医疗机构，数十年来努力开展医疗工作和其他各项工作，为保障兴仁及周边地区群众的身体健康，为推动县境各项社会事业的发展，以实现中华民族伟大复兴的"中国梦"，作出了应有的贡献。

在本志付梓之际，特别提出要感谢的是袁建林同志。袁县长在日理万机的百忙中，能挤出时间为本志作序，无疑是对医院工作的支持，对本志成果的肯定；同时也要感谢杨主任、张县长及今天到会的州史志办、县史志办、县卫生局领导、专家、学者，本志虽然是在浩如烟海的史料中收集、选择、编纂材料，横排竖写，图述记志传表录体例齐全，经过县医院中层以上领导完成了一审，但是，肯定还存在一定的错漏，所以召开今天的会议，尊敬提出宝贵的修改意见，我们一定按照各位专家的意见，组织精心修改，使本志进一步完善，以对得起养育我们的兴仁人民，以及兴仁的子孙后代，为地方文化增光添彩。

谢谢大家。

2014年7月18日

后 记

　　兴仁县人民医院的前身——兴仁卫生院 1937 年建立后，标志着兴仁县境正式步入现代文明社会。县人民医院建立以来，为兴仁人民的生命安全做出了较大贡献，其煌煌的历史功绩，值得永彪青史。当下的医院领导学历、职称高，事业心、进取心强，年轻有为。在医院领导班子的大力支持、积极配合下，本志得以顺利修成。

　　值得感谢的是县委副书记、县人民政府县长袁建林先生，百忙之中抽时间、花心血为本志作序；县委常委、副县长张传跃参与志稿审验，并提出宝贵的修改意见。这些，无疑是对县境修志工作、医疗卫生工作的最大支持。

　　还要感谢的是退休老领导屈庆学、谢远舒等，为本志提供珍贵的历史资料，并给予了指导。例如人物的编写，就提出了具体的意见。

　　值得记住的是院长孔令荣、办公室主任王萍、人事科长李金平、档案室的戴仕毕、县档案局领导白福淑等对编修工作都给予了最大支持，均做到了有求必应，当留其芳名以传之后世。

　　初稿纂成后，院办公室将电子文本制作成纸质文本交院领导班子、科室领导及有关人员审读，校正了有关历史事实。特别是孔令荣院长，在医院工作千头万绪、日理万机的忙碌中，挤出时间逐章逐节审读修改，其精益求精的治学精神，认真负责的工作态度，令人钦佩，值得学习。

　　一审提出修改意见后，编者进行认真修改，得到二审稿，县医院于 2014 年 7 月 18 日组织州、县有关领导、专家、学者进行审验，提出了宝贵的修改意见，经编者再一次修改后方得到目前这个文本。

　　由于时间关系和编者水平所囿，错漏在所难免，诚望专家、学者和杏林行家批评、指正。

　　参阅资料：《贵州省志·大事记》（贵州省地方志编纂委员会编，贵州人民出版社 2007 年版）、《兴仁县志》（兴仁县编史修志委员会编，贵州人民出版社 1991 年版）、互联网有关中国医疗卫生事业内容。

编 者

2014年8月6日

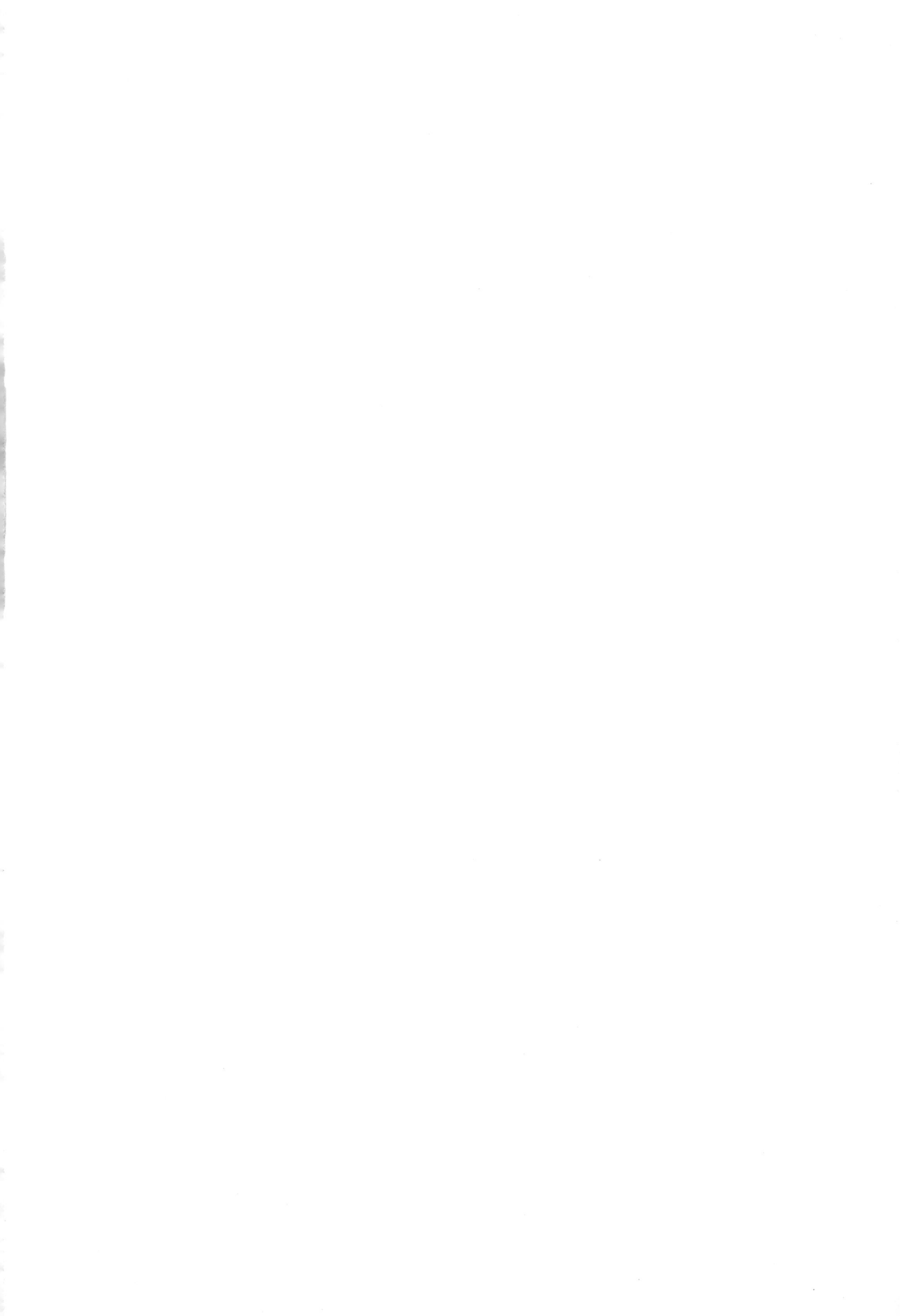